かしこく摂って健康になる

第2版

くらしに役立つ 栄養学

博士（栄養学）
新出真理
［監修］

ナツメ社

はじめに

私たちの毎日の食事は、食べる方ご自身の健康だけでなく、遺伝子への影響を通して次世代の健康へも影響を与えます。また、環境にも影響を与え、ＳＤＧｓ《エスディージーズ》（Ｐ96）とも関連しています。

私は企業や診療所等での30年以上の栄養相談を通して、人々の健康づくりをサポートしてきました。そして、多くの方にとってまず必要なことは「何をどう食べたら良いか」の基本的な正しい知識を得ること、次にそれぞれの好みやライフスタイルにあった実践方法を身につけることだと常々感じています。

そこで、本書では私が普段の栄養相談でお伝えしている、ご自身やご家族の「健康を守る食事」の献立作りが楽になる知識の一部をまとめました。第1章を中心に他の章を読むと、大学の一般教養レベルの「栄養学」で学ぶ栄養素の働きや、食品、健康との関連等を、体系的に楽しく理解できるでしょう。世間にあふれている「健康・栄養情報」に振り回されることも少なくなるでしょう。本書は、改訂にあたり２０２０年11月現在での栄養学の科学的根拠や診療ガイドライン等に基づいています。

皆さまが自然の恵みの産物であり人々の労苦の結果である食事を楽しめること、安らぎと感謝のひとときを通して心身の健康を守ることに、本書が役立つことを願っています。

管理栄養士・健康教育コンサルタント
新出真理

目次

巻頭 知っておきたい！身近な栄養学

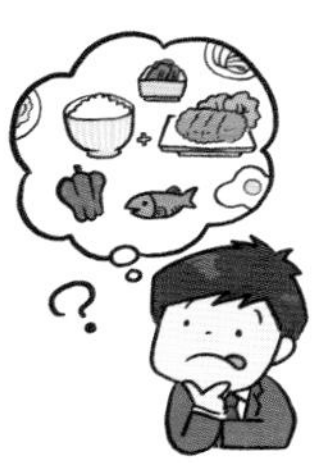

第1章 バランスのとれた食事をとるには

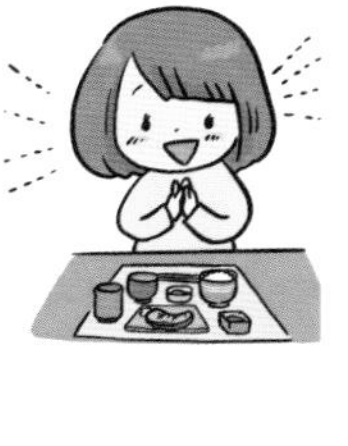

第2章 もっと知りたい！栄養の基本

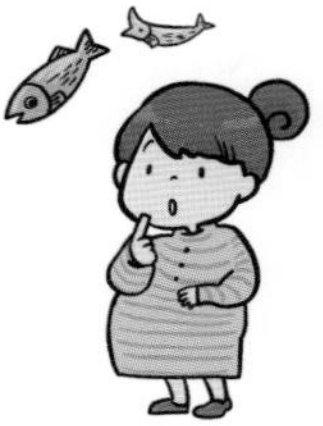

第3章 栄養成分の種類と働きを知ろう

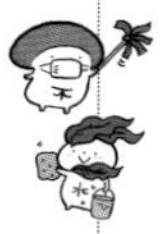

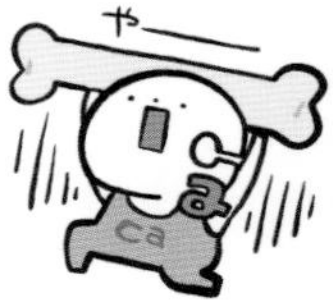

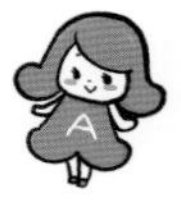

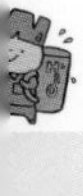

第4章 食品ごとの栄養的特徴ととり方のコツ

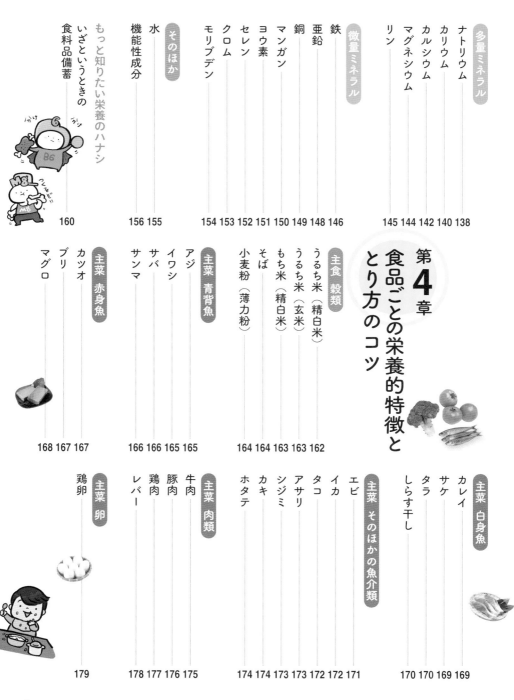

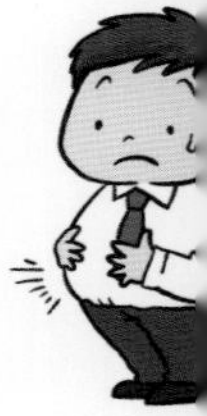

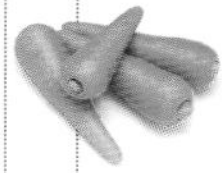

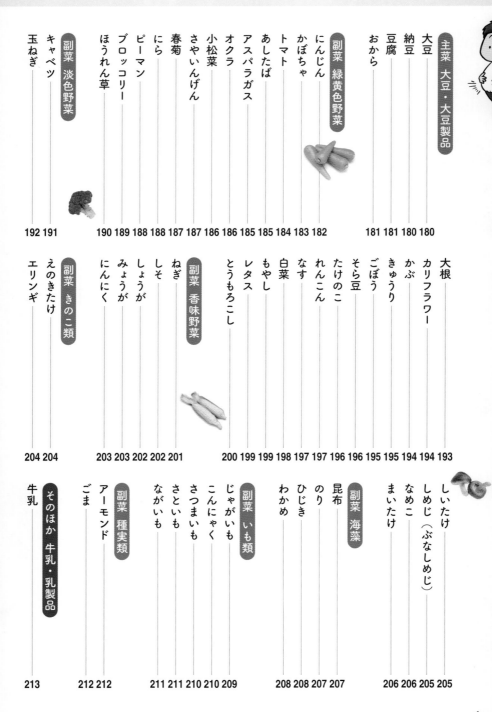

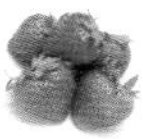

第5章 栄養成分で身体の不調を癒す！

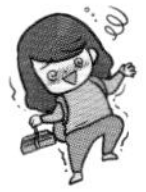

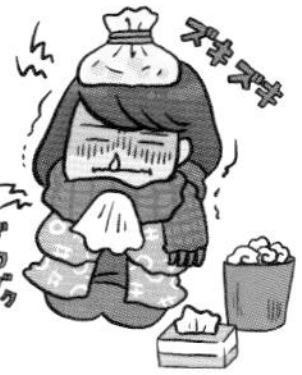

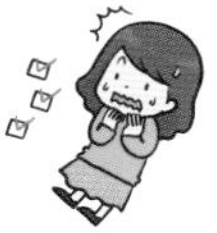

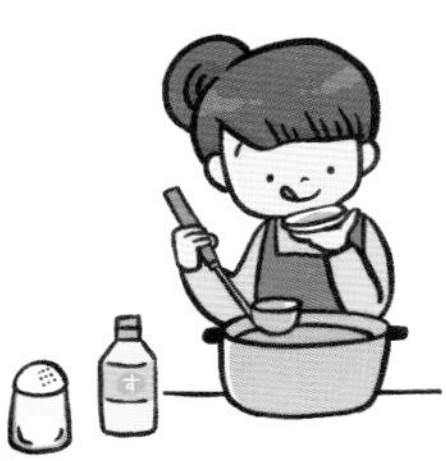

本書の使い方

本書では、主食・主菜・副菜を中心とした栄養バランスのとれた食事を毎日とるために知っておきたい、食事バランスのとり方や食品の特徴、栄養素の働き、身体の症状や不調と栄養素の関係などを掲載しています。ぜひ、健康な暮らしや毎日の献立作りにお役立てください。

巻頭のマンガでは身体や健康のことで悩んでいる8人が登場。栄養に関する身近な話題を解説します。第1章では食事の栄養バランスを整える方法、第2章では食事や身体と栄養成分の関係、第5章ではさまざまな病気と栄養成分について紹介しています。

第3章

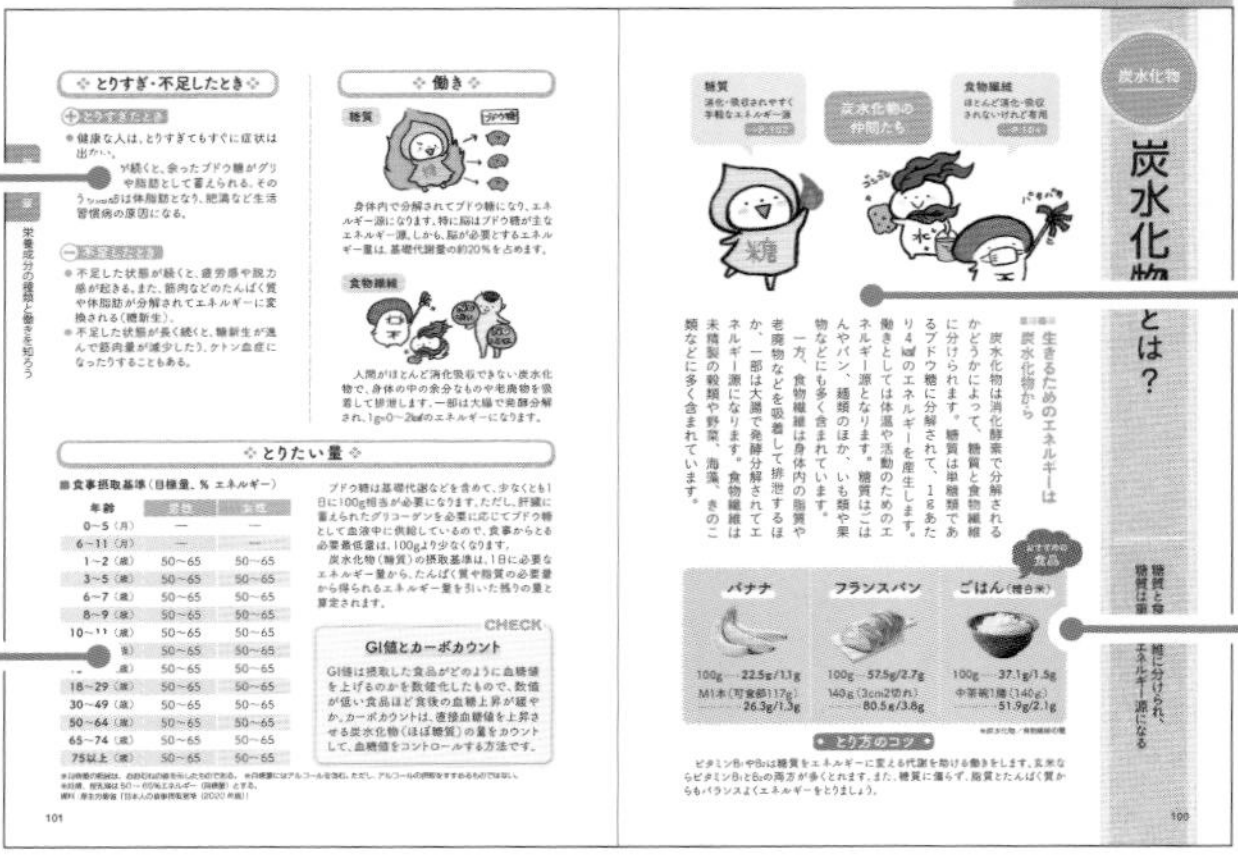

過剰症・欠乏症についても記載

食事摂取基準（2020年版）の数値を掲載。とりたい量がすぐわかる!

第3章では栄養素の基本的な働きや特徴をイラスト入りでわかりやすく解説

おすすめの食品などをデータつきで紹介

第4章

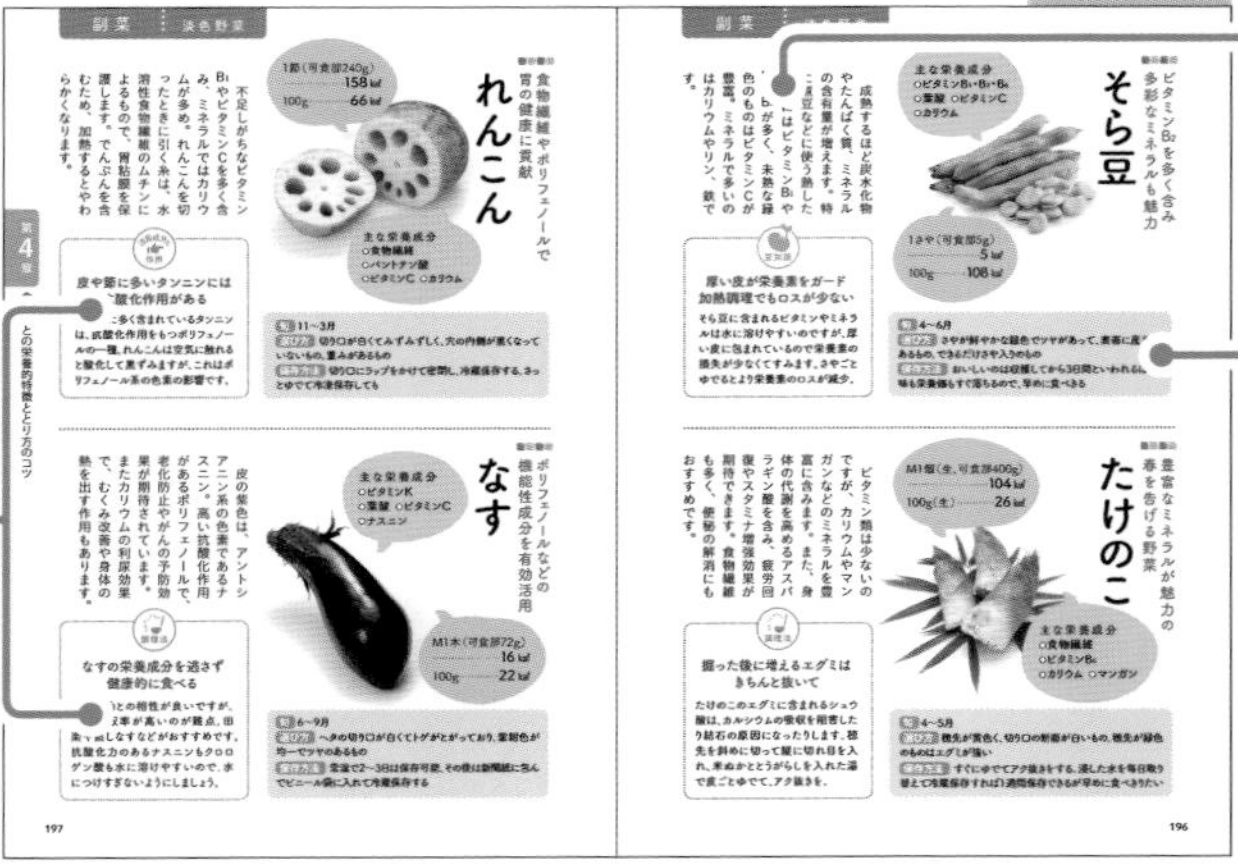

第4章では食品ごとの栄養成分的な特徴を解説

旬や選び方、保存方法もまとめて紹介

注目の栄養素や調理のコツ、役立つ豆知識なども!

食品成分値は文部科学省科学技術・学術審議会資源調査分科会報告「日本食品標準成分表2015年版（七訂）データ更新2019年」、食事摂取基準は「日本人の食事摂取基準（2020年版）」を使用しています。
食品の重量は皮や芯、魚の骨や頭など通常食べない部分（廃棄分）を除いた可食部だけの正味重量です。特別な記載のない限り、肉・魚介・野菜などはすべて生の数値です。

巻頭

知っておきたい！身近な栄養学

ダイエットで失敗ばかり、
夫が糖尿病予備群、子どもが偏食……。
栄養に関するさまざまな悩みをマンガで紹介します。
まずは身近な疑問をもとに栄養学を学んでいきましょう。

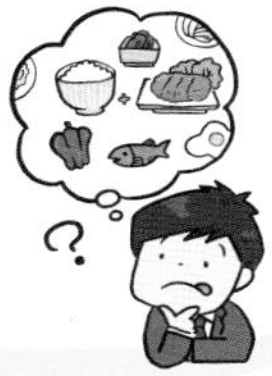

Case 1

いろいろなダイエットに挑戦中のAさん

（29歳・女性）

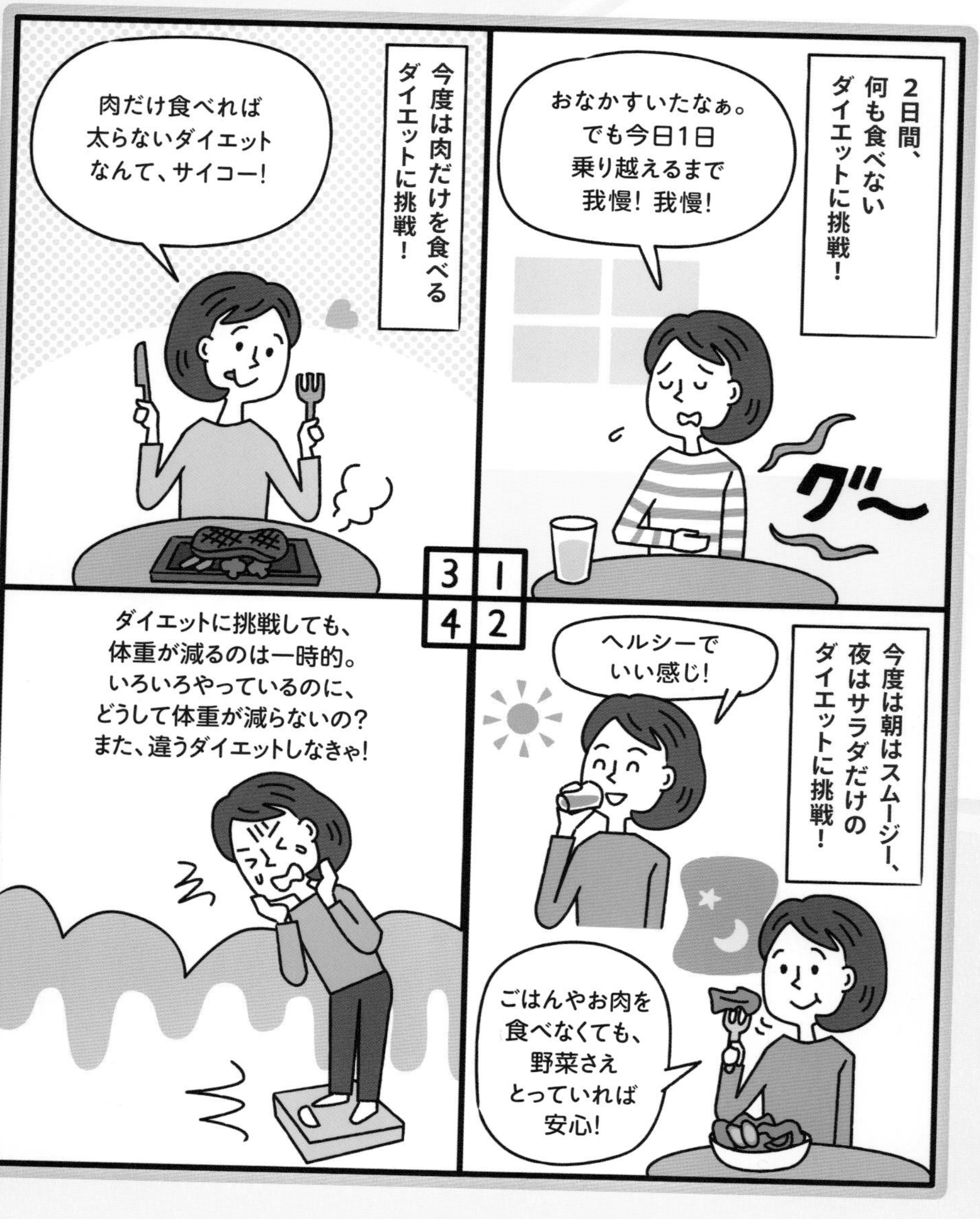
2日間、何も食べないダイエットに挑戦！

おなかすいたなぁ。でも今日1日乗り越えるまで我慢！ 我慢！

グ〜

今度は朝はスムージー、夜はサラダだけのダイエットに挑戦！

ヘルシーでいい感じ！

ごはんやお肉を食べなくても、野菜さえとっていれば安心！

今度は肉だけを食べるダイエットに挑戦！

肉だけ食べれば太らないダイエットなんて、サイコー！

ダイエットに挑戦しても、体重が減るのは一時的。いろいろやっているのに、どうして体重が減らないの？ また、違うダイエットしなきゃ！

ダイエット中も、栄養バランスのとれた食事を！

1日3食、適量とることが大切

食事抜きは かえって太る原因に

Aさんのように、体重を落とすことだけを目的とした極端なダイエットは、身体の健康を損なうばかりか、逆に太ることがあるので要注意。

まず、一定期間、食事を断つファスティングをダイエット法のひとつとしてとらえる人が多くいますが、本来、ファスティングダイエットとは内臓を休ませることです。

確かに、断食した後、多少体重は減ります。しかし、私たちの体は、入ってくるエネルギーが少ないと、そのときに食べたものを効率よく吸収しようと働くようになっています。つまり、断食をしたり、1日2食や1食にしたりして、絶食期間が長いと、脂肪をため込みやすくなるのです。そのため、たくさん食べていないのにも関わらず、前より体重が増えてしまうことがあります。

野菜だけ、肉だけの食事だと、必要な栄養素がとれない

一見、健康的に思える野菜だけをとるダイエットも危険。低エネルギーの野菜だけを食べていれば、やはり体重は減ります。しかし、体の健康を維持するには、野菜に含まれているビタミン、ミネラル以外に、たんぱく質、炭水化物、脂質の栄養素も必要です。身体を動かすエネルギー源や、身体をつくる材料となる栄養素が不足すれば、筋肉が落ち、身体に不調が現れるばかりか、抵抗力が弱まり、病気にかかりやすくなります。肉だけ食べるダイエットも、たんぱく質や脂質はとれても、そのほかの栄養素が不足します。

身体に必要な栄養素は、いろいろな食品にさまざまなカタチで含まれ、相互に関わり合っています。そのため、いろいろな種類の食品を組み合わせることが大切です。

目先の体重ばかりを気にして流行のダイエットに次々と飛びついても、無駄に体重の増減を繰り返すばかり。正しいダイエットは、1日3食、栄養バランスのとれた食事を適量とることと、適度な運動の組み合わせ。正しい栄養の知識を持った上で、適正な体重を維持しましょう。

Case 2

プロテインで筋肉アップを図るBさん
（40歳・男性）

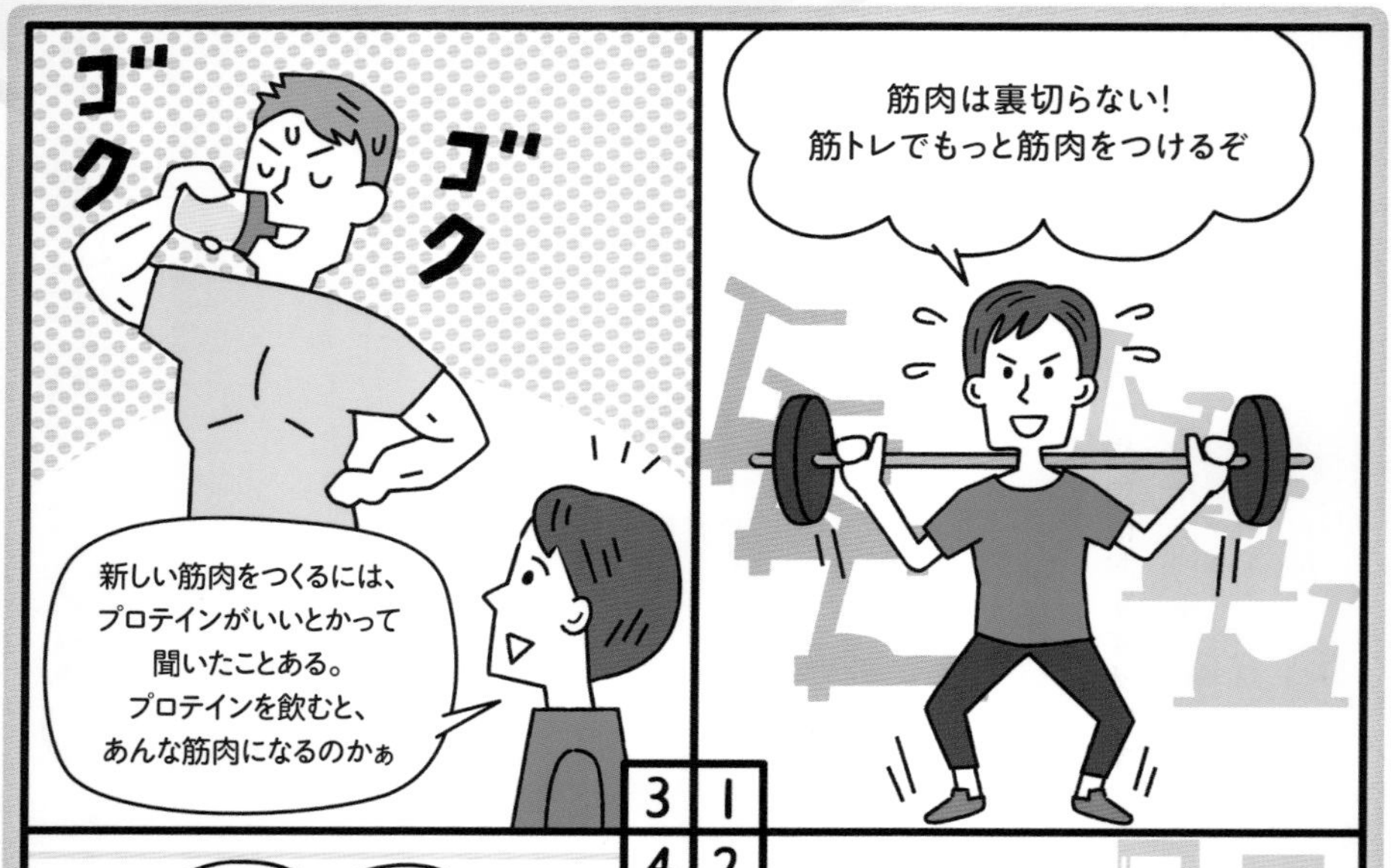
3 1
4 2
筋肉は裏切らない！
筋トレでもっと筋肉をつけるぞ
あの人の筋肉すごいなぁ。どんな筋トレしているのかなぁ
ゴクゴク
新しい筋肉をつくるには、プロテインがいいとかって聞いたことある。プロテインを飲むと、あんな筋肉になるのかぁ
よし、食事は気にせずプロテインだけ飲んでいい筋肉をつけるぞ！

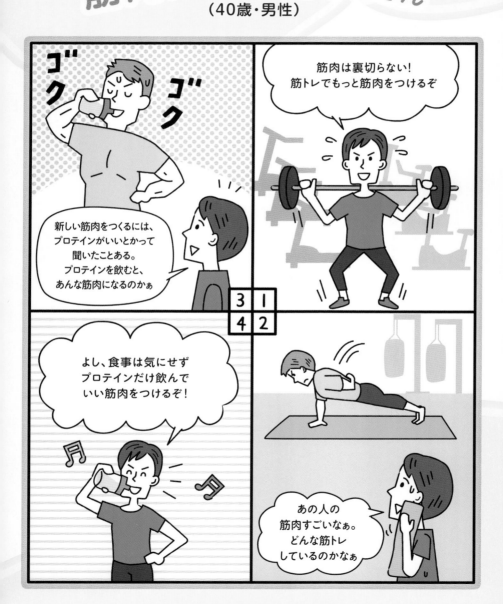

筋肉づくりの基本は、栄養バランスのとれた食事
プロテインはあくまで補助食品として利用を

プロテインだけに頼ると栄養障害を起こす危険も

　健康づくりとして筋トレに励むのはよいことです。しかし、Ｂさんのように筋肉量を増やしたいからといって、食事のことは気にせず、プロテインさえ飲めばよいかといえば、答えはノー。

　筋肉を含め、健康な身体づくりの基礎となるのは、栄養バランスのとれた食事です。そもそもプロテインは、たんぱく質。肉や魚などからたんぱく質をしっかりとれば、プロテインを飲まなくても、よい筋肉をつくることはできます。筋肉をつくる上でたんぱく質は必要ですが、プロテインだけに偏ってしまうと、他の栄養が十分にとれず、栄養障害を起こしてしまう可能性もあります。

　プロテインは、あくまでも不足しがちなたんぱく質を補うものとして、トレーナーなどの専門家の指導のもと、飲むタイミングや量を配慮して利用するようにしましょう。

筋肉づくりのための食事はたんぱく質以外に糖質も必要

　Ｂさんのように筋肉量を増やしたい人は、高たんぱく低脂肪の食事を心がけることがポイント。その点、鶏肉や魚はおすすめです。また、筋肉をつけるには、たんぱく質だけではなく、糖質も必要。なぜなら、体内のグリコーゲンが足りないと、いくらたんぱく質をとってもエネルギー源として使われ、筋肉の材料として使われないからです。無理な糖質制限をするのは避けましょう。

フードファディズムにならないようにしよう

　フードファディズムとは、特定の食べ物や機能性食品などを「〇〇によい」と信じたり、過大評価したりすること。筋肉量を増やすには何がなんでもプロテインと信じているＢさんは、まさにフードファディズムにあたります。

　これさえ食べていれば、または飲んでいればＯＫという食品はありません。それは、サプリメントにもいえます。いろいろな食品をバランスよく食べることを基本にしましょう。

夫が糖尿病予備群と言われ、食事に悩むCさん

（45歳・女性）

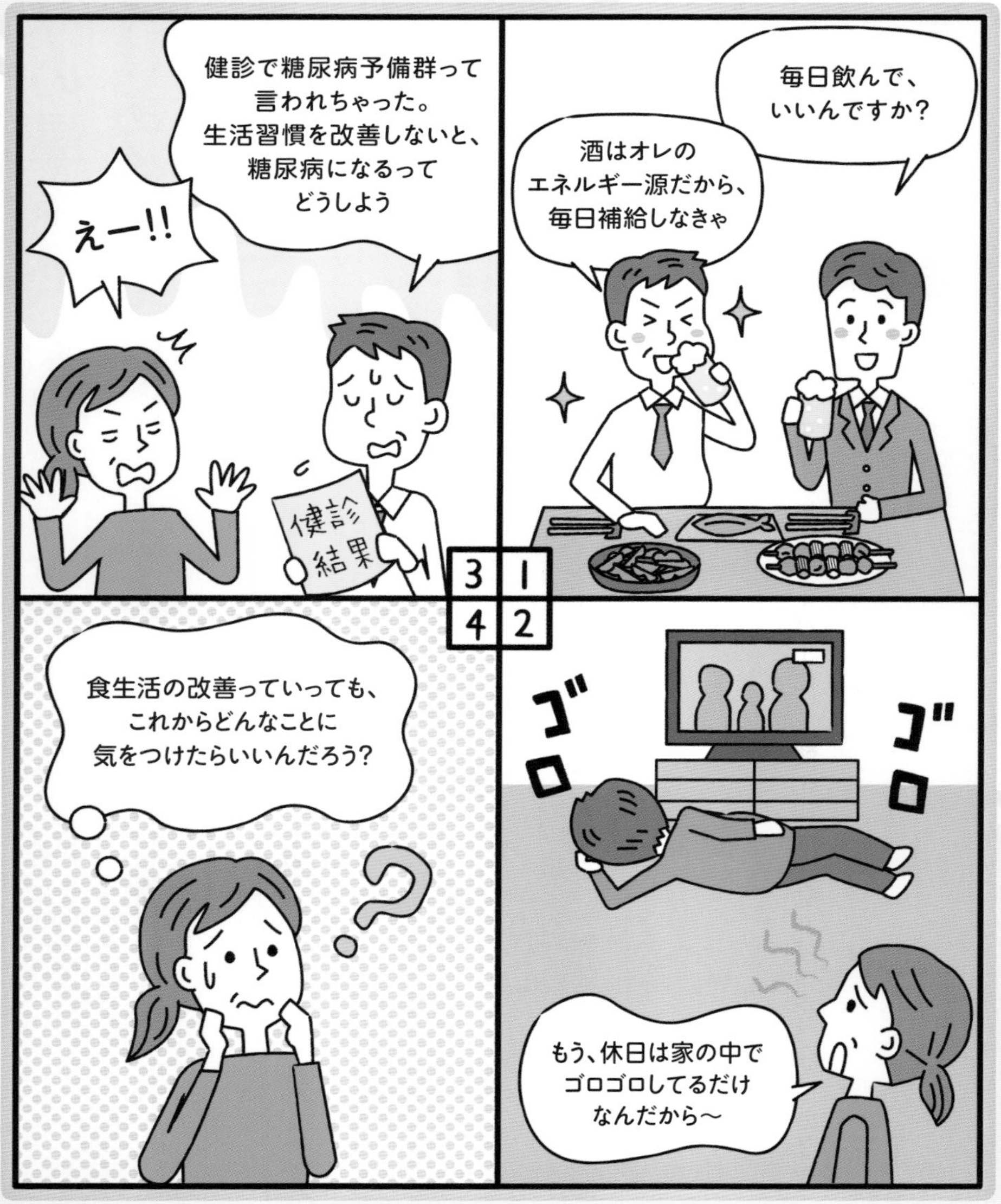
毎日飲んで、いいんですか？
酒はオレのエネルギー源だから、毎日補給しなきゃ
ゴロ
ゴロ
もう、休日は家の中でゴロゴロしてるだけなんだから～
健診で糖尿病予備群って言われちゃった。生活習慣を改善しないと、糖尿病になるってどうしよう
えー!!
健診結果
食生活の改善っていっても、これからどんなことに気をつけたらいいんだろう？

暴飲暴食、多量飲酒、運動不足の生活を改善

食生活では腹八分目、野菜から食べる習慣を実践

生活習慣で血糖をコントロール

糖尿病予備群とは、血糖値がやや高めの状態。自覚症状はありませんが、高血糖の状態を放置すると、血管の老化が進み、動脈硬化を引き起こしやすくなります。さらに病状が進むと、糖尿病の３大合併症（糖尿病神経障害、糖尿病網膜症《もうまくしょう》、糖尿病腎症《じんしょう》）にも。しかし、Cさんの夫のような糖尿病予備群のうちなら、生活習慣の改善で血糖値を改善するのは可能。糖尿病へのステップを止めるためにも、今すぐ毎日の飲酒、運動不足などの生活を改めるのはもちろん、食生活で上手に血糖をコントロールすることが必要です。

食べすぎは高血糖に３食を規則正しく

私たちの身体は、飲食をするたびに血糖値が上がるので、だらだらとおやつを食べたり、お酒を飲んだりすると高血糖状態が続くことに。血糖コントロールのためにも、できるだけ決まった時間に食事をとることが大切。また、食べすぎは高血糖を招きます。食事はゆっくりよくかんで、腹八分目を心がけましょう。

お酒は高エネルギーの上、おつまみを食べるとエネルギーオーバーになりがちです。健康のためにも、週に2日は休肝日をつくり、飲むときもビール缶（５００㎖）を1缶までなどと決めて飲みましょう。おつまみは、高エネルギーの炒め物やフライは避けること。タレのついていない焼き鳥、野菜の煮物、豆腐などがおすすめです。家庭でも、肉は少なめ、野菜は多めにするなど工夫しましょう。

野菜から食べる食習慣で食後血糖値の上昇をゆるやかに

同じ食事でも、野菜から食べると、食後血糖値の急激な上昇を抑えることができます。これは、野菜に含まれている食物繊維の働きによるものです。それ以外にも、野菜の抗酸化作用が動脈硬化を予防、カリウムが身体内の余分な食塩を排泄するなど、野菜には身体にうれしい効果があります。食べる順番にも気を配ることが大切です。

偏食の子どもの食事に困っているDさん

（33歳・女性）

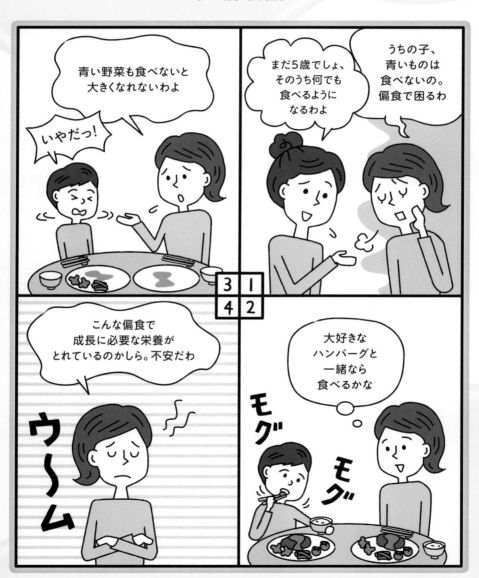

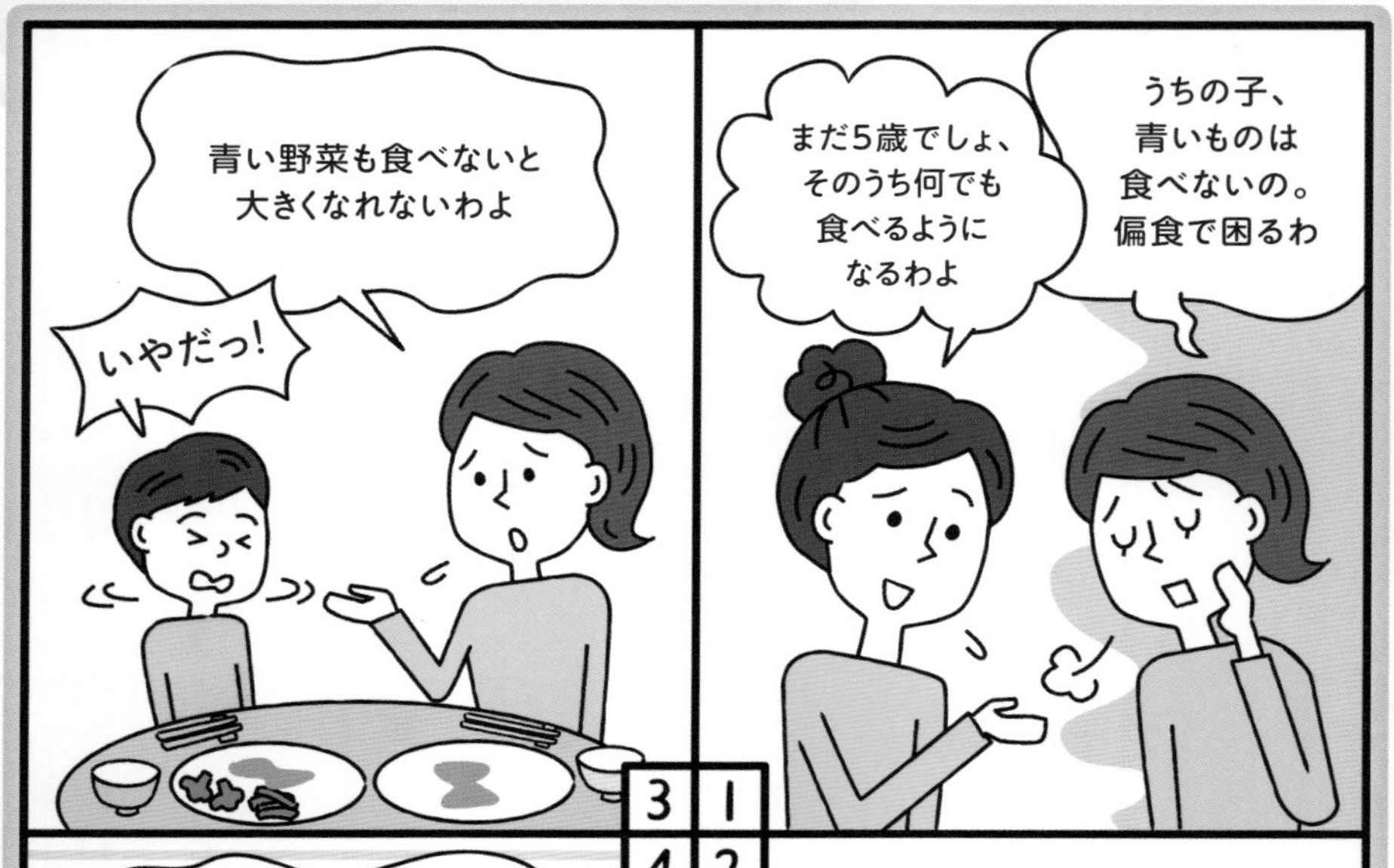
3 1
4 2
うちの子、青いものは食べないの。偏食で困るわ
まだ5歳でしょ、そのうち何でも食べるようになるわよ
大好きなハンバーグと一緒なら食べるかな
モグ
モグ
青い野菜も食べないと大きくなれないわよ
いやだっ!
こんな偏食で成長に必要な栄養がとれているのかしら。不安だわ
ウ〜ム

一緒に野菜を栽培したり、調理をしたり
食への興味を広げることが食べる意欲に

無理に食べさせるのではなく まずは興味をもたせる

せっかく栄養バランスを考えた食事を作っても、子どもに好き嫌いがあって食べない。成長期に必要な栄養をとらなくて大丈夫なのかとDさんのように不安を抱えるお母さんは多いでしょう。

野菜嫌いの子には、細かくした野菜をカレーやハンバーグの中に入れるのもひとつ。しかし、それだと大きくなっても野菜を細かくしないと食べてくれないかもしれません。

好き嫌いを克服させようというのではなく、まず子ども自身に食べる意欲をもたせることを目指しましょう。特に幼児期は、いろいろな食べ物を知り、それに親しむことによって、どんどん好きなものが増えていく時期でもあります。親は、その機会をつくってあげることが大切です。

食べ物に親しむ機会がないと 食べず嫌いになりやすい

それには、嫌いな食材にも興味をもたせること。Dさんの子どもは赤いトマトやにんじんは食べても、青菜やブロッコリーなどは嫌いな様子。その理由は色なのか、味なのかわかりませんが、一緒に買い物に行ったときに、キャベツやブロッコリー、ほうれん草などの食材を手にとりながら、「これはみずみずしくておいしそう」と言ってみたり、一緒に料理をして葉をむくのを手伝う体験を増やしたりしてみてはいかがでしょう。

自分が嫌いなものでも、おいしそうだと言って店で手にとる人が多いことを見ると関心がわきます。そして、料理を手伝うことで、自分でもその料理を食べてみたくなります。

また、近所に畑があれば、「この葉っぱは何の野菜かわかる？」などと話しかけて、いろいろな食材と触れ合う機会をつくったり、プランターなどで一緒に野菜づくりをしてもよいでしょう。自分が水をあげた野菜がどんどん成長して、それが食卓にあがったらうれしいものです。

好き嫌いをなくすのではなく、食材と触れ合う機会をつくり、好きなものを増やすようにしましょう。

何となく心身の不調が続くEさん

（48歳・女性）

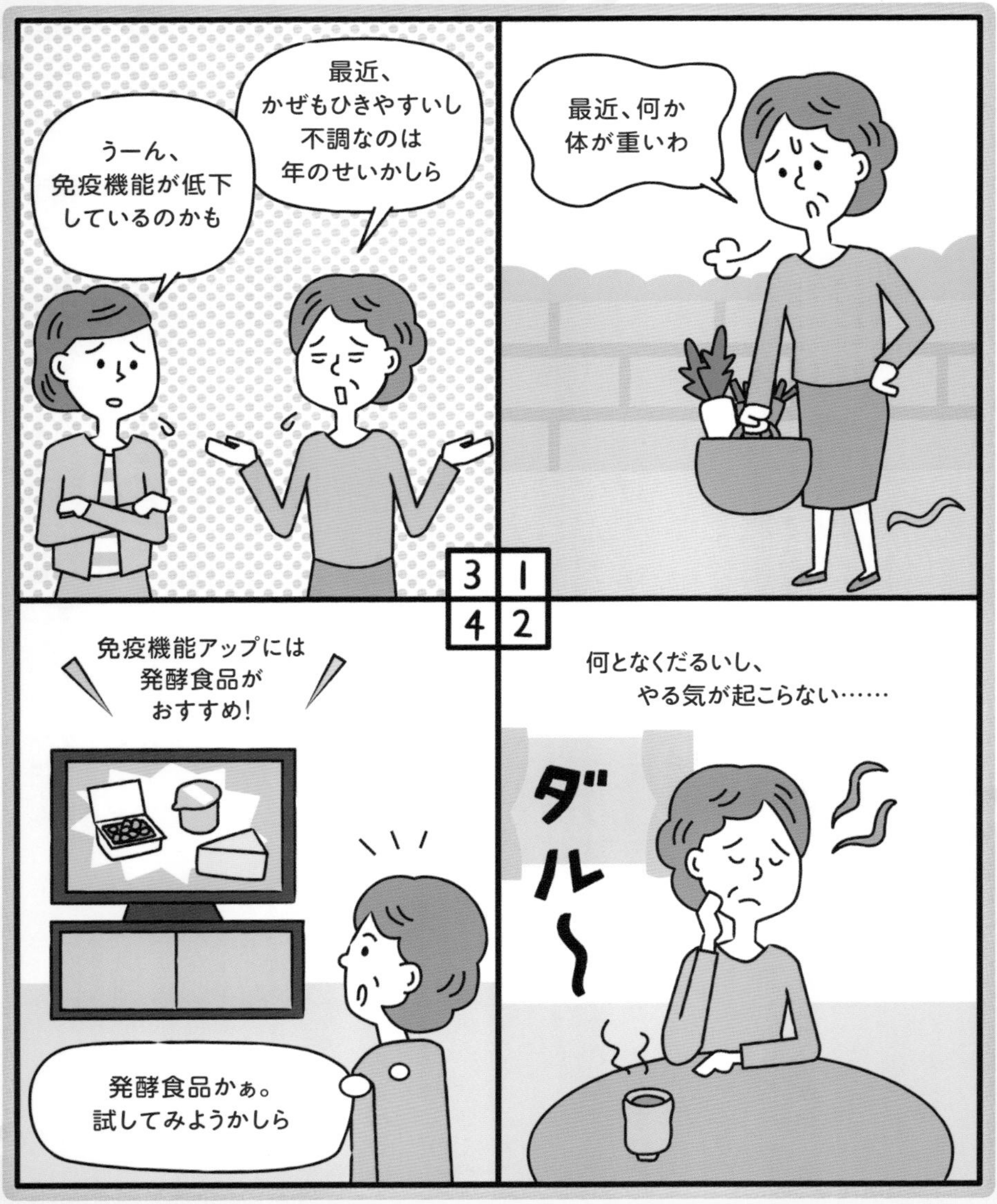
最近、何か
体が重いわ
何となくだるいし、
やる気が起こらない……
ダル～
最近、
かぜもひきやすいし
不調なのは
年のせいかしら
うーん、
免疫機能が低下
しているのかも
免疫機能アップには
発酵食品が
おすすめ!
発酵食品かぁ。
試してみようかしら

腸内環境を整えることで免疫機能がアップ

腸の働きをよくする食習慣を心がけよう

食生活の改善で 腸内環境がよくなる

腸は食べ物の栄養素を消化・吸収する消化器官だけではなく、体内に侵入してきたウイルスや細菌から身を守る免疫器官の働きも担っています。しかも全身の免疫抗体の約60％は小腸で作られているのです。

人体最大の免疫器官である腸内環境が悪くなると、さまざまな不調や病気が起こりやすくなります。Ｅさんの不調も、腸内環境にあるかもしれません。腸内環境を整え、免疫機能を低下させないよう、まずは食生活を見直しましょう。

腸の腸内細菌のバランスを整えるには、がんを促進させるウェルシュ菌などの悪玉菌のエサである脂肪、たんぱく質をとりすぎないようにすること。

一方で、乳酸菌やビフィズス菌など腸によい働きをする善玉菌のエサであるオリゴ糖、食物繊維を積極的にとるようにします。生魚や生卵に多く含まれているグルタミンは、小腸のリンパ球（免疫を司る白血球の一部）を活性化させる作用があるので、免疫機能アップのために食生活に取り入れるとよいでしょう。

腸の働きをよくする食事を 1日3食、規則正しく

腸のためには、朝食を抜いたり、無理なダイエットをしたりするのは禁物。食べ物が胃腸に入らないと腸の蠕動《ぜんどう》運動が起こらないため、便秘の原因になるばかりか、腸の働きが悪くなって悪玉菌が増えてしまいます。腸の働きをよくするためにも、食事は規則正しくとることが大切です。

食事では食物繊維を多く含む野菜、穀物、豆類、海藻類、きのこ類、果物を積極的にとりましょう。これらには、腸の蠕動運動を活発にし、コレステロールや有害物質を便と一緒に排泄する働きがあるからです。

また、Ｅさんが注目した発酵食品も、腸にはおすすめ。納豆、ぬか漬けやキムチなどの漬物、みそ、塩麹などの発酵食品には、生きたまま腸まで届く植物性乳酸菌が含まれています。食塩過多に気を付けながら、上手に料理に利用しましょう。

現在妊娠中。栄養がとれているか心配なFさん

（32歳・女性）

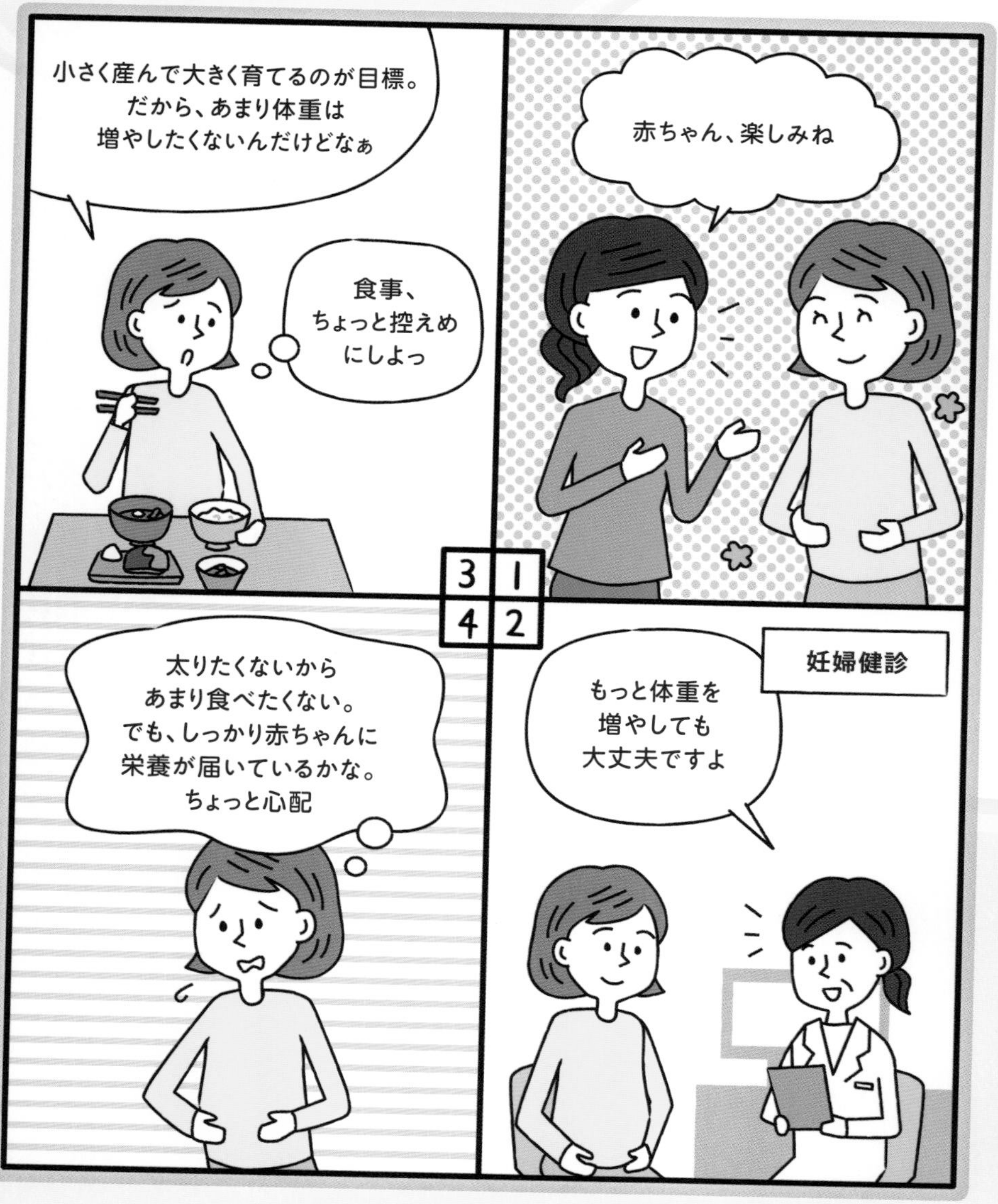
3 1
4 2
赤ちゃん、楽しみね
妊婦健診
もっと体重を増やしても大丈夫ですよ
小さく産んで大きく育てるのが目標。だから、あまり体重は増やしたくないんだけどなぁ
食事、ちょっと控えめにしよっ
太りたくないからあまり食べたくない。でも、しっかり赤ちゃんに栄養が届いているかな。ちょっと心配

「小さく産んで大きく育てる」は間違い
妊婦の低栄養は子どもの病気リスクを高める

体重増加を気にして低栄養になるのは危険

Fさんのように「小さく産んで大きく育てる」という考えの人は少なくありません。しかし、これは間違っています。Fさんは、小さく産みたいから体重は増やしたくない、だからあまり食べないでいますが、これは大変危険です。Fさんの心配どおり、赤ちゃんに十分な栄養は行き渡りません。それればかりか、妊娠中の母親の栄養状態が悪く、低栄養で小さく産まれてくる赤ちゃんには、多くのリスクがあります。

まず、乳児死亡率が高くなること。さらに、低栄養の子宮環境にいた赤ちゃんは、糖尿病をはじめとした生活習慣病のほか、心臓病、脳梗塞《のうこうそく》、がん、慢性呼吸器疾患など、さまざまな病気を発症するリスクが高くなるという報告がされています。

牛乳や乳製品を含め、栄養バランスのよい食事をしっかりとる

健康な赤ちゃんを産むには、正常な体重増加に神経質になりすぎず、主食を中心に栄養バランスのとれた食事をとることが大切です。食事指導を受けている人は、それに従いましょう。

女性の場合、普段の食事でもカルシウム不足のことが多いので、妊娠中は牛乳、乳製品などの食品からカルシウムを積極的にとりましょう。特に、牛乳の摂取は赤ちゃんの出生体重をきちんと増やすというデータもあります。1日コップ1杯の牛乳・ヨーグルトをとることをおすすめします。

妊娠前のやせ願望からの低栄養も子どもに悪影響

20代の女性は、太ることを極端に嫌って、あまり食べない人が多くいます。若いときから低栄養の人は、妊娠しても食習慣が変えられないことが多く、結果、低栄養によって出生体重が少ない子どもが産まれることがあります。

妊娠中の人はもちろん、女性は若いうちから栄養に配慮した食事をしていないと、子どもに影響することを認識しておきましょう。

30代、健診で高血圧と言われてショックのGさん

（34歳・男性）

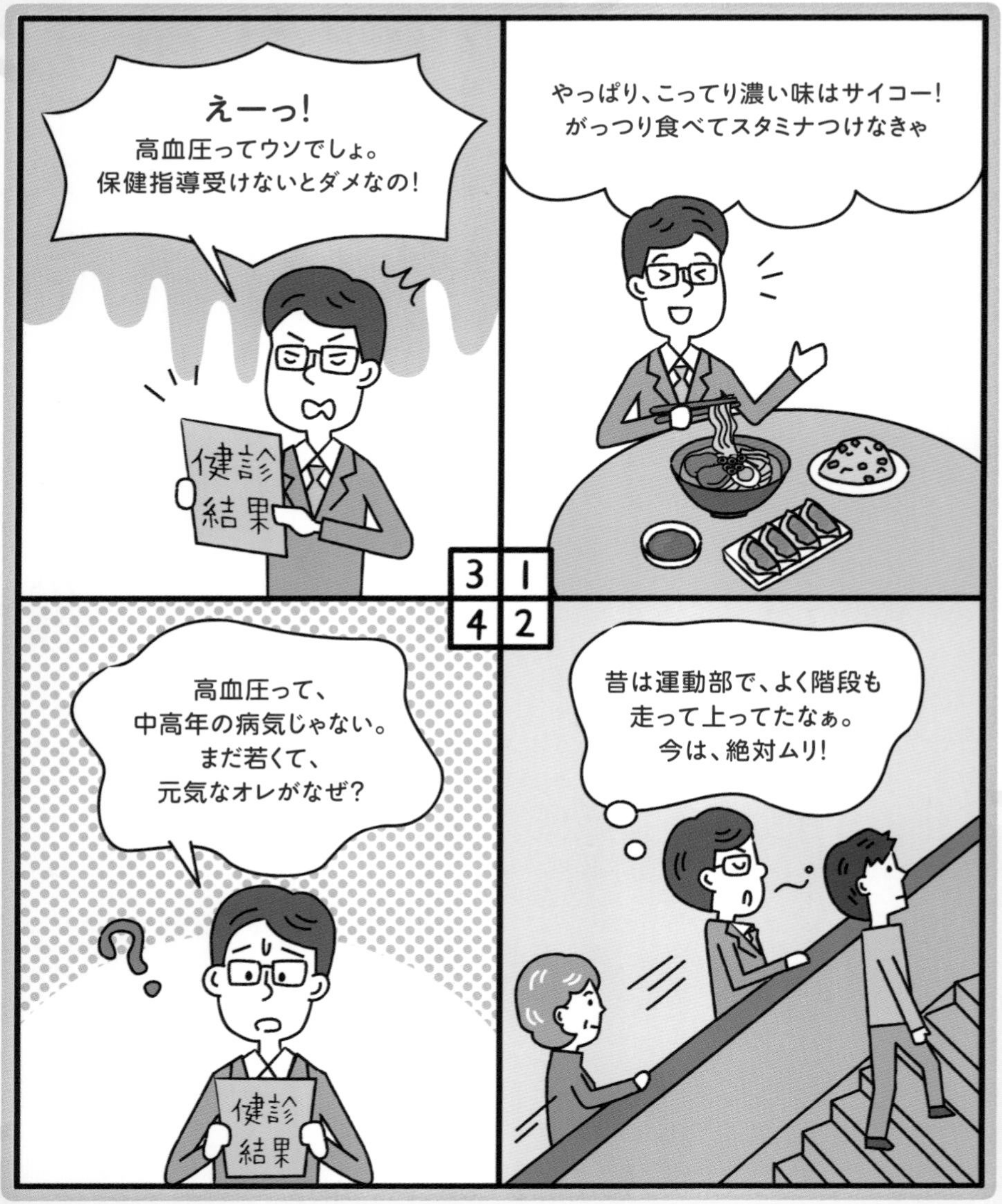
3 1
4 2
やっぱり、こってり濃い味はサイコー! がっつり食べてスタミナつけなきゃ
昔は運動部で、よく階段も走って上ってたなぁ。今は、絶対ムリ!
えーっ! 高血圧ってウソでしょ。保健指導受けないとダメなの!
健診結果
高血圧って、中高年の病気じゃない。まだ若くて、元気なオレがなぜ?
健診結果

食塩過多の食事、運動不足、睡眠不足などの生活習慣が高血圧の原因に

若くても血管を傷める生活習慣を続けると高血圧に

血圧測定で収縮期血圧(上の血圧)が１４０㎜Ｈｇ以上、拡張期血圧(下の血圧)が90㎜Ｈｇ以上のどちらか一方、または両方当てはまると、高血圧と診断されます。血圧が高い状態が続くと、血管に圧力が加わり続けて血管壁が傷つき、弾力性のあった血管が硬くボロボロになってしまいます。放置すれば動脈硬化が促進され、その弊害は全身に及びます。脳卒中や心筋梗塞《しんきんこうそく》など、命に関わる病気を引き起こすことにも。

高血圧の原因は、肥満、食塩過多、運動不足、睡眠不足、ストレス、喫煙などの良くない生活習慣です。Gさんは自覚していませんが、食べすぎ、食塩過多、運動不足など、高血圧になる生活をずっと続けてきたようです。若くても血管を老化させるような生活習慣を送っていれば、誰でも高血圧になります。しかも、高血圧は自覚症状なしに血管を蝕《むしば》む病気なので、健診で診断されて、自覚する人が少なくありません。

食生活では減塩の工夫をし野菜を積極的に食べて腹八分目に

高血圧と診断されたら、すぐに生活習慣を見直し、改善することが大切です。まず、食生活。食塩過多は高血圧の大きな原因。高血圧の重症化予防として推奨されている１日の食塩摂取量６ｇを目標に、減塩を心がけましょう。基本的に、塩分が多い外食は控えたほうが無難。塩、しょうゆの代わりに柑橘《かんきつ》類や香辛料などを使って調理する、少ない食塩でもおいしくなるようだしを効かせる、しょうゆやソースなどの調味料は「かける」から「つける」にして少量に、みそ汁は具だくさんにしてみその量を減らすなどして上手に減塩を。一方で、身体内の余分な食塩を排泄する働きのあるカリウムが多く含まれる野菜や果物は積極的にとりましょう。そして、食べすぎによる肥満は血圧を上げるので、食事は腹八分目に。また、多量飲酒も血圧上昇の原因なので、週に2日は休肝日を。食習慣の改善に加え、運動習慣なども上手に取り入れましょう。

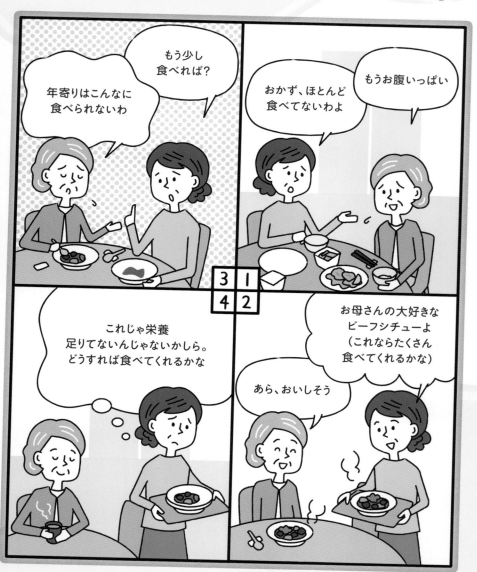

同居の75歳の母親の食欲がなくて心配するHさん
（50歳・女性）

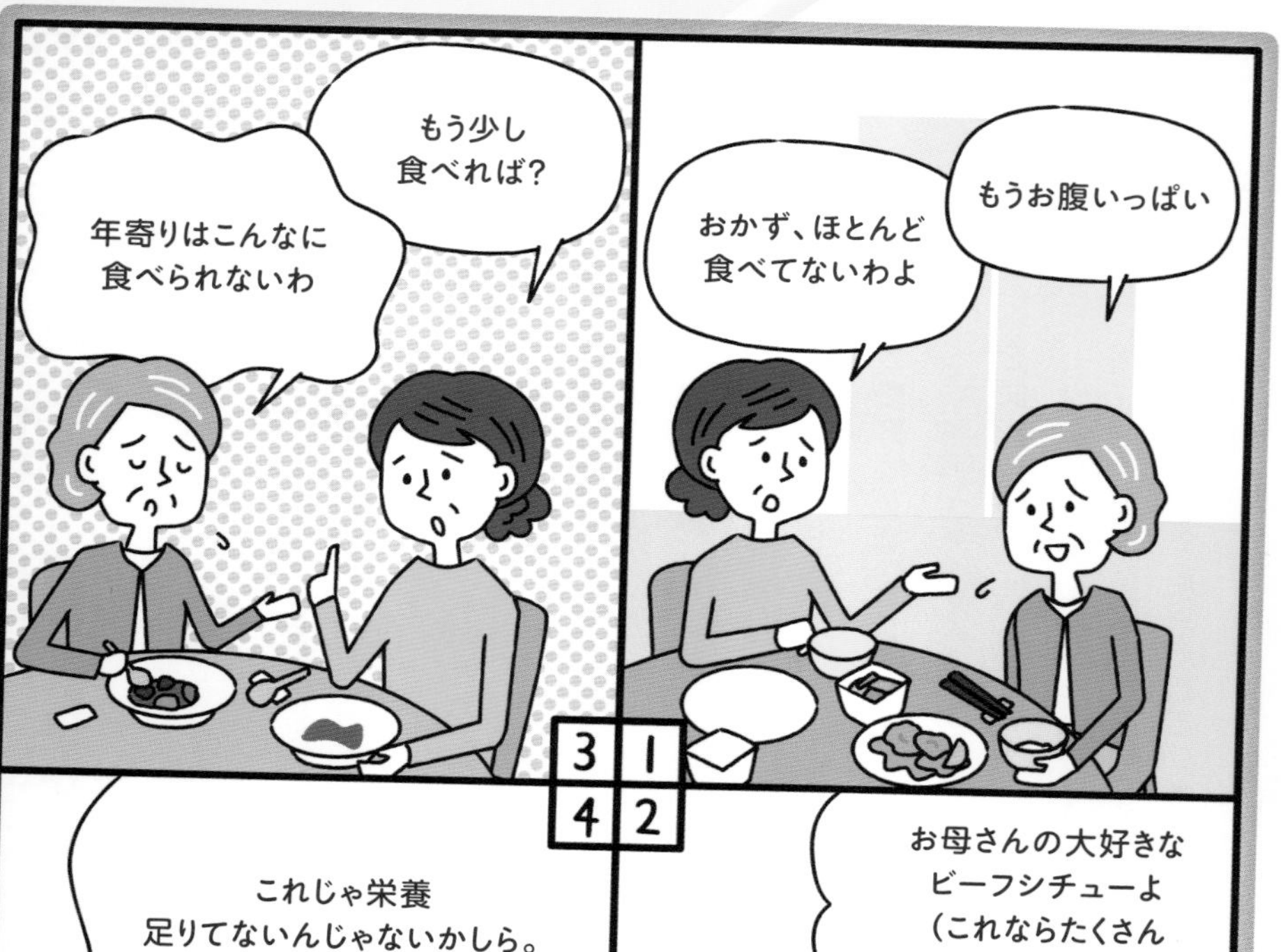

1日の中で10品目をとることを目標にするほか間食などで体に必要な栄養をとるように

高齢期は低栄養になりがち 多くの食品から栄養を

年をとると、活動量の減少、咀嚼《そしゃく》力の低下、配偶者との死別など、さまざまな要因が重なって1日の食事量も少なくなり、低栄養に陥りやすくなります。

低栄養によって筋肉量が減少すると、基礎代謝量が低下するため、1日のエネルギー消費量も減少。それによって食欲はさらになくなり、ますます食べないという悪循環に。また、免疫機能が低下することで病気にかかりやすくなるほか、認知症のリスクも高くなります。

心身が衰弱して要介護状態になるのを防ぐためにも、身体に必要な栄養をとるようにしたいものです。

Hさんは、お母さんの食事量を心配していますが、まずは、さまざまな食品から栄養をとることを考えることが大切です。

それには、1日に①肉類、②魚介類、③牛乳・乳製品、④大豆・大豆製品、⑤卵、⑥緑黄色野菜、⑦いも類、⑧海藻類、⑨果物、⑩油脂の10品目をとることを目標にするとよいでしょう。魚に偏らず、動物性たんぱく質の肉もしっかりとること。歯が悪く肉が食べづらい人は、ひき肉を使った料理がおすすめです。

また、これら10品目の食品は、主食、主菜・副菜、汁物をそろえた献立を心がけることで、容易にとることができます。

楽しく会話しながら食事したり 足りない栄養はおやつで補う

食事は、家族や友人などと食べると楽しく、食欲もわいてくるというもの。できるだけ家族と一緒に会話を楽しみながら食事をしましょう。食欲増進のため、散歩など、運動習慣を取り入れても。

また、不足しがちな栄養素は間食で補うのもひとつです。果物にアイスを添えたりヨーグルトをかけたり、牛乳にきなこを混ぜたり、牛乳と果物をミキサーにかけたりすると、乳製品、果物、大豆製品などの食品を手軽にとることができます。焼きいもも、簡単にいも類がとれる間食としておすすめです。

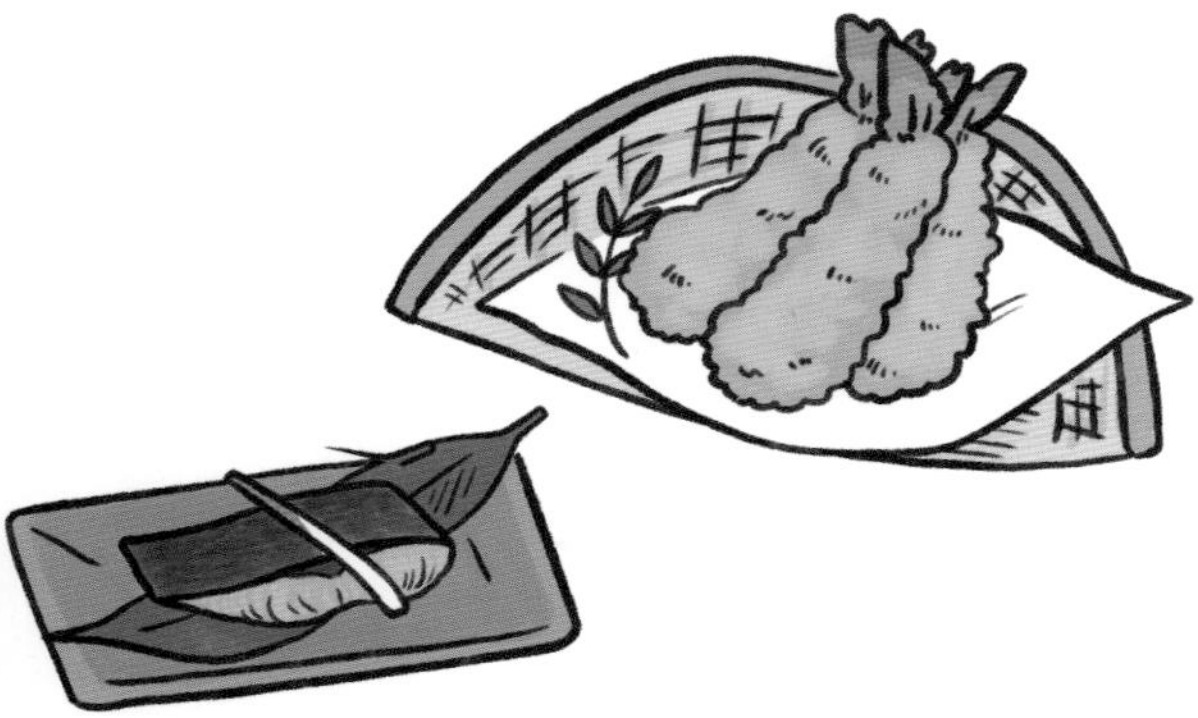

世界に評価された和食の特徴

日本の伝統的な食文化の4つの特徴

2013年12月、和食がユネスコの無形文化遺産に登録されました。無形文化遺産とは「芸能や伝統工芸などの形のない文化であって、土地の歴史や生活風習などと密接に関わっているもの」のこと。和食には、次のような特徴があります。

❶多様で新鮮な食材とその持ち味の尊重

地域に根差した多様な食材が用いられ、素材の味わいを生かす調理技術や調理器具が発達しています。

❷健康的な食生活を支える栄養バランス

一汁三菜を基本とする食事スタイルは、理想的な栄養バランス。うま味を上手に使うことによって、動物性油脂も抑えられています。

❸自然の美しさや季節の移ろいの表現

器や花や葉などの飾りを使って、自然の美しさや季節感を楽しみます。

❹年中行事との密接な関わり

日本の食文化は正月などの年中行事と密接に関わっています。「食」を分け合い、時間を共にすることで家族や地域の絆を深めています。

ところが、現在はこのような和食の特徴が危うくなっています。スーパーマーケットに行けば、東西南北の食品が季節に関係なく手に入るようになり、旬のものを食べることが尊重されなくなりました。

また、都市化や過疎化の影響で、地域の催事で食事をすることが減少し、郷土料理を残すことが難しくなっています。海外で高い評価を受けた「和食の意味」を考え、大切にしていきたいものです。

第1章

バランスのとれた食事をとるには

私たちが健康で長生きするためには欠かせない、
栄養バランスがとれた食事。
毎日のことだからこそ大切にしたい、
食事と栄養バランスの関係について紹介しています。

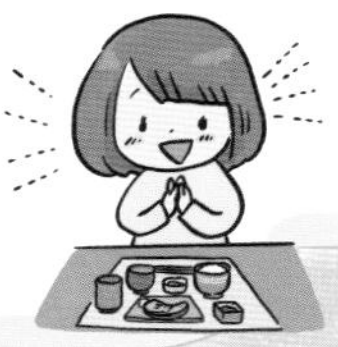

理想的な食事とは？

「健康日本21」「食生活指針」を見れば「良い食事」がわかる

❖「健康日本21（第二次）」の内容と目標例❖

1. 栄養・食生活

- 20～60歳代男性の肥満者※1の割合31.2%を28%に減らす。
- 40～60歳代女性の肥満者の割合22.2%を19%に減らす。
- 主食・主菜・副菜を組み合わせた食事が1日2回以上の日がほぼ毎日の者の割合68.1%を80%に増やす。
- 成人1人あたりの1日の食塩の平均摂取量10.6gを8gに減らす。
- 成人1人あたりの1日の野菜の平均摂取量282gを350gに増やす。
- 成人1人あたりの1日の果物摂取量100g未満の者の割合61.4%を30%に減らす。

2. 身体活動・運動

- 日常生活における歩数20～64歳男性7,841歩を9,000歩に増やす。
- 日常生活における歩数20～64歳女性6,883歩を8,500歩に増やす。
- 運動習慣者の割合20～64歳男性26.3%を36%に増やす。
- 運動習慣者の割合20～64歳女性22.9%を33%に増やす。

3. 休養

- 睡眠による休養を十分とれていない者の割合18.4%を15%に減らす。
- 週労働時間60時間以上の雇用者の割合9.3%を5.0%に減らす。

4. 飲酒

- 生活習慣病のリスクを高める量※2の飲酒をしている者の割合、男性15.3%を13%に減らす。
- 同上の者の割合、女性7.5%を6.4%に減らす。

このほか、喫煙や歯・口腔の健康、主要な生活習慣病（がん、循環器疾患、糖尿病、COPD※3）、こころの健康などについても、目標が設定されています。

※1 BMI25以上　※2 1日あたりの純アルコール摂取量男性40g以上、女性20g以上　※3 慢性閉塞性肺疾患。タバコをはじめ有害物質を吸い込むことで肺に炎症が慢性的に起き、呼吸困難などの症状がみられる病気
※「健康日本21（第二次）」は、平成25年度から令和4年度までの目標

資料：厚生労働省「健康日本21（第二次）」平成24年7月改正

健康長寿を支える「食」に関わる指針

「食」やそれに関することがらは、私たちが健康的で幸福な生活を送るために欠かせない要素です。

そこで国が掲げた21世紀の健康づくりのための国民健康づくり運動が「健康日本21」。健康長寿の延伸と生活の質の向上などを目的に、栄養・食生活を含む生活習慣、社会環境について目標が設定されました。

さらに、健康の支えになる理想的な食生活に必要な「食生活指針」が改定されました。この指針では、主に食と心や身体との関係についての指針が示されています。また社会性や食文化など、「何を食べるか」以外も重視されています。

「食生活指針」で自分の食生活をチェック

1 食事を楽しみましょう。

☐ 毎日の食事で、健康寿命をのばしましょう。
☐ おいしい食事を、味わいながらゆっくりよく噛んで食べましょう。
☐ 家族の団らんや人との交流を大切に、また、食事づくりに参加しましょう。

2 1日の食事のリズムから、健やかな生活リズムを。

☐ 朝食で、いきいきした1日を始めましょう。
☐ 夜食や間食はとりすぎないようにしましょう。
☐ 飲酒はほどほどにしましょう。

3 適度な運動とバランスのよい食事で、適正体重の維持を。

☐ 普段から体重を量り、食事量に気をつけましょう。
☐ 普段から意識して身体を動かすようにしましょう。
☐ 無理な減量はやめましょう。
☐ 特に若年女性のやせ、高齢者の低栄養にも気をつけましょう。

4 主食、主菜、副菜を基本に、食事のバランスを。

☐ 多様な食品を組み合わせましょう。
☐ 調理方法が偏らないようにしましょう。
☐ 手作りと外食や加工食品・調理食品を上手に組み合わせましょう。

5 ごはんなどの穀類をしっかりと。

☐ 穀類を毎食とって、糖質からのエネルギー摂取を適正に保ちましょう。
☐ 日本の気候・風土に適している米などの穀類を利用しましょう。

6 野菜・果物、牛乳・乳製品、豆類、魚なども組み合わせて。

☐ たっぷり野菜と毎日の果物で、ビタミン、ミネラル、食物繊維をとりましょう。
☐ 牛乳・乳製品、緑黄色野菜、豆類、小魚などで、カルシウムを十分にとりましょう。

7 食塩は控えめに、脂肪は質と量を考えて。

☐ 食塩の多い食品や料理を控えめにしましょう。食塩摂取量の目標値は、男性で1日8g未満、女性で7g未満とされています。
☐ 動物、植物、魚由来の脂肪をバランスよくとりましょう。
☐ 栄養成分表示を見て、食品や外食を選ぶ習慣を身につけましょう。

8 日本の食文化や地域の産物を活かし、郷土の味の継承を。

☐ 「和食」をはじめとした日本の食文化を大切にして、日々の食生活に活かしましょう。
☐ 地域の産物や旬の素材を使うとともに、行事食を取り入れながら、自然の恵みや四季の変化を楽しみましょう。
☐ 食材に関する知識や調理技術を身につけましょう。
☐ 地域や家庭で受け継がれてきた料理や作法を伝えていきましょう。

9 食料資源を大切に、無駄や廃棄の少ない食生活を。

☐ まだ食べられるのに廃棄されている食品ロスを減らしましょう。
☐ 調理や保存を上手にして、食べ残しのない適量を心がけましょう。
☐ 賞味期限や消費期限を考えて利用しましょう。

10 「食」に関する理解を深め、食生活を見直してみましょう。

☐ 子供のころから、食生活を大切にしましょう。
☐ 家庭や学校、地域で、食品の安全性を含めた「食」に関する知識や理解を深め、望ましい習慣を身につけましょう。
☐ 家族や仲間と、食生活を考えたり、話し合ったりしてみましょう。
☐ 自分たちの健康目標をつくり、よりよい食生活を目指しましょう。

資料：文部省、厚生省、農林水産省「食生活指針」(平成12年制定、平成28年6月一部改定)

必要な栄養素の量は？

栄養素はバランス良くとって健康で長生きする

健康を保つ食事は栄養素を「過不足なく」「バランス良く」

食品に含まれる栄養素は、炭水化物、たんぱく質、脂質の三大栄養素のほかに、ビタミン、ミネラルなど、35種類ほどあります。

私たちが健康を保つためには、それら数多くの栄養素を、「過不足なく」、「バランス良く」摂取することが重要です。しかし、ひとつの食品ですべての栄養素がバランス良く含まれる食品はありません。そこで大切なのが、「さまざまな食材」を、「ちょうど良く組み合わせて食べる」ことです。

日々このようなバランスの良い食べ方をすれば、健康を保持するために必要な栄養素も、自然とバランス良くとることができるようになるのです。

栄養バランスの指標は「日本人の食事摂取基準」

では、どの栄養素をどれだけとれば、バランスがとれるのでしょうか。その指標となるのが5年ごとに厚生労働省から発表されている「日本人の食事摂取基準」（以下、食事摂取基準）です。食事摂取基準は健康を保つために必要となるエネルギーや栄養素の1日あたりの摂取基準量を、年代や性別ごとに示したもの。不足しないための基準（推定平均必要量と推奨量、または目安量）、とりすぎないための基準（耐容上限量）、生活習慣病対策の基準(目標量)が記載されています。

食事摂取基準には、大きく分けて5つの基準値が示されています。

- **推定平均必要量**…ある特定の年齢・性別などの集団の人たちの半数が、必要量を満たすと推定される摂取量
- **推奨量**…ほとんどの人が必要量を満たすと推定される摂取量
- **目安量**…一定の栄養状態を維持するために、十分だと推定される摂取量
- **耐容上限量**…過剰摂取による健康障害が起こる危険性がないと推定される最大限の摂取量
- **目標量**…生活習慣病を予防することを目標としたときの摂取量

栄養素でこれらの食事摂取基準を満たすのはどのような食事をとれば良いか、32ページから学びましょう。

❖「日本人の食事摂取基準（2020年版）」に見る必要な栄養素の量❖

30 〜 49 歳の男性・女性が1日に必要な量※1

資料：厚生労働省「日本人の食事摂取基準（2020 年版）」

栄養素			男性	女性	耐容上限量
炭水化物		炭水化物※2	50〜65%E	50〜65%E	—
		食物繊維	21g以上	18g以上	—
たんぱく質			65g	50g	—
脂質		脂質※2	20〜30%E	20〜30%E	—
		飽和脂肪酸※2	7%E以下	7%E以下	—
		n-6系脂肪酸	10g	8g	—
		n-3系脂肪酸	2.0g	1.6g	—
ビタミン	脂溶性	ビタミンA※3	900μgRAE	700μgRAE	2,700μgRAE
		ビタミンD	8.5μg	8.5μg	100μg
		ビタミンE※4	6.0mg	5.5mg	男性900mg、女性700mg
		ビタミンK	150μg	150μg	—
	水溶性	ビタミンB_1	1.4mg	1.1mg	—
		ビタミンB_2	1.6mg	1.2mg	—
		ナイアシン	15mgNE	12mgNE	男性350（85）mg、 女性250（65）mg※5
		ビタミンB_6	1.4mg	1.1mg	男性60mg、女性45mg※6
		ビタミンB_{12}	2.4μg	2.4μg	—
		葉酸	240μg	240μg	1,000μg
		パントテン酸	5mg	5mg	—
		ビオチン	50μg	50μg	—
		ビタミンC	100mg	100mg	—
ミネラル	多量	ナトリウム※7	7.5g未満	6.5g未満	—
		カリウム	2,500mg	2,000mg	—
		カルシウム	750mg	650mg	2,500mg
		マグネシウム	370mg	290mg	—
		リン	1,000mg	800mg	3,000mg
	微量	鉄	7.5mg	月経なし6.5mg、 月経あり10.5mg	男性50mg、女性40mg
		亜鉛	11mg	8mg	男性45mg、女性35mg
		銅	0.9mg	0.7mg	7mg
		マンガン	4.0mg	3.5mg	11mg
		ヨウ素	130μg	130μg	3,000μg
		セレン	30μg	25μg	男性450μg、女性350μg
		クロム	10μg	10μg	500μg
		モリブデン	30μg	25μg	男性600μg、女性500μg

※１ 炭水化物・食物繊維・脂質・飽和脂肪酸・ナトリウムは目標量、n-6 系脂肪酸・n-3 系脂肪酸・ビタミン D・ビタミン E・ビタミン K・パントテン酸・ビオチン・カリウム・リン・マンガン・クロムは目安量、そのほかは推奨量を掲載　※２ 1 日の総摂取エネルギー量に占める割合、E はエネルギー　※３ RAE：レチノール活性当量　※４ α - トコフェロールの量　※５ ニコチンアミドの重量、（　）内はニコチン酸の重量　※６ ピリドキシンとしての重量　※７ 食塩相当量

食品群で栄養バランスチェック

食品群から食品を選んで組み合わせて作る、バランスの良い食事

食品を働きで分けた食品群で「何をとれば良いか」がわかる

私たちが食べた食品は消化・吸収されたあと、身体内でどのように作用するのか？　含まれている栄養素の働きが似ている食品ごとに、グループ分けしたものが「食品群」です。

食品群は、私たちが健康を保つため、「何をどれくらい食べればいいか」を考えるときに役立ちます。

食品群には、各食品を3群に分けたもの、4群に分けたもの、6群に分けたものなどがあり、それぞれの用途によって使い分けられています。

● **3色食品群**……昭和27年に広島県庁の岡田正美技師が提唱、栄養改善普及会の近藤とし子氏が普及したもの。栄養素の働きによって、

一番簡単な「3色食品群」

食品に含まれる栄養素の働きから、「3色」に例えて分類した食品群。

赤群

身体（血や肉）をつくるもとになる

魚、肉、卵、豆類、乳類
主な栄養素 たんぱく質、脂質、ビタミンB群、カルシウム

緑群

身体の調子を整えるもとになる

野菜、きのこ類、海藻、果物など **主な栄養素** カロテン、ビタミンC、カルシウム、ヨード

黄群

エネルギー（熱・体温）のもとになる

米、パン、麺類、いも類、砂糖、油脂など **主な栄養素** 炭水化物、脂質、ビタミンA・D・B_1

1日20点とるだけでOK「4つの食品群」

1～3群から3点ずつ、4群から11点の計20点の食品をとると、1,600kcalの栄養をバランス良くとることができます。（1点＝80kcal）

第1群 栄養を完全にする

カルシウムやビタミンB_2などを多く含む
1点の目安 卵1個、牛乳約120g、プレーンヨーグルト120g

第2群 肉や血を作る

良質のたんぱく質やミネラルなどを多く含む **1点の目安** マアジ可食部65g（約1尾）、豚もも肉（脂身つき）45g、納豆40g

第3群 身体の調子をよくする

ビタミンAやビタミンC、食物繊維などを多く含む **1点の目安** ほうれん草400g、玉ねぎ220g（約1個）、バナナ95g（約1本）

第4群 力や体温となる

炭水化物やたんぱく質、脂質などを多く含む
1点の目安 食パン30g（6枚切り1/2枚）、精白米ごはん50g（約1/3膳）

食品を赤・緑・黄の3色に分けたものです。小学校などで用いられています。

● **4つの食品群**……女子栄養大学の創立者・香川綾によって考案されたもの。昭和3年の原型から昭和45年頃に、現在の四群点数法になりました。日本人に不足しがちな栄養素がとれる食品をたんぱく質源の食品から独立させて第1群とし、健康な人から生活習慣病患者までを対象に、エネルギー計算も同時にできる方法です。現在、高校のすべての家庭科の教科書などで用いられています。

● **6つの基礎食品群**……昭和33年に当時の厚生省から示されたもの。カルシウムの多い牛乳と魚を同じ群にし、緑黄色野菜を野菜から独立させるなどの特徴があります。保健センターなどで使われています。

保健センターなどで使われる「6つの基礎食品群」

栄養成分が似ている食品を6つのグループに分け、どの食品をどう組み合わせればバランスがとれるか、厚生省公衆衛生局（現厚生労働省）が示したもの。

1群

たんぱく質が豊富で、
筋肉や血液のもとになる

**魚、肉、卵、
大豆・大豆製品**

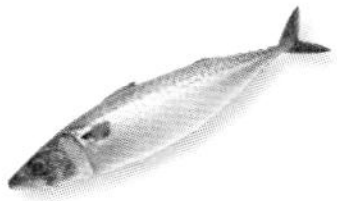

2群

カルシウムが豊富で、
骨や歯のもとになる

**牛乳・乳製品、
海藻・小魚**

**3色食品群の
赤群に相当**

3群

ビタミンAが豊富で、
皮膚や粘膜を守るもとになる

緑黄色野菜

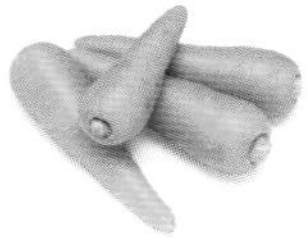

4群

ビタミンC・ミネラルが豊富で、
体の調子を整えるもとになる

淡色野菜、果物

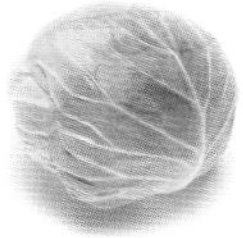

**3色食品群の
緑群に相当**

5群

炭水化物が豊富で、
エネルギーのもとになる

**米、パン、麺類、
いも類、砂糖類**

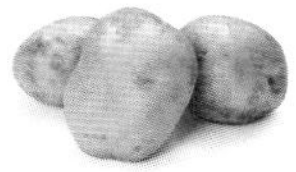

6群

脂質が豊富で、
エネルギーのもとになる

**油脂、脂肪の
多い食品**

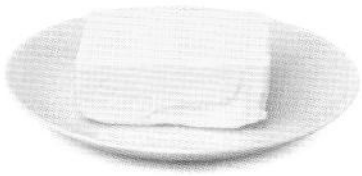

**3色食品群の
黄群に相当**

食事バランスガイド

ちゃんとコマが回っている食事は、栄養バランスもとれている

「食事バランスガイド」で食事のバランスをチェック

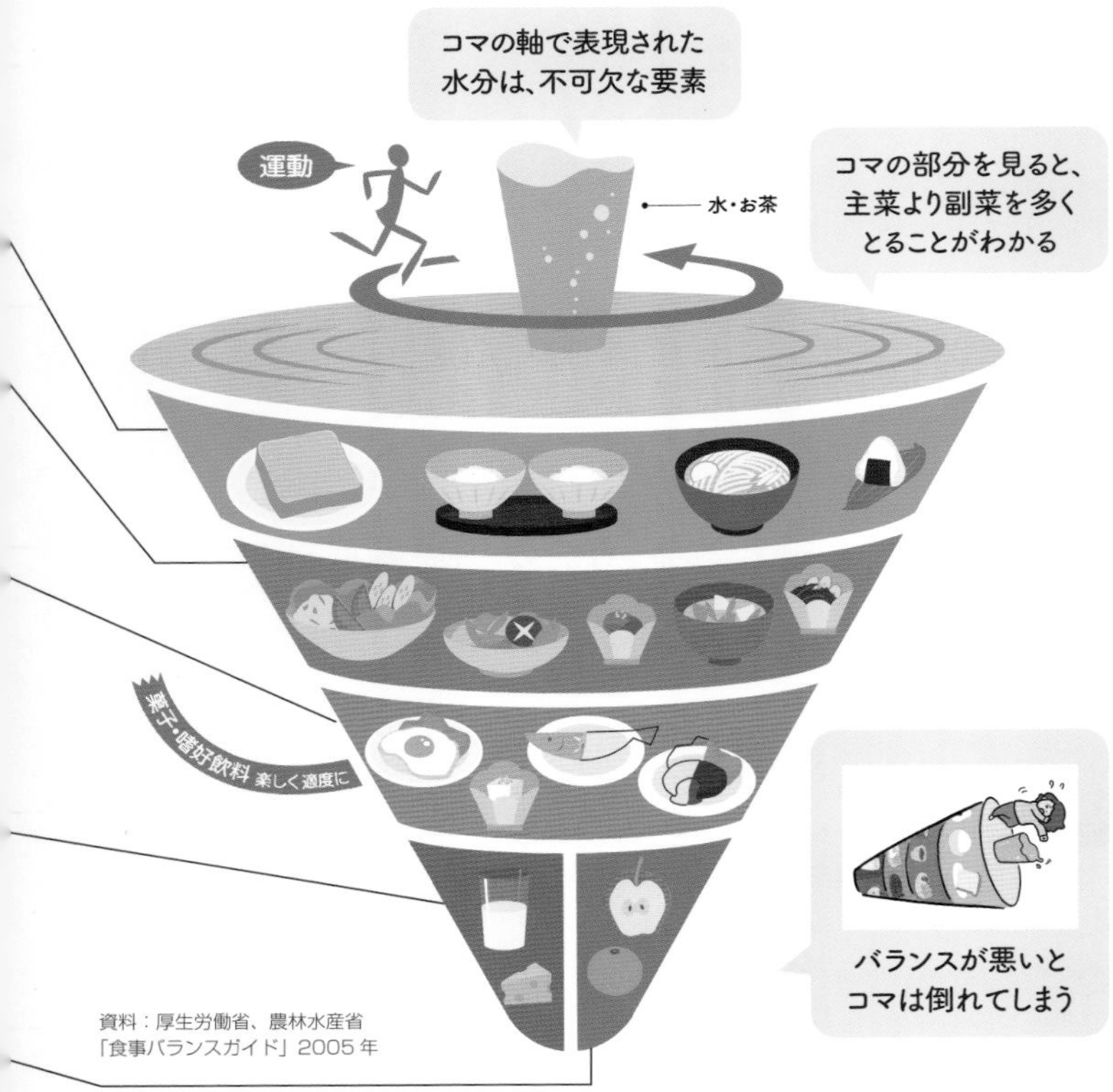

コマの軸で表現された水分は、不可欠な要素
運動
水・お茶
コマの部分を見ると、主菜より副菜を多くとることがわかる
菓子・嗜好飲料 楽しく適度に
バランスが悪いとコマは倒れてしまう

資料：厚生労働省、農林水産省「食事バランスガイド」2005年

食事バランスガイドで栄養バランスの良い食生活を

「食事バランスガイド」は、1日に「主食」「主菜」「副菜」「牛乳・乳製品」「果物」をそれぞれどれだけとれば栄養バランスが整うか、「コマ」のイラストを使って示したもの。P32の食品群が食品単位でバランスを考えていたのに対し、料理単位になっているところがポイントです。

食べる量をチェックするうえで基準となるのは、「つ（SV／サービングサイズ）」という単位。これを数えれば1日の食事の栄養バランスがとれているのかどうかがすぐにわかります。

食事の望ましい量は、各人の年齢や活動量によっても異なります。

【1日に必要なエネルギー量が2,000～2,400kcalの場合】

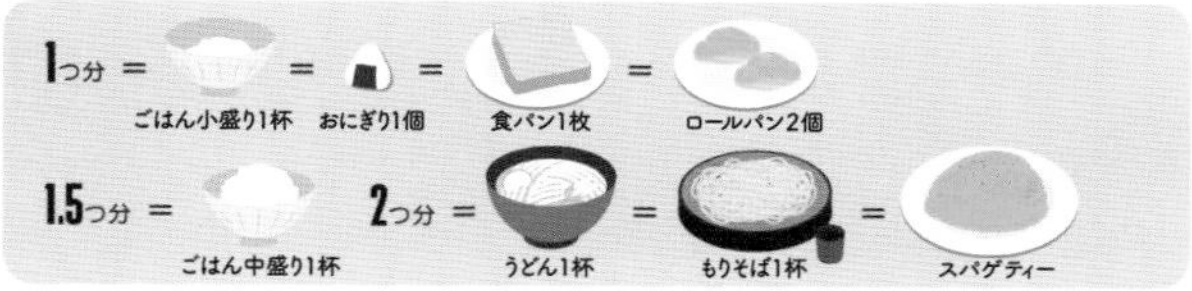

5～7 つ(SV) **主食**（ごはん、パン、麺）

ごはん（中盛り）だったら４杯程度

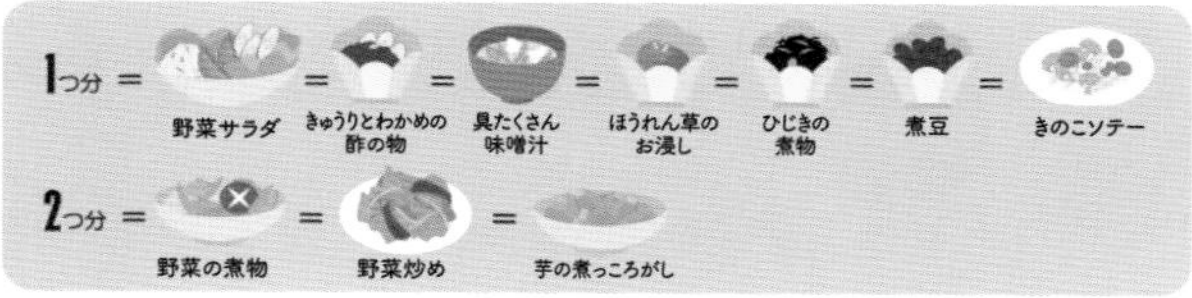

5～6 つ(SV) **副菜**（野菜、きのこ、いも、海藻料理）

野菜料理５皿程度

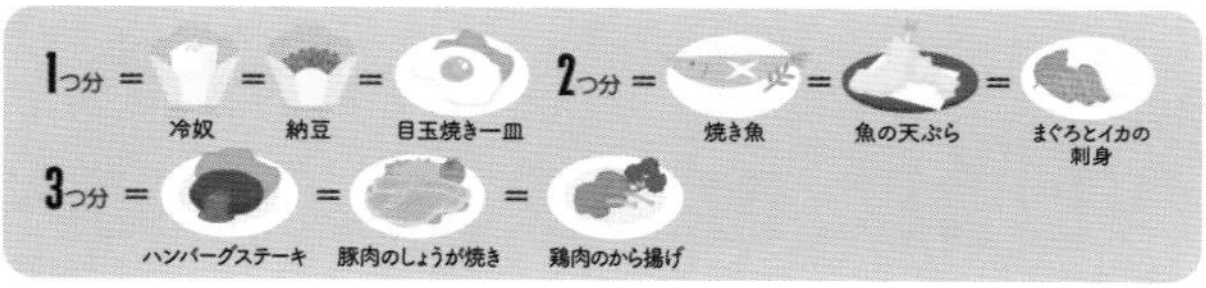

3～5 つ(SV) **主菜**（肉、魚、卵、大豆料理）

肉・魚・卵・大豆料理から３皿程度

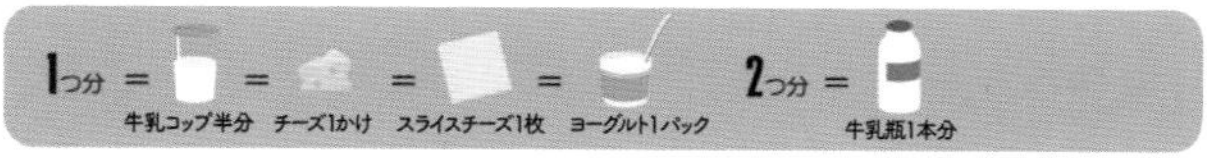

2 つ(SV) **牛乳・乳製品**

牛乳だったら１本程度

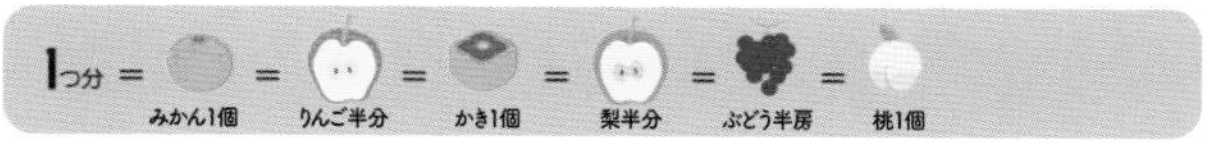
1つ分 ＝
みかん1個
＝
りんご半分
＝
かき1個
＝
梨半分
＝
ぶどう半房
＝
桃1個

2 つ(SV) **果物**

みかんだったら２個程度

1日にとる目安の数

単位：つ（SV）

エネルギー（kcal）	主食	副菜	主菜	牛乳・乳製品	果物
1,400～2,000	4～5	5～6	3～4	2	2
2,000～2,400	5～7	5～6	3～5	2	2
2,400～3,000	6～8	6～7	4～6	2～3	2～3

資料：厚生労働省、農林水産省「食事バランスガイド」

1,400～2,000kcal：
- 6～9歳男女
- 10～11歳女子
- 70歳以上女性
- 身体活動レベル（P.57）の低い12～69歳女性と70歳以上男性

2,000～2,400kcal：
- 10～11歳男子
- 身体活動レベルの低い12～69歳男性
- 身体活動レベルがふつう以上の12～69歳女性と70歳以上男性

2,400～3,000kcal：
- 身体活動レベルがふつう以上の12～69歳男性

※牛乳・乳製品の学校給食を含めた子ども向けの摂取量は、成長期に特に必要なカルシウムを十分にとるために、少し幅をもたせた目安にするのが適当です。

栄養バランスのとれた献立

4つの目安のうち、自分が使いやすいものを使おう

まずは「3つのお皿」をそろえるところから

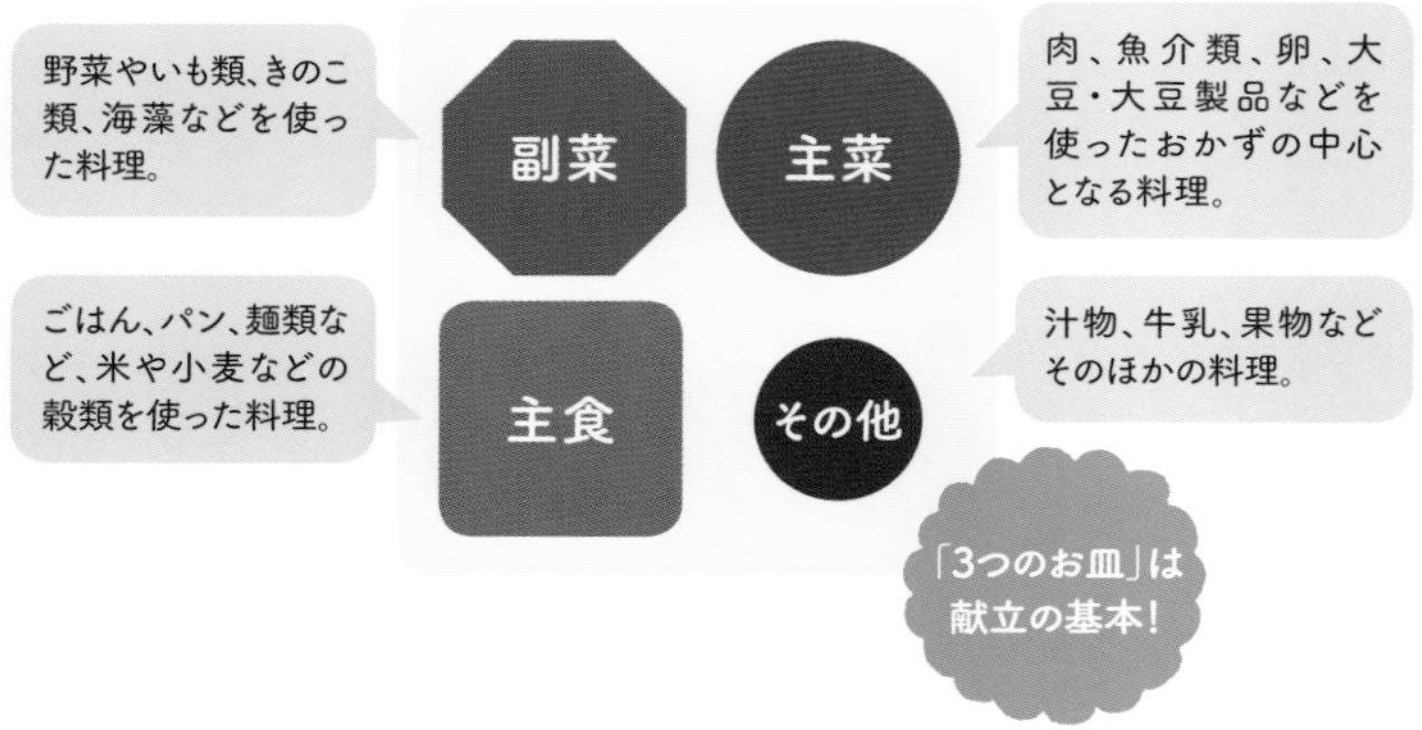
野菜やいも類、きのこ類、海藻などを使った料理。
副菜
主菜
肉、魚介類、卵、大豆・大豆製品などを使ったおかずの中心となる料理。
ごはん、パン、麺類など、米や小麦などの穀類を使った料理。
主食
その他
汁物、牛乳、果物などそのほかの料理。
「3つのお皿」は献立の基本！

「3・1・2弁当箱法」でバランスチェック

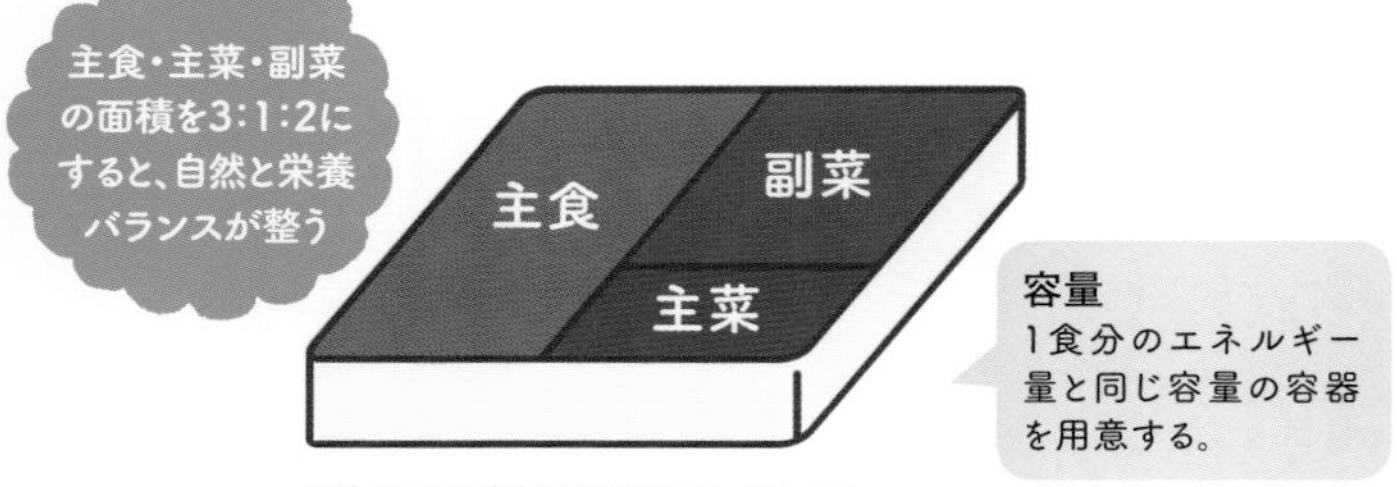
主食・主菜・副菜の面積を3:1:2にすると、自然と栄養バランスが整う
主食
副菜
主菜
容量
1食分のエネルギー量と同じ容量の容器を用意する。

資料：NPO法人食生態学実践フォーラムHP
http://shokuseitaigaku.com/2014/bentobako
（2020年8月21日にアクセス）

「3つのお皿」で外食でも栄養バランスがすぐわかる

外食や中食《なかしょく》（総菜や弁当など調理済みのものを買って食べること）も増え、食品群での栄養バランスチェックが難しい人も多くいます。そこで注目されているのが、「3つのお皿」（主食・主菜・副菜）による栄養管理法です。

「主食」は食事の中心となるごはん、パン、麺類などで、主に炭水化物の供給源となるものです。

「主菜」は肉、魚、卵、大豆製品などを主原料とするメインとなる料理で、主にたんぱく質や脂質の供給源です。

「副菜」は野菜やいも類、きのこ類、海藻などを主原料とする栄養面を補

「3つのお皿」の中身を「4つの食品群」で見る

第3群 3点
- トマト210g(1個)…0.5点
- キャベツ65g…0.4点
- きゅうり50g(1/2本)…0.1点
- じゃがいも100g…1点
- りんご65g(1/2個)…0.5点　など

第2群 3点
- マアジ65g(1尾)…1点
- 納豆40g…1点
- 豚もも肉(脂身つき)45g…1点

副菜　主菜
主食　その他

第4群 11点
- 胚芽精米ごはん150g …3点×3食
- 砂糖大さじ1強…0.5点
- 油小さじ3…1.5点

第1群 3点
- 牛乳120g…1点
- 卵55g(1個)…1点 など

※点数・食品例は1日分

「3つのお皿」の中身を「食事バランスガイド」で見る

副菜 5〜6つ(SV)
- ポテトサラダ…1つ
- 切干大根の煮物…1つ
- 具だくさんのみそ汁…1つ
- 野菜の煮物…2つ　など

主菜 3〜5つ(SV)
- オムレツ…1つ
- 鶏の照り煮…2つ
- 冷奴…1つ
- 焼き鮭1切れ…2つ

副菜　主菜
主食　その他

主食 5〜7つ(SV)
- 食パン2枚…2つ
- ごはん中盛り1杯 …1.5つ×2食

牛乳・乳製品 2つ(SV)
- 牛乳90mℓ…1つ
- ヨーグルト…1つ

果物 2つ(SV)
- いちご100g…1つ　など

※「つ(SV)」は1日分の「つ(SV)」

う料理で、主にビタミン、ミネラル、食物繊維などの供給源となります。弁当を作るときは、「3つのお皿」を生かした「3・1・2弁当箱法」を使うと簡単に栄養バランスが整うので便利です。

また「3つのお皿」は、食品群の考え方にも応用できます。「3つのお皿」と「4つの食品群」を併用すると、3つのお皿の主食は4つの食品群の4群に、主菜は1・2群、副菜は3群に相当します。これに1群の牛乳や乳製品を加えると、4つの食品群による栄養バランスがとれます。

さらに、食事バランスガイドからも、「3つのお皿」の内容を見ることができます。主食、主菜、副菜に牛乳・乳製品、果物を加えて料理ごとの「つ(SV)」を数えれば、簡単に栄養バランスを整えることができます。これらの分類を利用すると、献立も立てやすくなります。

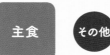

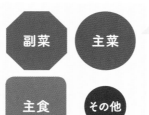

❖3Step! 簡単サイクルメニューの作り方❖

Step1 主菜を3食1週間分決める

	日曜	月曜	火曜	水曜	木曜	金曜	土曜
朝食	卵	大豆	肉	卵	肉	大豆	卵
昼食	魚	卵	大豆	肉	大豆	卵	魚
夕食	肉	魚	魚	大豆	魚	肉	大豆

Step2 主菜の調理法を決める

	日曜	月曜	火曜	水曜	木曜	金曜	土曜
朝食	ゆで 卵	煮 大豆	ゆで 肉	生 卵	焼 肉	ゆで 大豆	炒 卵
昼食	焼 魚	焼 卵	煮 大豆	煮 肉	揚 大豆	焼 卵	焼 魚
夕食	炒 肉	蒸 魚	生 魚	揚 大豆	煮 魚	蒸 肉	煮 大豆

基本献立のサイクルメニューで効率的にバランスの良い食事作り

栄養のバランスが良く、おいしくて、食べる人が満足する料理を作るには、基本となる献立があると便利。

病院や学校などで給食の献立を作る栄養士には、約2～4週間を1サイクルとした献立の目安となる料理のテンプレートがあり、それを応用しながら繰り返していく「サイクルメニュー」というものがあります。

サイクルメニューでは、主菜の主材料や調理法、味つけなどを事前に決め、それを軸に副菜などを組み合わせていきます。すると、献立を作るときに、いろいろな応用ができ、献立のバリエーションも豊富になるのです。

家庭では、1週間分を目安にサイクルメニューを作ってみましょう。

●Step1

まず1日3食、1週間分の主菜に

Step3 主菜の味つけを決め、副菜を考える

		日曜	月曜	火曜	水曜	木曜	金曜	土曜
朝食	主菜	ゆで 卵 しょうゆ	煮 大豆 しょうゆ	ゆで 肉 塩	生 卵 しょうゆ	焼 肉 塩こしょう	ゆで 大豆 しょうゆ	炒 卵 塩こしょう
	副菜	生野菜	野菜の おひたし	温野菜	野菜 スープ	生野菜		
昼食	主菜	焼 魚 塩	焼 卵 砂糖	煮 大豆 ケチャップ	煮 肉 ワイン			
	副菜	煮物	野菜 スープ	生野菜	温野菜			
夕食	主菜	炒 肉 オイスター ソース	蒸 魚 コンソメ	生 魚 しょうゆ	揚 大豆 だし割り しょうゆ	煮 魚 中華風	蒸 肉 タレ	煮 大豆 トマト味
	副菜	おひたし みそ汁	蒸野菜 みそ汁	野菜 ごまあえ スープ	野菜煮物 みそ汁	生野菜 みそ汁	温野菜 スープ	温野菜 マリネ

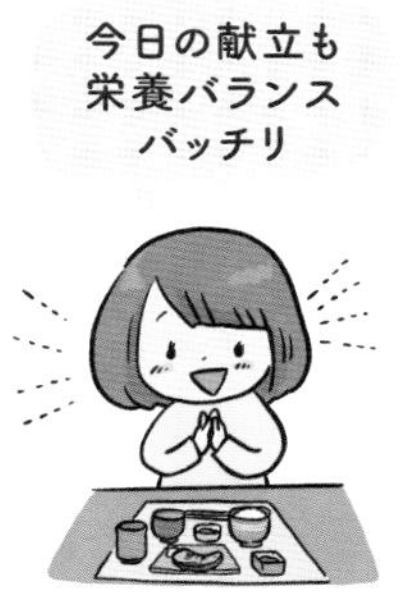

なる材料（卵、肉、魚、大豆）を表に書き込みます。ポイントは、同じ食材が2食続かないようにすることです。

●Step2

主菜の調理法である「生」「ゆで」「焼く」「煮る」「蒸す」「炒める」「揚げる」などを書きます。1日の中で同じ調理法が重ならず、夕食には2日連続で同じ調理法が続かないようにすると、献立にバリエーションが出ます。

●Step3

一緒に食べる人の好みを考え、主菜の味つけを書きます。「和風」「洋風」「中華風」のように料理のジャンルを書いても良いですし、実際に使う調味料を書いて味つけをイメージさせても良いでしょう。

主菜の食材×調理法×味つけを決めたら、あとはそれに好きな副菜を組み合わせれば、1週間分のサイクルメニューの完成です。

外食をするときのコツ

コツ1 おすすめは定食物 単品メニューには副菜を追加

食材数の豊富な定食を選んで。単品メニューにはサラダや小鉢を追加しましょう。

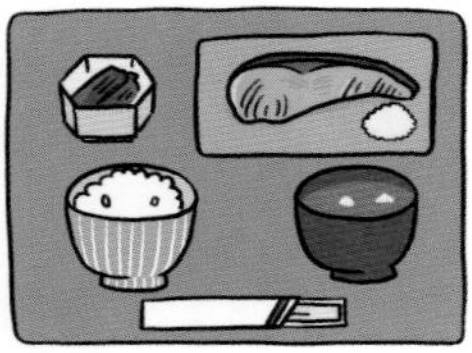

コツ2 エネルギー量に気を付けて 量や組み合わせを考える

食材や調理法が重ならないよう献立を選び、食べすぎには注意して適量を守って。

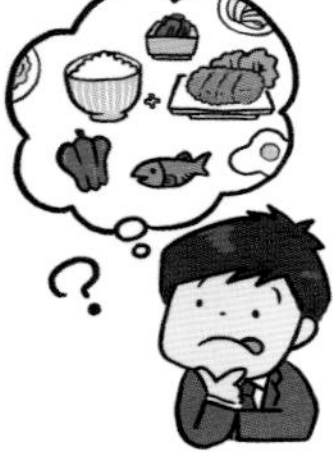

注意したい献立のルール

ルール1 適量を意識する・気をつける

エネルギー量過多にならないように、1日の摂取目安量（P.57）を守りましょう。

ルール2 主食を重ねない

ラーメンにチャーハンなど、主食同士を重ねるような献立は原則NG。

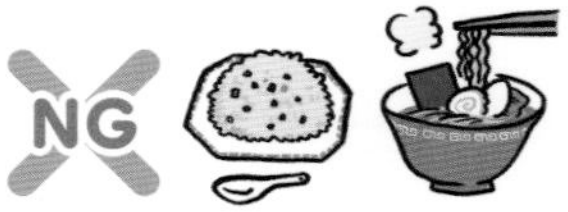

ルール3 油を使った料理は1食1品に

1食の中で、炒め物や揚げ物は、蒸す・煮るなどの調理法と組み合わせましょう。

ルール4 同じ食品を重ねない

1食の中で、主菜が肉、副菜にも肉を使うなど、同じ食品を重ねて使わないように。

ルール5 同じ調理法を重ねない

1食の中で、炒め物が2品など、同じ調理法を用いるのは避けて。

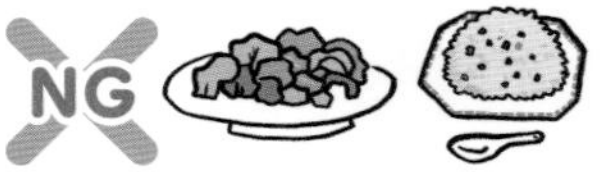

栄養バランスを崩さないために 注意したい献立のルール

献立を立てる際には注意すべきポイントがいくつかあります。まずは適量を守ること。さらに、主食を重ねたり、1食の中に同じ調理法や同じ食品を重ねない、といった工夫も必要です。

多くの食材を使った、栄養バランスの良い献立作りを目指しましょう。

●外食では単品料理を避ける

外食はエネルギー量が高いものや食塩が多いものが多く、メニュー選びには工夫が必要です。例えば丼物や麺類などの単品料理は、炭水化物が多く食材も偏りがち。複数の料理が食べられる定食形式のものを選びましょう。

主菜は肉類より魚類を選び、副菜をとるように心がけて。単品料理を食べる場合も、副菜を追加すると栄養バランスが整いやすくなります。

コンビニ食をとるときのコツ

コツ1 副菜が充実した弁当を選ぶようにしよう

単品メニューよりも、幕の内弁当のようにいろいろな食材が使われている物を選ぶようにしましょう。

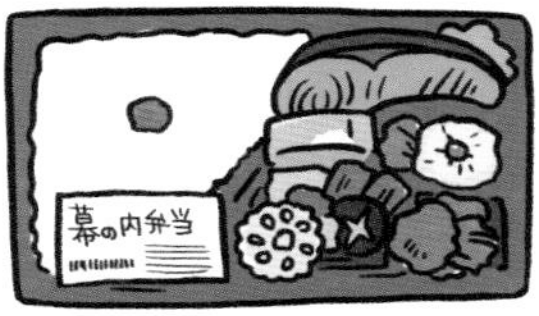

コツ2 おにぎりは主菜と副菜を足して定食風メニューに

おにぎりを主食にする場合は主菜や副菜などのお総菜をいくつかプラスして、定食風にアレンジして。

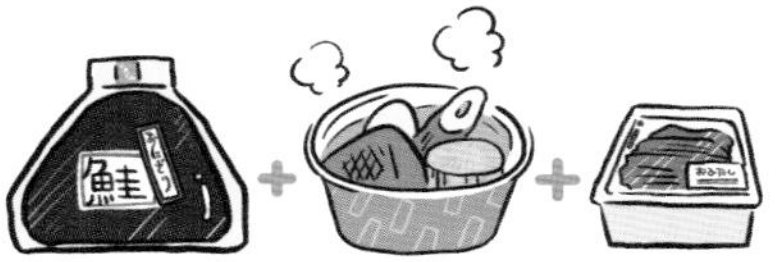

おにぎり　＋　おでん　＋　ほうれん草のおひたし

コツ3 サンドウィッチは具に合わせて追加する料理を選ぶ

サンドウィッチの具材に主菜となるような卵やカツなどを選んだときは、カットフルーツや牛乳などで不足分を補います。

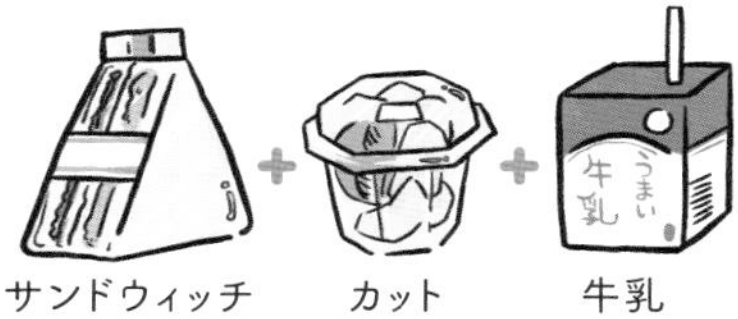

サンドウィッチ　＋　カットフルーツ　＋　牛乳

コツ4 栄養バランスを整える便利アイテムを活用する

チーズやゆで卵、スティック野菜など、栄養バランスを整えるプラス食材を利用して不足しがちな栄養素を補いましょう。

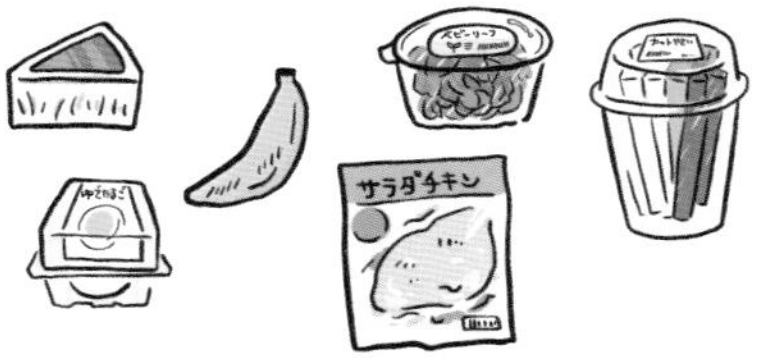

● コンビニ食は組み合わせ次第

コンビニで食事を買うとき気を付けたいのは、食材や料理の組み合わせです。

お弁当を選ぶときは、丼物などではなく幕の内弁当を選び、不足している食材は、副菜を追加してとります。主食をおにぎりやサンドウィッチにするときは、具によって肉や魚を使った主菜となる物や、野菜や海藻類を使った副菜になる物などを加えます。

実はコンビニには栄養バランスを整えるアイテムが多くあります。主菜ではゆで卵やツナ缶、蒸し鶏、豆腐・豆乳などのたんぱく質源、副菜では野菜料理、乳製品では牛乳やチーズ、ヨーグルト、果物ではカットフルーツやバナナなど。上手に組み合わせてみましょう。

ただし、コンビニ食が続きすぎないように。不足しがちな野菜などをほかの食事で補うようにしましょう。

主食の選び方ととり方

エネルギーの源になる穀類の料理は種類を選んで適量を

主食になるものとは？

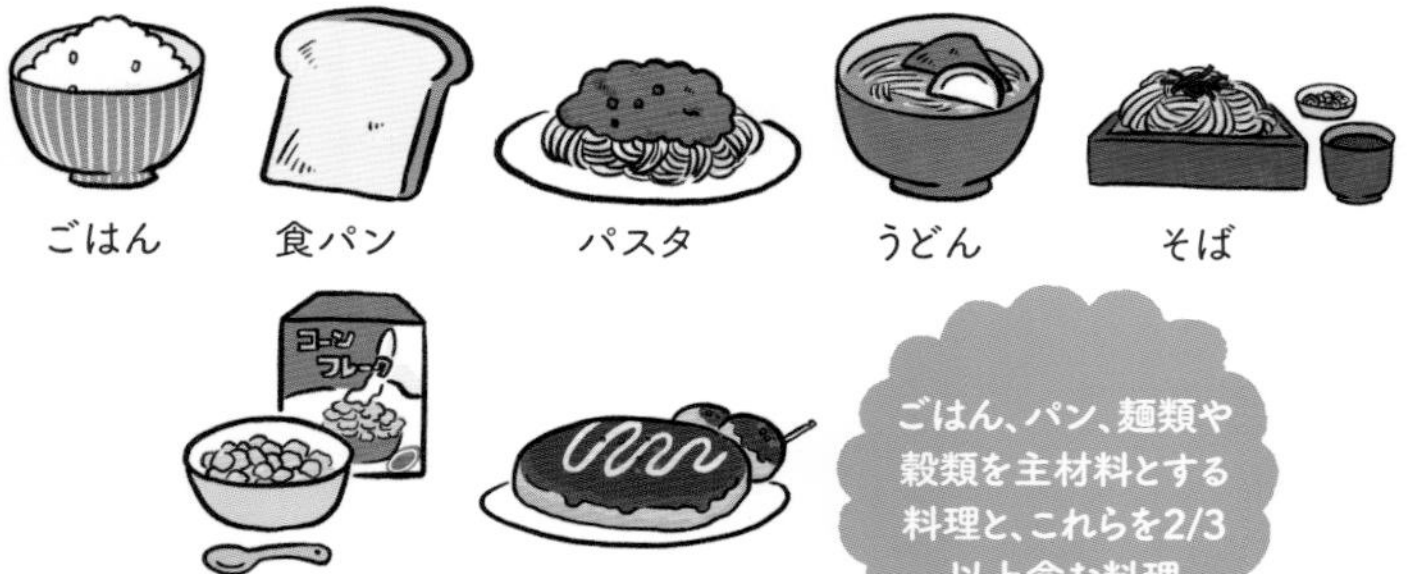
ごはん
食パン
パスタ
うどん
そば
コーンフレーク、
オートミール
たこ焼き、
お好み焼き

ごはん、パン、麺類や穀類を主材料とする料理と、これらを2/3以上含む料理

食事バランスガイドによる1日の目安量

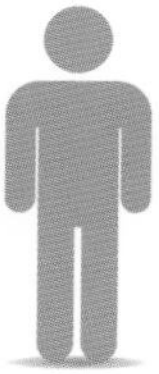

一般成人
5〜7つ（SV）

1つ（SV）の目安
＝
炭水化物を約40ｇ含む

1つ（SV）
1.5つ（SV）
2つ（SV）

食パン（6枚切り）1枚　ごはん中盛り1膳　うどん1杯

炭水化物だけでなく、意外とたんぱく質も多い

主食は食事バランスガイド（P34）のコマの最も上に位置し、1日の食事中で最も多くとりたい料理です。

主食はごはんやパン、麺類など、穀類を主材料として作られた料理を指し、お好み焼きやインスタントラーメンも主食に当てはまります。一方、パンの中でも、甘い菓子パンは菓子類に分類され、主食には含まれません。

食事バランスガイドでの一般成人の1日の主食の目安量は、5〜7つ（SV）で、1つ（SV）には炭水化物が約40ｇ含まれています。ごはんなら茶碗に軽く1膳または（コンビニの）おにぎり1個分、パンなら

❖主食100gあたりの三大栄養素から見たエネルギー量❖

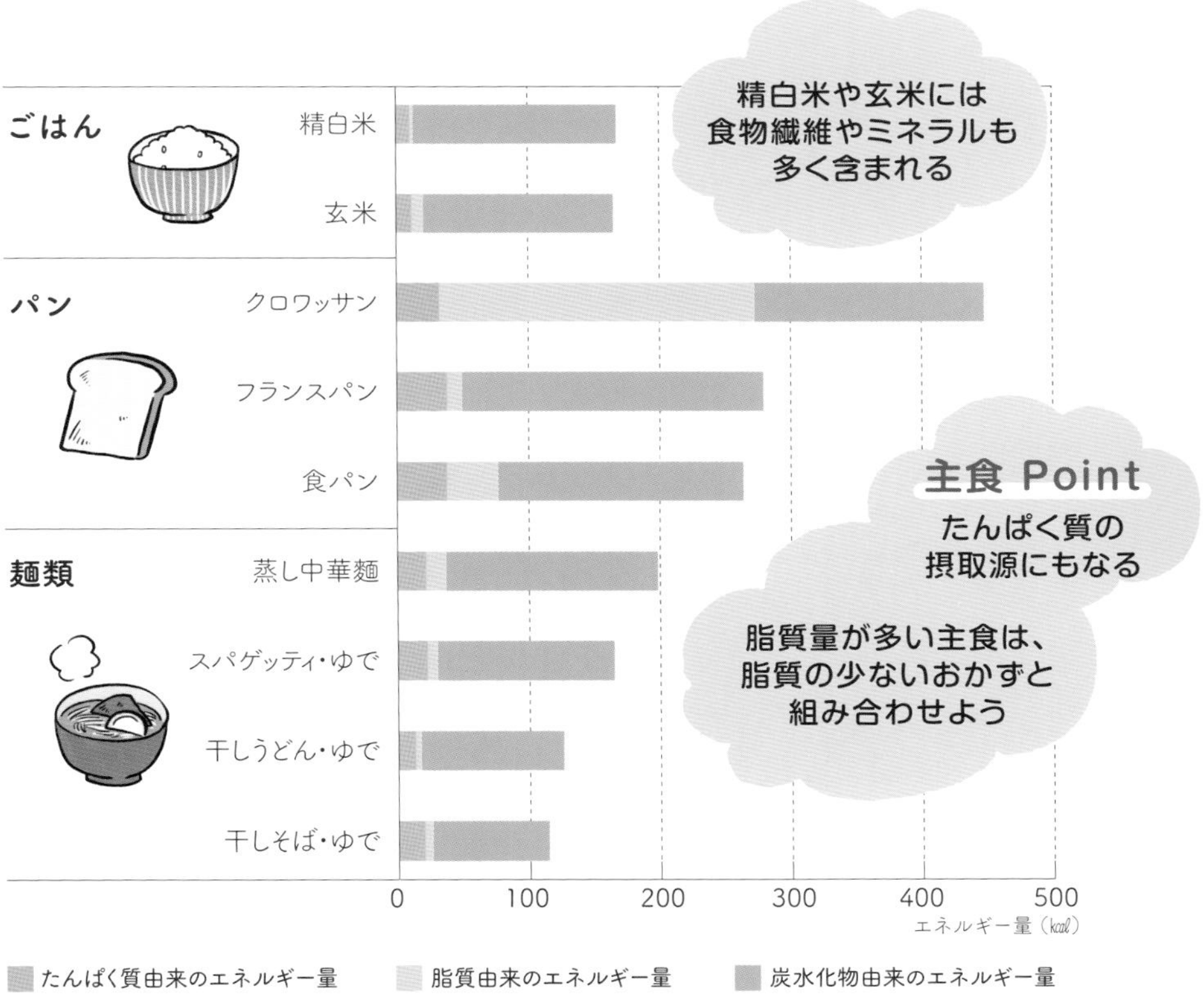

6枚切り1枚程度に相当します。

主食に最も多く含まれているのは炭水化物ですが、たんぱく質も多く含まれており、6つ（SV）のごはん（精白米）をとると、たんぱく質を15・0gとることができます。たんぱく質の推奨量※1は男性で65g、女性で50g。主食だけで1日の推奨量の約4分の1が補えるのです。

では、どのような主食を選んだらよいでしょうか。

ごはん（精白米）や玄米などの米類は、食物繊維やビタミンB群を多く含み、100gあたり約170㎉とあまりエネルギー量も高くありません。

一方で意外とエネルギー量が高いのが、パン類です。材料に脂質を含むことが多く、その分エネルギー量が高くなりがちです。パンを主食にする際は、脂質の少ない主菜や副菜と組み合わせてエネルギー量を抑える工夫をしましょう。

※1 15～64歳の男性・18歳以上の女性の場合

主菜の選び方ととり方

メインとなるおかずは、脂質の「質」を考えて食材を選ぼう

食事バランスガイドによる1日の目安量

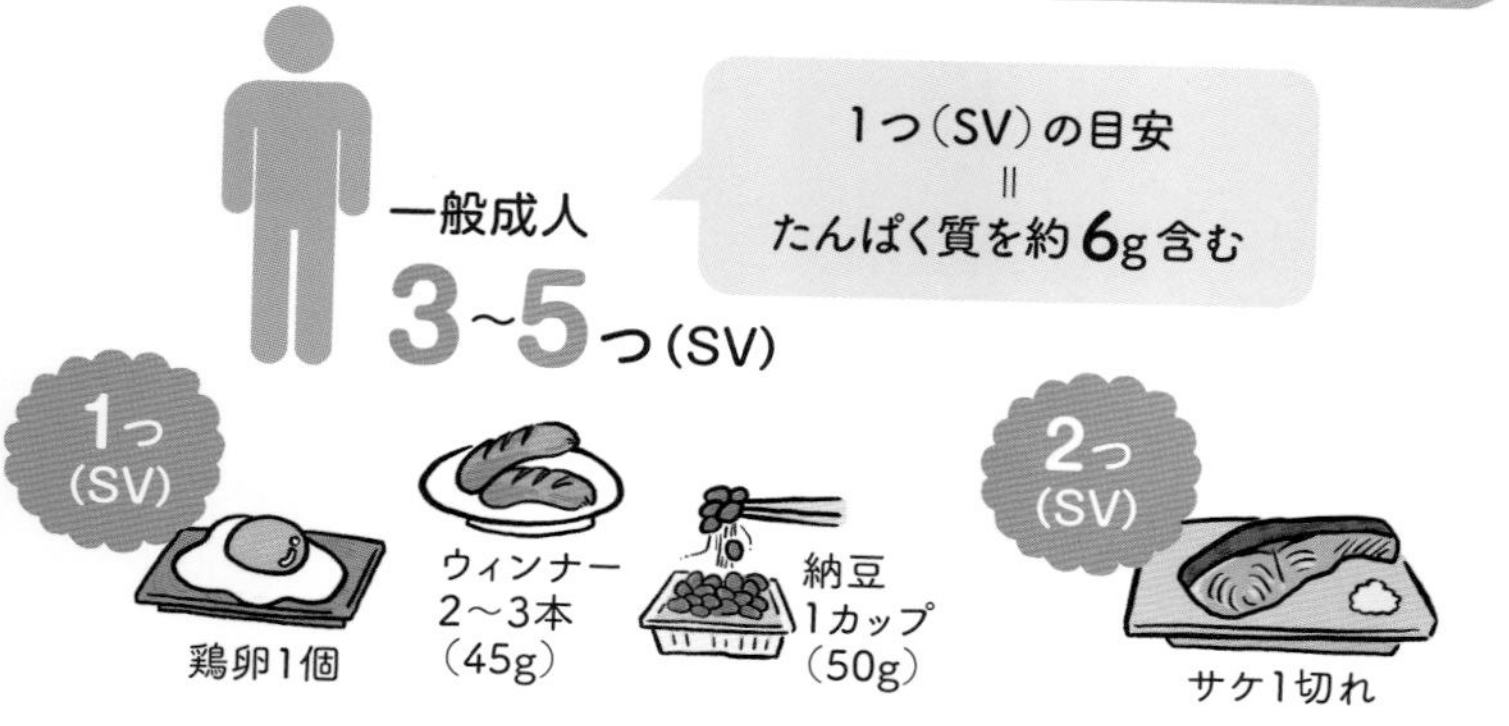

主菜に選ぶ食材は肉ばかりに偏らないように

主菜は肉や魚、卵、大豆製品などを主材料とした、献立のメインとなる料理。1日の摂取目安量は3〜5つ（SV）で、1つ（SV）にはたんぱく質が約6g含まれています。

主菜に最も多く含まれているのは、血や肉を作るたんぱく質と脂質です。主菜から身体に必要なたんぱく質を得ることは大切ですが、とりすぎると脂質も多くとってしまい、肥満につながる危険があります。

魚はIPA※1やDHAなどのn-3系の不飽和脂肪酸を含み、血液をサラサラにする効果が期待できます。

肉、特に赤身の肉にはビタミンB群などのビタミンや鉄などのミネラルが多く含まれています。また鉄は、野菜などに含まれる鉄よりも吸収率が良いという特徴があります。

豆腐や納豆、おからなどの大豆製品からは良質のたんぱく質や大豆サポニンなど注目の成分も。卵はバランスのとれたたんぱく質源で、1日1個はとりたい食材です。

いろいろな食材を使って献立にバリエーションを

左ページの図のように、魚も肉も、脂質が多いものは高エネルギー量。魚だから、肉だからというだけではなく、エネルギー量や脂質の成分なども考えながら選びたいもの。大豆製品はエネルギー量もたんぱく質も肉に負けていないので、肉の代わりに食べるものと考えて。

※1 EPAと同じ（P.112）。

主菜の三大栄養素から見たエネルギー量

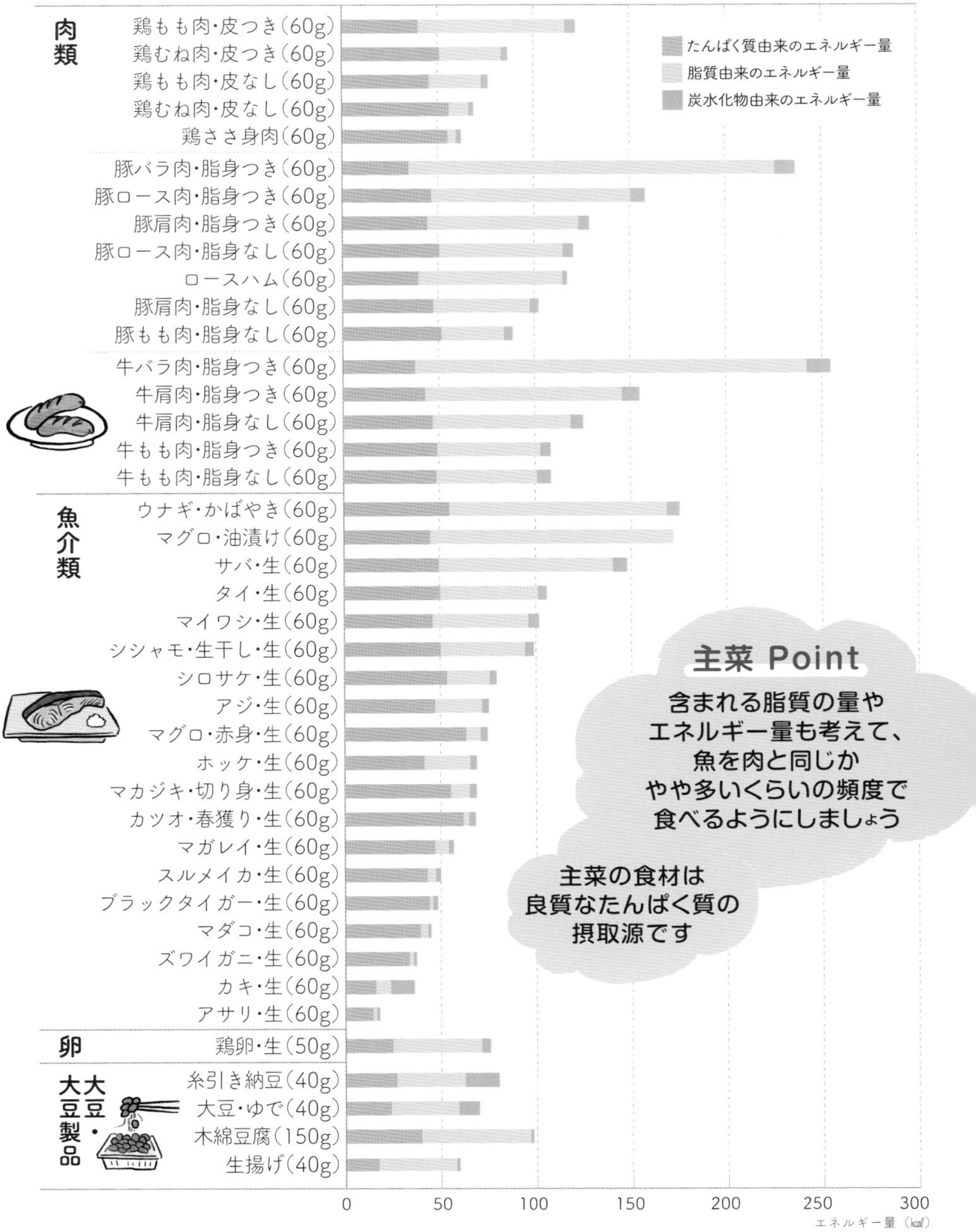
たんぱく質由来のエネルギー量
脂質由来のエネルギー量
炭水化物由来のエネルギー量
肉類
鶏もも肉・皮つき(60g)
鶏むね肉・皮つき(60g)
鶏もも肉・皮なし(60g)
鶏むね肉・皮なし(60g)
鶏ささ身肉(60g)
豚バラ肉・脂身つき(60g)
豚ロース肉・脂身つき(60g)
豚肩肉・脂身つき(60g)
豚ロース肉・脂身なし(60g)
ロースハム(60g)
豚肩肉・脂身なし(60g)
豚もも肉・脂身なし(60g)
牛バラ肉・脂身つき(60g)
牛肩肉・脂身つき(60g)
牛肩肉・脂身なし(60g)
牛もも肉・脂身つき(60g)
牛もも肉・脂身なし(60g)
魚介類
ウナギ・かばやき(60g)
マグロ・油漬け(60g)
サバ・生(60g)
タイ・生(60g)
マイワシ・生(60g)
シシャモ・生干し・生(60g)
シロサケ・生(60g)
アジ・生(60g)
マグロ・赤身・生(60g)
ホッケ・生(60g)
マカジキ・切り身・生(60g)
カツオ・春獲り・生(60g)
マガレイ・生(60g)
スルメイカ・生(60g)
ブラックタイガー・生(60g)
マダコ・生(60g)
ズワイガニ・生(60g)
カキ・生(60g)
アサリ・生(60g)
卵
鶏卵・生(50g)
大豆・大豆製品
糸引き納豆(40g)
大豆・ゆで(40g)
木綿豆腐(150g)
生揚げ(40g)
0
50
100
150
200
250
300
エネルギー量（kcal）
主菜 Point
含まれる脂質の量や
エネルギー量も考えて、
魚を肉と同じか
やや多いくらいの頻度で
食べるようにしましょう
主菜の食材は
良質なたんぱく質の
摂取源です

副菜の選び方ととり方

栄養のバランスをとる副菜は彩りもきれい。毎食たっぷり食べて

副菜になるものとは？

コロッケ

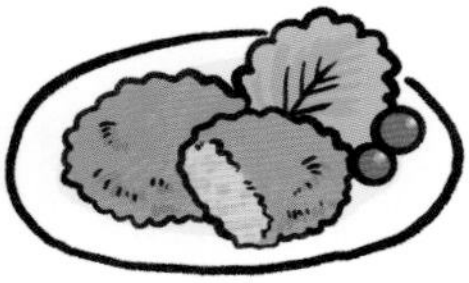

いもが2/3以上
なので副菜

けんちん汁

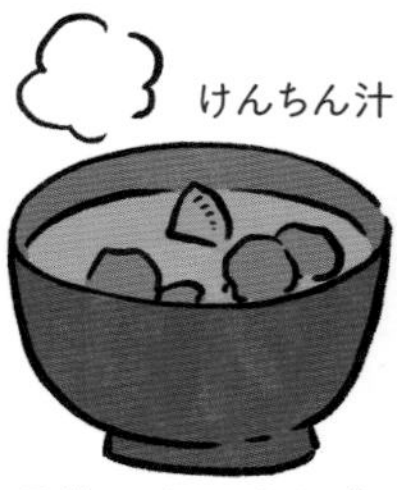

通常、2/3以上野菜なので副菜。具が少なければ副菜には入れない

野菜、いも類、きのこ類、海藻などを主材料とする料理と、これらを2/3以上含む料理

食事バランスガイドによる1日の目安量

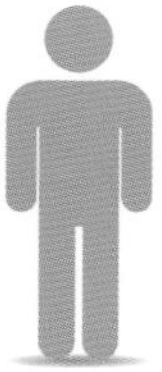

一般成人
5〜6つ（SV）

1つ（SV）の目安
＝
野菜、いも類、きのこ類、海藻などを約**70**g含む

1つ（SV）

ほうれん草のおひたし小鉢1皿

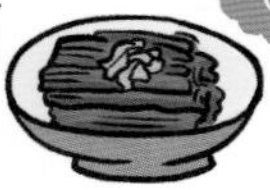

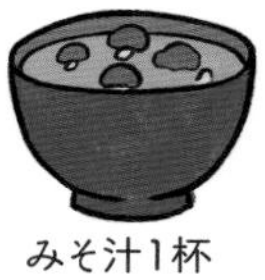

みそ汁1杯

サラダ1皿

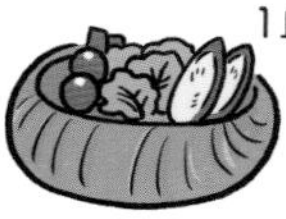

いろいろな食材を含む副菜はたくさん食べたいおかず

副菜は野菜やいも類、きのこ類、海藻などを主材料として作られた料理、もしくはそれらの食材を料理の3分の2以上含む料理を指します。おひたしやひじきの煮つけはもちろん、野菜類などの具だくさんのみそ汁やじゃがいもが主材料のコロッケなども副菜に含まれます。一方、冷奴は副菜と誤解している方も多いのですが、大豆製品なので主菜に含まれます。

1日にとりたい副菜の量は5〜6つ（SV）。1つ（SV）には野菜などが約70g含まれ、おひたしの小鉢1つ分が目安。1日に6つとる場合は、毎食2品程度になります。

野菜（生）70gあたりの三大栄養素から見たエネルギー量

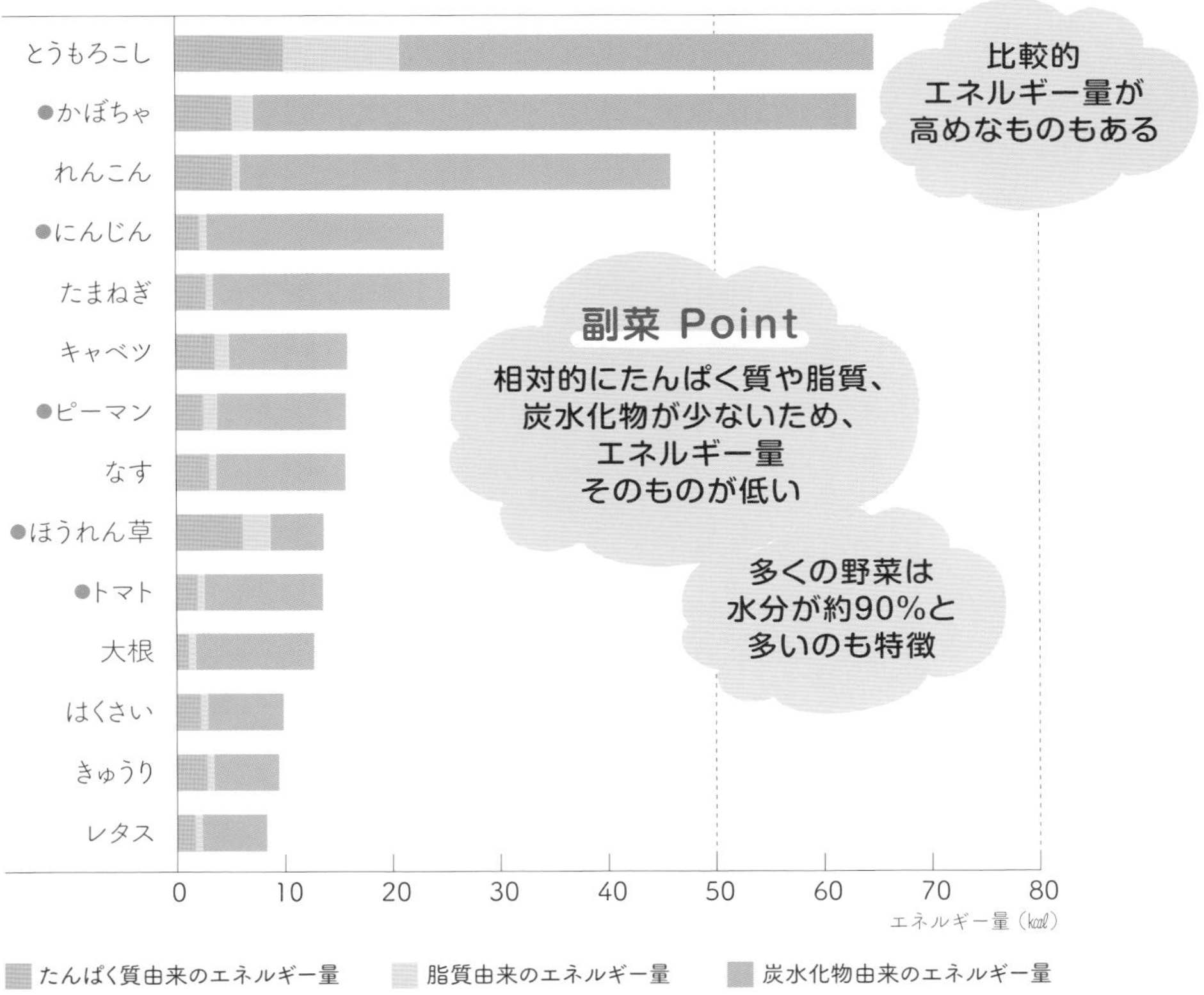

●印のついた野菜は緑黄色野菜、ないものは淡色野菜（緑黄色野菜は生で可食部 100 gあたりβ - カロテンを600μg以上含む野菜、含まない野菜は淡色野菜。トマト・ピーマンなどは、600μg未満ではあるものの、食べる回数や量が多いため、緑黄色野菜に分類されている）

主食や主菜を補い 栄養バランスを整える

副菜には、身体の調子を整えるビタミンやミネラル、食物繊維などが多く含まれます。主食や主菜に足りない栄養素を補い、栄養バランスを整えるのが副菜なのです。

また、副菜の主材料の野菜などは、赤、緑、黄、白、紫など彩り豊か。食卓がはなやかになるうえに、栄養価の高い旬の野菜を献立に使うと、季節感が出しやすくなります。さらに、切り方や調理法によって、さまざまな食感を楽しむこともでき、同じ主菜でも副菜によって献立にバリエーションを出すこともできます。

エネルギー量の低い食材を使うため、料理になってもエネルギー量が低いのも特徴のひとつ。野菜類はよくかむことが必要なものも多く、結果として満腹感が得やすくなることから、過食を防ぐ効果も期待できます。

牛乳・乳製品の選び方ととり方

吸収率の良いカルシウム源とたんぱく源！

❖食事バランスガイドによる1日の目安量❖

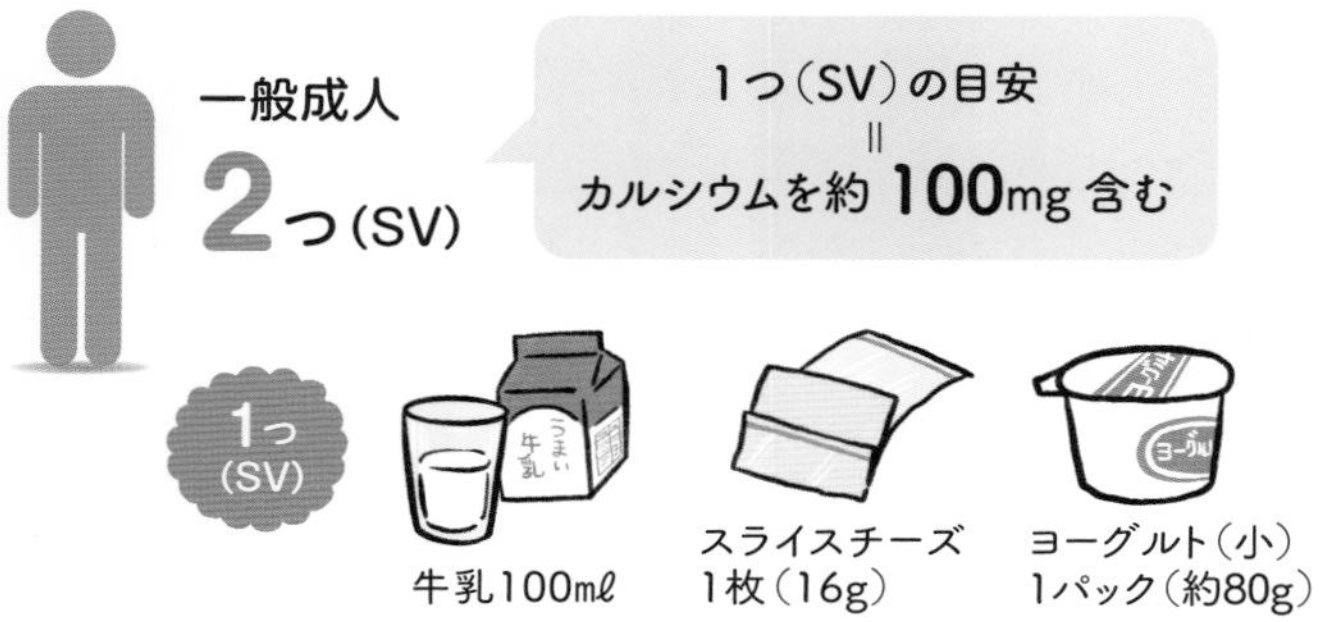

❖牛乳・乳製品の三大栄養素から見たエネルギー量❖

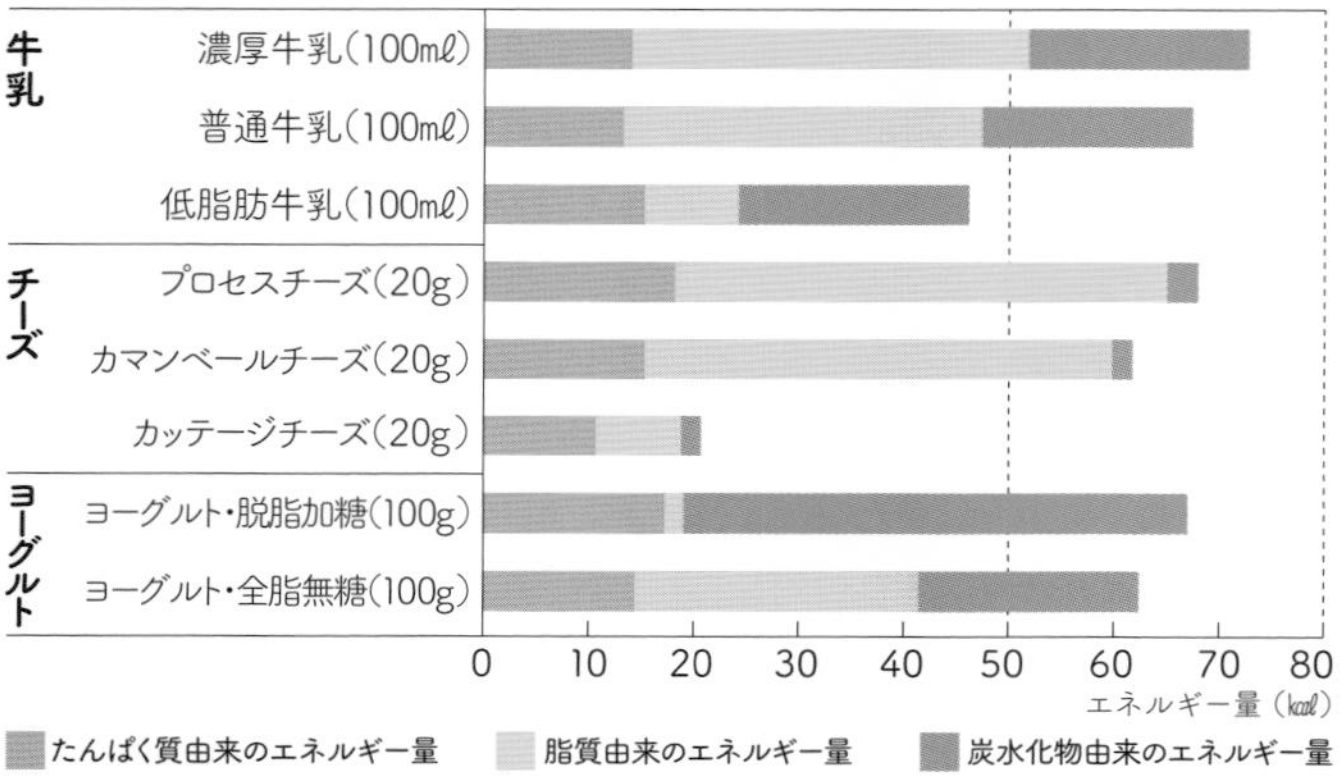

日本人に不足しがちな栄養素 カルシウムを補える食材

牛乳や乳製品は、特に成長期の子どもや女性に欠かせない、カルシウムなどを多く含みます。食事バランスガイドでは、牛乳やヨーグルト、チーズなど、一定以上のカルシウムを含み、カルシウムの供給源となるものを牛乳・乳製品としています。1日の目安量は2つ（SV）で、1つ（SV）の目安はカルシウム約100mg。牛乳なら100mℓ、スライスチーズ1枚、ヨーグルト（小）1パックです。

牛乳・乳製品に多い栄養素は、比較的吸収率の良いカルシウムと良質なたんぱく質。牛乳は種類によって脂質量に違いがあります。

果物の選び方ととり方

ビタミン豊富な果物も とりすぎには注意

食事バランスガイドによる1日の目安量

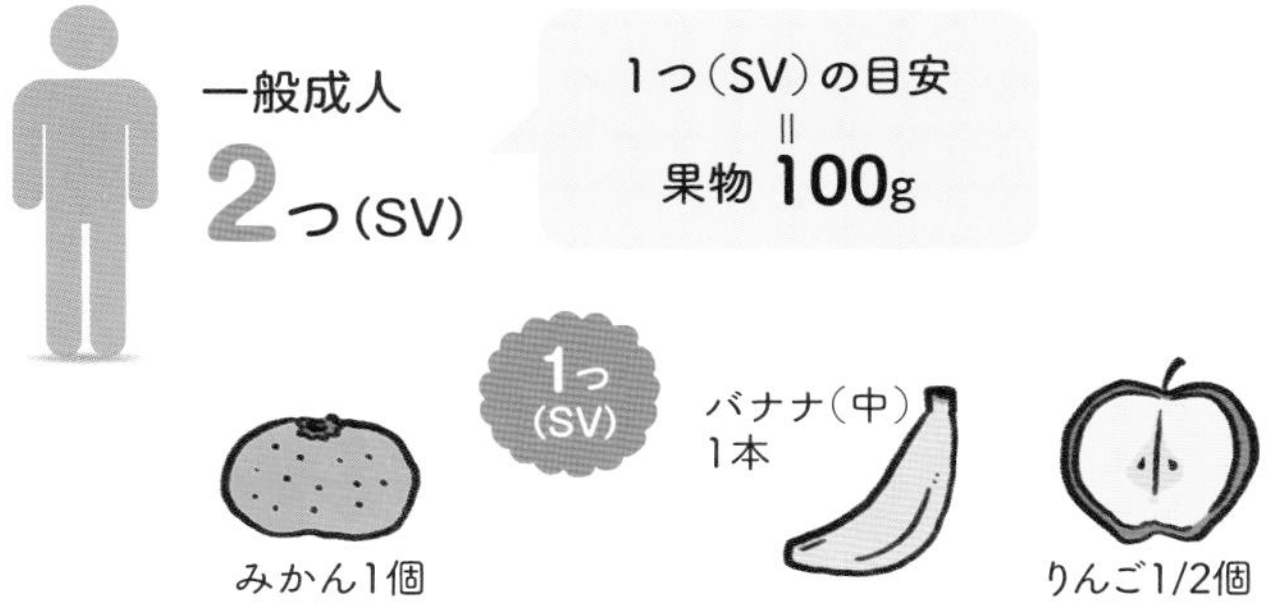

果物（生）200gあたりの三大栄養素から見たエネルギー量

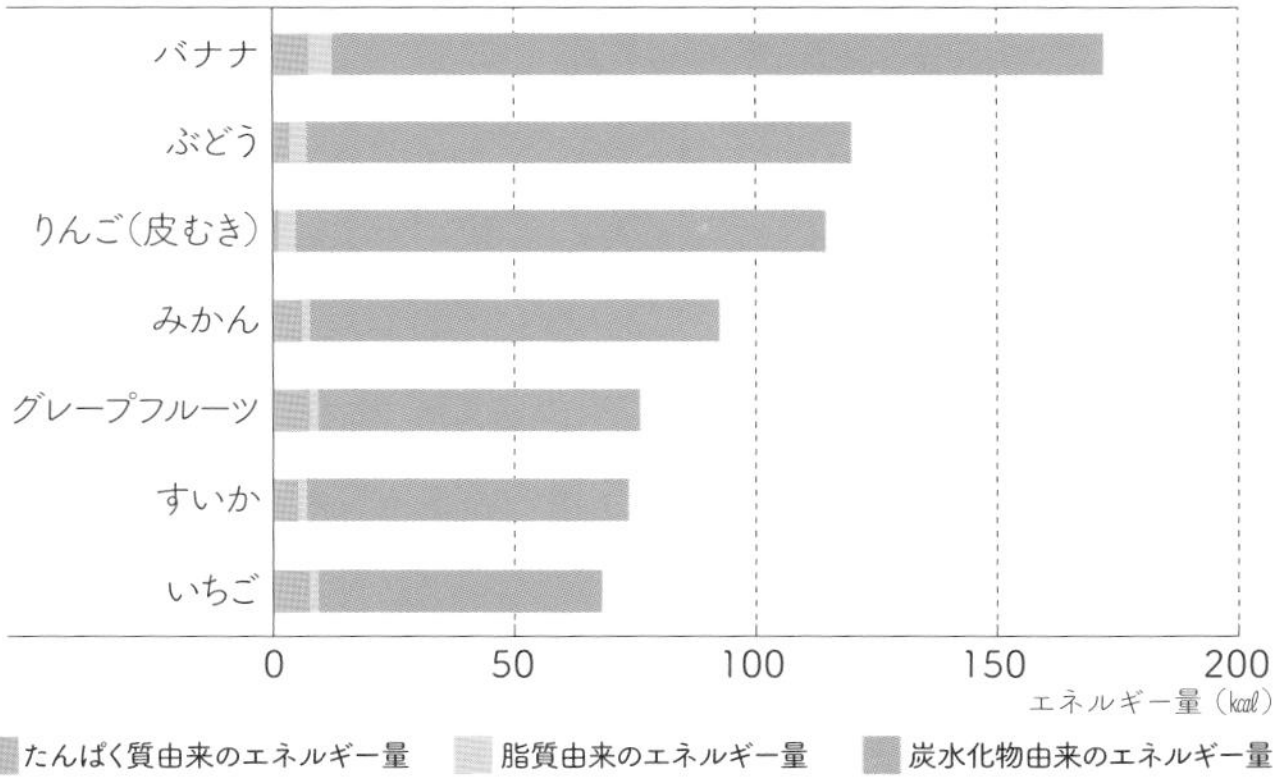

栄養豊富な旬の果物には糖分もたっぷり含まれる

果物には、生の果物はもちろんドライフルーツや缶詰、果汁１００％のジュースも含まれます。１日の目安量は２つ（ＳＶ）で、２つの目安（ＳＶ）は果物で２００ｇ。みかんや柿、もも、バナナならば2個、りんごや梨なら1個、ぶどうなら1房が目安になります。

果物にはビタミンＣやカリウム、ペクチンなどの水溶性食物繊維、ポリフェノールなどが多く含まれているので多くとりたいところ。ただし、果物には果糖も多く含まれており、野菜の約2倍のエネルギー量があります。毎日とりたい果物ですが、果物を野菜代わりにとるのは、やめましょう。

菓子、嗜好飲料の選び方ととり方

嗜好品《しこうひん》はたしなむ程度、とりすぎに注意

1日の目安量

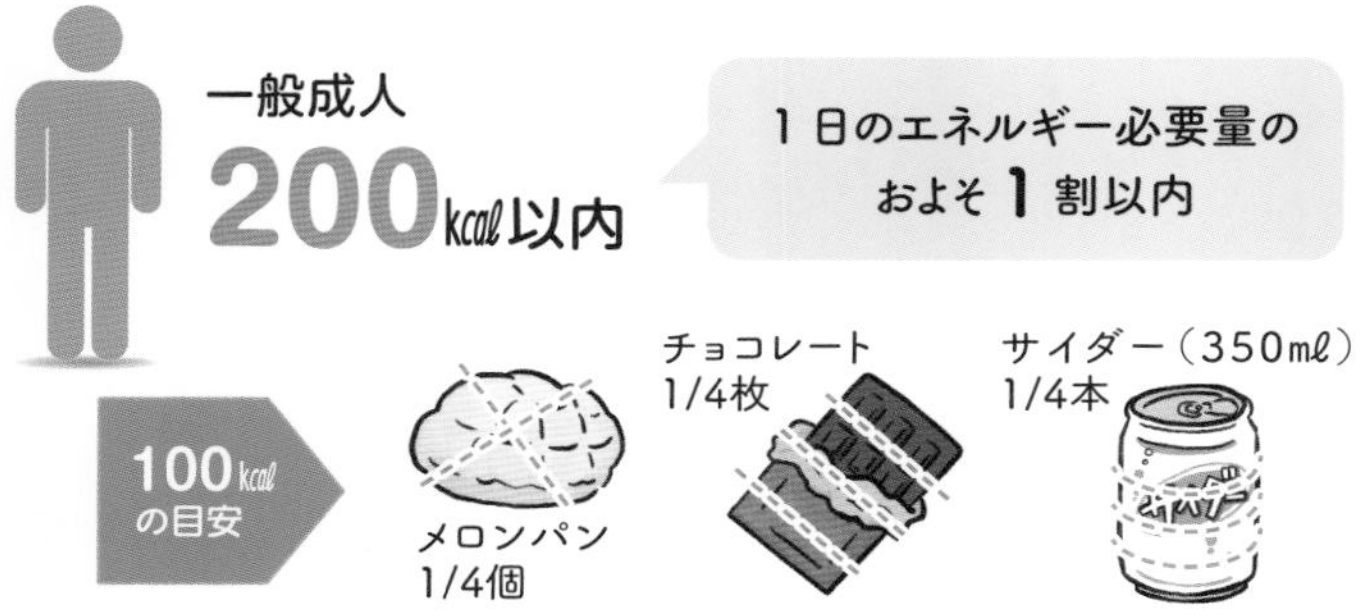

菓子の三大栄養素から見たエネルギー量

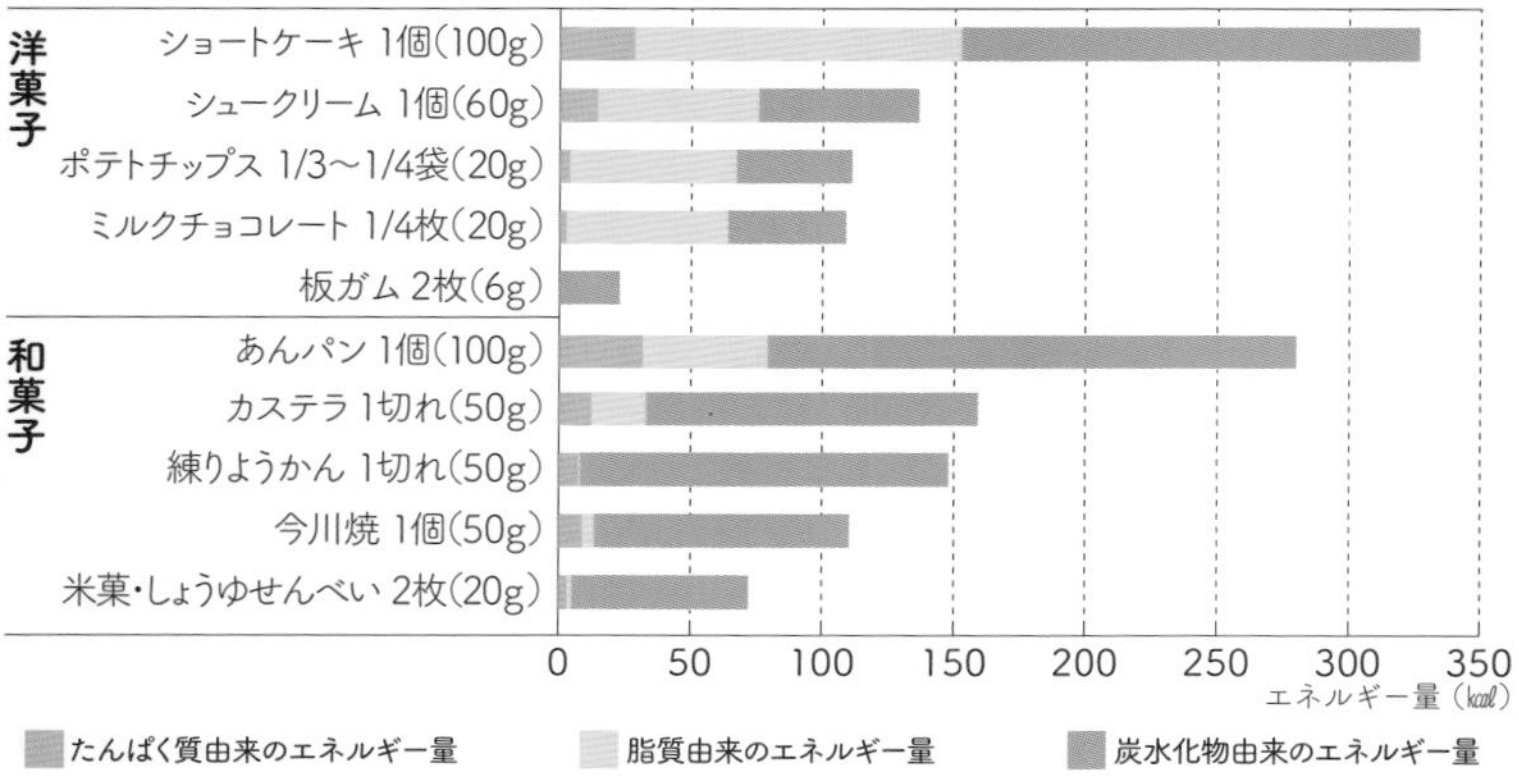

エネルギーを過剰摂取しやすく糖分や脂質のとりすぎに注意

菓子類は糖分や脂肪を多く含むため、エネルギー量は想像以上に高いもの。積極的にとることはすすめられていないので、必要量の目安はありません。1日約200kcalまでに抑えましょう。また、含まれる栄養素が違うので、多くとりすぎてしまったからと、ごはんなどの主食を減らすことは間違いです。

嗜好飲料には、ビールなどのアルコール飲料やスポーツ飲料、ジュース、緑茶※1、コーヒー、麦茶※1、ウーロン茶などが含まれます。いずれも水が多くを占め、身体に必要な栄養素の供給源に適したものではないため、嗜好飲料に分類されます。

※1 お茶は、食事バランスガイドでは嗜好品に分類されず、水と同様に扱われますが、文部科学省の「日本食品標準成分表 2015 年版（七訂）」ではし好飲料類に分類されます。

アルコールの選び方ととり方

「百薬《ひゃくやく》の長《ちょう》」も飲みすぎには要注意!

適度な飲酒量の目安

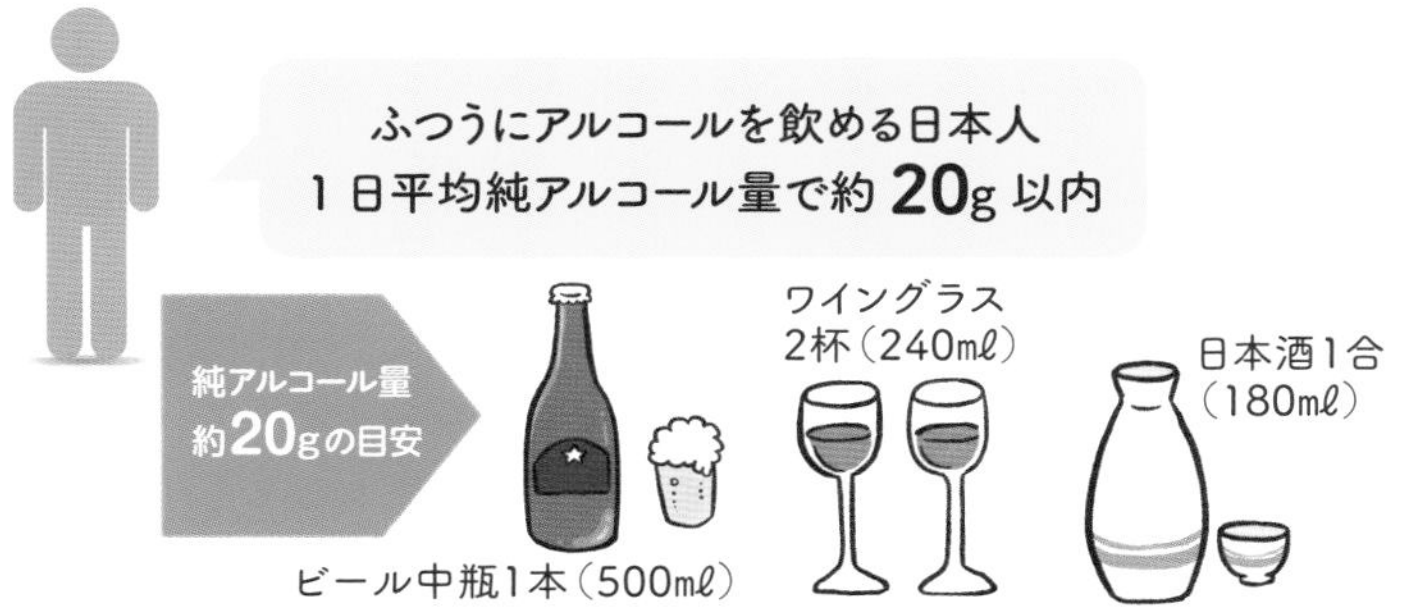
ふつうにアルコールを飲める日本人
1日平均純アルコール量で約20g以内
純アルコール量
約20gの目安
ビール中瓶1本(500mℓ)
ワイングラス
2杯(240mℓ)
日本酒1合
(180mℓ)

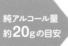

主な酒類のアルコール量とエネルギー量

酒の種類	ビール(中瓶1本 500mℓ)	日本酒(1合180mℓ)	ウィスキー・ブランデー(ダブル60mℓ)	焼酎(35度)(1合180mℓ)	ワイン(グラス1杯 120mℓ)
アルコール度数	5%	15%	43%	35%	12%
純アルコール量	20g	22g	20g	50g	12g
エネルギー量	200kcal	185kcal	136kcal	355kcal	88kcal

資料:アルコール度数、純アルコール量については厚生労働省「健康日本21」

適量を把握して節度ある飲酒を心がけよう

アルコールも嗜好飲料に分類されますが、お茶やジュースとは大きく性質が異なります。

アルコール飲料も摂取を積極的にすすめるものではないため必要量の目安はありませんが、節度ある適度な飲酒の目安が、「健康日本21」に示されています。日本酒では1合、ビールでは中瓶1本などで、女性は男性よりも少ない量が適量です。

アルコールは「百薬の長」といわれ、適量ならば身体に良い影響を与える場合もありますが、飲みすぎは毒になることも。血管や肝臓、膵臓《すいぞう》などの内臓に負担をかけたり、判断力が低下したりして身体や人間関係に悪影響を与えるリスクが高まります。

調味料の選び方ととり方

食塩、脂質のとりすぎには要注意

適度な食塩摂取量の目安

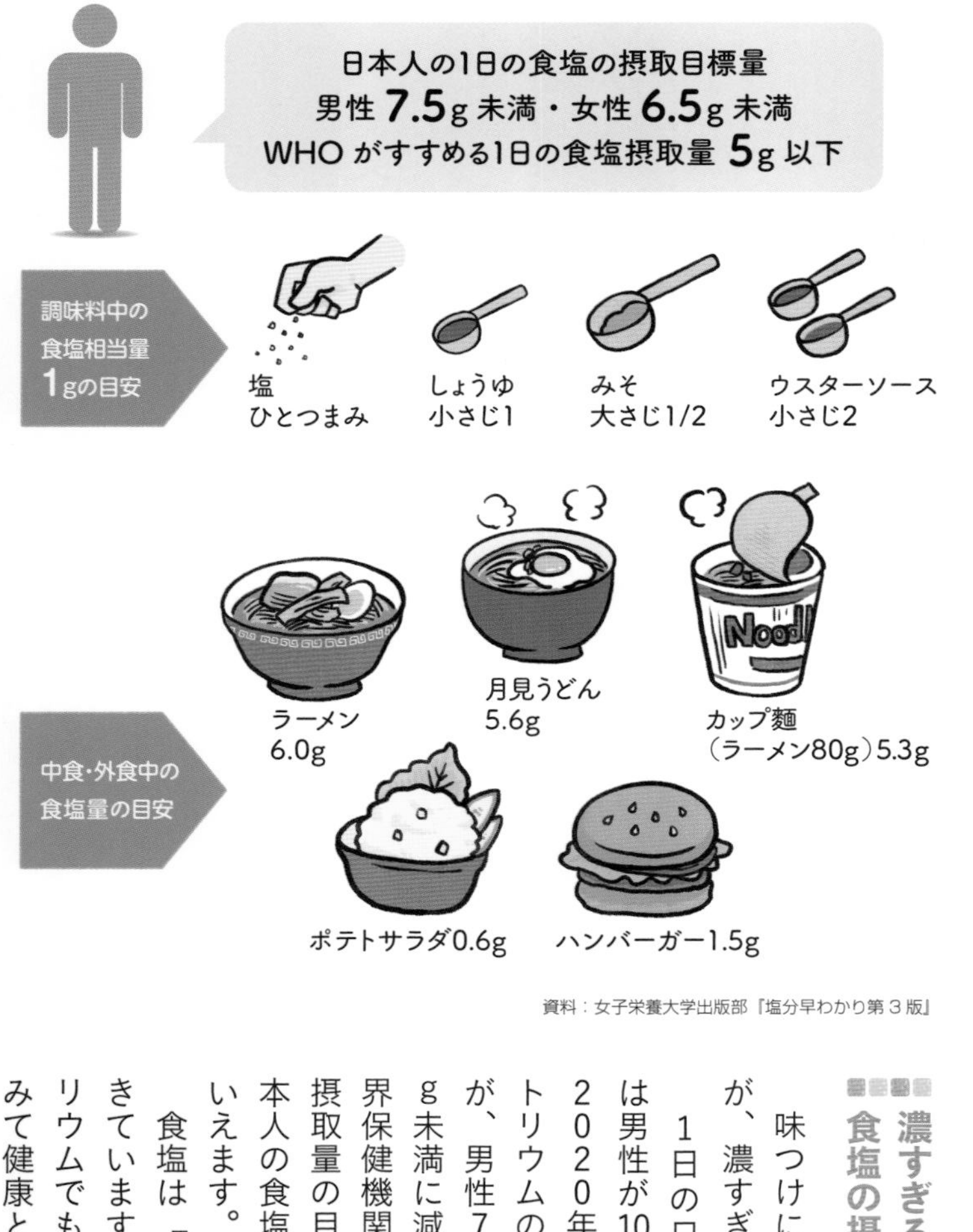
日本人の1日の食塩の摂取目標量
男性 7.5g 未満・女性 6.5g 未満
WHO がすすめる1日の食塩摂取量 5g 以下
調味料中の食塩相当量1gの目安
塩 ひとつまみ
しょうゆ 小さじ1
みそ 大さじ1/2
ウスターソース 小さじ2
中食・外食中の食塩量の目安
ラーメン 6.0g
月見うどん 5.6g
カップ麺（ラーメン80g）5.3g
Noodl
ポテトサラダ0.6g
ハンバーガー1.5g

資料：女子栄養大学出版部『塩分早わかり第３版』

濃すぎる味つけはNG 食塩の摂取目安量にも注意

味つけには調味料が欠かせませんが、濃すぎる味つけは問題です。

1日の日本人の平均食塩摂取量は男性が10・9g、女性は9・3g※1。2020年の食事摂取基準では、ナトリウムの摂取目標量（食塩相当量）が、男性7・5g未満、女性6・5g未満に減量されました。WHO（世界保健機関）が推奨する1日の食塩摂取量の目標は5g未満なので、日本人の食塩摂取量はまだまだ多いといえます。

食塩は「塩素＋ナトリウム」でできています。その摂取目標量がナトリウムでも示されるのは、医学的にみて健康と関係が深いのはナトリウ

※１ 厚生労働省「令和元年国民健康・栄養調査」

❖調味料10gあたりの三大栄養素から見たエネルギー量❖

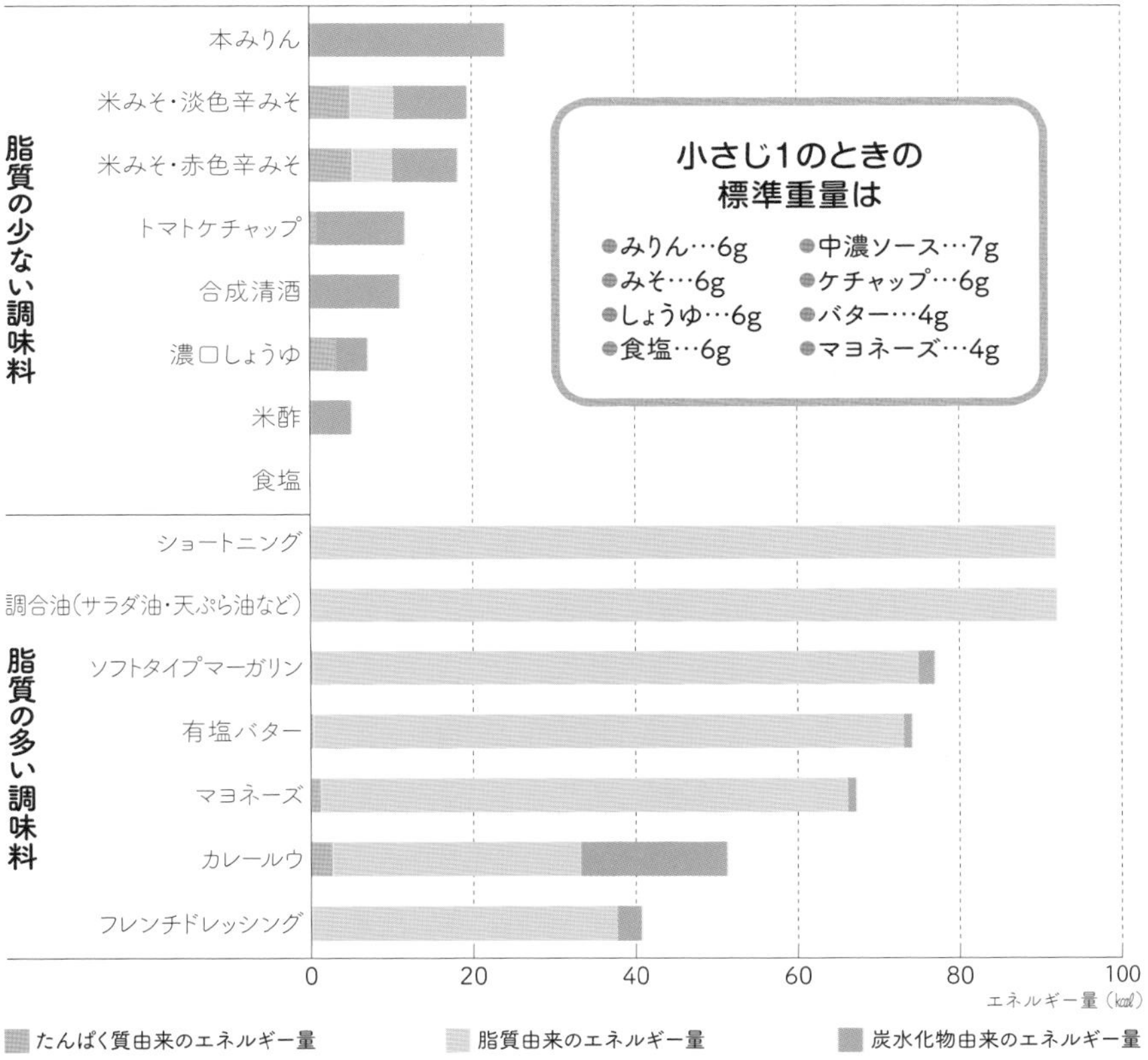

ム量であることからです。食塩量に換算すると、ナトリウム1gは食塩相当量2・54gになります。

脂質の多い調味料が増加傾向
味つけは食材を引き立てる程度に

食塩が多い調味料は脂質が少なく、食塩が少ない調味料は脂質が多いという傾向があります。また、近年食材自体の脂質も増える傾向にあります。

脂質の多い食材に加え、脂質が多い調味料を使って料理をすると、脂質とエネルギー量は明らかにオーバーします。脂質の多い料理は、1食につき1品を目安にしましょう。

脂質の多い料理は、炒め物や揚げ物だけでなく、オイル入りドレッシングやマヨネーズ、バター・マーガリン、カレーなどのルウを使った料理を含みます。ゆでた物をあえたり、蒸し物などの油を使わない料理の出番を増やしましょう。

適正なエネルギー量を考える

エネルギー量の目安を知り、食生活を見直しましょう

BMIと標準体重

BMI		現在の体重		身長		身長	
	=		kg ÷（		m ×		m ）

例：身長160cmで体重60kgの人の場合　60÷（1.6×1.6）＝23.4375 …BMIは23

肥満度をチェック

やせ	普通体重	肥満		高度肥満	
		肥満1度	肥満2度	肥満3度	肥満4度

BMI　18.5（18～49歳）　24.9　30　35　40
20.0（50～64歳）
21.5（65歳以上）

目標体重の範囲はBMI18.5～24.9

目標体重の範囲を計算する

下限値		身長		身長		目標とするBMIの範囲の最小値
	kg＝（		m ×		m ）×	

上限値		身長		身長		
	kg＝（		m ×		m ）×	24.9

例：30歳、身長160cmの人の場合、目標とするBMIの範囲18.5～24.9。
（1.6×1.6）×18.5＝47.3、（1.6×1.6）×24.9＝63.7　目標体重の範囲は47～64kg

まずは自分の標準体重を知っておこう

必要なエネルギー量を知るには、まず自分が標準体重かどうかを把握しましょう。その際に使うのが、ＢＭＩ（ボディ・マス・インデックス）という指標です。

ＢＭＩは現在の体重と身長をもとに算出するもので、肥満かどうかのチェックや標準体重の計算、標準体重との差をもとにしたダイエットのための計算などに使われます。

標準体重は、「身長（ｍ）×身長（ｍ）×22（ＢＭＩ）＝標準体重（kg）」で計算します。ＢＭＩ22が標準体重の基準値なのは、日本人が最も病気になりにくいとされている値だからです（日本肥満学会による基準）。

目標とするBMIの範囲（18歳以上）※1・2

年齢（歳）	目標とするBMI（kg/㎡）
18～49	18.5～24.9
50～64	20.0～24.9
65～74※3	21.5～24.9
75以上※3	21.5～24.9

資料：厚生労働省「日本人の食事摂取基準（2020年版）」

※1 男女共通。あくまでも参考として使用すべきである。

※2 観察疫学研究において報告された総死亡率が最も低かったBMIを基に、疾患別の発症率とBMIの関連、死因とBMIとの関連、喫煙や疾患の合併によるBMIや死亡リスクへの影響、日本人のBMIの実態に配慮し、総合的に判断し目標とする範囲を設定。

※3 高齢者では、フレイル（加齢により身体が衰えること）の予防及び生活習慣病の発症予防の両者に配慮する必要があることも踏まえ、当面目標とするBMIの範囲を21.5～24.9kg/㎡とした。

Point　エネルギー量は目安のひとつ。数字にとらわれすぎないで

普段の摂取エネルギー量の過不足は、体重の変化やBMIが目安になります。ただし、体重だけでは筋肉と脂肪の重さの違いはわかりません。エネルギー量はあくまでも目安ですので、数字にとらわれすぎないことが大切です。また健康づくりを考えると、「体を動かさないから食べない」というよりも、「1日1万歩程度を目安に動きながら、適度な体重を保てるように食べる」ようにして、エネルギーの摂取と消費のバランスをとることが重要です。

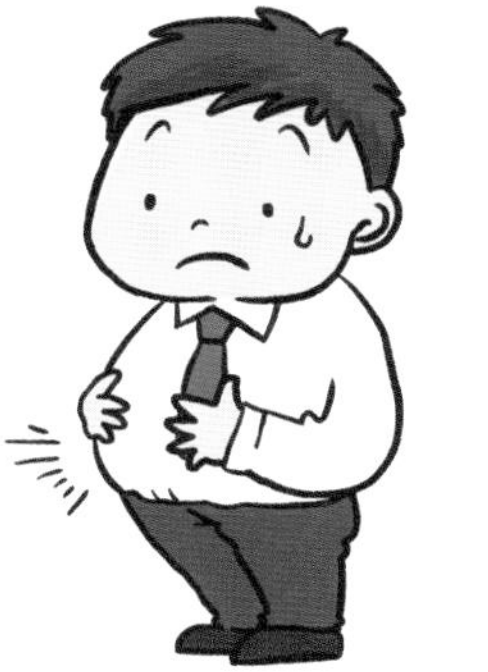

「日本人の食事摂取基準（2020年版）」には、18歳以上の成人の望ましいBMIの範囲が示されています。生活習慣病を予防するために、BMIが目標の範囲に収まるよう、ひとつの目安として活用しましょう。

「推定エネルギー必要量」を参考にしよう

必要な摂取エネルギーは、「基礎代謝量」や「身体活動レベル」をもとに推定値を計算することもできます。

基礎代謝量とは、体温の維持、心臓の動きや呼吸など、生きるために最低限必要なエネルギー量のこと。性別や年齢によって示された基礎代謝基準値に体重をかけたものが、その年代・性別の人の平均的な1日の基礎代謝量で、年齢が上がると低下します。実際は筋肉量、体温などによっても異なるので、大きな個人差があります。

性・年齢別の基礎代謝基準値

（1日の体重1kgあたりの基礎代謝量の目安）

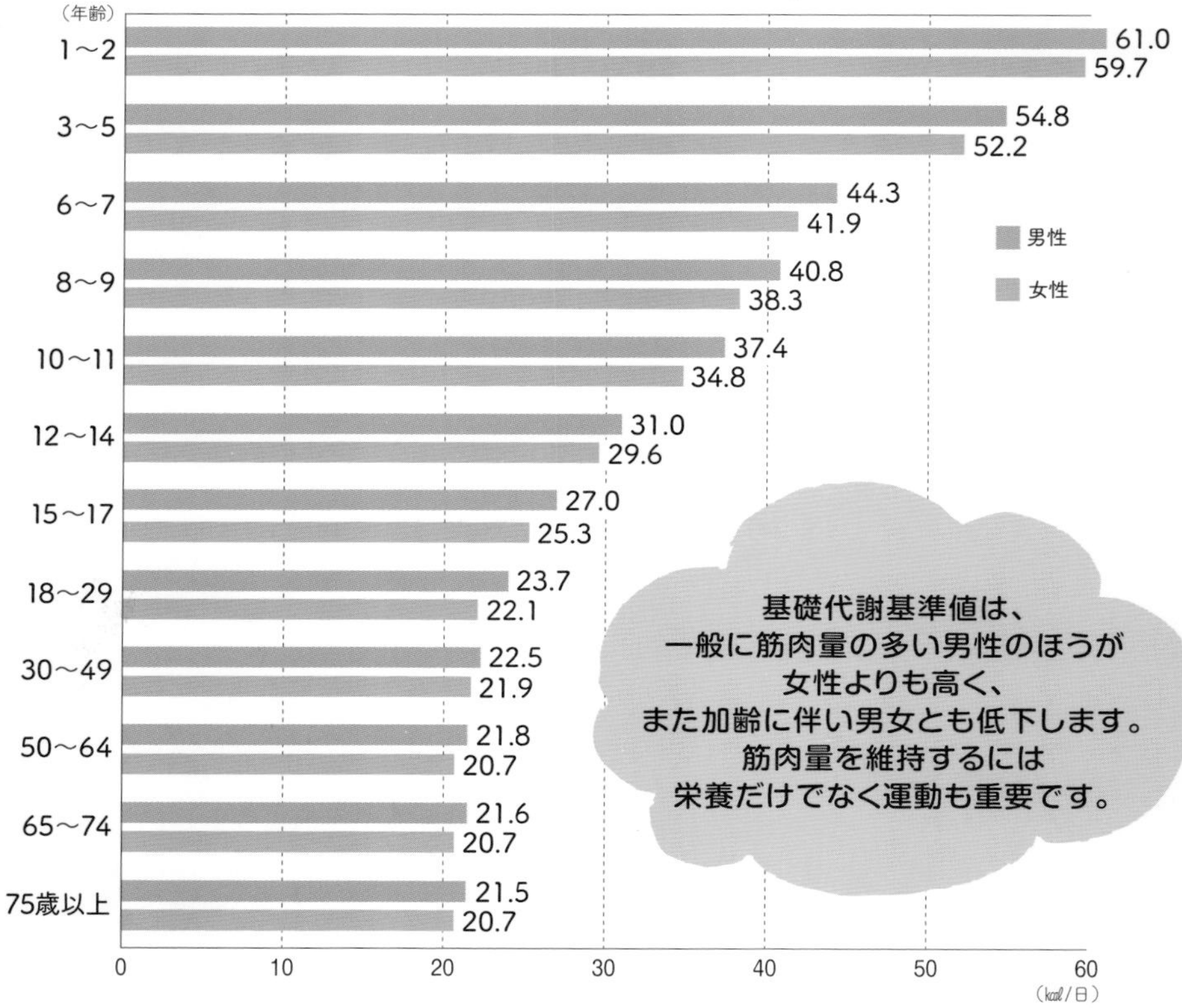

基礎代謝量以外に消費している量は、「身体活動レベル」をもとに計算できます。

これは、日常生活の仕事や家事などの「生活活動」と「運動」を合わせ、基礎代謝の何倍エネルギーを消費しているかを指数で示したもの。「低い（Ⅰ）」「ふつう（Ⅱ）」「高い（Ⅲ）」の3つのレベルに分けられ、デスクワークなどで生活の大半を座って過ごす人は指数が低く、立ち仕事が多いなど身体活動量が多い人ほど指数が高くなります。

「日本人の食事摂取基準（2020年版）」に設定されている「推定エネルギー必要量」も、この考え方で算出されたもの。とりすぎによる肥満や生活習慣病などのリスク、不足して栄養障害などが起きるリスクが最小となるように考えられた数値です。

「推定エネルギー必要量」も参考に、栄養バランスのよい食事をしましょう。

❖「日本人の食事摂取基準」による推定エネルギー必要量❖

（kcal／日）

性別	男性			女性		
身体活動レベル※1	Ⅰ	Ⅱ	Ⅲ	Ⅰ	Ⅱ	Ⅲ
0～5（月）	－	550	－	－	500	－
6～8（月）	－	650	－	－	600	－
9～11（月）	－	700	－	－	650	－
1～2（歳）	－	950	－	－	900	－
3～5（歳）	－	1,300	－	－	1,250	－
6～7（歳）	1,350	1,550	1,750	1,250	1,450	1,650
8～9（歳）	1,600	1,850	2,100	1,500	1,700	1,900
10～11（歳）	1,950	2,250	2,500	1,850	2,100	2,350
12～14（歳）	2,300	2,600	2,900	2,150	2,400	2,700
15～17（歳）	2,500	2,800	3,150	2,050	2,300	2,550
18～29（歳）	2,300	2,650	3,050	1,700	2,000	2,300
30～49（歳）	2,300	2,700	3,050	1,750	2,050	2,350
50～64（歳）	2,200	2,600	2,950	1,650	1,950	2,250
65～74（歳）	2,050	2,400	2,750	1,550	1,850	2,100
75以上（歳）※2	1,800	2,100	－	1,400	1,650	－
妊婦（付加量）※3						
初期				+50	+50	+50
中期				+250	+250	+250
後期				+450	+450	+450
授乳婦（付加量）				+350	+350	+350

※1 身体活動レベルは、低い、ふつう、高いの３つのレベルとして、それぞれⅠ、Ⅱ、Ⅲで示した。
※2 レベルⅡは自立している者、レベルⅠは自宅にいてほとんど外出しないものに相当する。レベルⅠは高齢者施設で自立に近い状態で過ごしている者にも適用できる値である。
※3 妊婦個々の体格や妊娠中の体重増加量及び胎児の発育状況の評価を行うことが必要である。
注1：活用に当たっては、食事摂取状況のアセスメント、体重及びBMIの把握を行い、エネルギーの過不足は、体重の変化又はBMIを用いて評価すること。
注2：身体活動レベルⅠの場合、少ないエネルギー消費量に見合った少ないエネルギー摂取量を維持することになるため、健康の保持・増進の観点からは、身体活動量を増加させる必要がある。
資料：厚生労働省「日本人の食事摂取基準（2020年版）」

身体活動レベルと指数

低い（Ⅰ）
1.50（1.40～1.60）

日常生活において大部分が安静にして座っている状態の時間が長く、仕事はデスクワークが多い

ふつう（Ⅱ）
1.75（1.60～1.90）

座って仕事をすることが多いが、作業内容によって立った状態での作業も伴い、家事や軽度のスポーツなども行う

高い（Ⅲ）
2.00（1.90～2.20）

移動が多かったり、立って仕事をしたりすることが多い。また、スポーツなどが習慣になっている

※15～69歳では、身体活動レベルを上の３つに分類しています。

食事を生かす運動を！

主食・主菜・副菜に対応する運動で身体を整える

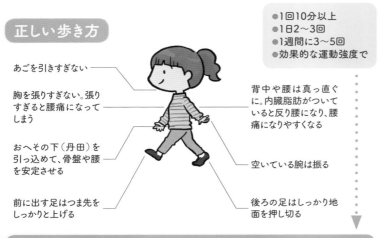

❖有酸素運動で主食をエネルギーに❖

正しい歩き方

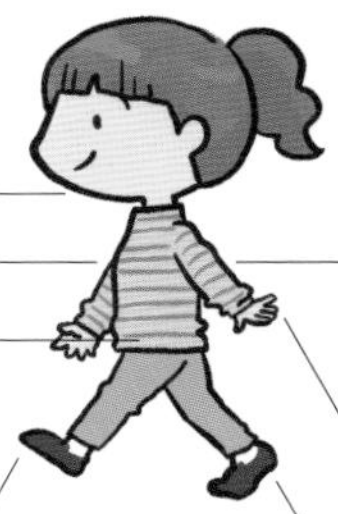

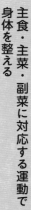

あごを引きすぎない
胸を張りすぎない。張りすぎると腰痛になってしまう
おへその下（丹田）を引っ込めて、骨盤や腰を安定させる
前に出す足はつま先をしっかりと上げる
背中や腰は真っ直ぐに。内臓脂肪がついていると反り腰になり、腰痛になりやすくなる
空いている腕は振る
後ろの足はしっかり地面を押し切る

- 1回10分以上
- 1日2〜3回
- 1週間に3〜5回
- 効果的な運動強度で

運動強度の目安を脈拍で知る（％HRR法）

目安となる脈拍数（1分あたり）

［　　　］＝

{（220－［年齢］歳）－［安静時脈拍数］}×0.4〜0.7（運動強度）＋［安静時脈拍数］

例：40歳で安静時脈拍数80の人の場合
{（220－40）－80}×0.4〜0.7＋80＝120〜150
…目安となる脈拍数は1分あたり120〜150

ちょっときついくらいの有酸素運動でエネルギー消費

私たちがエネルギーを生み出す回路は、主に筋肉にあります。そのうち酸素を使うクエン酸（TCA）回路を使って比較的長い時間行う運動を「有酸素運動」とよびます。

主食などをエネルギーに変えるのは有酸素運動で、効率的に行うのに必要なのは、「運動時間（距離や歩数）」と「運動強度」です。歩行運動の場合は1日トータル8000〜10000歩。そのうち20分くらいは速歩にするのが目安です。

効果の上がる運動強度は、体感で測る「自覚的運動強度（Borg指数）」によると「ラクである〜ややきつい」と感じるくらいが目安。また脈拍で

筋トレと主菜で筋肉に働きかける

スクワット運動

呼吸を止めないように気を付けつつ、ややきついと思うところまで動かし、8～12回繰り返します

1 足を肩幅に開く

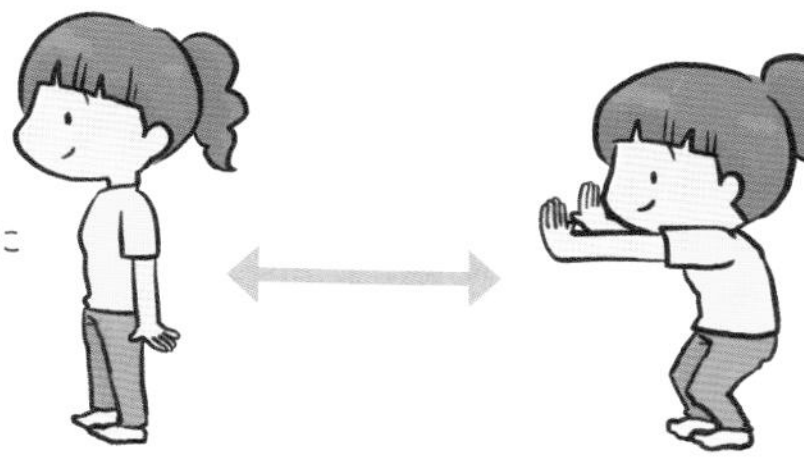

2 手のひらを前向きにして伸ばし、両手を前に出しながらお尻を後ろに突き出すように膝を曲げる

腹筋運動

1 足を肩幅に開いて膝を立てて座る

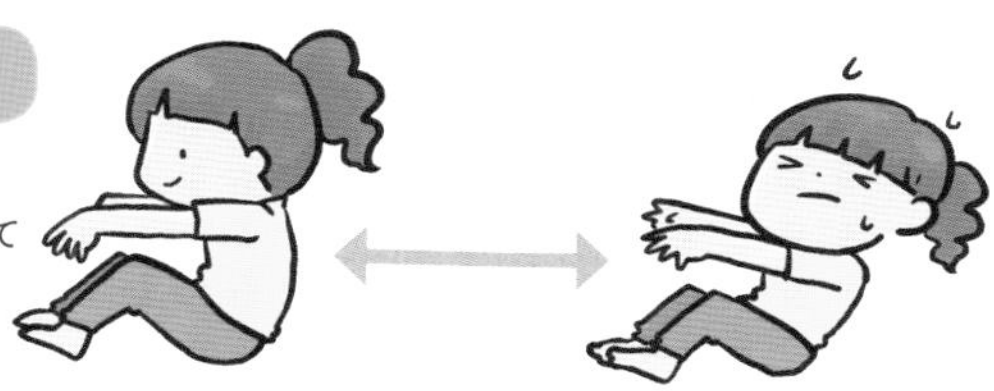

2 あごを引いて、腰を丸めるようにして、自分が倒せるところまで後ろに倒す

膝立て腕立て伏せ

1 膝を立てて両手を床につく

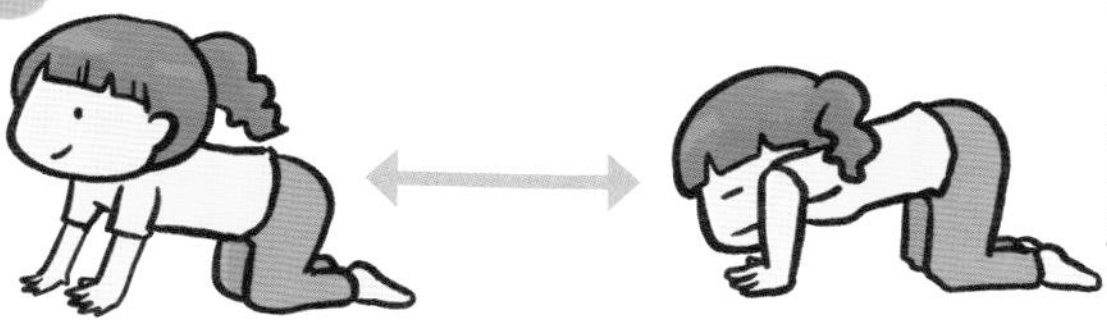

2 鼻を床につけるようなイメージで、肘を外に曲げる

知る「%HRR法」では、最大能力の40～70%くらいが目安です。

主菜でとったたんぱく質をトレーニングで筋肉にする

主菜を生かす運動としておすすめなのは、筋肉を強くして基礎代謝を高める筋肉トレーニングです。毎食主菜などでたんぱく質を適量とり、さらに筋肉に適度な負荷をかけることで、たんぱく質の吸収や合成が促されます。

大切なのは「適切な運動の選択」と「適度な負荷」と「回数」。まず、鍛えたい部位の筋肉を鍛える運動を選び、上のイラストのような運動を行います。

トレーニングの回数は1箇所につき週に2～3回程度が適切。休みを設けて、トレーニングで傷ついた筋肉の修復を促します。これを超回復といい、筋肉の回復の遅れや、疲労が蓄積して筋力が低下することを防ぎます。

副菜とストレッチで身体を調節

息を吐きながら伸ばし、そのまま10～30秒キープ。
1、3、5は左右2回ずつ、2、4、6は2回ずつ行います

1 寝る前の腰ひねりストレッチ

仰向けになって膝を立て、ゆっくり息を吐きながら横に倒し、そのままキープ

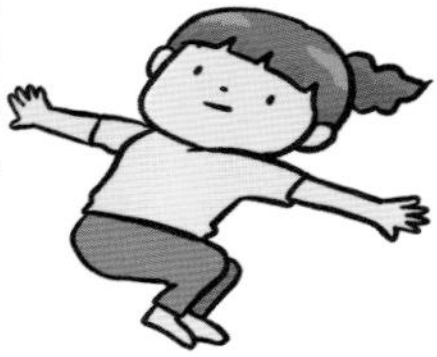

2 背伸びストレッチ

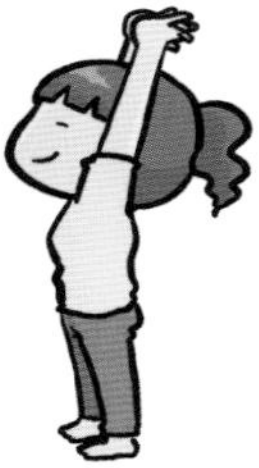

両手を組んで頭の上にあげ、ゆっくりと背伸びする

3 ももつけ根のストレッチ

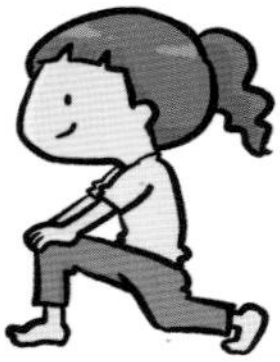

足を前後に開き、前の膝を曲げて後ろ足のももつけ根を伸ばす

4 股関節のストレッチ

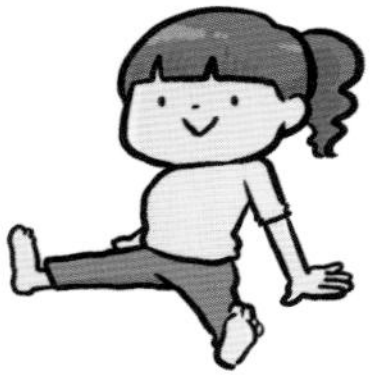

両足を開いて座り、両手を後ろか前について身体を起こし、太ももの内側を伸ばす

5 太ももの前のストレッチ

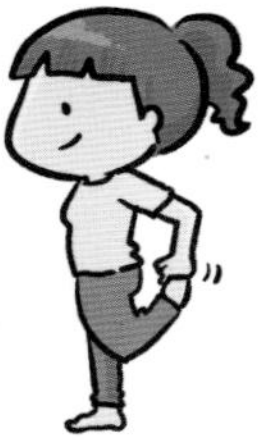

片足の甲をもって膝を曲げ、お尻に近づけるようにして太ももの前を伸ばす

6 太ももの後ろのストレッチ

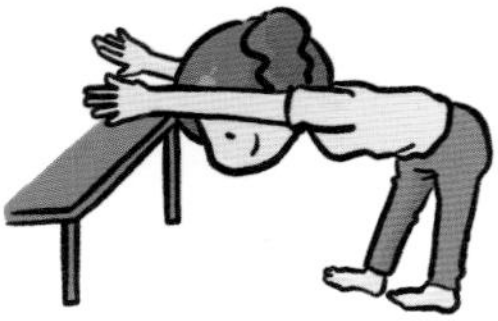

テーブルなどに手をついて身体を前傾して、太ももの後ろと肩を伸ばす

筋肉を伸ばして血行を良くし身体の調子を整えるストレッチ

副菜から得られる野菜のビタミン類には、身体の調子を整える働きがあります。身体の筋肉や関節を伸ばすストレッチにも、同じような働きがあるので、相乗効果を狙いましょう。

筋肉や関節を効果的にストレッチをするためには、息を吐きながらゆっくりと伸ばし、適度なハリを感じたところで呼吸を続けたまま10～30秒間くらいキープ。これを2セットずつ行います。筋肉は急激に引っ張られると反射的に筋肉を収縮させるように働き、十分に伸ばせなくなります。

ストレッチはスポーツの前後にすることで柔軟性を高めるだけでなく、身体の不快感を取り除く効果があります。日常の中でも行う習慣をつけると、疲労回復やリラックス効果があります。コリや痛みはストレッチで緩和しましょう。

第2章

もっと知りたい！
栄養の基本

私たちにとって栄養は身体にも社会にも大切なものです。
栄養素と身体の関係や
私たちの暮らしと栄養の関係を通して、
栄養の基本をおさえておきましょう。

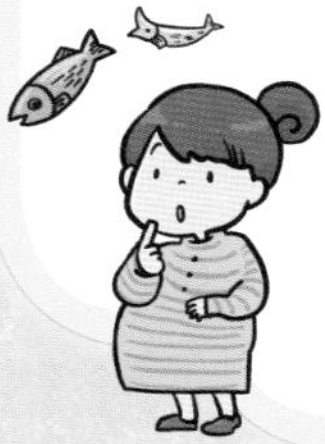

栄養素と栄養はどう違う？

それぞれの栄養素には決まった役割がある

食品に含まれる「栄養素」生産も環境も含める「栄養」

「栄養素」と「栄養」という言葉は、栄養学では異なるものです。

例えばごはんには「糖質」が含まれます。人間はそれを食べて消化・吸収・代謝※1し、エネルギーとして利用したり排泄したりします。栄養素とはこの「糖質」を指します。つまり、食品に含まれている人間に有用で必須な成分が「栄養素」。不足すると欠乏症が起きる、身体にとって不可欠なものです。

それに対して「栄養」は、食品の生産・流通・加工から、調理・摂食、身体内での働き、さらに周囲の環境への影響までの営みを指します。また狭義では、食品を調理して食べ、消化・吸収して利用し、排泄する営みのことをいいます。

私たちの生命活動の源になる五大栄養素

さまざまな栄養素の中でも炭水化物、たんぱく質、脂質を三大栄養素とよび、これにビタミン、ミネラルを加えたものを五大栄養素とよびます。各栄養素は身体内での働きによって「身体の熱（エネルギー）になる」炭水化物や脂質、たんぱく質、「身体をつくるもとになる」たんぱく質やミネラル、「身体の調子を整える」ビタミン、ミネラルに分けられます。

また必須の栄養素ではないものの、身体に役立つ働きをする成分を機能性成分とよんでいます。

※1 エネルギーの生産や消費を伴って行われる、化学物質の合成や分解などの化学反応のこと。

「栄養素」は「栄養」の営みの中に含まれる

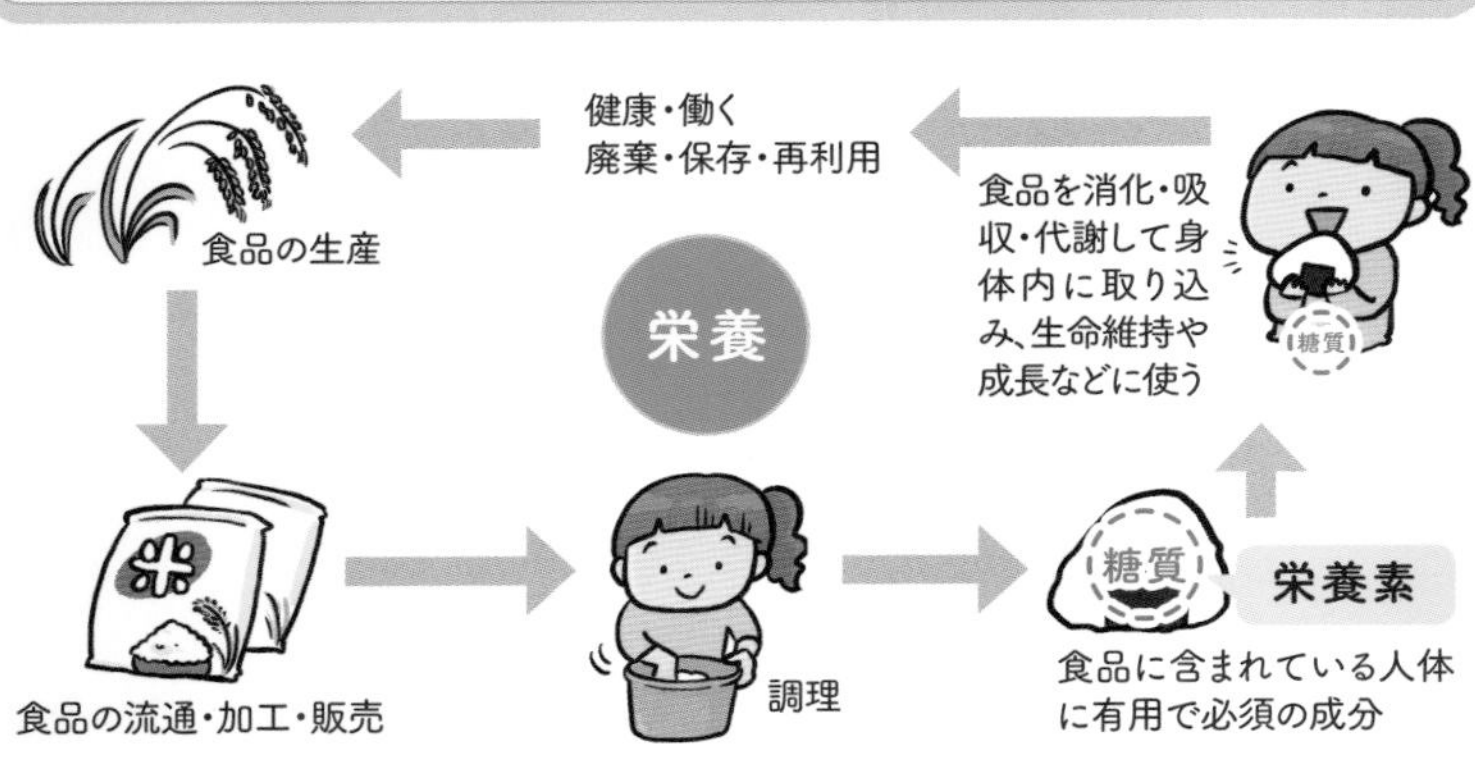

栄養成分と栄養素の種類と働き

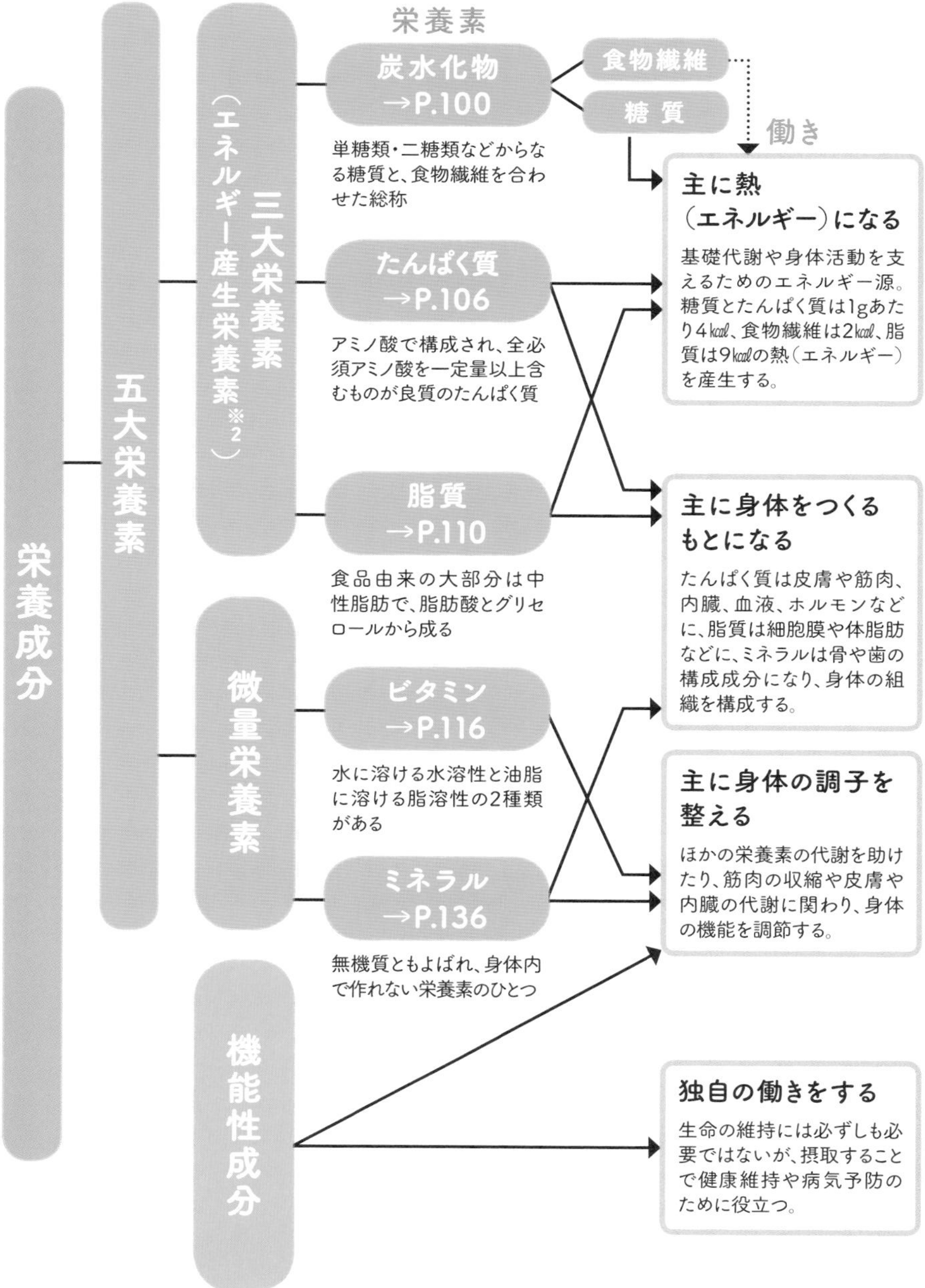
栄養成分
五大栄養素
三大栄養素
（エネルギー産生栄養素※2）
微量栄養素
機能性成分
栄養素
炭水化物
→P.100
単糖類・二糖類などからなる糖質と、食物繊維を合わせた総称
食物繊維
糖質
たんぱく質
→P.106
アミノ酸で構成され、全必須アミノ酸を一定量以上含むものが良質のたんぱく質
脂質
→P.110
食品由来の大部分は中性脂肪で、脂肪酸とグリセロールから成る
ビタミン
→P.116
水に溶ける水溶性と油脂に溶ける脂溶性の2種類がある
ミネラル
→P.136
無機質ともよばれ、身体内で作れない栄養素のひとつ
働き
主に熱（エネルギー）になる
基礎代謝や身体活動を支えるためのエネルギー源。糖質とたんぱく質は1gあたり4kcal、食物繊維は2kcal、脂質は9kcalの熱（エネルギー）を産生する。
主に身体をつくるもとになる
たんぱく質は皮膚や筋肉、内臓、血液、ホルモンなどに、脂質は細胞膜や体脂肪などに、ミネラルは骨や歯の構成成分になり、身体の組織を構成する。
主に身体の調子を整える
ほかの栄養素の代謝を助けたり、筋肉の収縮や皮膚や内臓の代謝に関わり、身体の機能を調節する。
独自の働きをする
生命の維持には必ずしも必要ではないが、摂取することで健康維持や病気予防のために役立つ。

※２「日本人の食事摂取基準（2020年版）」では三大栄養素ではなくエネルギー産生栄養素としています。

食べ物が栄養になるまで

身体に入った食べ物は消化されて栄養素になり吸収される

食べ物は消化されて栄養素に分解される

食べ物を吸収できるサイズの栄養素まで小さく分解することを、「消化」といいます。

まず、口に入った食べ物は歯で咀《そ》嚼《しゃく》されて細かくなり、さらに消化酵素を含んだ唾液と混ざり合います。

飲み込まれた食べ物は食道を通過して胃に入ります。胃では食物をより細かくするために胃液が分泌され、消化しやすい粥状《かゆじょう》になったら、小腸の最初の部分である十二指腸に運ばれます。

十二指腸で消化酵素を含む膵液《すいえき》と胆汁《たんじゅう》と合わさり、小腸の空腸《くうちょう》と回腸《かいちょう》を通りながら消化酵素によってさらに細かい栄養素にまで分解されます。そして小腸内壁から吸収されます。

身体内に取り込まれた栄養素の多くは、門脈という血管を通じて肝臓に運ばれ、身体に必要な物質に変換されます。これは代謝のひとつ。できた物質は、血液を通じて身体中の細胞へと運ばれ、利用されるのです。

小腸で吸収されなかった残りは大腸に入り、約8時間かけて水分とビタミン・ミネラルの一部が吸収されると同時に、腸内細菌による発酵を受けます。そして吸収されなかった食物繊維や栄養素などは、ある程度量がたまってかたくなると、便として排出されます。

「甘いものは別腹」は脳の刺激によるもの

私たちは血液に含まれるブドウ糖の量（血糖値）が低下すると空腹を感じ、食欲が出て食事をとります。そして消化・吸収・代謝されて血糖値が上がると、脳の満腹中枢が反応して満腹感を得ます。

ところが食欲を感じるのは、空腹時だけとは限りません。「満腹だけど甘いものは別腹」という人も多いように、「おいしそう」と感じる心理的な刺激でも食欲は起こるのです。

食欲をコントロールしているのは、脳にある食欲中枢です。脳の目の後ろあたりにある視床下部《ししょうかぶ》にあり、食欲中枢には食欲を起こす摂食中枢と満腹感を感じる満腹中枢があります。

そのため心理的な影響を受けやすく、目からの刺激以外にもストレスが続くと暴飲暴食をしたり、逆に食欲が減退したりするのです。

食べ物は身体の中でどう変わる？

口腔
咀嚼して食べ物を細かくし、でんぷんを分解する酵素を含む唾液と混ぜ合わせて消化を助け、胃に食べ物を送る。

胃
口腔から送られた食べ物に胃液を合わせて殺菌。粥状にして小腸に少しずつ送る。胃液に含まれる消化酵素にはペプシンが含まれ、たんぱく質を分解する。

肝臓
小腸から吸収されたブドウ糖をグリコーゲンとして蓄えるほか、アミノ酸や脂質を使いやすいように合成、分解する。

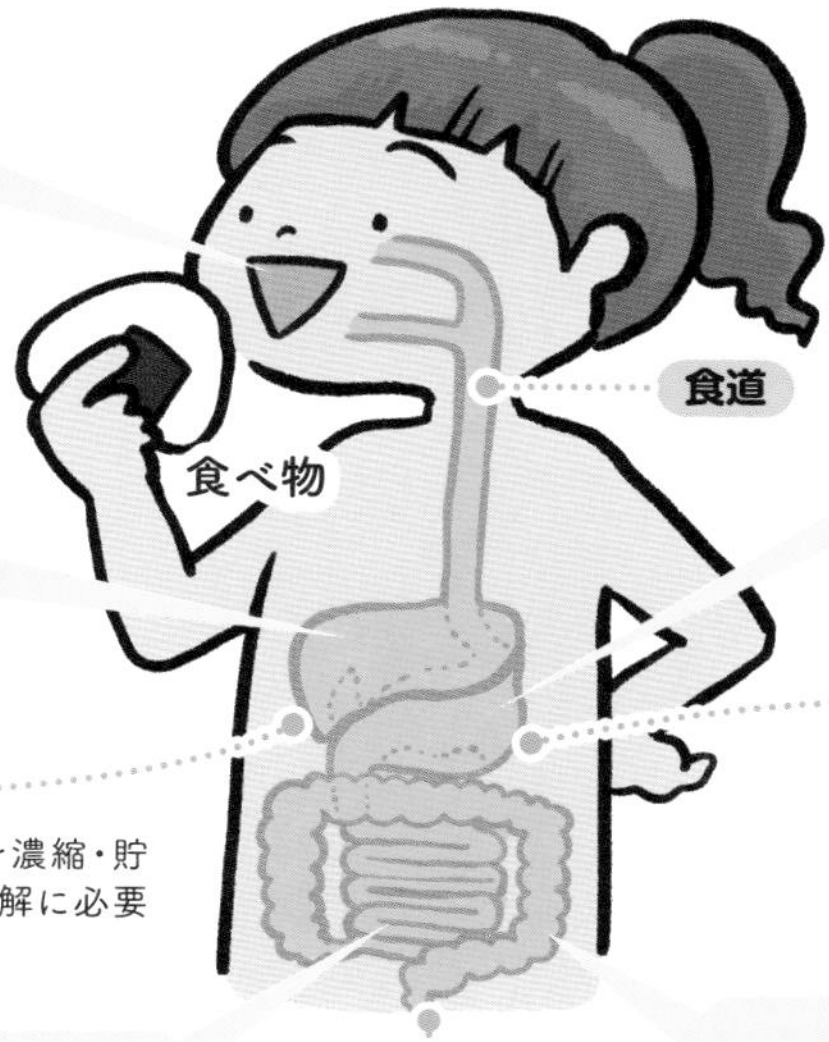

膵臓
消化酵素を含む膵液を作ったり、血糖値に関係するホルモンであるインスリンを分泌する。

胆のう
肝臓で作られた胆汁を濃縮・貯蔵。胆汁には脂肪の分解に必要な成分が含まれている。

小腸
十二指腸、空腸、回腸からなり、糖質をブドウ糖に、脂質を脂肪酸とグリセロールに、たんぱく質をアミノ酸に分解して吸収する。

大腸
小腸から送られた内容物から水分とミネラルを吸収し、ある程度かたくなったら、便として排出する。

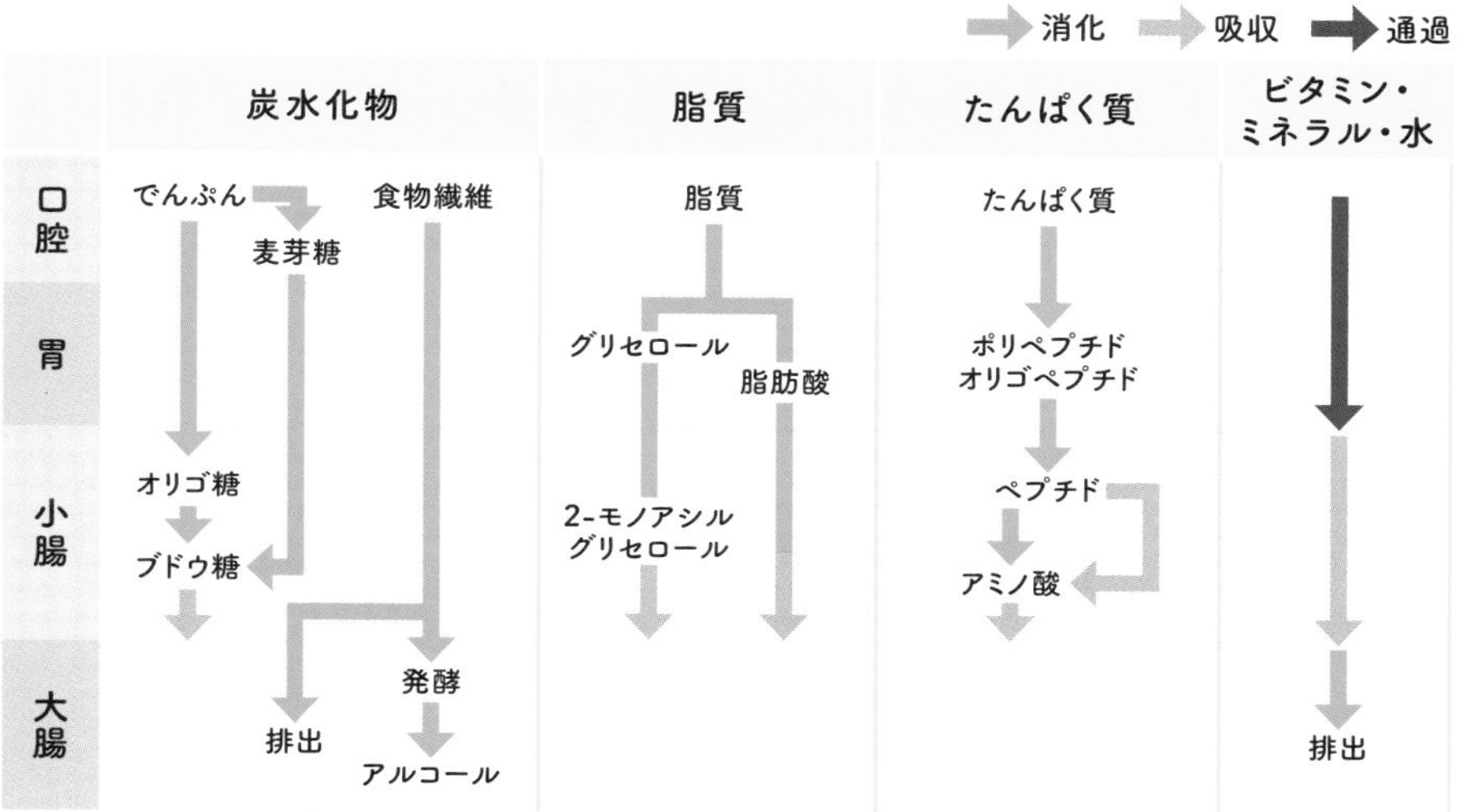

おいしいってどういうこと?

脳が味を判断する過程で、身体に必要な物質かどうかも判断

おいしさを感じる仕組み

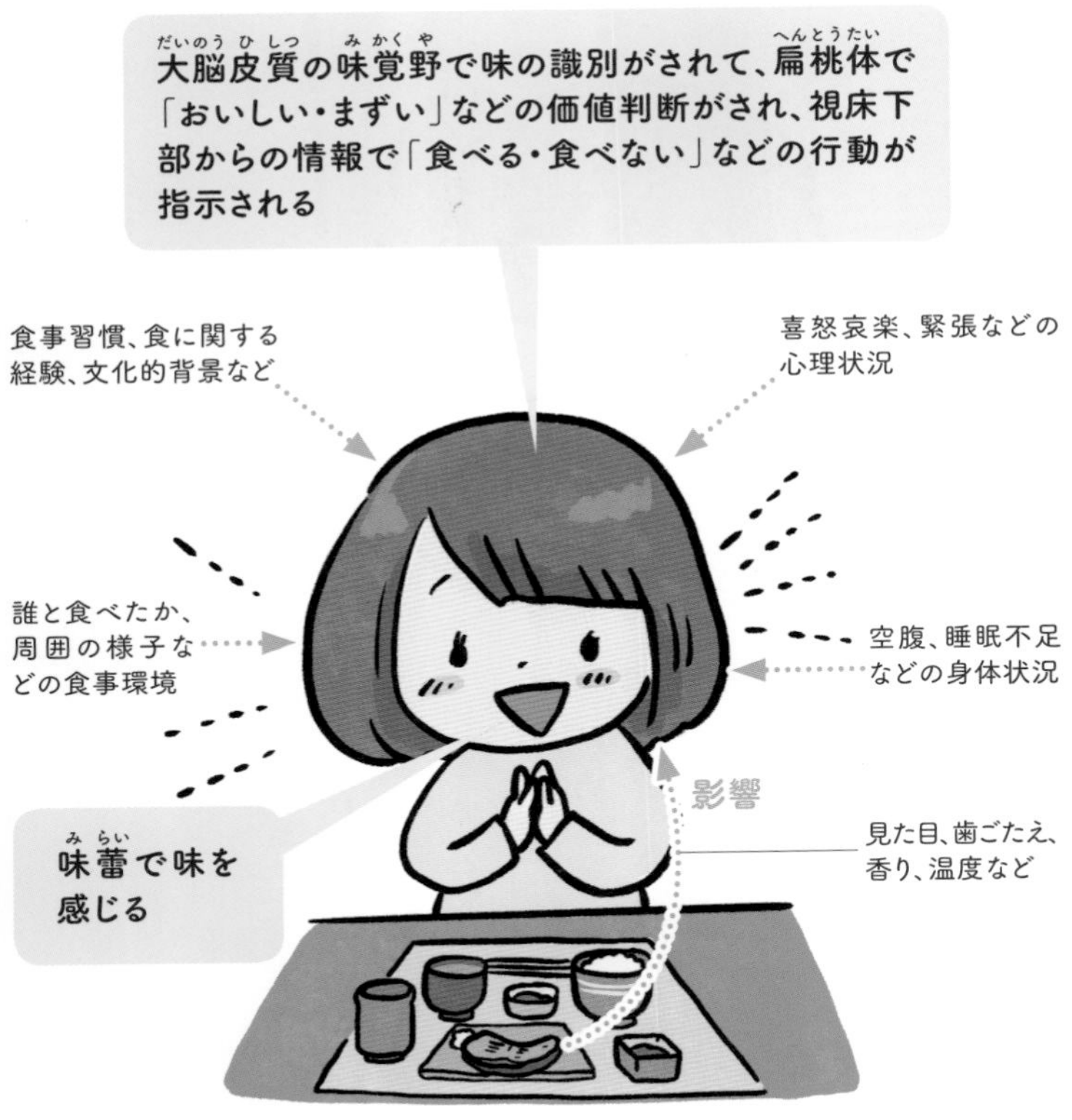

大脳《だいのう》皮質《ひしつ》の味覚野《みかくや》で味の識別がされて、扁桃体《へんとうたい》で「おいしい・まずい」などの価値判断がされ、視床下部からの情報で「食べる・食べない」などの行動が指示される
食事習慣、食に関する経験、文化的背景など
喜怒哀楽、緊張などの心理状況
誰と食べたか、周囲の様子などの食事環境
空腹、睡眠不足などの身体状況
影響
味蕾《みらい》で味を感じる
見た目、歯ごたえ、香り、温度など

受け取った刺激を脳が評価しておいしさを感じている

食べ物を食べておいしいと感じるのは、食べたときの化学的・物理的な刺激を、口腔や鼻などの感覚受容器官が受け取り、それが神経を通って脳に送られ、評価された結果です。

食べ物をおいしいと評価する理由は、見た目や香り、味、歯ごたえなどさまざまありますが、大きなウェイトを占めているのは「味」でしょう。

味は舌にある味蕾とよばれる器官でキャッチされます。この味蕾で感知される「甘味」「塩味」「うま味」「酸味」「苦味」の5つを「基本味」といい、それ以外の辛味や渋味、えぐ味といった味は別の器官が感じています。例えば辛味は、味蕾近くの神

5つの基本味

味	味のもとになる物質	意味
甘味	糖類（ブドウ糖、果糖、麦芽糖など）	エネルギーになる
塩味	ミネラル類（食塩など）	電解質の存在、ナトリウムの存在
うま味	グルタミン酸（アミノ酸、核酸）など	たんぱく質の存在
酸味	酸類（酢酸、クエン酸、乳酸など）	未熟な果実、腐敗している
苦味	さまざまな化学物質	毒物、有害物質

うま味成分の種類

分類	成分名	主な食品
アミノ酸系	グルタミン酸	昆布、しょうゆ、トマト、玉露
核酸系	イノシン酸	かつお節
	グアニル酸	しいたけ、えのきたけ
有機酸系	コハク酸	貝類

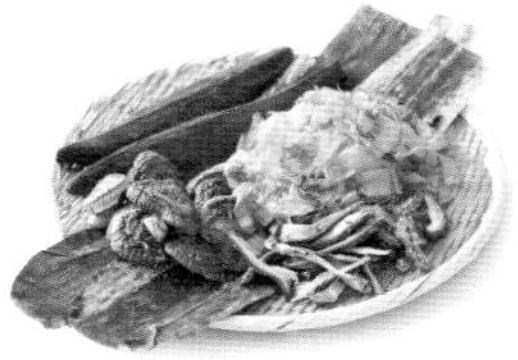

経に作用して、痛みに近い刺激として受け取られます。

　また甘味は主に糖類、塩味は塩化ナトリウム由来の味です。酸味は食品中の酸によってもたらされる味で、苦味はさまざまな化学物質によってもたらされます。人体に必要なものは甘味やうま味、危険な可能性があるものは酸味や苦味で感じるのです。

　周辺環境や心・身体の調子によっても味の感じ方は変化します。お腹がすいているとおいしく感じるのもそのひとつ。これは空腹になって食欲が出ると甘味の感受性を上昇させる物質が脳から出されるためと、わかっています。逆に満腹になったときに出される物質には、感受性を下げる働きがあることもわかっています。

　つまり、身体の声に耳を傾けることは、身体が必要としている栄養素をおいしくとる第一歩なのです。

栄養素は過不足なくとろう

すべての栄養素をバランス良く、適量とることが大切

過不足なく栄養素をとってスムーズな代謝を可能に

身体に必要な栄養素は約35種類。これらを過不足なくとりましょう。不足すれば欠乏症、とりすぎると過剰症になってしまいます。

栄養素は単体で働くのではなく、ほかの栄養素と協働します。炭水化物、たんぱく質、脂質の三大栄養素も、ビタミンやミネラルが充足していて、初めてスムーズに代謝されます。

自分に必要な栄養素の量を知り、適量をとりやすくするために考えられたのが、食品群や料理群による組み合わせ（P32）。多様な食品をとってこそ、栄養素が満たされるのです。

いろいろな食品を食べて栄養素をバランス良く

使う食品数が少なかったり、食品が偏っていたり、欠食したりすると、栄養素のバランスが崩れやすくなります。

また、自分が食べたいものや好きなものばかり食べ続けたり、サプリメントに頼りすぎて栄養素をとりすぎてしまうと、過剰症が起こる可能性も出てきます。

現代の食生活では、砂糖類や脂質が過剰摂取されがち。その反面、食物繊維やビタミン、ミネラルの中には不足しがちなものもあります。

食品群や料理群を活用して、普段の食事をバランス良く食べ、健康な身体をつくりましょう。

column

「新型栄養失調」とは？

バランスの崩れた食事をしていると、必要なエネルギー量（kcal）は足りているのに、たんぱく質やミネラル、ビタミンなどの栄養素が不足してしまうことがあります。いわゆる「飢餓」とは異なりますが、これも栄養失調のひとつ。これは、「新型栄養失調」「隠れ栄養不足」などとよばれ、かぜが長引く、傷の治りが遅いといったことが起こりやすくなります。

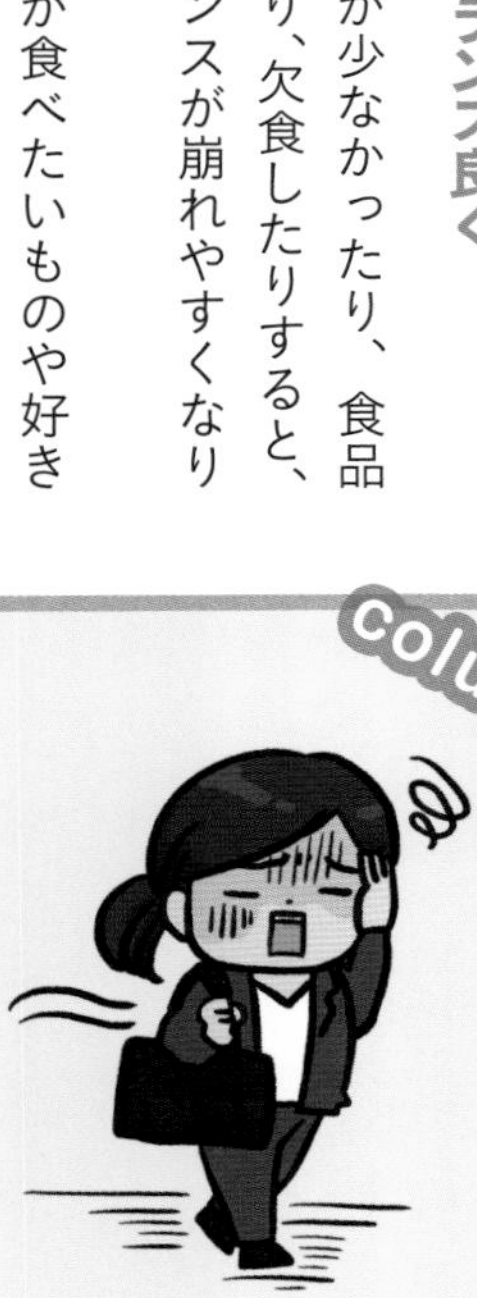

ビタミンの欠乏症と過剰症

	栄養素	主な欠乏症	主な過剰症
脂溶性ビタミン	ビタミンA	角膜乾燥症（乳幼児期）、夜盲症《やもうしょう》、成長障害（成長期）、感染症にかかりやすくなるなど	頭痛、脱毛、筋肉痛、胎児の奇形（妊娠中）、肝臓障害など
	ビタミンD	クル病（乳幼児期）、骨軟化症、骨《こつ》粗鬆症《そしょうしょう》、運動機能の低下など	全身倦怠感《けんたいかん》、食欲不振、嘔吐、腎障害など
	ビタミンE	溶血性貧血、運動機能の低下など	通常の食生活では見られない
	ビタミンK	出血症（新生児メレナ）、骨粗鬆症など	通常の食生活では見られない
水溶性ビタミン	ビタミンB_1	脚気《かっけ》、ウェルニッケ脳症、疲れやすいなど	通常の食生活では見られない
	ビタミンB_2	口角炎《こうかくえん》、口唇炎《こうしんえん》、舌炎《ぜつえん》、肌荒れ、脂《し》漏性《ろうせい》皮膚炎、成長障害など	通常の食生活では見られない
	ナイアシン	ペラグラ（皮膚炎、下痢）など	通常の食生活では見られない
	ビタミンB_6	神経障害、食欲不振、口角炎、脂漏性皮膚炎など	通常の食生活では見られない
	ビタミンB_{12}	巨赤芽球性《きょせきがきゅうせい》貧血、動脈硬化のリスクが高まるなど	通常の食生活では見られない
	葉酸	巨赤芽球性貧血、胎児の神経管閉鎖障害（妊娠のごく初期）、動脈硬化のリスクが高まるなど	通常の食生活では見られない
	パントテン酸	成長停止、手足のしびれや灼熱感、頭痛、疲労感、不眠など	通常の食生活では見られない
	ビオチン	鱗《うろこ》状皮膚炎、食欲不振、吐き気など	通常の食生活では見られない
	ビタミンC	壊血病《かいけつびょう》、歯ぐきからの出血など	通常の食生活では見られない

資料：厚生労働省「日本人の食事摂取基準（2020年版）」、女子栄養大学出版部『栄養素の通になる 第4版』ほか

ミネラルの欠乏症と過剰症

	主な欠乏症	主な過剰症
ナトリウム	通常の食生活では見られない	むくみ、高血圧など
カリウム	通常の食生活では見られない	腎臓病の人以外、通常は見られない
カルシウム	骨粗鬆症、骨や歯の形成障害など	高カルシウム血症、泌尿器系結石、便秘など
マグネシウム	吐き気、脱力感、筋肉のふるえ、食欲不振など	下痢。通常の食生活では見られない
リン	通常の食生活では見られない	副甲状腺機能に異常が起こるという報告がある
鉄	鉄欠乏性貧血、運動機能や認知機能の低下、無力感など	鉄沈着症、活性酸素の発生を促進して酸化ストレスの原因となるなど
亜鉛	第二次性徴の遅れ（思春期）、性機能不全（成人男性）、胎児の成長不良（妊婦）、味覚障害、皮膚炎、けがの治りが悪いなど	貧血、胃の不快感など。通常の食生活では見られない
銅	発育遅延、成長障害、骨異常、コレステロール代謝障害など。通常の食生活では見られない	通常の食生活では見られない
マンガン	通常の食生活では見られない	脳への蓄積（パーキンソン病のような症状）が報告されている。通常の食生活では見られない
ヨウ素	妊娠中は流産など。通常の食生活では見られない	甲状腺肥大、甲状腺機能の低下など
セレン	中国の克山病（ケシャン病）など。通常の食生活では見られない	脱毛、爪がもろくなる、糖尿病発症率の増加など
クロム	耐糖機能低下。通常の食生活では見られない	通常の食生活では見られない
モリブデン	通常の食生活では見られない	痛風様症状の可能性

資料：厚生労働省「日本人の食事摂取基準（2020年版）」、女子栄養大学出版部『栄養素の通になる 第4版』ほか

ライフステージごとの食事

ライフステージに合った食事をとろう

ライフステージによって必要な栄養素やエネルギーは異なる

人が生まれてから死ぬまでの各段階をライフステージとよび、年齢や生活環境の変化に応じて、大きく「乳幼児期」「学童期」「思春期」「成人期」「高齢期」などに分けられています。

それぞれのライフステージによって身体の状態や暮らし、社会的な立場、取り巻く環境など、さまざまなことが変化します。そしてその変化に応じて、必要となる栄養素やエネルギー量、食事のとり方や注意点も異なります。

各ステージで積極的にとりたい栄養素や献立の立て方のポイント、身につけたい食習慣などをつかんでおきましょう。

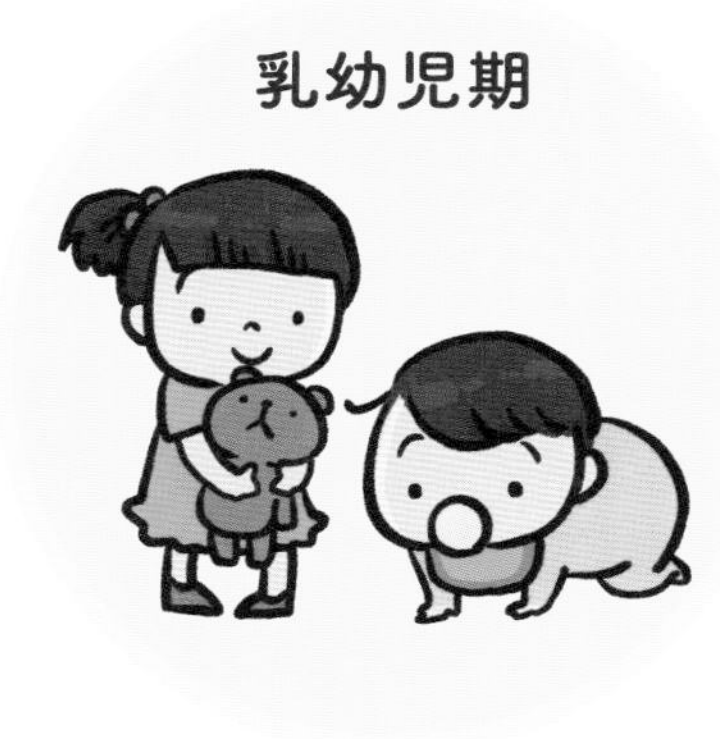

咀嚼力や味覚を育てる

●離乳期（0～1歳半ぐらい）

消化器官が発達した生後5～6カ月ごろから離乳食を始めます。赤ちゃんの様子を観察し、よだれをたくさん出していたり、大人の食事を見て食べたそうにしていたりしたら、離乳食を始めるサインです。

離乳食は栄養素の補給だけでなく、咀嚼機能を発達させ、味覚を育てることも目的に含まれます。また、かむことはあごや頬の筋肉の発達を促し、脳を刺激することになります。

まずは10倍粥をすりつぶし、どろどろの状態のものから与えましょう。1日1回1さじずつから始め、子どもの様子を見ながら少しずつ増やしていきます。離乳食のあとは、母乳や育児用ミルクを欲しがるだけ与えましょう。

7～8カ月ごろになると、舌と上あごでつぶすことができるようになり、9～11カ月ごろには歯ぐきでつぶすことができるようになります。ただし、この時期の発育は個人差が大きいので、子どもの食欲や発達の状態に合わせることがポイントです。

また、いろいろな味や舌触りを楽しめるよう、少しずつ食品の種類を増やします。家族と同じ食事時間にし、一緒に食卓を囲むことを習慣にしていきましょう。

●幼児期（1～2歳）
うす味で多彩な食材を使う

前歯と奥歯がほぼ生えそろう1歳～2歳ごろを目安に、栄養のほとんどが母乳から食事に移行すると離乳は完了します。

幼児期は食の嗜好《しこう》が形成される時期なので、できるだけうす味で多彩な食材を食べさせ、食事を楽しく感じられる工夫が大切です。

また、この時期はまだ奥歯が生えそろっていないので、かめてもすりつぶしは上手にできません。食べやすいサイズ・かたさに調節しましょう。舌の動きが未熟なため、生のレタスをちぎったような食材は食べにくいものです。口の中で簡単にまとまるような大きさで食べさせます。

❖離乳期の献立ポイント❖

主食	離乳食は主食から始めます。
副菜	クセのない野菜を少量から1種類ずつ増やし、毎食とるようにしましょう。
主菜	豆腐や白身魚から始め、納豆や赤身の魚・肉に進みましょう。
牛乳・乳製品	7～8カ月ごろから始めます。ヨーグルトはプレーンタイプを、チーズは食塩や脂質の少ないものを選びます。牛乳をそのまま飲むのは1歳ぐらいから。
果物	酸味の強すぎないものを選びます。間食はお菓子より果物がおすすめです。
そのほか	はちみつは乳児ボツリヌス症予防のため、満1歳までは使いません。

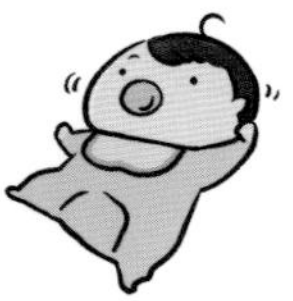

1日3食へ近づく時期ですが、3回の食事では必要な栄養素がとりきれないことが多いため、1日2回程度の間食を食事の一部としてとるようにします。

●幼児期（3～5歳）
大人がマナーの手本に

乳歯が生えそろうため、大人の食事に近い状態になります。これまでと同様に、主食・主菜・副菜のそろった栄養バランスのよい献立を基本にします。間食は1日1回程度、食事の一部としてとります。

また、手や指の動きも器用になり、ひとりで上手に食べられるようになってきます。個人差はありますが、4歳ぐらいからお箸を使える子も。大人と一緒に食事をすることで、食事のマナーも自然に身につけていきます。食事の前後のあいさつ、食べるときの姿勢、食事中に歩かないなど、大人が手本を見せましょう。

幼児期(3～5歳)の献立ポイント

主食	よくかんで食べる習慣を身につけましょう。間食をおにぎりにするのもおすすめです。
副菜	成長に必要なビタミンAを多く含む緑黄色野菜は、見た目もカラフルです。色も楽しみながら毎日しっかりとりたいものです。生野菜に偏らず加熱した野菜料理を工夫しましょう。口腔機能の面からは海藻・きのこ類なども食べやすくなります。
主菜	肉に偏ることなく、DHAなどを含む魚や鉄の多い納豆などの大豆製品のおいしさを、できるだけたくさん体験させてあげましょう。油脂が多い料理は少なめにします。
牛乳・乳製品	1日1回程度の間食や食事でとりましょう。
果物	間食などでとるようにします。缶詰は砂糖が多いため菓子として扱います。
そのほか	菓子パンなどの菓子やジュース類をとりすぎないようにしましょう。

幼児期(1～2歳)の献立ポイント

主食	やわらかめのごはんにし、パンはのどにつまらせないよう水分と一緒にとります。
副菜	野菜は指で簡単につぶれる程度のやわらかさで、口の中でまとまりやすい状態で出すと、食べやすくなります。
主菜	加熱しすぎると水分が少なくなって食べにくくなります。ホイル焼きやあんかけなどにすると食べやすくなります。
牛乳・乳製品	1日2回程度の間食や食事でとりましょう。
果物	のどにつまらせないよう、小さく切って食べさせます。
そのほか	誤って気管支に入りやすいピーナッツなどのかたい豆・ナッツ類は食べさせないようにしましょう。

乳幼児期の栄養と食べ方の変化

月齢		学習	食べ方	身体の変化
授乳期(0～5カ月ごろ)		哺乳体験	液体を吸い、飲み込む	唾液が増える
離乳期	5・6カ月ごろ	離乳食体験 1日1回食	どろどろのものを飲み込む 手づかみ食べ	乳歯が生え始める
	7・8カ月ごろ	1日2回食	舌でつぶして飲み込む	つたい歩きをする 水分をコップからひと口飲みできる
	9～11カ月ごろ	1日3回食 食事の練習	歯ぐきでつぶして飲み込む 1人食べ コップ・スプーン・箸などの使用	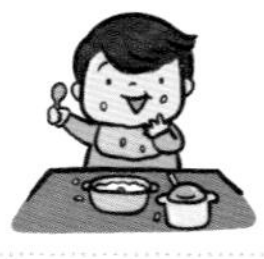
	12～18カ月ごろ		歯ぐきでかんで飲み込む	
幼児期(2～5歳ごろ)		しつけ	社会食べ	乳歯が生えそろう

資料:厚生労働省「授乳・離乳の支援ガイド」(2019年)、「楽しく食べる子どもに～食からはじまる健やかガイド～」

学童期
（6～12歳）

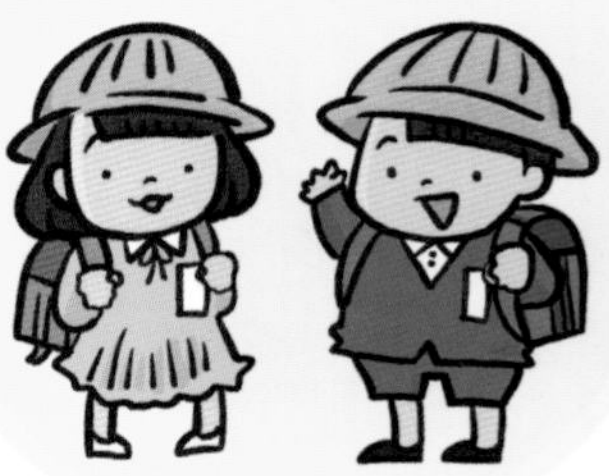

食事のリズムを規則的にする

学童期は活動量が多くなり、心身の成長も著しい時期。この時期の食事は心の発達や大人になってからの嗜好に大きな影響を与えます。まず、1日3回の食事や間食のリズムを規則的にしましょう。そのためにも、朝食を抜かないことが大切。朝食抜きで登校した子どもは、授業に集中できなかったり、気分が悪くなったりすることがあるといわれています。また、朝食には排便を促す効果もあります。

野菜嫌いな子どもは克服しよう

野菜が苦手な子もいます。野菜を食べないと栄養バランスがとれないうえに、食物繊維が不足して便秘や肥満の原因にもなります。給食は、カレーや焼きそばなどのメニューに野菜の具をたくさん入れる工夫がされています。家庭でも子どもが好むメニューに細かく刻んで混ぜたりしてみましょう。

また、間食の食べすぎは食事に影響します。スナック菓子や甘いものを自由に食べていると、食事のときに食欲がなくなるので、間食をとる時間や内容、量に注意が必要です。

ときには子どもと一緒に買い物をして、地域の特産物などさまざまな食材に興味をもたせましょう。

学童期（6～12歳）の献立ポイント

主食	適量の主食について理解し、朝から3食食べましょう。
副菜	給食などを通してさまざまな野菜を用いた料理の種類や調理法、適量を学びましょう。
主菜	肉に偏ることなく、DHAなどを含む魚や鉄の多い納豆などの大豆製品の料理の種類や調理法、適量を学びましょう。油脂が多い料理は少なめにします。
牛乳・乳製品	成長期に必要なカルシウムをとるため、給食がない日も毎日とるようにしたいものです。
果物	生の果物を間食などでとるようにします。果汁100%ジュースは半分量を果物と考えます。
そのほか	菓子パンなどの菓子やジュース類をとりすぎないようにしましょう。

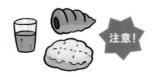

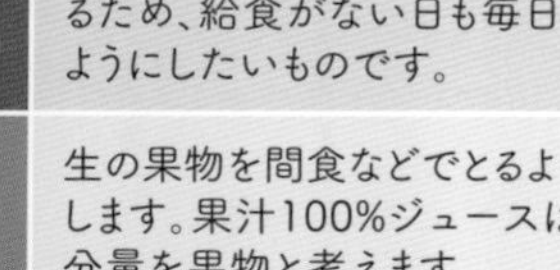

思春期（13〜19歳）

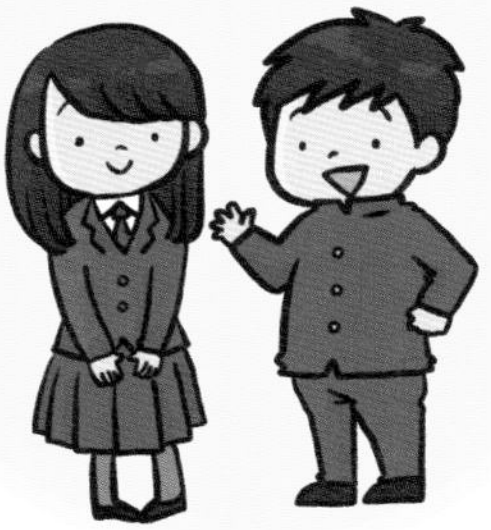

1日3食をしっかり食べる

小学校の高学年から、中学生、高校生にかけては、成長分も含めたエネルギーや栄養素の必要量が、人生で最も多くなる時期です。必要な栄養素が不足しないよう十分にとりましょう。それには、1日3食をしっかり食べることと、偏食をしないことが大切。和風、洋風、中華風など、バラエティに富んだ献立を取り入れ、バランスよく食べましょう。

生活リズムの乱れに注意

試験勉強やゲームなどで夜遅くまで起きていると、食習慣や生活リズムが乱れやすくなりがちです。近年では、食べすぎや運動不足から子どもの肥満が増え、肥満が誘因となる糖尿病や脂質代謝異常などの生活習慣病の若年化が進んでいることが指摘されています。肉類などの動物性脂肪のとりすぎや、加工食品による塩分のとりすぎに気を付けましょう。

この時期になると家族とは別に食事をとる機会が増えてきます。スリム志向による不適切なダイエットで、栄養素の摂取不足を引き起こす例もあります。食事をおろそかにせず、自分の身体を大切にすることを理解させ、健康的な食事を自分で考えることができるよう、周囲の大人が指導をしていきましょう。

思春期（13〜19歳）の献立ポイント

主食	朝食の欠食が始まりやすい時期です。適量の主食について理解し、朝から3食食べましょう。
副菜	給食などを通してさまざまな野菜を用いた料理や適量を学び、作り方にも興味をもったり、作る経験を増やしたいものです。
主菜	肉に偏ることなく、DHAなどを含む魚や大豆・大豆製品の料理の種類や調理法、適量を学び、調理経験も増やしましょう。油脂が多い料理は少なめにします。
牛乳・乳製品	成長期に必要なカルシウムをとるため、給食がない日も毎日とるようにしたいものです。
果物	生の果物を間食などでとるようにします。果汁100%ジュースは半分量を果物と考えます。
そのほか	自分で購入する菓子の種類や適量について理解を深めたいものです。

成人期

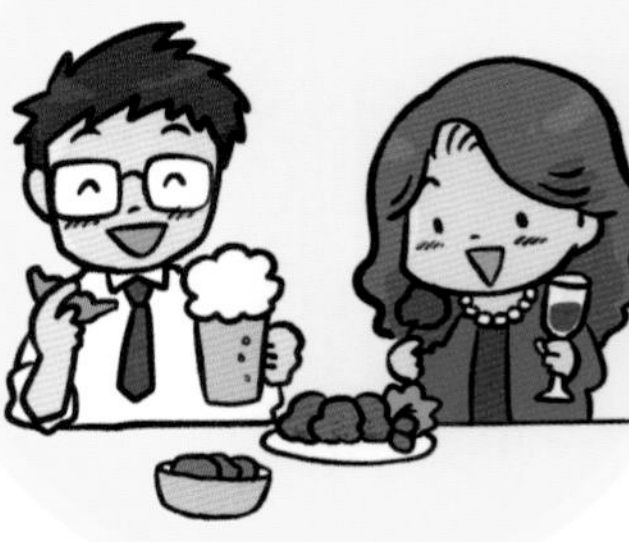

●青年・壮年期（20〜39歳）

単身者は不規則な食事に

青年・壮年期は最も気力や体力に満ちている時期。単身者は仕事中心の生活から、食事が不規則になりがちです。遅い時間の食事が増えたり、外食・中食《なかしょく》が増えたり、食事作りが面倒でインスタント食品ですませることも多いでしょう。

こうした食生活は、野菜不足や食塩のとりすぎ、動物性たんぱく質や動物性脂肪のとりすぎなどが生じやすくなり、さらに運動不足やストレスが重なると、生活習慣病を招きやすくなります。

たくさん野菜をとり脂質は減らす

外食や中食では、野菜や海藻、きのこなどの副菜が主菜より多い栄養バランスのとれたメニューを選び、自宅でも野菜や海藻を積極的に取り入れましょう。塩分過多にならないよううす味を意識する、揚げ物や油の多いメニューを減らすなどして、脂質の摂取量も調整しましょう。

また、運動不足にならないよう、自分に適した運動習慣を身につけることも必要です。

●中年期（40〜64歳）

生活習慣病予防を心がける

この年代になると内臓脂肪がつきやすく、血圧や血糖値、血中脂肪値なども上がりやすくなります。脂質（量や質）や砂糖類のとり方、食塩の量に注意して、生活習慣病の予防をしていきましょう。

20代のころよりも基礎代謝量が減るので、食べすぎないように注意し、ゆっくりとよくかんで食べることを心がけましょう。また、壮年期に引き続き、身体を動かす習慣を身につけるようにしましょう。

主食は減らしすぎずに減量する

体重が増えてしまったときは、ごはんなどの主食を減らしすぎず、主菜と副菜を上手にとることがポイントです。主菜は肉、魚、大豆製品・卵をバランスよくとりましょう。副菜には、低エネルギーかつ代謝に必要なビタミンやミネラルを豊富に含む野菜や海藻をたっぷりと。食物繊維の豊富なきのこ類もとりましょう。油を使った料理を控えて、摂取エネルギーをコントロールします。

中年期（40〜64歳）の献立ポイント

主食	玄米や全粒粉などの精製度の低い穀類から、食物繊維やビタミン・ミネラルをとりましょう。
副菜	生活習慣病予防に必要な食物繊維や抗酸化ビタミン、カルシウムを補給するためにも、毎食しっかりとります。
主菜	生活習慣病予防とフレイル※予防のためにも、毎食主菜をとると同時に、魚や大豆を肉と同じくらい食べると、脂質の質のバランスがよくなり、腸内環境も整います。
牛乳・乳製品	骨量を保つためには、運動とカルシウムの摂取が必要です。ヨーグルトをとって腸内環境を改善し、お通じや免疫機能を整えましょう。
果物	季節の果物を、少なくとも週に4回以上はとりたいもの。菓子類の代わりにするとカリウムやポリフェノール類をしっかりとれます。
そのほか	菓子や飲酒量はほどほどに、3回の食事を充実させましょう。

※ 加齢により心身が衰えた状態。しかし、早期に対策を行えば生活機能を維持できる可能性がある。

青年・壮年期（20〜39歳）の献立ポイント

主食	主食を必要以上に減らしてはいませんか。玄米などの精製度の低い食品を利用しましょう。
副菜	外食が多くなると不足しがちです。意識して毎食とるようにします。
主菜	生活習慣病を予防するためにも、肉と同じくらい、魚、大豆を食べて、多価不飽和脂肪酸をとりましょう。
牛乳・乳製品	この時期をピークに骨量は低下します。特に女性は、乳製品を毎日とる習慣を定着させて、カルシウムをしっかりとりたいもの。
果物	カリウムやビタミンC、ポリフェノールが多い果物を、できるだけ毎日とるように意識しましょう。菓子類の代わりにするとヘルシーです。
そのほか	菓子や飲酒量が増えすぎないように気を付けましょう。

column

更年期は骨量の低下に注意

女性は50歳前後で閉経を迎えます。その少し前から女性ホルモンの分泌量が減少し、ホットフラッシュ、イライラなどの不《ふ》定《てい》愁《しゅう》訴《そ》が起こりやすくなります。また血中コレステロール値が上がりやすくなるので食生活に注意が必要です。さらに、閉経後は骨量が低下して骨粗鬆症の原因に。血中カルシウム濃度を一定に保つためにもカルシウムを含む乳製品や野菜をとり、適度な運動も欠かさないようにしましょう。

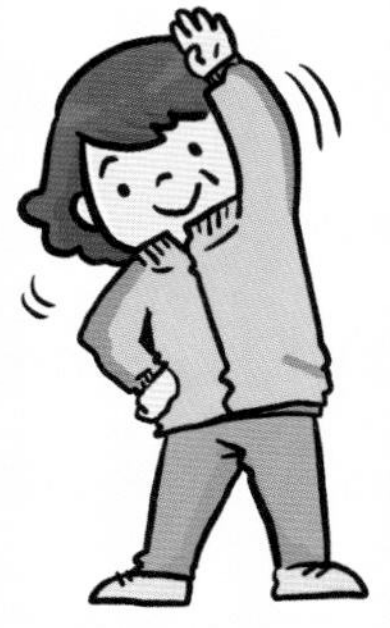

妊娠・授乳期

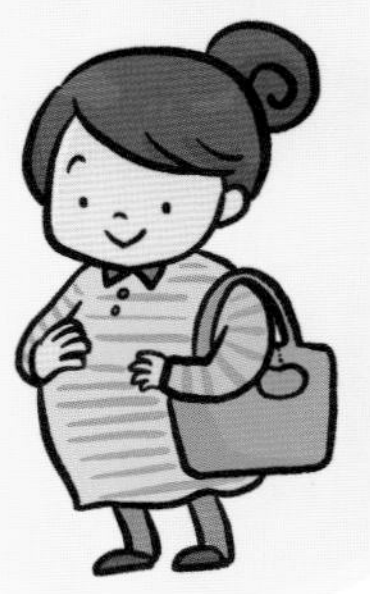

妊娠前よりも多くの栄養が必要

妊娠中は、おなかの赤ちゃんの成長のためにも、妊娠する前よりも多くの栄養が必要になります。

妊娠初期（〜15週6日）は、ホルモンバランスの変化によって、つわりが起こりやすくなります。嗜好が変わったり、特定の食べ物しか受けつけなくなったりすることがあるので、食べやすいものを探して、食べるといいですね。

身体に必要な栄養素は、妊娠週数が進むにつれて増えていきます。栄養素が偏ったり、不足したりしないよう、さまざまな食品をバランスよくとりたいものです。

適正な体重増加を目指す

妊娠中の体重増加の目安は、妊娠前の体格によって異なります。妊娠前のBMI（P54）を計算し、どの程度の体重増加が適切なのかを理解しておきましょう。

体重が増えすぎると妊娠高血圧症候群*1や妊娠糖尿病*2になる恐れがあります。また、体重が増えなさすぎる場合は、赤ちゃんが低体重（2500g未満）で生まれる心配が。栄養をしっかりとって適正な体重増加を維持しましょう。

❖妊娠・授乳期の献立ポイント❖

主食	ごはん（玄米・雑穀を含む）を中心に適量とり、食物繊維もとるとお通じもよくなりやすく、普段より必要なビタミン・ミネラルもとれます。
副菜	緑黄色野菜を積極的にとり、赤ちゃんの成長に必要な葉酸や鉄などビタミン・ミネラルをとります。食事作りがおっくうになったときに備えて野菜はまとめてゆでておいたり、料理の作り置きを活用したりすると便利です。
主菜	赤身の魚や貝類、赤身肉や納豆、卵で鉄やたんぱく質を3食均等にとります。調理にかける時間の節約のためにも、作り置きや冷凍保存を活用しましょう。
牛乳・乳製品	貴重なカルシウム源なので、料理や間食にも利用しましょう。ヨーグルトで腸内環境を整えるとお通じがスムーズになることも。
果物	菓子の代わりに手軽につまめるように、身近に常備するようにします。菓子に比べると、食塩を含まず利尿作用のあるカリウムが多いのでむくみ対策にも。
そのほか	気分転換やリフレッシュのためとはいえ、菓子類のとりすぎに気を付けます。

※1 妊娠高血圧症候群　妊娠20週以降、産後12週まで高血圧が見られる場合、もしくは高血圧にたんぱく尿を伴う場合。赤ちゃんの発育が悪くなったり、母体が危険になったりする可能性がある。

※2 妊娠糖尿病　妊娠を機に糖の代謝異常が起こり、血糖値が高くなった状態。難産になったり、母体へのトラブルが発生したりすることがある。

鉄とカルシウムをしっかりとる

妊娠中は、鉄欠乏性貧血になりやすくなります。赤血球はおなかの赤ちゃんに酸素を運ぶ大切な役割をしているので、その材料となる鉄（P146）を意識してとりましょう。鉄には、主に動物性の肉や魚などに多いヘム鉄と、主に植物性の大豆製品や青菜、卵などに多い非ヘム鉄があります。どちらもバランスよくとりましょう。

また、カルシウム（P142）も不足しがちな栄養素です。赤ちゃんの丈夫な歯や骨を作り、母体の骨量を維持するためにも、乳製品や大豆製品、青菜などを毎日とりましょう。

塩分をとりすぎると、むくみや高血圧の原因になります。食事はうす味を心がけましょう。加工食品にも塩分が多く含まれているので注意が必要です。

妊娠中の体重増加の目安

体格区分（非妊娠時）		妊娠全期間を通しての推奨体重増加量	妊娠中期から末期の1週間あたりの推奨体重増加量
低体重（やせ）	BMI 18.5未満	9〜12kg	0.3〜0.5kg/週
ふつう	BMI 18.5以上 25.0未満	7〜12kg※1	0.3〜0.5kg/週
肥満	BMI 25.0以上	個別に対応※2	個別に対応

※1 体格区分が「ふつう」でBMIが「低体重（やせ）」に近い場合には上限側に近い範囲を、「肥満」に近い場合は下限側に近い範囲が望ましい。
※2 BMIが25.0をやや超える程度の場合はおおよそ5kgが目安。著しく超える場合は他のリスク等を考慮しながら、身体の状況を踏まえ、個別に考える。

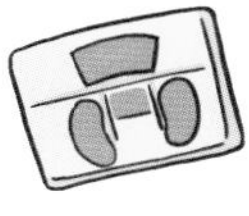

column

水銀を多く含む一部の魚介類に配慮を

魚は妊婦の身体にも良い食品です。ところが魚介類の一部には、比較的多く水銀を含む種類があり、胎児への影響が懸念されています。この胎児への影響は、例えば音を聴いた場合の反応が1,000分の1秒以下のレベルで遅れるようになるくらいのもので、将来の社会生活に支障が出るような重篤なものではありません。厚生労働省のHPでは、バンドウイルカ、キンメダイ、メカジキなどの気を付けたい魚介類の種類と摂取量の目安が示されています。（厚生労働省「妊婦への魚介類の摂取と水銀に関する注意事項」）

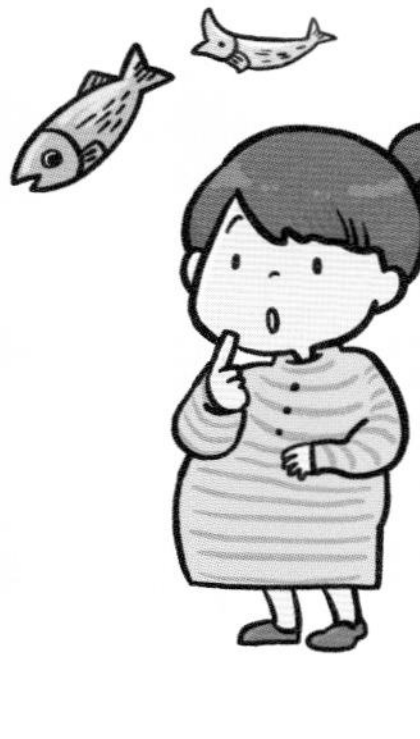

高齢期

健康長寿のために たんぱく質をしっかりと

65歳以上の高齢期になると、基礎代謝量が低下して体力や活動量も低下しがち。このためそれまでと同じ食事をしていると、肥満になりやすくなります。

一方で、歯の欠損や味覚・嗅覚の低下、消化力や飲み込む力の低下、子どもが独立し、1人暮らしになったことによる食への関心の低下などから、食欲がなくなり低栄養状態になってしまう場合もあります。特に75歳以上の後期高齢者は、低栄養が死亡のリスクになることがあるので注意が必要です。

のどの渇きも感じにくくなるため、渇きを感じなくても水分を摂取するように心がける必要があります。水分が不足すると脱水症状や血栓の原因になることもあるからです。

また、少しでも長く健康に生きるためには、身体の機能障害と関係の深い「サルコペニア」※1や「ロコモティブシンドローム」※2を予防することが大切。これらの予防には骨格筋や臓器の機能維持がポイントとなるため、毎食、主菜でたんぱく質をとるようにします。

特に1人暮らしの場合や、家族と同居していても日中1人で過ごすときは、手軽に食べられるお茶漬けや菓子パンなどですませてしまいがちなので注意しましょう。

高齢期の献立ポイント

主食	ごはんは食塩も脂質も含みません。麦や玄米も混ぜて食べると食物繊維も多くとれるのでおすすめです。朝はシリアルも便利です。
副菜	体調を整えるビタミン・ミネラルを多く含む色の濃い野菜や、ビタミンCの多いいも類、食物繊維の多いきのこ・海藻など、いろいろな種類をとるようにしましょう。
主菜	体力と免疫機能を保つためには欠かせません。毎食必ず食べるようにしたいもの。特に卵と大豆（納豆や豆腐・豆乳）はできれば毎日とりたいものです。
牛乳・乳製品	骨の健康を守り、自分で歩ける身体を維持するためには、毎日とることが欠かせません。牛乳・ヨーグルト・チーズのどれでも好きなものを間食や料理に使いましょう。
果物	間食に食べるのが最適です。身近に常備して週に4日以上はとりましょう。菓子に比べると、食塩を含まず利尿作用のあるカリウムが多いのでおすすめです。

※１加齢や生活習慣によって筋力が低下してしまう状態。

※２骨、筋肉、関節、靭帯など身体を動かす組織の障害によって移動機能が低下した状態。

食事能力の低下に対するフォローを

身体を動かして食欲増進

食欲がわかないときは、軽い運動や家事、散歩などをすると、空腹になり、自然と食欲がわいてきます。

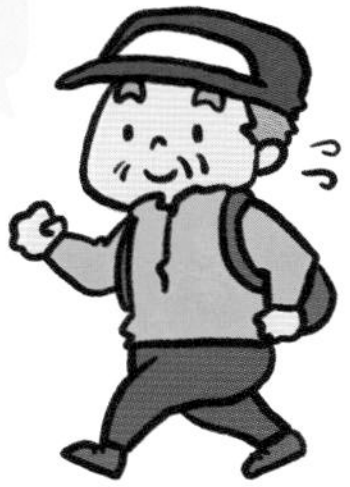

水分をとる

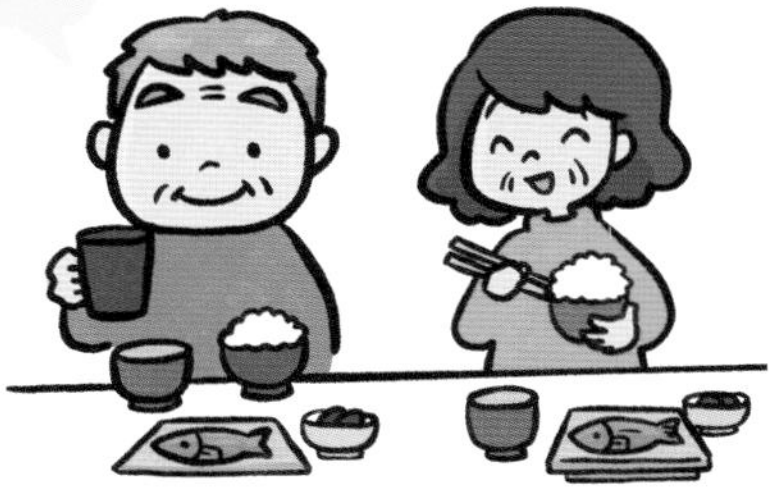

高齢期になると、のどの渇きを感じにくくなります。食事のときには必ず水分を一緒にとるようにしましょう。

口腔ケアでいつまでもおいしく

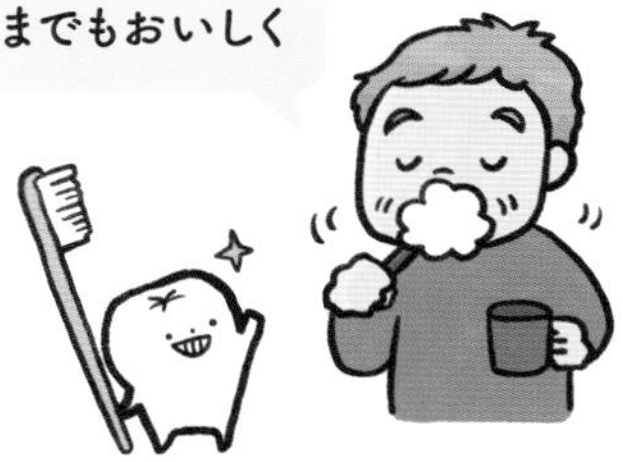

唾液の量が減ってくることもあり、口腔ケアをしっかり行う必要があります。いつまでも自分の歯でかめるよう、ケアしましょう。

食べやすい形やかたさを工夫

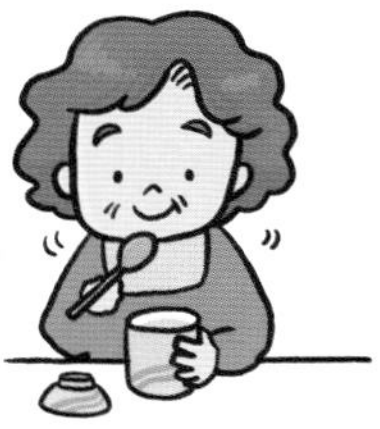

食べ物が飲み込みにくい場合は、食材を小さく切る、片栗粉などでとろみをつけるなどして、食事を楽しめる工夫をしましょう。

column

高齢期の低栄養状態はリスクだらけ！

高齢期の低栄養状態には、いろいろな危険性が潜んでいます。まずは認知機能の低下。つまり認知症になる可能性が高くなるということです。
また、生存率にも関係しています。栄養状態が悪くてBMIが20以下の人を8年間追跡調査した結果、元気でしっかり食べて栄養状態の良い人に比べ、死亡リスクが高いことがわかりました。楽しく食べて、動いて、低栄養を防ぎたいですね。

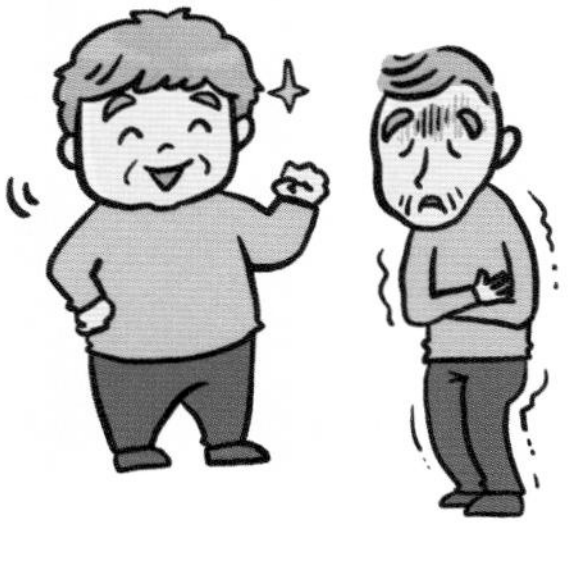

食べる時間と栄養の関係

生活サイクルを司る体内時計と食事は密接に関わっている

時間栄養学と体内時計

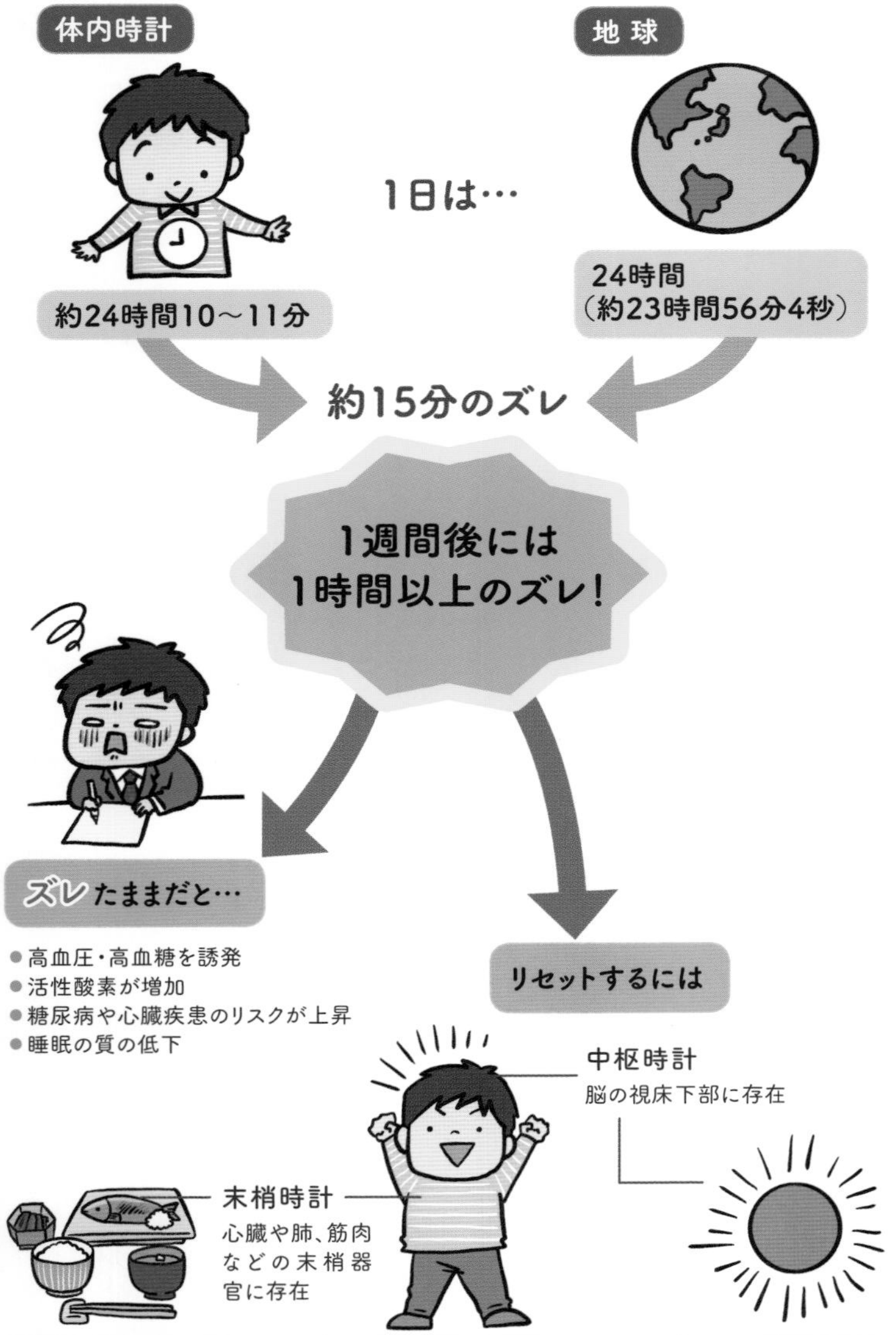
心臓や肺、筋肉などの末梢器官に存在
バランスの良い食事をとると末梢時計がリセットされる
身体内の2つの時計がどちらも整い、健康寿命にプラスの効果
朝に光を浴びると中枢時計がリセットされる

参考：香川靖雄編著『時間栄養学―時計遺伝子と食事のリズム』女子栄養大学出版部ほか

時間と栄養との関わり

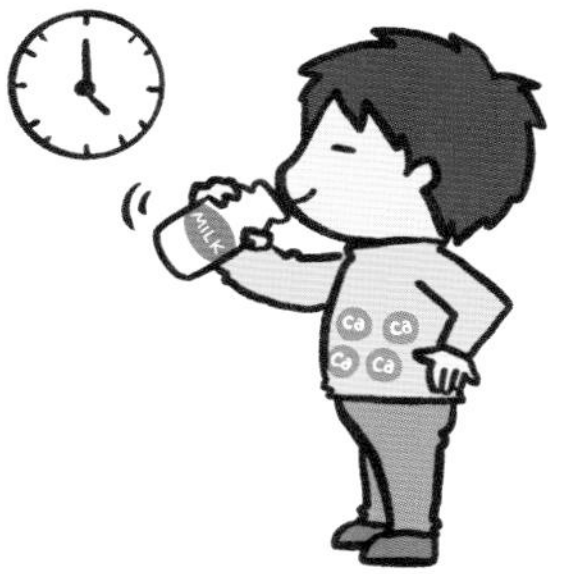

カルシウムが体内に蓄積される
夕方以降に摂取する

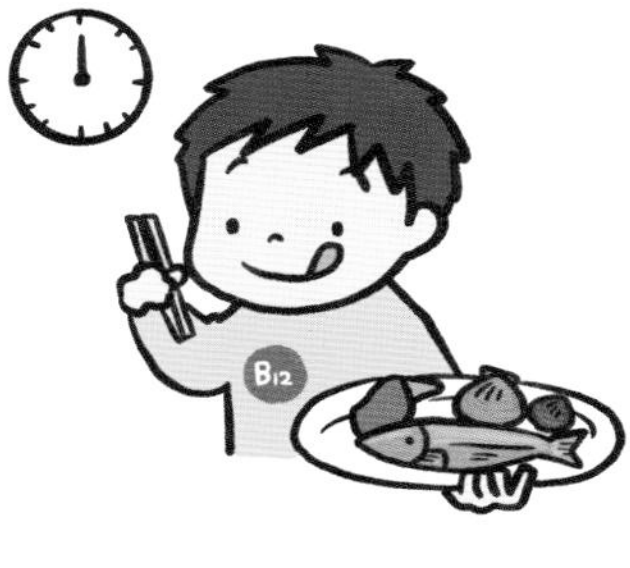

ビタミンB_{12}は吸収しやすい
午後の早い時間帯にとる

食事でリセットする末梢時計

私たちの身体には「体内時計」が備わっています。体内時計には「中枢時計」と「末梢時計」があり、1日の生活リズムを正確に刻んでいます。

ところがひとつ問題が。体内時計と地球の自転が、約15分ずれているのです。15分とはいえ、1週間たてば、そのずれは1時間以上に。体内時計をリセットしないと、どんどんずれが広がり、体調不良の原因にもなります。

そこで体内時計を毎日24時間周期にリセットすることが必要です。中枢時計をリセットする方法は、朝日を浴びること。一方、末梢時計をリセットする方法は、朝食をとることです。そして朝食のリセット効果を最大限に生かすコツは、糖質とたんぱく質を含んだ、バランスの良い食事をとることです。例えば糖質だけの食事よりもたんぱく質も含む食事のほうが、体温が上がり、空腹感も少なく、脳の働きも良くなることがわかっています。

何をいつ食べれば効果的に病気を予防できるのか

こうした、時間と栄養との関わりを研究する栄養学の分野を「時間栄養学」といいます。1日の身体のリズムと栄養との関係を研究するもので、健康で長生きするための栄養学からの新たな視点として、注目されています。

例えば、いつどんな栄養成分をとると、肥満や生活習慣病になりやすかったり、反対に予防につながったりするのか、またカルシウムは夕方以降に蓄積されやすいことを利用して、骨粗鬆症の予防につなげられないか、など。さらにそれらの成果は食事だけでなく、投薬時間や病気の治療方法などについても研究されています。

1日3食が基本なワケ

栄養素をしっかりとるためには3食に分けて

身体に蓄積できない栄養素を補うための3食

私たちは1日に3度食事をしていますが、1食の食事量は限られていますし、栄養素の中には身体内に蓄えられないものもあります。

主にエネルギー源となる糖質は、余ると肝臓でグリコーゲンになります。グリコーゲン（を分解したブドウ糖）は通常、脳の唯一のエネルギー源で、肝臓で約60gまで蓄えられますが、基礎代謝で1時間につき5gが消費されます。1食抜くと、次の食事までの間に使い果たされてしまうのです。

また水溶性ビタミン（Ｐ１１６）は多くとっても尿から排出されるため、3食で補給する必要があります。

夕食はとる時間にも注意うまくとって朝食につなげて

3食を、いつどのくらいとるかにもコツがあります。例えば朝食は身体を目覚めさせ、昼食とともに活動量が多い時間帯のエネルギー源となるため、意識してしっかりとりたい食事です。

一方で夕食は、以降の活動量が少ないうえに食事を消化・吸収する際に消費されるエネルギー量も低く、肥満につながりやすい傾向があります。加えて遅い時間に食事をとることで、睡眠中に消化器官を働かせることになり、眠りが浅くなったり胃もたれが起きることも。夕食が遅くなるときは、油脂の量を減らすなどの工夫をしましょう。

column

朝食抜きはダイエットに逆効果

体内時計のズレは体の不調を招きます。朝食をとらないと体内時計を24時間周期に整えられないうえに、昼食や夕食でドカ食いをして太りやすくなります。美容と健康のためには、朝食をしっかりとって夕食はそれより軽くするのが理想。また朝食を抜くと1日のリズムが乱れて、夜寝付けなかったり、翌朝目覚めが悪かったりなどの悪循環に陥ることも。

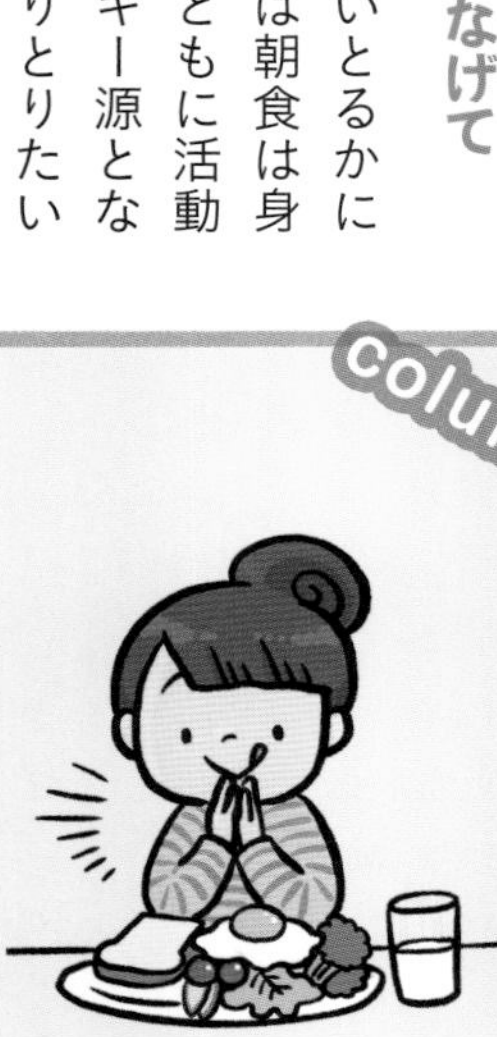

3食それぞれの食事のとり方のポイント

朝食

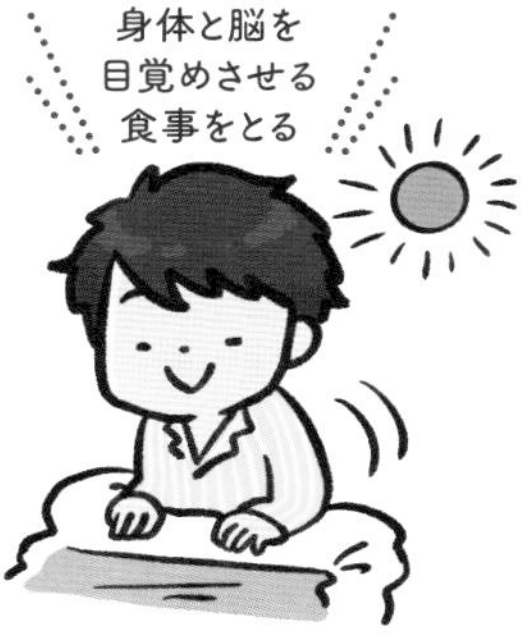
身体と脳を
目覚めさせる
食事をとる

POINT

❶ 主食をしっかり食べ、寝ている間に使い切ったグリコーゲンの材料になる糖質をとりましょう。

❷ 朝、日の光を浴びて主食・主菜・副菜のそろった朝食をとることで、体内時計がリセットされ（P.82）、身体を目覚めさせることができます。

昼食

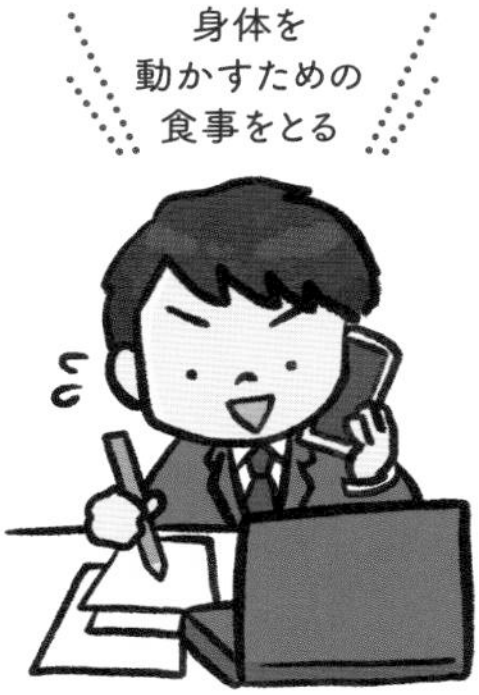
身体を
動かすための
食事をとる

POINT

❶ 朝食から5〜6時間後を目安にとりましょう。

❷ 活動量も多く、内臓の働きも活発な時間なので、どうしてもエネルギー量が高いものを食べたいときなどはこのタイミングで。とはいえとりすぎは禁物です。

間食

POINT

夕食が遅くなるときは、間食におにぎりやたんぱく質系のおかず、乳製品をとり、夕食は野菜のおかずなどを軽めに。

夕食

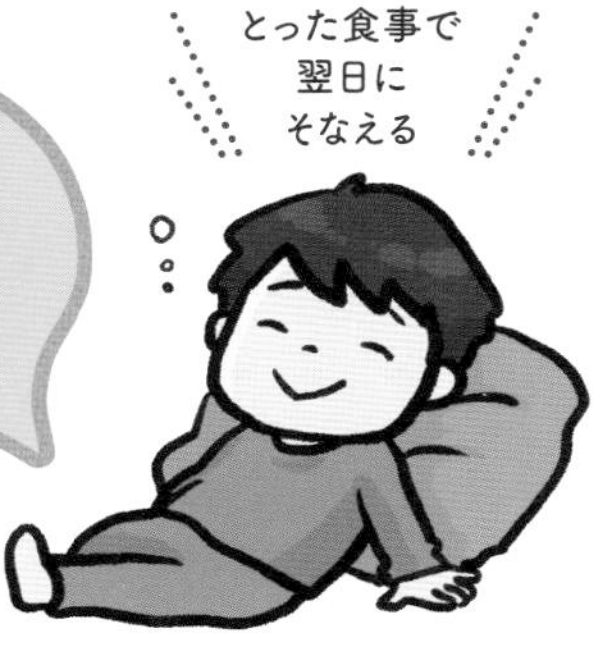
とった食事で
翌日に
そなえる

POINT

❶ 夜寝る前に胃の中が空っぽになっているのが理想ですので、夕食は軽めに、できるだけ21時までにすませましょう。

❷ 夕食は1日の最後の食事。朝食や昼食を見直して足りない食材や料理を食べると、1日のバランスがとりやすいでしょう。

抗酸化力を高める食事

腸内環境を改善&抗酸化力を
高める食事で身体を守る

免疫機能を高める栄養素と栄養成分

腸内細菌のバランスを整える
- 食物繊維
- 乳酸菌
- オリゴ糖

➡ヨーグルト、納豆、キムチ、みそなど

免疫細胞を活性化させる
- たんぱく質
- ビタミンA
- ビタミンE

➡肉類、魚類、乳製品、卵、種実類など

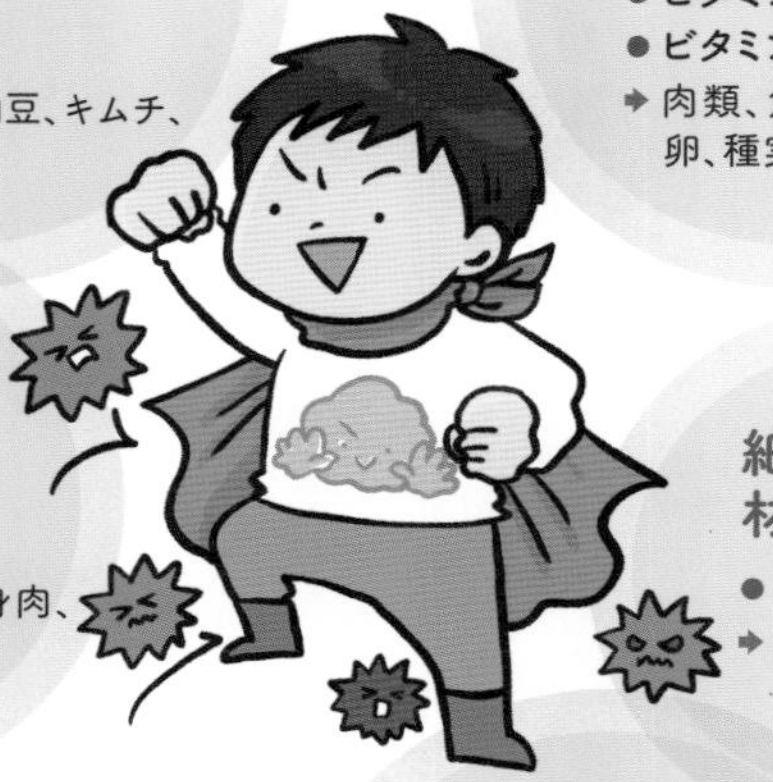

免疫細胞を保護する
- 亜鉛 ● セレン
- 銅 ● マンガン

➡カキ、レバー、牛赤身肉、種実類など

細胞膜の材料となる
- コレステロール

➡卵、ウナギ、いか、レバー、たらこなど

筋肉をつけて体温をキープ

腸内の炎症を抑える
- ポリフェノール
- n-3系の不飽和脂肪酸

➡バナナ、マンゴー、ブルーベリー、チョコレート、青魚、亜麻仁油など

腸内環境改善や血流促進で免疫機能をアップ

身体の外部から身体内に侵入してきた細菌などの異物を排除して、病気にならないように身体を守るのが免疫機能です。免疫機能を担う免疫細胞は、白血球中に含まれ、身体を病原体から守っています。

免疫機能を高めるためには、免疫細胞を作るもとになるたんぱく質をはじめ、植物性食品を増やすなどバランスよく食べること。特に、腸内細菌のバランスが改善すると免疫機能が上昇。免疫機能の源の60〜70%は腸にあるともいわれ、腸内環境が良くなると免疫細胞は活性化しやすくなります。また、体温が適度に上がることも免疫機能のアップに効果的。

抗酸化力を高める栄養素と栄養成分

ビタミン①
ビタミンA
➡ にんじん、かぼちゃ、ほうれん草など

フィトケミカル※1①
ポリフェノール
- アントシアニン
- カテキン
- クルクミン
- ケルセチン

➡ ぶどう、バナナ、マンゴー、ブルーベリー、春菊など

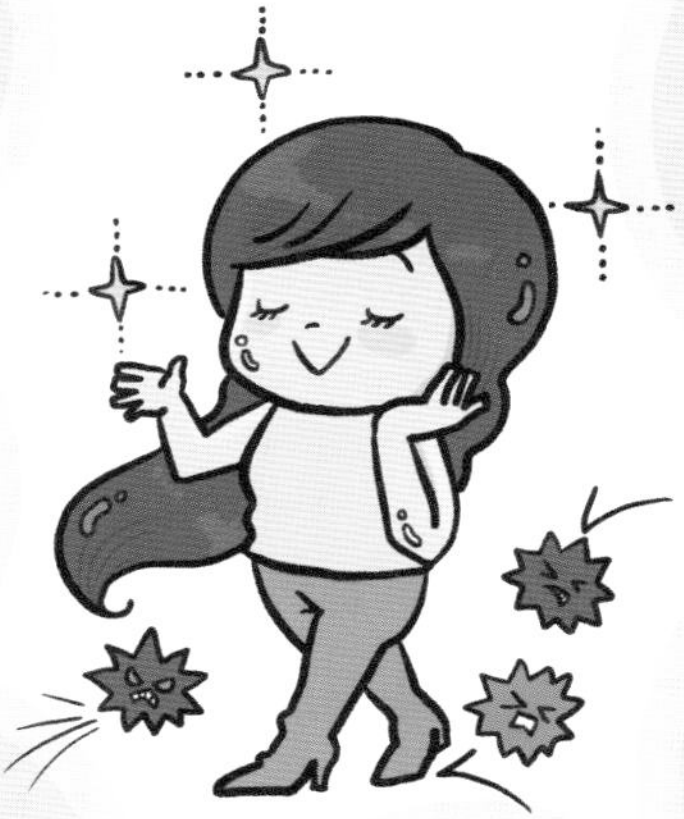

ビタミン②
ビタミンE
➡ かぼちゃ、モロヘイヤ、アボカド、種実類など

フィトケミカル②
カロテノイド
- アスタキサンチン
- リコペン

➡ サケ、かぼちゃ、トマト、にんじんなど

ビタミン③
ビタミンC
➡ かんきつ類、いちご、赤ピーマン、ブロッコリー、とうがらし、いも類など

フィトケミカル③
含硫《がんりゅう》化合物
- アリシン
- イソチオシアネート

➡ 玉ねぎ、にんにく、にら、ブロッコリーなど

抗酸化物質で活性酸素を除去

老化の原因のひとつに、活性酸素による酸化があります。活性酸素は呼吸で取り込んだ酸素の一部から発生したもの。呼吸や代謝で発生するため、生きている限りゼロにはできません。

身体を守る働きもある活性酸素ですが、ストレスや運動不足、喫煙などによって増えすぎてしまうと、さまざまな悪影響が懸念されます。細胞が老化したり、動脈硬化を引き起こしたり、免疫機能が低下したりなどです。

そんな活性酸素の発生を防止したり、除去して老化を予防するためには、抗酸化物質が効果的です。抗酸化物質はビタミンAやE、Cやポリフェノールなどが知られています。主に植物性の食品に多く含まれています。

※1 ファイトケミカルとも。植物に含まれる化学物質で、抗酸化力アップや免疫機能アップなど、健康への効果が期待されています。

食品表示と安全な食品選び

よりわかりやすくなった食品表示をマスターしよう

食品表示のルールが統一 よりわかりやすい表示法に

2015年から「食品表示法」という新しい法律が施行※1されました。これは今まで食品の種類ごとに3つの法律で決められていた表示ルールを、ひとつの法律に統一しわかりやすくしたものです。

このほか大きな変更点としては、アレルギー表示がわかりやすくなったこと、加工食品の「栄養成分表示」の義務化、原材料と食品添加物を明確に分けて表示する（P90）、「機能性表示食品」（P93）制度の新設などがあげられます。

食品表示は、食品を選ぶ際に品質を判断する手がかりとなるものです。例えば原材料は、使用量の多い

食品に表示されているもの

- 名称
- 原材料名
- 添加物
- 内容量
- 賞味期限
- 保存方法
- 製造者

原材料名と添加物

どれが原材料で、どれが原材料以外の添加物なのかがわかるよう、項目を分けるなどの方法で明確に区分して表示する。➡P.90

消費期限

安全に食べられる期限で、食品の劣化が早い食品につけられる。消費期限を過ぎたものは食べないほうがよい。

賞味期限

おいしく食べられる期限で、期限を過ぎてもすぐに食べられなくなることはない。

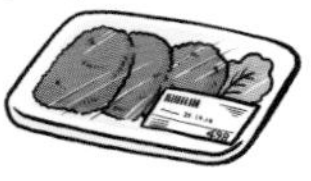

そのほかの表示

- 栄養成分表示➡P.89
- アレルギー表示
  表示義務のある7品目（卵、乳、小麦、落花生、えび、そば、かに）は、「マヨネーズ（卵を含む）」などの形式で表示されます。
  このほか、表示が推奨されているものが21品目（アーモンド、いくら、キウイフルーツ、クルミ、大豆、バナナ、やまいも、カシューナッツ、もも、ごま、さば、さけ、いか、鶏肉、リンゴ、まつたけ、あわび、オレンジ、牛肉、ゼラチン、豚肉）あります。
- 有機食品表示
- 遺伝子組換え食品に関する表示

※1 加工食品と添加物は猶予期間がありましたが、2020年4月からは義務化されました。また小規模事業者が販売する物など、例外的に表示の省略が認められている場合があります。

栄養成分表示の見方

栄養成分表示
カップめん1食（100g）あたり

エネルギー	310kcal
たんぱく質	9.8g
脂質	7.1g
炭水化物	54.1g
食塩相当量	2.2g
（めん・かやく	0.5g）
（スープ	1.7g）
ビタミンB_1	0.18mg
ビタミンB_2	0.22mg
カルシウム	101mg

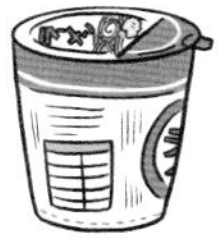

表示単位
100g、100mℓ、1食分、1包装分、そのほか1単位あたりの量を表示する。

成分表示
熱量（エネルギー、カロリー）、たんぱく質、脂質（飽和脂肪酸、不飽和脂肪酸、コレステロールを含む）、炭水化物（糖類と食物繊維を含む）、食塩相当量の順に表示する。

食塩相当量
ナトリウム含有量は食塩相当量に換算して表示する。

任意表示栄養成分
亜鉛やカルシウムなどのミネラル類や、ビタミンA、B群、ビタミンCなどのビタミン類を表示することもできる。

栄養強調表示
「高○○」「△△オフ」「□□ゼロ」など栄養成分が強化されていたり、逆に糖類やナトリウム塩などを添加していないことを表す表示。一定の基準を満たしている場合のみ表示できるが、例えば「糖類ゼロ」と表示されていても全く含まれていないわけではなく、基準に従って微量に含まれている場合もある。

順に並んでいます。混同されやすいのは「消費期限」と「賞味期限」。「消費期限」を過ぎたものは食べないほうがよいですが、「賞味期限」は期限を過ぎてもすぐに必ず食べられなくなるわけではありません。

また食品表示には、万が一事故が発生した場合に、その原因を明らかにして、回収する手がかりとする役割もあります。

私たちが購入する加工食品は、食品表示法によって「熱量（エネルギー量）、たんぱく質、脂質、炭水化物、食塩相当量」の5項目の栄養成分表示が原則として※1義務づけられるようになりました。表示の義務化のほかにも、塩分が「ナトリウム」ではなく、「食塩相当量」としてわかりやすく表示されるようになったのも大きな違いです。

さらにこの5項目に加え、任意表示栄養成分として、脂肪酸などの含有量も表示されることがあります。

資料：東京都「～食品の表示についての新しい法律～食品表示法ができました！」、消費者庁「新しい食品表示制度」

食品添加物の種類と目的

食生活を便利にした添加物。身体への影響は未知数な部分も

食品添加物には指定添加物とそのほかの添加物とがある

食品の保存性を高めたり、味や発色、香りを良くしたりするために使われているのが食品添加物です。

日本で使用が認められている食品添加物は、厚生労働省が安全性と有効性を確認した「指定添加物」とそのほかの添加物とに分けられます。

指定添加物とは、国が使用してよいと認めたもので、2020年現在、約468品目あります。そのほかに使用可能な添加物は、使用経験の長い天然添加物である「既存添加物」、動植物から得られる香料の「天然香料」、通常は食品として使われている「一般飲食物添加物」です。

安全性は考慮されているがとりすぎには注意して

食品添加物は、原材料の欄に表示が義務付けられています。まず原材料が表示され、その後に添加量が多い順に記載されています。

また、食品添加物は健康を損なう恐れがないことが大前提。通常の摂取量ならば心配ありませんが、近ごろは食品添加物を使った加工食品が増え、さまざまな組み合わせでとられるようになりました。その安全性はまだ十分に研究されていませんし、長い期間摂取するこれからの子どもへの影響は未知数の部分もあります。とる必要のないものは選ばず、加工食品に頼りすぎないように心がけることも大切です。

食品添加物の表示例

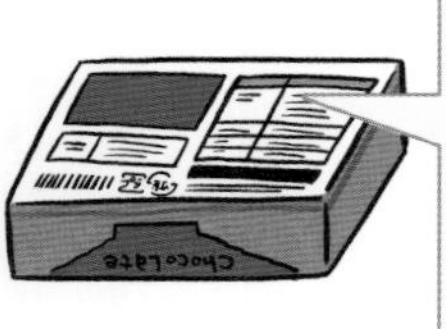

名称：チョコレート
原材料名：カカオマス、砂糖、ココアパウダー、植物油脂、水あめ、還元水あめ／乳化剤、酸味料、増粘多糖類（アラビアガム）、香料、光沢剤（一部に乳成分・大豆を含む）

栄養成分表示は、原材料名と食品添加物の項目を分けて記載するか、左図のように間にスラッシュを入れて分けるなど、違いをはっきりとさせる。

栄養成分表示に食品添加物の表示が義務化され、配合量が多い順に表示される。

主な食品添加物の種類と用途

	種類	物質名	目的	食品例
色	着色料	食用赤色2号（アマランス）、β《ベータ》-カロテン	食品を着色し、色調を調節する	氷イチゴのシロップ、ゼリー、清涼飲料水、マーガリン
	発色剤	亜硝酸ナトリウム、硝酸カリウム	ハム・ソーセージの色調・風味を改善する	ハム・ソーセージ、ベーコン、コンビーフ、イクラ、たらこ
	漂白剤	次亜硫酸ナトリウム、亜硫酸ナトリウム	食品を漂白し、白くきれいにする	かんぴょう、ドライフルーツ、こんにゃく粉、天然果汁、瓶詰めチェリー
味	甘味料	アスパルテーム、サッカリンナトリウム	食品に甘味を与える・低カロリー化	清涼飲料水、冷菓、菓子、農畜産加工食品など全般
	酸味料	クエン酸、乳酸、二酸化炭素	食品に酸味を与える	清涼飲料水、冷菓、ゼリー、キャンデー、漬物など
	調味料	L-グルタミン酸ナトリウム	食品にうま味などを与え、味を調える	一般食品
香り	香料	酢酸エチル、チオール類	食品に香りをつけ、おいしさを増す	菓子類、清涼飲料水など
舌ざわり・歯ざわり	増粘安定剤	アルギン酸ナトリウム	食品に滑らかな感じや粘り気を与え、分離を防止し、安定性を向上させる	アイスクリーム、フルーツゼリー、プリン、かまぼこ
	乳化剤	グリセリン脂肪酸エステル	水と油を均一に混ぜ合わせる	パン、ケーキ、マーガリン、アイスクリーム
	膨張剤	炭酸アンモニウム、硫酸アルミニウムカリウム（ミョウバン）	ケーキなどをふっくらさせ、ソフトにする	パン、ケーキ類
変質・腐敗防止	保存料	ソルビン酸、安息香酸	カビや細菌などの発育を抑制し、食品の保存性を高め、食中毒を予防する	ソーセージ、かまぼこ、清涼飲料水、しょうゆ
	殺菌料	次亜塩素酸ナトリウム	食品細胞の殺菌	野菜、果実、飲料水
	酸化防止剤	dl-α《アルファ》-トコフェロール（ビタミンE）、L-アスコルビン酸（ビタミンC）	油脂などの酸化を防ぎ、保存性をよくする	油脂含有食品、バター、魚肉ソーセージ
	防カビ剤	オルトフェニルフェノール	輸入柑橘類などのカビの発生を防止する	柑橘類
栄養強化	強化剤	乳酸鉄、ビタミンA、炭酸カルシウム	栄養素を強化する	麺類、強化米、粉ミルク、あめ

トクホとサプリの基礎知識

機能が検証されているトクホ、
機能を表示できないサプリメント

トクホとサプリメントは法律で明確に分けられている

薬局へ行くとたくさんの健康食品やサプリメントが目につきます。

健康食品とは、法律上の定義はなく、広く健康の保持や増進を助ける食品として販売されているもの全般のこと。そのうち国が食品の保健機能を表示できると定めたものを「保健機能食品」といいます。

代表的なのは「トクホ」として知られる「特定保健用食品」。安全性や有効性に関する国の審査をパスした食品だけが表示できます。このほか基準や届け出の有無などの違いによって、「栄養機能食品」や「機能性表示食品」があります。

一方、サプリメントは栄養補助食品や健康補助食品とよばれますが、栄養機能食品または機能表示ができない「一般食品」に分類されます。

サプリメントはあくまで補助バランスのとれた食事を

不規則で偏った食事が続いて栄養バランスが崩れがちなときなど、それを補うためにこれらの食品を利用すれば一定の効果が期待できます。

しかし栄養素は単独では機能を発揮できません。さまざまな栄養素が働く中にあってこそ、本来の効果が生まれます。このため、特定の栄養素だけを集中的に摂取しても、期待する効果が得られるとは限りません。また過剰摂取のリスクを懸念する研究者がいることも、覚えておきましょう。

サプリメントを利用するときの注意点

薬を服用している人は医師に相談してから

健康食品の中には、飲み合わせによっては薬の作用を増強させたり、効果を低減させるものも。薬を服用中の人は摂取する前に医師や薬剤師に相談を。

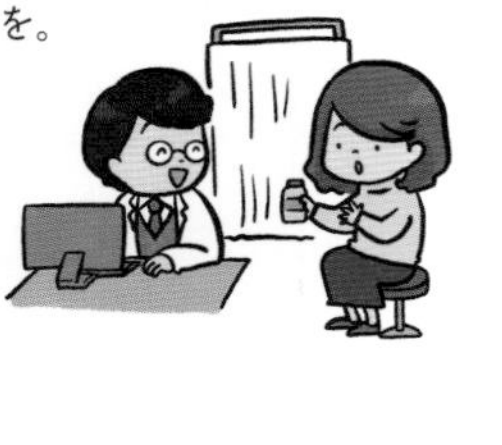

食事より過剰摂取しやすいので要注意

過剰摂取による健康被害や過剰症も報告されています。また体質に合わないものを飲み続けると、体調を崩す可能性があることにも留意しましょう。

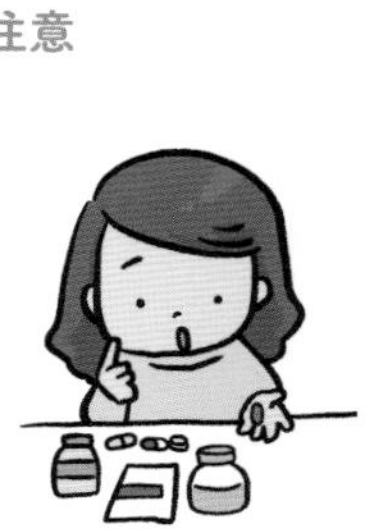

サプリメントは薬でなく食品

区分	分類	説明	国の関与	機能の表示
医薬品	医薬品	病気の治療や予防に使われる。医師の処方箋が必要な医療用と、薬局で購入できる市販薬がある。		
食品	特別用途食品	乳児の発育や妊産婦、高齢者、病気の人などの健康保持・回復など、特別な用途に用いられる食品。	国の審査が必要	
食品	保健機能食品：特定保健用食品（トクホ）	栄養素の機能の有効性と安全性が、国により製品ごとに審査されており、特定の保健の用途が表示されている。	国の審査が必要	機能の表示ができる
食品	保健機能食品：栄養機能食品	13種類のビタミン、6種類のミネラル、1種類の脂肪酸のどれかが補給できる食品。トクホと異なり、国による審査がなくても表示できる。	基準を守れば表示OK／届け出などは不要	機能の表示ができる
食品	保健機能食品：機能性表示食品	科学的根拠にもとづいた機能性を表示した食品。安全性及び機能性の根拠に関する情報は消費者庁へ届け出が必要。	消費者庁に届け出／届け出情報は公開される	機能の表示ができる
食品	一般食品	サプリメントの一部やごく一般的な食品。機能性の表示はできない。		機能の表示ができない

サプリメントはここに該当する（栄養機能食品、一般食品）

注意したい食中毒

「菌をつけず、増やさず、殺菌する」の3原則を実践しよう

食中毒の原因は４種類に分けられる

食品の保存・加工技術の進歩や衛生知識の普及によって、食中毒の発生件数や死亡者数は減少しています。とはいえ、２０１９年に届け出があったものだけで１０６１件発生し１３０１８人が被害にあっています。

食中毒の原因には大きく分けて細菌、ウイルス、自然毒、化学物質の４種類があります。サルモネラ菌や病原性大腸菌などが体内に入って起きるのが、細菌性食中毒。ウイルスはほとんどがノロウイルスによるものです。自然毒は、毒きのこやフグ、有毒化した貝などを食べることで起きます。化学物質は、農薬や有害金属などによるものです。

家庭でできる食中毒予防のポイント

総発生件数の3～4割を占めているのが細菌性食中毒です。これを防ぐには、「菌をつけないこと」「菌を増やさないこと」「菌を殺す」の3つが重要です。

以下は、家庭でできる食中毒予防のポイントです。

❶**購入前**……消費期限などの表示をチェックし、肉・魚はそれぞれ分けて包む。温度が上がらないよう、寄り道をせずまっすぐ帰る。

❷**保存**……帰宅後すぐに冷蔵庫へ。肉・魚は汁がもれないように包んで保存する。庫内に食品を詰め込みすぎず、7割程度にする。

❸**調理**……調理前に手を洗い、調理中もこまめに手を洗う。野菜用と肉・魚用は別のまな板にするか裏表で使い分ける。肉・魚を切ったら包丁やまな板に熱湯をかけておく。食品の加熱は十分に（目安は中心部分の温度が75℃で1分間以上）する。電子レンジを使うときは均一に加熱されるようにする。調理を途中で止めたら食品は冷蔵庫へ。

❹**食事**……盛り付けは清潔な器具や食器を使う。料理を長時間室温に放置しない。

❺**残った食品**……早く冷えるように小分けにして清潔な容器に入れる。温め直すときは十分に加熱する。少しでも怪しいと思った食品は思い切って捨てる。

主な細菌性食中毒の種類と症状

	種類	汚染源	主な原因	潜伏期間	症状
感染型	腸炎ビブリオ	海水（5～11月に多い）	魚介類、折詰め弁当、漬物など	6～18時間（平均12時間）	激しい腹痛、下痢、嘔吐、発熱（38℃前後）
感染型	サルモネラ菌	保菌者および保菌動物（家畜、ねずみ、犬）の糞便、下水や河川水	鶏卵、食肉、魚介類およびその加工品、複合調理食品	12～24時間（平均18時間）	発熱（38～40℃）、全身倦怠、頭痛、食欲不振、腹痛、下痢、嘔吐
感染型	病原性大腸菌	保菌者および保菌動物の糞便	汚染を受けた食品	10時間～5日（菌により異なる）	下痢、腹痛、頭痛、発熱、溶血性尿毒症
感染型	カンピロバクター・ジェジュニ	汚染食品	鶏肉、汚染した牛乳や飲料水、井戸水、湧水	1～7日	腹痛、下痢、発熱
感染型	ウェルシュ菌	人および動物の糞便、土壌、水など	食品、魚介類の加熱調理食品	6～18時間（平均12時間）	腹痛、下痢、まれに嘔吐、発熱
毒素型	ブドウ球菌	人および動物の化膿巣、自然界（空気、水など）	穀類およびその加工品、複合調理食品、菓子類、魚介類	30分～6時間（平均3時間）	頭痛、下痢、吐き気、嘔吐、腹痛、通常発熱はない
毒素型	ボツリヌス菌	土壌、まれに海水、湖水	いずし、ハム、ソーセージ、缶詰など	12～36時間（毒素により不定）	視力低下、口渇、腹部膨満感、四肢運動麻痺、呼吸麻痺などの神経障害

SDGsと食生活

環境を破壊せず、
私たちの消費を支え続けられる世界に

SDGsの17のゴール

1. 貧困をなくそう
2. 飢餓をゼロに
3. すべての人に健康と福祉を
4. 質の高い教育をみんなに
5. ジェンダー平等を実現しよう
6. 安全な水とトイレを世界中に
7. エネルギーをみんなにそしてクリーンに
8. 働きがいも経済成長も
9. 産業と技術革新の基盤をつくろう
10. 人や国の不平等をなくそう
11. 住み続けられるまちづくりを
12. つくる責任つかう責任
13. 気候変動に具体的な対策を
14. 海の豊かさを守ろう
15. 陸の豊かさも守ろう
16. 平和と公平をすべての人に
17. パートナーシップで目標を達成しよう

自然環境を保全し資源の消費を抑える取り組み

SDGs《エスディージーズ》とは、「持続可能な開発目標」の略称で、2015年に国連で世界のリーダーによって決められた国際社会共通の目標です。貧困や飢餓、環境問題、経済成長やジェンダーなど、すべての国の社会課題を対象とした17のゴールと、達成基準である169のターゲットから構成されています。豊かさや地球環境を守り、誰ひとり取り残さないことを強調し、2030年までに達成することが目標とされています。SDGsは壮大な目標ですが、私たちが日常生活でできることがたくさんあります。

例えば、食品ロス（本来食べられる

食品ロスは無駄を生むだけでなく、廃棄にも多大なコストがかかり、二酸化炭素の排出などの環境負荷も連鎖的な問題となっています。食品ロスの半数近くは家庭から出ているので、もしなくなれば環境への負担を減らすことができます（P98）。

また、近年は海に流出するマイクロプラスチックが問題になっています。私たちが使うレジ袋やプラスチックストロー、ペットボトルなどが減少すれば、海の環境汚染の改善につながるかもしれません。

さらに、地元で作られた食品を食べる「地産地消」もSDGsの目標達成に役立ちます。地元で食物を消費することによって運搬のときに発生する二酸化炭素の削減につながるからです。

ほかにも節水を心がけたり、ごみを分別したり、できるだけ再生紙を使うことなどもあげられます。

column

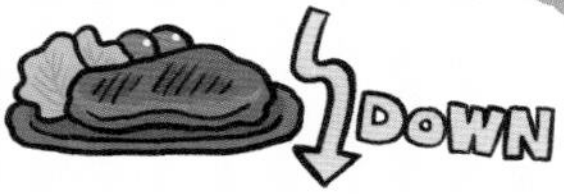

環境にやさしい食事は身体にもやさしい

2019年1月、英医学誌『ランセット』に「食」を転換することが、人と地球環境を維持させる最も大きな手段になるという論文が掲載されました。具体的には、環境への負荷が大きい赤身肉の消費を半減させ、野菜や果物、ナッツ類などの消費を増やそうというもの。赤身肉は過剰にとると健康リスクになるため、植物性たんぱく質をとることは、健康維持にもなるわけです。動物性・植物性の食品をバランスよくとることは、環境にも健康にもよい「持続可能な食生活」ということです。

SDGsに貢献できること

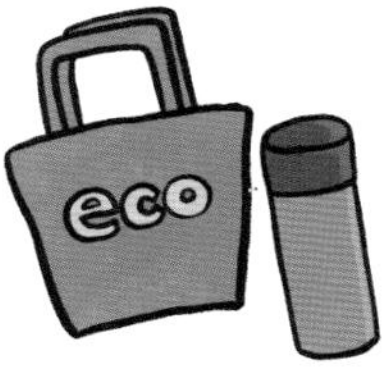

- **エコバッグを使う、マイボトルを持ち歩く**

プラスチックごみを減らすことで、そのごみが流れつく海を守るというゴール14に貢献できます。

- **買い物の前に冷蔵庫をチェック**
- **地元産の食材を使う**
- **保存食を作って加工品を減らす**

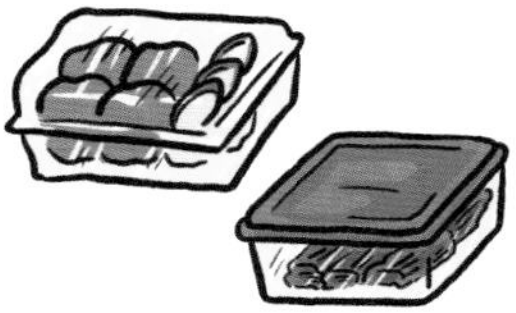

食品ロスを減らすことは、ゴール7と12に貢献できます。

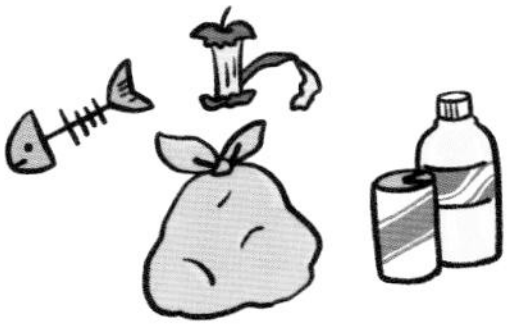

- **洗い桶に食器をつけ、汚れを落としてから洗う（節水）**
- **ごみの分別を徹底**

水を大切にすることはゴール7や14に、ごみの分別はゴール11、12、15に貢献します。

もっと知りたい

栄養のハナシ

フード・マイレージと食品ロス

1人あたりのフード・マイレージの比較（輸入相手国別）

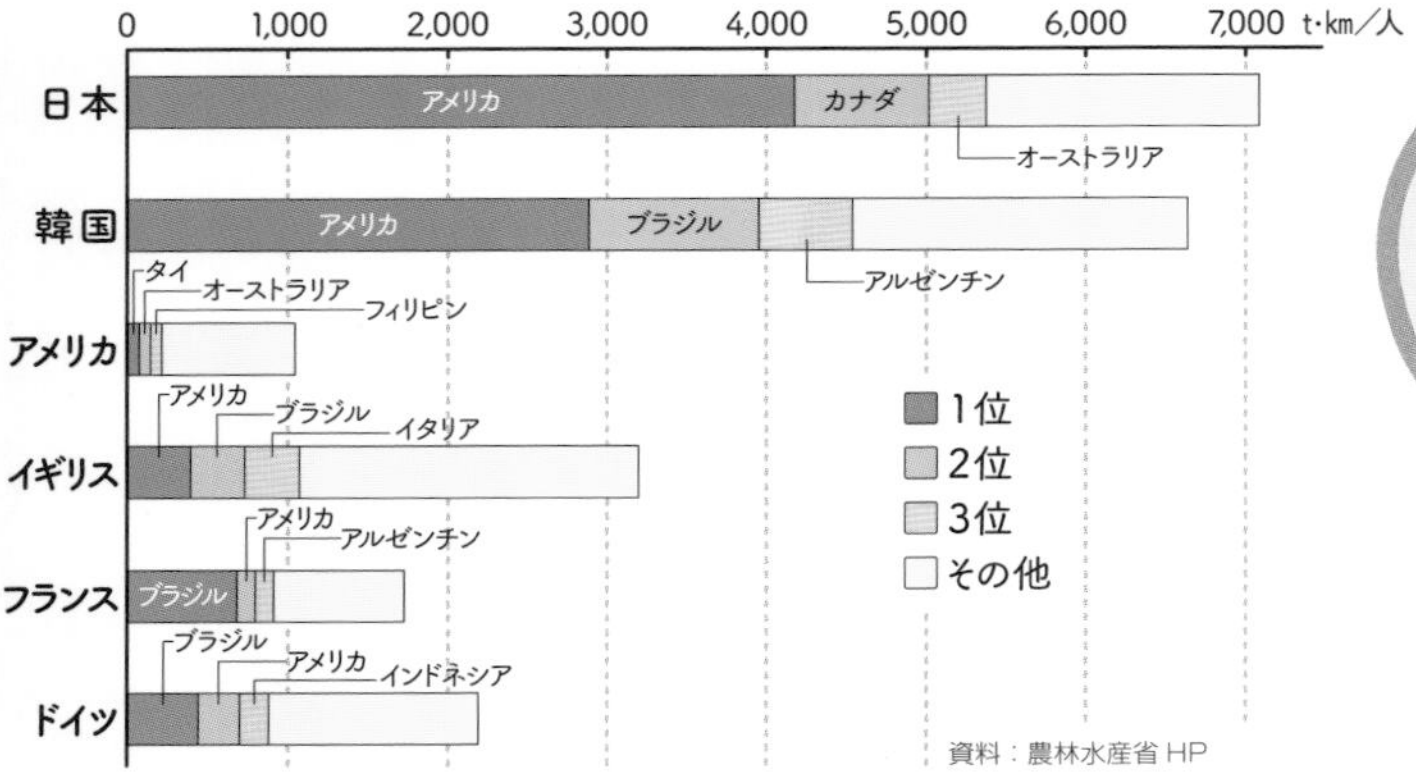

資料：農林水産省HP

フード・マイレージなど環境への負荷にも意識を

食料の生産地から食卓までの距離を示す目安を、フード・マイレージといいます。イギリスの消費者運動家ティム・ラングが提唱している指標で、輸入量（t）に輸送距離（km）を掛けて計算します。フード・マイレージの数値が小さいほど、輸送の際の二酸化炭素排出量が小さく環境への負荷が小さくなるだろうと考えられています。

日本は、他国に比べてフード・マイレージが高い国です。日本の食料輸入に伴う二酸化炭素排出量は約16・9百万トン（試算）。食品を購入する際は、地産地消など環境への負荷も意識しましょう。

食品ロスも大きな課題 家庭でも減らす取り組みを

もうひとつ意識したいのが食品ロス（P96）を減らすこと。日本の食品ロスは年間約612万トンにです＊1。これは、毎日大型（10トン）トラック約1680台分を破棄していることになります。日本の食品ロスは、世界中で飢餓に苦しむ人に向けた世界の食料援助量である約390万トン＊2の約1・6倍に相当しているのです。

日本の食品ロスのうち、家庭から出た量は284万トンで、約半数を占めています。食品ロスが多い背景には、消費者の過度な新鮮志向があるのではないかといわれています。この問題を解決するために、買い物のとき奥から商品を取らず、陳列されている賞味期限の順に購入したり、調理の際に適量を心がけたり、保存をうまく活用したりしましょう。

＊1 平成29年度推計（農林水産省・環境省）　＊2 国連世界食糧計画2018年実績

第3章

栄養成分の種類と働きを知ろう

私たちの身体は多くの種類の栄養成分を利用しています。
それらが互いに協力し合って身体を構成し、
機能を維持する仕組みや必要量、
とりすぎ・不足したときに見られる
症状などを紹介しています。

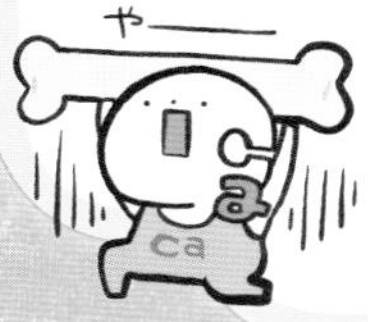

炭水化物

炭水化物とは？

糖質と食物繊維に分けられ、糖質は重要なエネルギー源になる

炭水化物の仲間たち

糖質
消化・吸収されやすく手軽なエネルギー源
→P.102

食物繊維
ほとんど消化・吸収されないけれど有用
→P.104

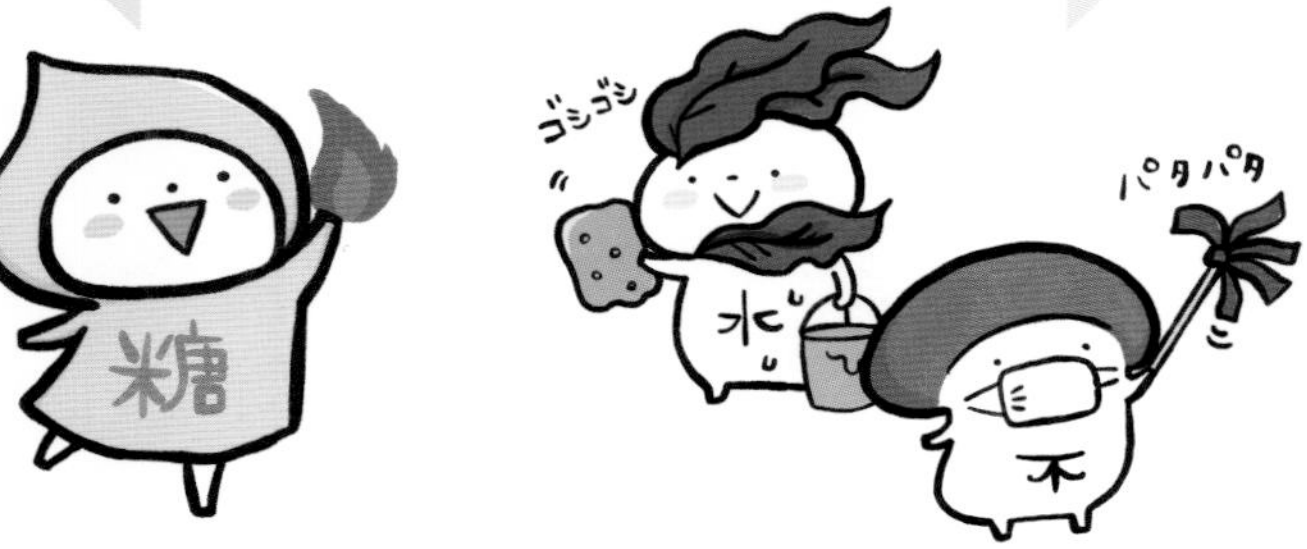

生きるためのエネルギーは炭水化物から

炭水化物は消化酵素で分解されるかどうかによって、糖質と食物繊維に分けられます。糖質は単糖類であるブドウ糖に分解されて、1gあたり4kcalのエネルギーを産生します。働きとしては体温や活動のためのエネルギー源となります。糖質はごはんやパン、麺類のほか、いも類や果物などにも多く含まれています。

一方、食物繊維は身体内の脂質や老廃物などを吸着して排泄するほか、一部は大腸で発酵分解されてエネルギー源になります。食物繊維は未精製の穀類や野菜、海藻、きのこ類などに多く含まれています。

おすすめの食品

バナナ

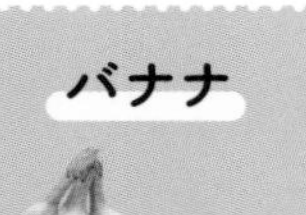

100g …… **22.5g/1.1g**
M1本（可食部117g）…………… **26.3g/1.3g**

フランスパン

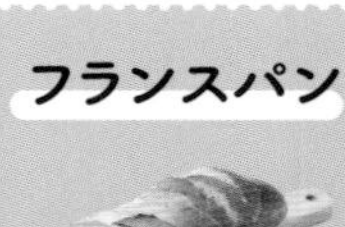

100g … **57.5g/2.7g**
140g（3cm2切れ）………… **80.5g/3.8g**

ごはん（精白米）

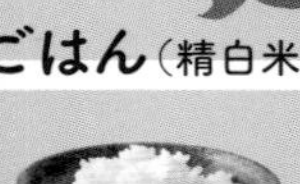

100g …… **37.1g/1.5g**
中茶碗1膳（140g）………… **51.9g/2.1g**

※炭水化物／食物繊維の量

とり方のコツ

ビタミンB_1やB_2は糖質をエネルギーに変える代謝を助ける働きをします。玄米ならビタミンB_1とB_2の両方が多くとれます。また、糖質に偏らず、脂質とたんぱく質からもバランスよくエネルギーをとりましょう。

とりすぎ・不足したとき

＋ とりすぎたとき

- 健康な人は、とりすぎてもすぐに症状は出ない。
- とりすぎが続くと、余ったブドウ糖がグリコーゲンや脂肪として蓄えられる。そのうち脂肪は体脂肪となり、肥満など生活習慣病の原因になる。

－ 不足したとき

- 不足した状態が続くと、疲労感や脱力感が起きる。また、筋肉などのたんぱく質や体脂肪が分解されてエネルギーに変換される（糖新生）。
- 不足した状態が長く続くと、糖新生が進んで筋肉量が減少したり、ケトン血症になったりすることもある。

働き

糖質

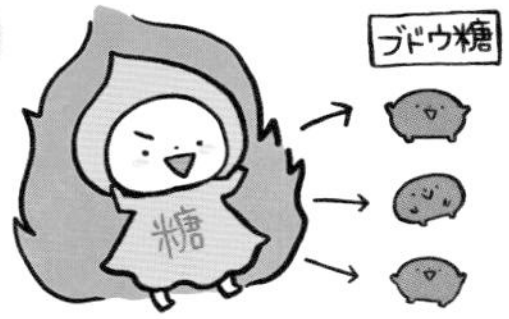

身体内で分解されてブドウ糖になり、エネルギー源になります。特に脳はブドウ糖が主なエネルギー源。しかも、脳が必要とするエネルギー量は、基礎代謝量の約20％を占めます。

食物繊維

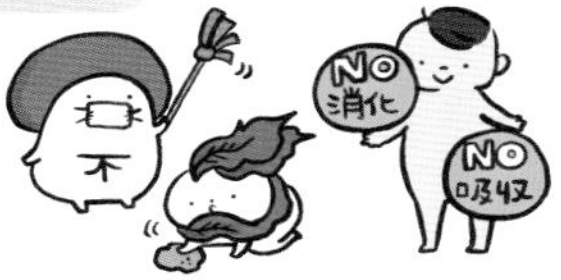

人間がほとんど消化吸収できない炭水化物で、身体の中の余分なものや老廃物を吸着して排泄します。一部は大腸で発酵分解され、1g=0～2kcalのエネルギーになります。

とりたい量

■食事摂取基準（目標量、％ エネルギー）

年齢	男性	女性
0～5（月）	—	—
6～11（月）	—	—
1～2（歳）	50～65	50～65
3～5（歳）	50～65	50～65
6～7（歳）	50～65	50～65
8～9（歳）	50～65	50～65
10～11（歳）	50～65	50～65
12～14（歳）	50～65	50～65
15～17（歳）	50～65	50～65
18～29（歳）	50～65	50～65
30～49（歳）	50～65	50～65
50～64（歳）	50～65	50～65
65～74（歳）	50～65	50～65
75以上（歳）	50～65	50～65

ブドウ糖は基礎代謝などを含めて、少なくとも1日に100g相当が必要になります。ただし、肝臓に蓄えられたグリコーゲンを必要に応じてブドウ糖として血液中に供給しているので、食事からとる必要最低量は、100gより少なくなります。

炭水化物（糖質）の摂取基準は、1日に必要なエネルギー量から、たんぱく質や脂質の必要量から得られるエネルギー量を引いた残りの量と算定されます。

CHECK

GI値とカーボカウント

GI値は摂取した食品がどのように血糖値を上げるのかを数値化したもので、数値が低い食品ほど食後の血糖上昇が緩やか。カーボカウントは、直接血糖値を上昇させる炭水化物（ほぼ糖質）の量をカウントして、血糖値をコントロールする方法です。

※目標量の範囲は、おおむねの値を示したものである。 ※目標量にはアルコールを含む。ただし、アルコールの摂取をすすめるものではない。
※妊婦、授乳婦は 50 ～ 65％エネルギー（目標量）とする。
資料：厚生労働省「日本人の食事摂取基準（2020 年版）」

炭水化物
糖質

糖質

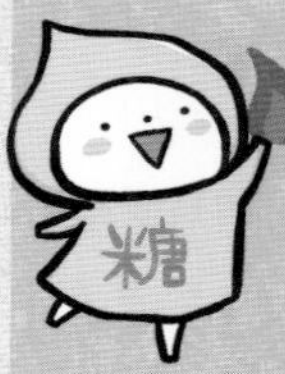

甘い物だけでなく、ごはんやいも類に含まれるでんぷんも糖質の仲間

単糖がつながっていろいろな糖ができている

糖質は炭素原子6個と水分子6個が輪状につながったものを基本単位に構成されています。基本単位1個から成る糖を「単糖」、単糖が2～9個結合したものを「少糖類」、単糖が10個以上結合したものを「多糖類」といい※1、左頁の表のような種類があります。多糖類のうちセルロースやペクチンは食物繊維の一種です。

主にエネルギー源として利用される糖質は、動物の身体内にはわずかしか含まれません。このため、植物が光合成をして作ったでんぷんなどの糖質を摂取し、身体内で消化・吸収してエネルギー源にしています。

※1 単糖の結合数がいくつまでを少糖類、いくつ以上を多糖類とよぶかは諸説あります。

もちもち食感はでんぷんの構造から

もち米やとうもろこしの粉から作った料理がもちもちするのは、そこに含まれているでんぷんの性質のため。でんぷんにはブドウ糖が400～1,000ほど直線的につながった「アミロース」と、アミロースが枝分かれしながらつながった「アミロペクチン」とがあり、このアミロペクチンがもちもちの食感を生み出します。そのためアミロペクチンの含有量の割合が多いほど、もちもち感が強くなります。

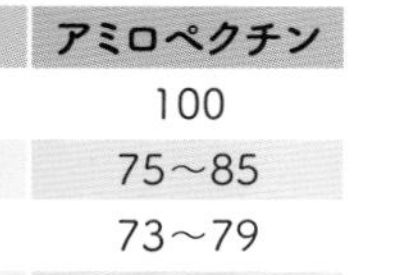

■でんぷん中のアミロペクチン含有率(%)

種類	アミロペクチン
もち米	100
うるち米	75～85
小麦	73～79
じゃがいも	78～80
とうもろこし	79
タピオカ	83～84
さつまいも	72～73
くず	76～77

資料：独立行政法人農畜産業振興機構 HP

甘さの違い

種類	甘味度
ブドウ糖	0.60～0.70
果糖	1.20～1.50
水あめ	0.35～0.40
ショ糖	1.00
乳糖	0.15～0.40

※ショ糖を 1.00 とした場合
資料：精糖工業会「甘味料の総覧」

人工甘味料

人工甘味料には、キシリトールなど糖質に分類されるものと、アスパルテームなど糖質に分類されないものがあります。糖質に分類される人工甘味料は、砂糖よりは低いもののエネルギー量がゼロではなく、砂糖に近い自然な甘さがあります。一方、アスパルテームは砂糖の200倍の甘さがありながらエネルギー量はほぼゼロ。また近年、人工甘味料による食物アレルギーの症例が報告されている点にも注意が必要です。

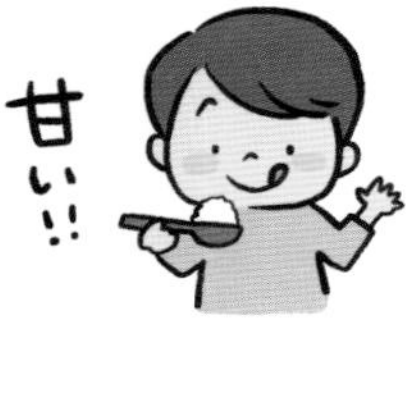

主な糖質の種類と働き

分類		名称	構造	特徴	性質
単糖類		ブドウ糖（グルコース）		穀類や果実に多く含まれ、主にエネルギー源として利用される。自然界に最も多く存在する糖。	
		果糖（フルクトース）	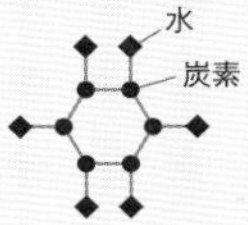 ブドウ糖	果実や花の蜜に多い。単糖類の中で最も小さいため吸収が早く、エネルギーに変わりやすい。	甘味あり 水溶性
		ガラクトース		乳製品や甜菜《てんさい》などに含まれる。ブドウ糖と結合して乳糖になるなど、ほかの糖と結合して存在している。	
少糖類	二糖類	麦芽糖（マルトース）	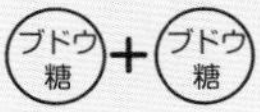	麦芽から作られる水あめに多く含まれ、甘味はそれほど強くない。でんぷんが分解されてできる。	
		ショ糖（スクロース）	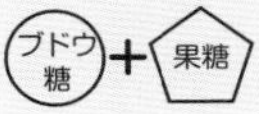	砂糖の主成分で、サトウキビや甜菜などに多く含まれる。甘味料として広く使われていて甘味も強い。	甘味あり 水溶性
		乳糖（ラクトース）	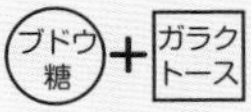	ブドウ糖とガラクトースが結合したもので、牛乳など乳にのみ含まれ、母乳にも含まれる。	
多糖類	（植物中）	でんぷん	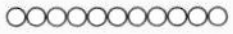 アミロース	ブドウ糖が多数結合した糖で、穀物やいも類に多く含まれる。身体内で分解されて最終的にブドウ糖になる。	
		デキストリン	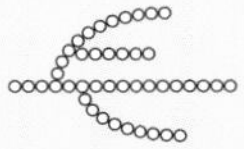 アミロペクチン	でんぷんが分解されたときにできる。さらに分解されて麦芽糖になり、さらに分解されてブドウ糖になる。	甘味なし 不溶性
	（動物中）	グリコーゲン	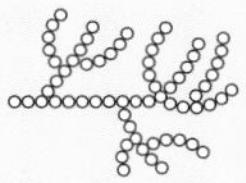	ブドウ糖が多数結合した糖で、動物の肝臓や筋肉に蓄えられるため、レバーや貝類などに多く含まれる。	

炭水化物
食物繊維

食物繊維

近年、生活習慣病との関連性が注目され、有用性が見直されている

ほぼ消化・吸収できないが機能性のある炭水化物

「人の消化酵素で消化されない食物中の難消化性成分の総体」が、食物繊維の定義です。ほとんどが小腸では消化されず、ごく一部が大腸で発酵分解・吸収されエネルギー源となります。かつては非栄養素とされていましたが、今ではさまざまな効果や生理作用が認められ、食事摂取基準にも定められています。また食物繊維に似た働きをする成分も発見され、定義が見直されつつあります。

　食物繊維の多くは植物性の食品に含まれます。特に豊富なのは、主食の穀類や副菜の主材料である野菜や海藻、きのこ類、豆類です。

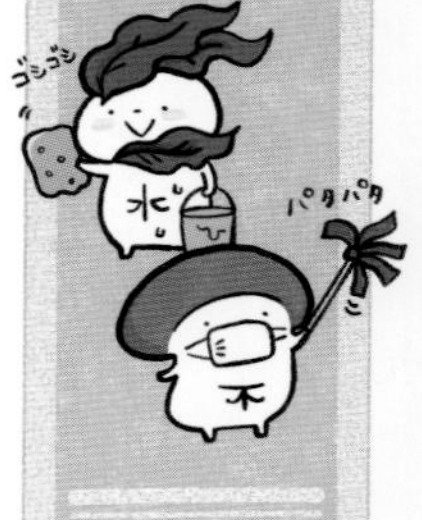

おすすめの食品

モロヘイヤ

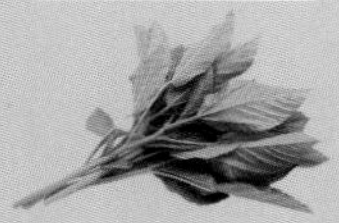

100g……5.9g
1/4束（60g）……3.5g

おから（生）

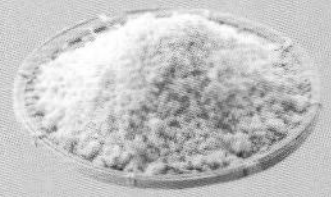

100g……11.5g
1食分（50g）……5.8g

そば（ゆで）

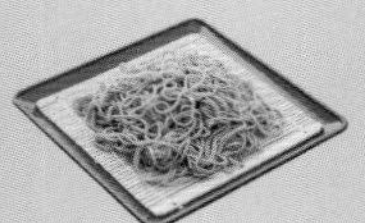

100g……2.0g
1玉（200g）……4.0g

ひじき（ゆで）

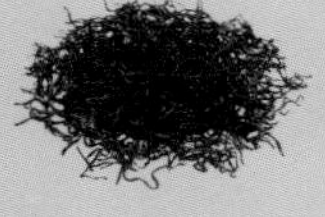

100g……3.7g
1食分（20g）……0.7g

しいたけ（生）

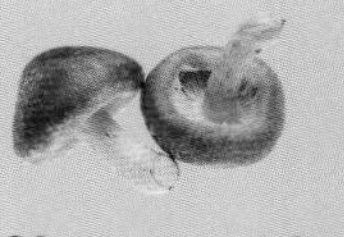

100g……4.2g
M1個（可食部10g）……0.4g

ごぼう

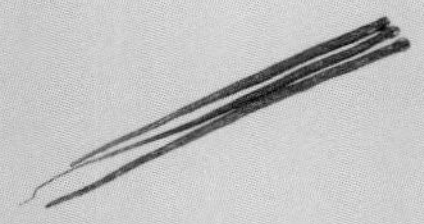

100g……5.7g
M1本（可食部180g）……10.3g

ココアの食物繊維

　ココアは100gあたり23.9gと、食物繊維を比較的多く含みます。含まれている主な食物繊維は不溶性食物繊維のリグニン。直接お湯や牛乳に溶かして飲むので、食物繊維が手軽にとれます。

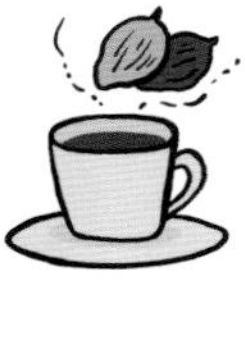

難消化性のオリゴ糖

　オリゴ糖の中でも、消化しにくい性質をもった難消化性オリゴ糖は食物繊維に分類されます。そのひとつフラクトオリゴ糖には、腸内環境改善などの効果が知られています。

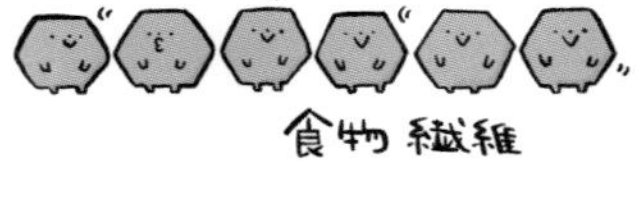

主な食物繊維の種類と働き

分類		名称	働き
水溶性食物繊維	水分を吸収して膨張し、胃での滞留時間を長くします。糖質や脂質の吸収を妨げて排泄しやすくします。	ペクチン※1	りんごやオレンジなどの果実類に多く含まれ、整腸作用や食品中のコレステロールの吸収を阻害する作用がある。
		グルコマンナン	こんにゃくいもに含まれ、胃の中で水分を吸って膨張、便秘解消や血糖値・血中コレステロール値の抑制にも効果がある。
		アルギン酸	海藻に多く含まれる、ぬるぬるやネバネバのもと。血糖値上昇抑制効果がある。
不溶性食物繊維	腸を刺激して蠕動《ぜんどう》運動を盛んにします。また、便の量を増加させて排泄を促し、腸内環境を整えます。	リグニン	ピュアココアなどに含まれ、腸管内の残留物の排泄に役立ち、肥満等の生活習慣病の防止やダイエットに効果がある。
		セルロース、ヘミセルロース	植物の細胞壁で、冷水にも熱水にも溶けない。腸の蠕動運動を盛んにして便量を増加させて排泄を促す働きがある。
		β《ベータ》-グルカン※1	きのこ類や酵母類に含まれ、腸内環境を整えたり、免疫機能を高めるという効果がある。

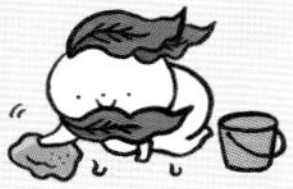

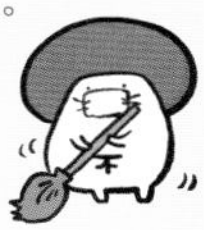

※1厳密には、水溶性と不溶性の両方のタイプが存在します。

とりたい量

■食事摂取基準（目標量、g／日）

年齢	男性	女性
0～5（月）	—	—
6～11（月）	—	—
1～2（歳）	—	—
3～5（歳）	8以上	8以上
6～7（歳）	10以上	10以上
8～9（歳）	11以上	11以上
10～11（歳）	13以上	13以上
12～14（歳）	17以上	17以上
15～17（歳）	19以上	18以上
18～29（歳）	21以上	18以上
30～49（歳）	21以上	18以上
50～64（歳）	21以上	18以上
65～74（歳）	20以上	17以上
75以上（歳）	20以上	17以上

※妊婦、授乳婦は18g／日以上（目標量）とする。
資料：厚生労働省「日本人の食事摂取基準（2020年版）」

食物繊維の摂取量と生活習慣病や便秘との因果関係は、明確ではないものの関係性を示す研究もあることから、現在の日本人の成人（18歳以上）の摂取量と体重などを参考に、達成可能性も配慮して設定されました。

CHECK

食物繊維にもエネルギー量がある

食物繊維は消化されない成分と定義されてきましたが、近年ごくわずかですが、一部の食物繊維が腸内細菌により発酵・分解されて、短鎖《たんさ》脂肪酸などに代謝されることがわかりました。1gあたり0～2kcalと考えられています。

たんぱく質とは?

たんぱく質は身体をつくる主成分。3食から常に補給することが大切

たんぱく質とアミノ酸

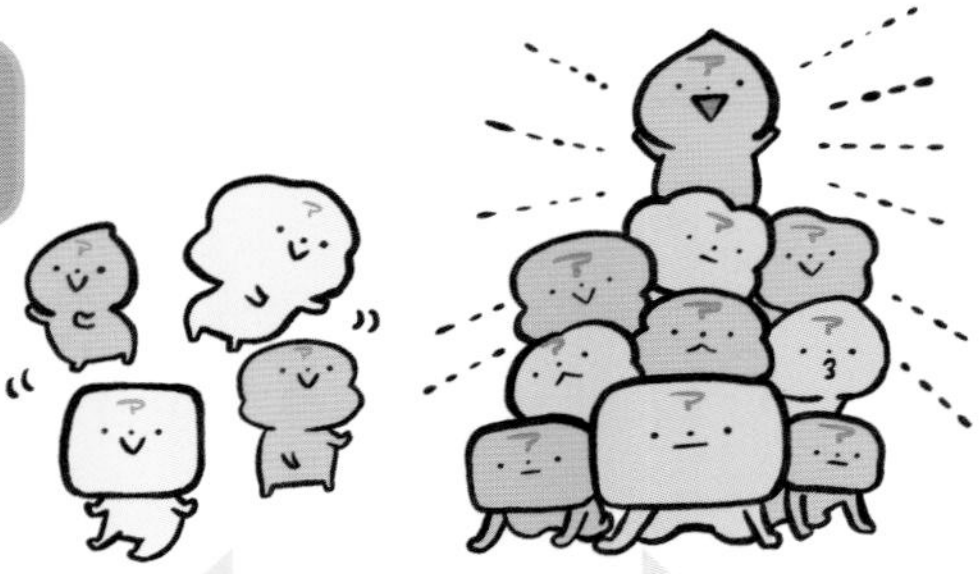

アミノ酸
20種類のアミノ酸がたんぱく質を合成する

たんぱく質
皮膚や髪、爪、筋肉など、身体を構成する材料となる

20種のアミノ酸から作られ、身体の組織を構成する

たんぱく質は20種類のアミノ酸の組み合わせによって作られたもの。身体のあらゆる組織の構成材料となります。

私たちの身体のたんぱく質は分解と合成を繰り返しながら、一定の量を保っています。食事由来のたんぱく質から分解されたアミノ酸は、身体組織が分解されてできたアミノ酸と一緒になり、血液や骨格筋などに貯蔵されます。そして必要に応じてアミノ酸から、新しいたんぱく質が合成されて組織が作られるのです。

食品では主菜の主材料となる肉や魚、卵、大豆製品に多く含まれます。

おすすめの食品

納豆

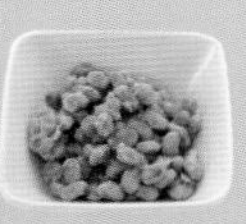

100g……16.5g
1パック(50g)……8.3g

鶏胸肉(成鶏皮つき)

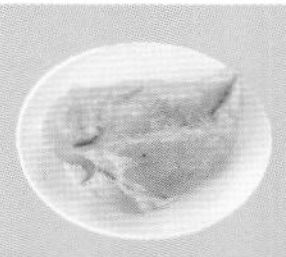

100g……19.5g
1/3枚(80g)……15.6g

クロマグロ(赤身)

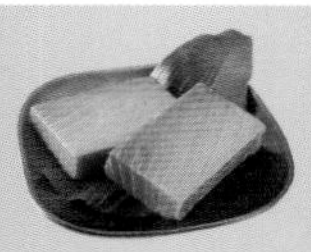

100g……26.4g
刺身6切れ(80g)……21.1g

とり方のコツ

摂取したたんぱく質が有効に利用されるには、ビタミンB_6が必要です。また、代謝されたたんぱく質の老廃物は尿素などとなり腎臓から排泄されますが、腎機能が低下すると尿毒症などを引き起こすため、摂取量の調節が必要に。

とりすぎ・不足したとき

とりすぎたとき

- 過剰な分は尿中に排泄されるため、血液を濾過《ろか》する腎臓に負担がかかる。
- 糖の代謝に関連するホルモンのひとつ、インスリンの働きが悪くなることがある。
- カルシウムの尿中排泄量が増加し、骨粗鬆症《こつそしょうしょう》の原因になる可能性がある。

不足したとき

- 体力や思考力の低下など、身体全体の機能低下につながる。たんぱく質は常に分解と合成が行われ一部は排泄されているため、身体内から失われた分を3食から定期的にとる必要がある。
- 乳幼児や成長期の子どもの場合は、成長障害が起こる。
- 免疫機能が低下する。

働き

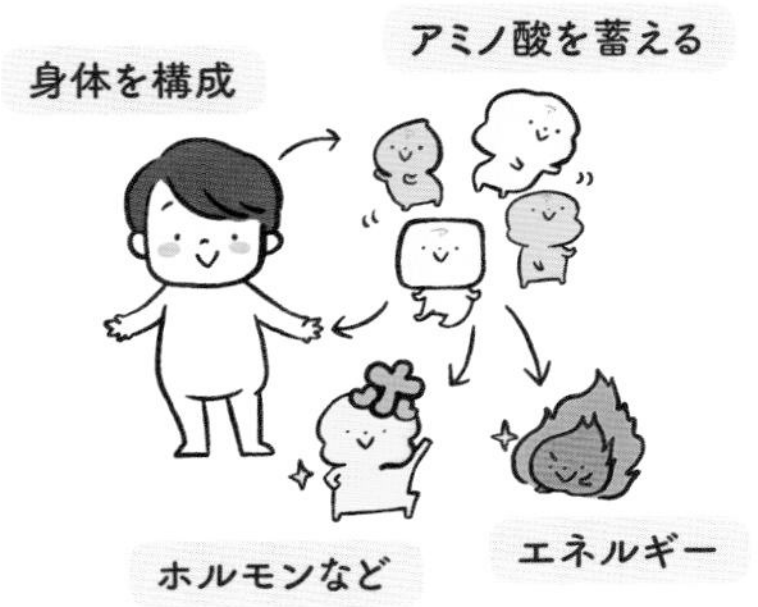

性質や働きが異なるたんぱく質が10万種類もあります。これらが、内臓や筋肉などを構成する成分になるほか、身体内の代謝機能を調節する酵素やホルモン、神経伝達物質、血液成分、遺伝子、免疫物質の材料にもなります。また1gあたり4㎉のエネルギーを生み出します。

とりたい量

食事摂取基準（推奨量、g/日）

年齢	男性	女性
0～5（月）	10[※1]	10[※1]
6～8（月）	15[※1]	15[※1]
9～11（月）	25[※1]	25[※1]
1～2（歳）	20	20
3～5（歳）	25	25
6～7（歳）	30	30
8～9（歳）	40	40
10～11（歳）	45	50
12～14（歳）	60	55
15～17（歳）	65	55
18～29（歳）	65	50
30～49（歳）	65	50
50～64（歳）	65	50
65～74（歳）	60	50
75以上（歳）	60	50

※1 目安量。乳児の目安量は母乳栄養児の値。
※65歳以上の高齢者について、フレイル予防を目的とした量を定めることは難しいが、身長・体重が参照体位に比べて小さい者や、特に75歳以上であって加齢に伴い身体活動量が大きく低下した者など、必要エネルギー摂取量が低い者では、下限が推奨量を下回る場合があり得る。この場合でも、下限は推奨量以上とすることが望ましい。
※妊婦中期5g/日（推奨量、以下同）、妊婦後期25g/日、授乳婦は20g/日を付加する。　資料：厚生労働省「日本人の食事摂取基準（2020年版）」

たんぱく質は推奨量を基準とし、運動量が増える場合など摂取エネルギーが増加するときには、エネルギー量の13～20％を目安に摂取量を増やしましょう。ただし、たんぱく質の必要量は条件によって変わります。例えば、摂取エネルギー量が少ない場合はたんぱく質の利用効率が低下するため、たんぱく質を優先的にとる必要があります。

CHECK

プロテインだけとっても効果はない!?

筋肉量を増やしたいときなどに使われるサプリメントのプロテイン系商品。プロテインはたんぱく質なので食品からもとれます。また、とるだけで筋肉がつくわけではありません。筋肉合成を高めるための運動も必要です。

たんぱく質

アミノ酸

アミノ酸の組成によって、たんぱく質の「質」の評価が決まる

20種類のアミノ酸の組み合わせで人体に必要なたんぱく質を合成

アミノ酸は窒素《ちっそ》を含む化合物で、地球上には数百種類ありますが、人体を構成するのはわずか20種類。この20種類のアミノ酸の組み合わせによって、小さいペプチドから大きいたんぱく質が作り出されています。

アミノ酸には必須アミノ酸と非必須アミノ酸があり、必須アミノ酸は、人体で合成できないか合成量が少ないため、食事で積極的にとる必要があります。非必須アミノ酸は身体内で合成できますが、重要な働きがあります。

食品からたんぱく質をとると、同時に多種のアミノ酸が摂取できます。

構造

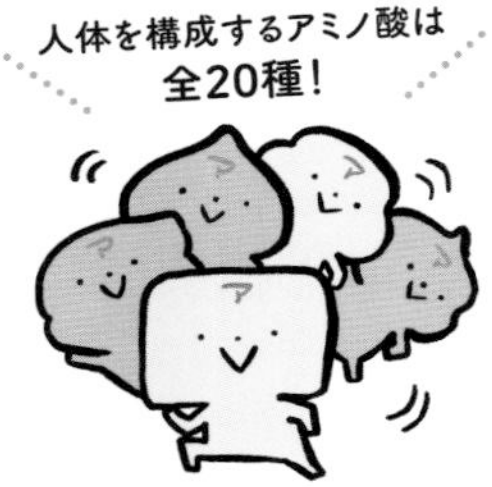
人体を構成するアミノ酸は
全20種！

たんぱく質を構成するアミノ酸は20種類。この20種類で、人類をはじめとした地球上の生物の身体はできています。

たんぱく質は、20種類のアミノ酸のうちのどれがどの順に結合しているかによって、性質が変わってきます。またアミノ酸が2～100個結合したものをペプチド、101個以上結合したものをたんぱく質とよびます※1。

※１アミノ酸とペプチドの定義については、諸説あります。

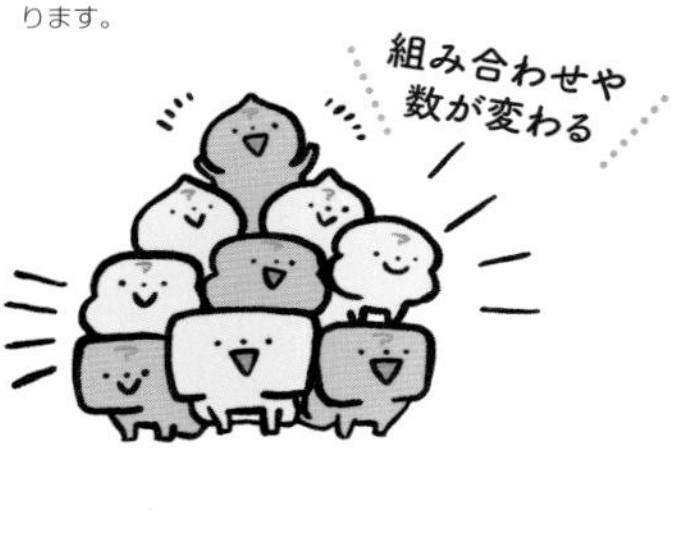
組み合わせや
数が変わる

アミノ酸スコア

たんぱく質の質を評価する指標で現在最も使われているのは「アミノ酸スコア」。食材のたんぱく質に含まれる各必須アミノ酸量を、基準値と比較して評価します。最も低い数値が100に近いほど質が良いとされています。

■主な食品のアミノ酸スコア

食品	スコア
精白米	64（リシン）
小麦粉	39（リシン）
大豆	100
卵	100
牛乳	100
アジ	100
牛肉	100
豚肉	100
鶏肉	100
ほうれん草	94（リシン）

※（　）内は第一制限アミノ酸。必要量に比べて最も不足しているアミノ酸のこと。
※ 2007年FAO/WHO/UNU基準アミノ酸パターン１～２歳を用いて算出。

人体を構成する20種類のアミノ酸

非必須アミノ酸	
アルギニン	成長ホルモンを合成するので、子どもでは必須アミノ酸に含まれる。
アラニン	肝臓のエネルギー源としても利用される。糖の原料にもなる。
アスパラギン酸	新陳代謝を高め、疲労回復、スタミナ増強、持久力を高める。
シスチン（システイン）	メラニン色素の産生を抑える、毛髪や体毛に多く含まれる。
グルタミン酸	脳や神経の働きを助け、疲労回復効果も。うま味成分のひとつ。
グリシン	身体内に広く分布し、コラーゲンやヘモグロビンの材料となる。
プロリン	グルタミン酸から合成されるコラーゲンの材料。
セリン	リン脂質や脳の神経細胞などの材料になる。睡眠改善効果も。
チロシン	アドレナリンやドーパミンなどの神経伝達物質の材料になる。
グルタミン	腸管の免疫機能を高める働きがあるとされている。
アスパラギン	クエン酸回路に働きかけ、エネルギーの代謝を促進させる。

必須アミノ酸	
イソロイシン	筋肉を強化したり、成長を促したり、肝臓などの働きを高める。
ロイシン	筋肉を強化したり、肝臓の働きを良くする。とりすぎると免疫機能が低下。
リシン（リジン）	成長を促し、身体組織の修復に関与。代謝促進や抗体などの材料にも。
メチオニン	抑うつ効果やヒスタミンの血中濃度の低下、身体の構成成分になるなど。
フェニルアラニン	ドーパミンなど神経伝達物質の材料となる、血圧を上昇させるなど。
トレオニン（スレオニン）	脂肪肝を予防する、成長を促進する、酵素の材料になるなど。
トリプトファン	セロトニンなど神経伝達物質になる。鎮痛作用があり、免疫機能を高める。
バリン	筋肉を強化し、身体の成長を促したり、血液中の窒素量を調整する。
ヒスチジン	幼児の発達に必要で、神経機能を補助する。

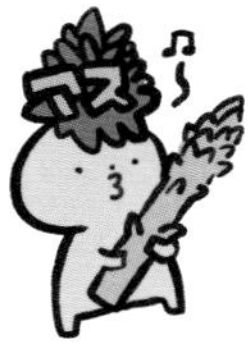

脂質

脂質とは？

脂質は効率のよいエネルギー源ですが、過剰摂取には注意が必要

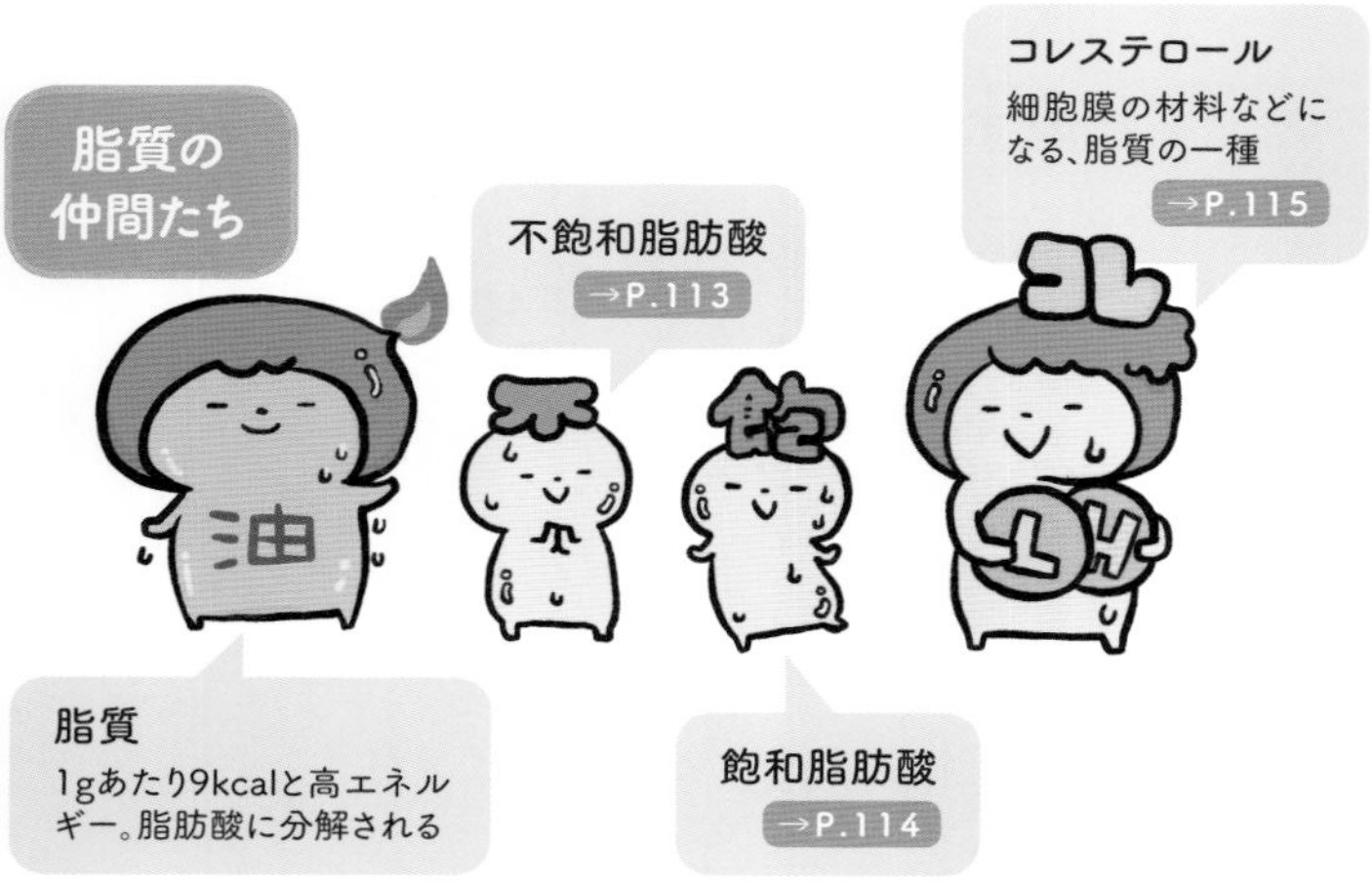

脂質の仲間たち
不飽和脂肪酸
→P.113
コレステロール
細胞膜の材料などになる、脂質の一種
→P.115
油
飽
コレ
LH
脂質
1gあたり9kcalと高エネルギー。脂肪酸に分解される
飽和脂肪酸
→P.114

エネルギー量が多く生体膜の構成成分にもなる

脂質は1gあたり9kcalと、糖質やたんぱく質の2倍以上のエネルギーを身体内で生じます。また、生体膜の成分となったり、脂溶性ビタミンの吸収を助けたりする役割も。

脂質は水に溶けず、アルコールなどの有機溶媒※1に溶ける性質があります。その化学構造から中性脂肪などの単純脂質、脂質と糖やリンが結合したリン脂質や糖脂質などの複合脂質、コレステロールなどの誘導脂質に分けられます。

食品では肉や卵、魚、大豆などのほか、植物油、ナッツ類、牛乳・乳製品などに多く含まれています。

※1ほかのものを溶かすことができる有機物（炭素を含む物質）。無機物である水に溶けないものを溶かすことができ、通常環境下では液体で無色透明のことが多い。

とりすぎ注意

デニッシュペストリー	植物油	牛・豚バラ肉（脂身つき）
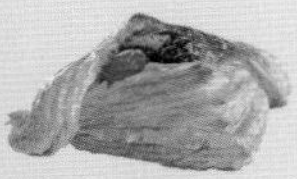	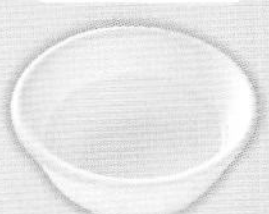	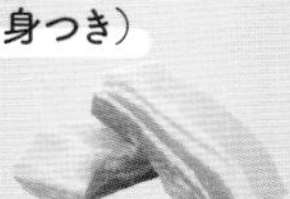
100g……24.7g	100g……100g	100g……牛34.9g/豚35.4g
1個（80g）……19.8g	大さじ1（12g）……12g	薄切り肉（80g）……牛27.9g/豚28.3g

とり方のコツ

脂質をとりすぎないよう、油を使った料理は1食1品までに。ゆでる、蒸す、グリルパンや網焼きで肉の余分な脂を落とすなどの調理法を活用しましょう。サンマ、イワシなどは脂質が多めなので食べすぎないように。

とりすぎ・不足したとき

とりすぎたとき

- 皮下脂肪や内臓脂肪が増加する。
- 乳がんや大腸がん、前立腺がんになりやすくなる。
- 消化が悪いので胃がもたれる。

不足したとき

- エネルギー不足になりやすくなる。
- 血管や細胞膜が弱くなり、脳出血の可能性が高まる。
- 脂溶性ビタミンの吸収が悪くなる。
- 肌荒れや便秘などが起こりやすくなる。
- 女性の場合、月経不順になることもある。
- 食事中の脂肪が少なすぎると腹持ちが悪く、早く空腹になりやすい。

働き

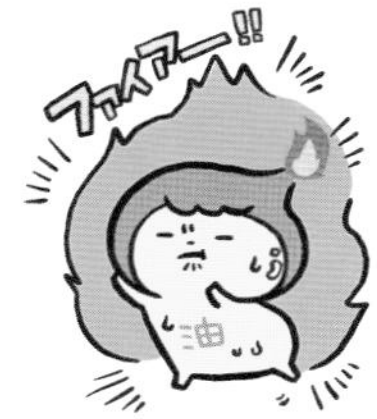

少量でも大きなエネルギーを産生、効率の良いエネルギー源。消費されなかった分は、皮下脂肪や内臓脂肪として蓄えられます。

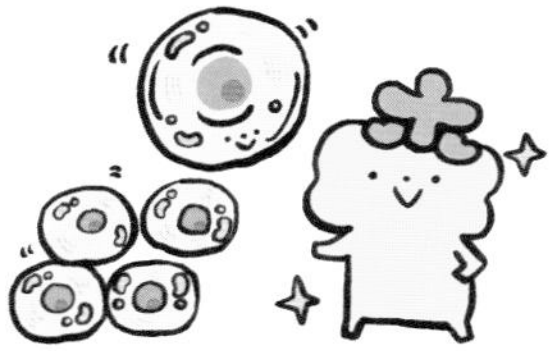

リン脂質やコレステロールは、細胞膜の主な構成成分となるほか、ホルモンや胆汁酸《たんじゅうさん》などの材料になります。

とりたい量

■食事摂取基準（目標量、％ エネルギー）

年齢	男性	女性
0〜5（月）	50※1	50※1
6〜11（月）	40※1	40※1
1〜2（歳）	20〜30	20〜30
3〜5（歳）	20〜30	20〜30
6〜7（歳）	20〜30	20〜30
8〜9（歳）	20〜30	20〜30
10〜11（歳）	20〜30	20〜30
12〜14（歳）	20〜30	20〜30
15〜17（歳）	20〜30	20〜30
18〜29（歳）	20〜30	20〜30
30〜49（歳）	20〜30	20〜30
50〜64（歳）	20〜30	20〜30
65〜74（歳）	20〜30	20〜30
75以上（歳）	20〜30	20〜30

食事からとるエネルギーに占める脂質の割合は、約20〜30％が目標量。欧米ではこの脂質エネルギー比率の中央値が日本より高い国もあるのですが、肉に偏った脂質のとり方では生活習慣病や冠動脈疾患のリスクが上昇するなどの報告もあります。

脂質にはいろいろな働きがあり、必要な量をとることは大切ですが、とりすぎには要注意。脂質は食事のおいしさを高めるため、過食しがちな傾向にあります。油脂を使わない料理のレパートリーも増やしたいものです。

※１目安量。
※妊婦、授乳婦は 20 〜 30%エネルギー（目標量）とする。
※範囲に関しては、おおむねの値を示したものである。
資料：厚生労働省「日本人の食事摂取基準（2020 年版）」

脂質

脂肪酸

脂肪酸

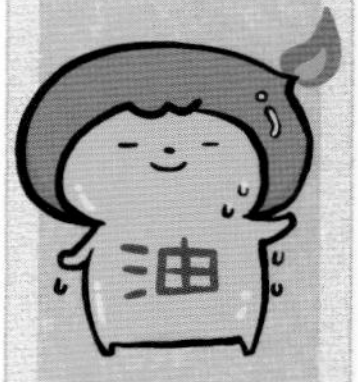

脂肪酸は脂質を構成する主な成分。必須脂肪酸は特に重要

脂肪酸の性質は二重結合と炭素数で決まる

食品由来の脂質の大部分は中性脂肪で、その主な構成成分は脂肪酸です。脂肪酸は含まれる炭素の数と二重結合の位置と数とによって、いくつかの種類に分類されます。

二重結合を含まない脂肪酸は「飽和脂肪酸」、二重結合を含む脂肪酸は「不飽和脂肪酸」といい、二重結合がどこにあるかによってn-3系、n-6系などに分かれます。また、脂肪酸の中でも身体内で合成できなかったり、合成量が少なかったりするリノール酸やα《アルファ》-リノレン酸、アラキドン酸は必須脂肪酸といい、食事からとる必要があります。

❖ 主な脂肪酸の種類 ❖

脂肪酸は炭素の数によって短鎖（2～5）、中鎖（6～10）、長鎖（12以上）脂肪酸に分類され、さまざまな種類があります（赤字は必須脂肪酸）。

- **短鎖脂肪酸** ― 酪酸・ヘキサン酸（カプロン酸）
- **中鎖脂肪酸** ― オクタン酸（カプリル酸）・デカン酸（カプリン酸）
- **長鎖脂肪酸**
  - 飽和脂肪酸：ラウリン酸・ミリスチン酸・パルミチン酸
  - 一価不飽和脂肪酸：パルミトレイン酸・オレイン酸
  - 多価不飽和脂肪酸
    - n-6系：リノール酸・γ《ガンマ》-リノレン酸・アラキドン酸
    - n-3系：α-リノレン酸・IPA・DPA・DHA※

※ IPA ＝イコサペンタエン酸　EPA（エイコサペンタエン酸）と同じ、DPA ＝ドコサペンタエン酸、DHA（ドコサヘキサエン酸）

※必須脂肪酸の定義は異なる場合があります。

❖ 脂肪酸の基本の構造 ❖

飽和脂肪酸

（二重結合を含まない）

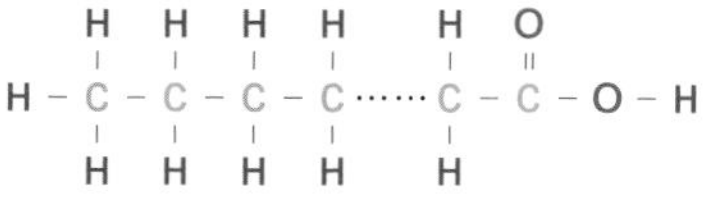

不飽和脂肪酸

（二重結合を含む）

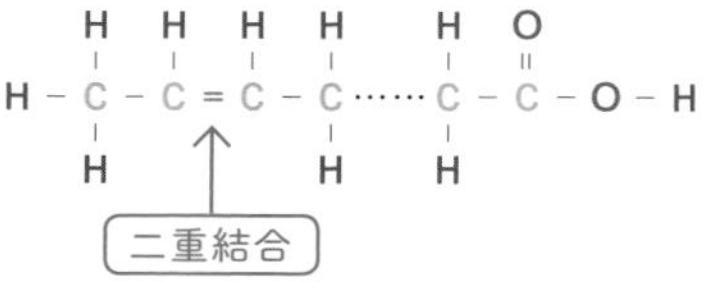

脂質
脂肪酸

不飽和脂肪酸

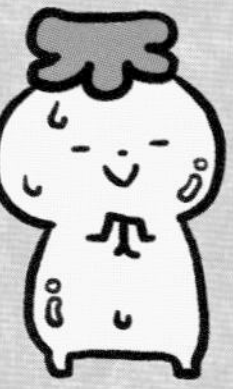

魚油や植物油に多く含まれ、さまざまな機能をもっている

コレステロールを下げる働きをする種類も

不飽和脂肪酸の中の一価不飽和脂肪酸は、オリーブ油に多く含まれ、血中HDL（善玉）コレステロール値を下げずに、LDL（悪玉）コレステロール値を下げる効果があります。

多価不飽和脂肪酸には、n-6系とn-3系があります。n-6系はごま油など植物油に多く含まれ、血中コレステロール値を下げる働きがありますが、とりすぎるとHDLも減少させることがあります。一方、魚油や一部の植物油に多く含まれるn-3系は、LDLや中性脂肪を下げ、HDLを上げる働きがあります。

とりたい量

エネルギー量に注意は必要ですが、目安量以上はとっていきたい栄養素です。

食事摂取基準（目安量、g/日）

年齢	n-3系不飽和脂肪酸		n-6系不飽和脂肪酸	
	男性	女性	男性	女性
18〜29（歳）	2.0	1.6	11	8
30〜49（歳）	2.0	1.6	10	8
50〜64（歳）	2.2	1.9	10	8
65〜74（歳）	2.2	2.0	9	8
75以上（歳）	2.1	1.8	8	7

※妊婦の目安量はn-3系は1.6g/日、n-6系は9g/日、
授乳婦の目安量はn-3系は1.8g/日、n-6系は10g/日とする。
資料：厚生労働省「日本人の食事摂取基準（2020年版）」

おすすめの食品

多価不飽和脂肪酸

- **ごま油** 100g n-6系脂肪酸……**40.88g**
  n-3系脂肪酸……**0.31g**
- **マサバ** 100g n-6系脂肪酸……**0.43g**
  n-3系脂肪酸……**2.12g**
- **クロマグロ**（トロ） 100g n-6系脂肪酸……**0.60g**
  n-3系脂肪酸……**5.81g**

一価不飽和脂肪酸

- **オリーブ油** 100g 一価不飽和脂肪酸‥**74.04g**
  多価不飽和脂肪酸‥‥**7.24g**

働き

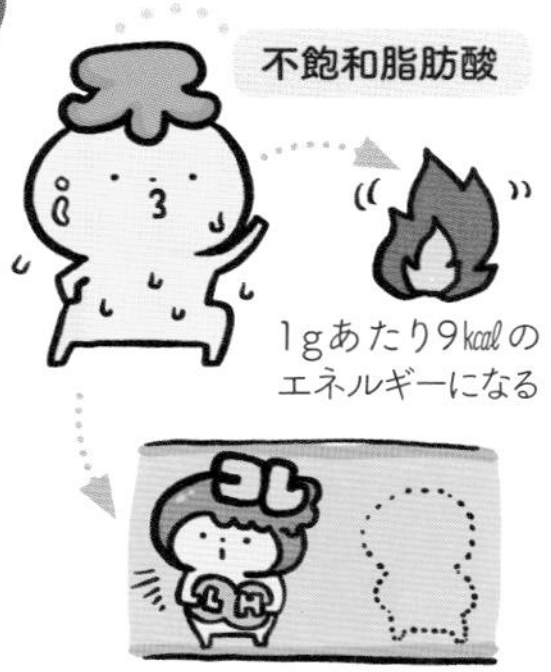
不飽和脂肪酸
1gあたり9kcalのエネルギーになる
コレ

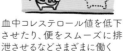

血中コレステロール値を低下させたり、便をスムーズに排泄させるなどさまざまに働く

脂質

脂肪酸

飽和脂肪酸

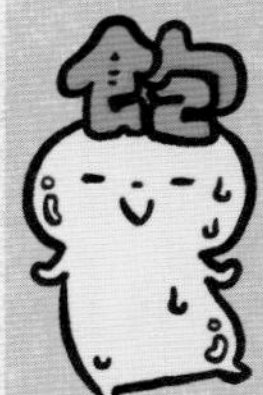

動物性の脂肪に多く含まれ、とりすぎると生活習慣病の原因に

飽和脂肪酸は中性脂肪やコレステロールの原料

飽和脂肪酸は二重結合を含まないので酸化しにくい脂肪酸。肉の脂身や卵、牛乳・乳製品に多く含まれます。

中性脂肪の原料となりますが、中性脂肪とは私たちの身体の皮下脂肪や内臓脂肪などの、いわゆる「脂肪」のこと。身体内のエネルギーが不足すると、1gあたり9kcalを産生します。

飽和脂肪酸の摂取量が増えると、悪玉ともいわれるLDLコレステロールの処分がうまくできなくなります。このため、血液中にLDLコレステロールが増加し、動脈硬化を招いて心筋梗塞《しんきんこうそく》などの冠動脈疾患や脳梗《のうこう》塞《そく》などの原因のひとつとなります。

とりたい量

エネルギー源ですが、とりすぎると生活習慣病のリスクが上昇。

■食事摂取基準（目標量、% エネルギー）

年齢	男性	女性
18～29（歳）	7以下	7以下
30～49（歳）	7以下	7以下
50～64（歳）	7以下	7以下
65～74（歳）	7以下	7以下
75以上（歳）	7以下	7以下

※妊婦、授乳婦は 7%エネルギー以下（目標量）とする。
資料：厚生労働省「日本人の食事摂取基準（2020 年版）」

働き

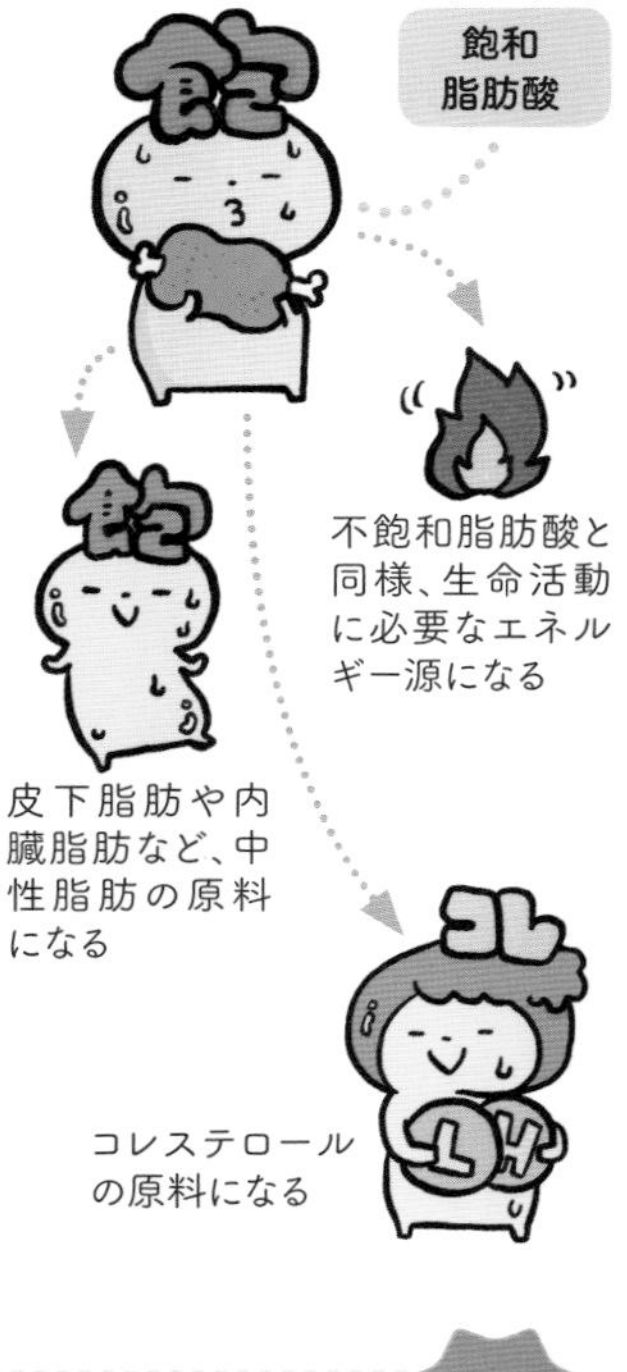
飽和
脂肪酸
不飽和脂肪酸と同様、生命活動に必要なエネルギー源になる
皮下脂肪や内臓脂肪など、中性脂肪の原料になる
コレステロールの原料になる

CHECK

飽和脂肪酸と同様にトランス脂肪酸にも注意

飽和脂肪酸と同様、冠動脈疾患に関係する脂質として不飽和脂肪酸のトランス脂肪酸があります。日本人の多くはトランス脂肪酸に関する世界保健機関（WHO）の目標（1％未満）を下回っていますが、洋菓子などはとりすぎないことが大切です。

とりすぎ注意

クリームチーズ

100g……………20.26g
1切れ（20g）………4.05g

牛・豚バラ肉（脂身つき）

100g……牛12.79g/豚14.60g
角切り4切れ（80g）
………………牛10.23g/豚11.68g

脂質
コレステロール

コレステロール

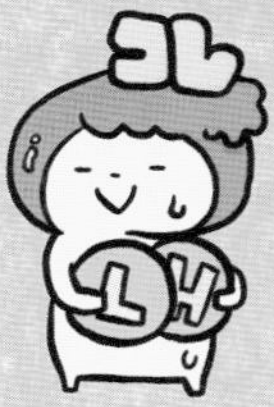
コレ

肉や卵だけでなく魚にも含まれるが、体内でも合成している

肝臓から運び出すLDL 全身から肝臓に戻すHDL

コレステロールは脂質の一種ですが、エネルギーにはならずに、細胞膜や胆汁酸などの原料になります。

血液中のコレステロールは、たんぱく質に包まれる形によってLDLやHDLなどとよばれます。LDLは、肝臓中のコレステロールを全身の血管に運び、それとは逆にHDLは血管のコレステロールを肝臓へ回収します。コレステロールを肝臓から運び出すばかりだと動脈硬化の原因のひとつにもなるため、LDLは悪玉として扱われていますが、両者は役割が異なるだけだという説もあります。

とりたい量

2020年版の「日本人の食事摂取基準」では、コレステロールに目標量の設定はありませんが、これは数値を設定する根拠が十分ではないためで、多くとっても良いということではありません。また、LDLコレステロールが高めの人は脂質異常症の重症化予防のために、200mg/日未満にとどめるのが望ましいとされています。

とりすぎたとき

- 血中総コレステロール値が高くなり、虚血性心疾患《きょけつせいしんしっかん》などのリスクが高まる。
- 卵巣がんや子宮内膜がんなどのがん疾患の発症率が高くなる可能性がある。

不足したとき

- コレステロールのほとんどは身体内で合成されるため、通常の食生活では欠乏症が出ることはない。

働き

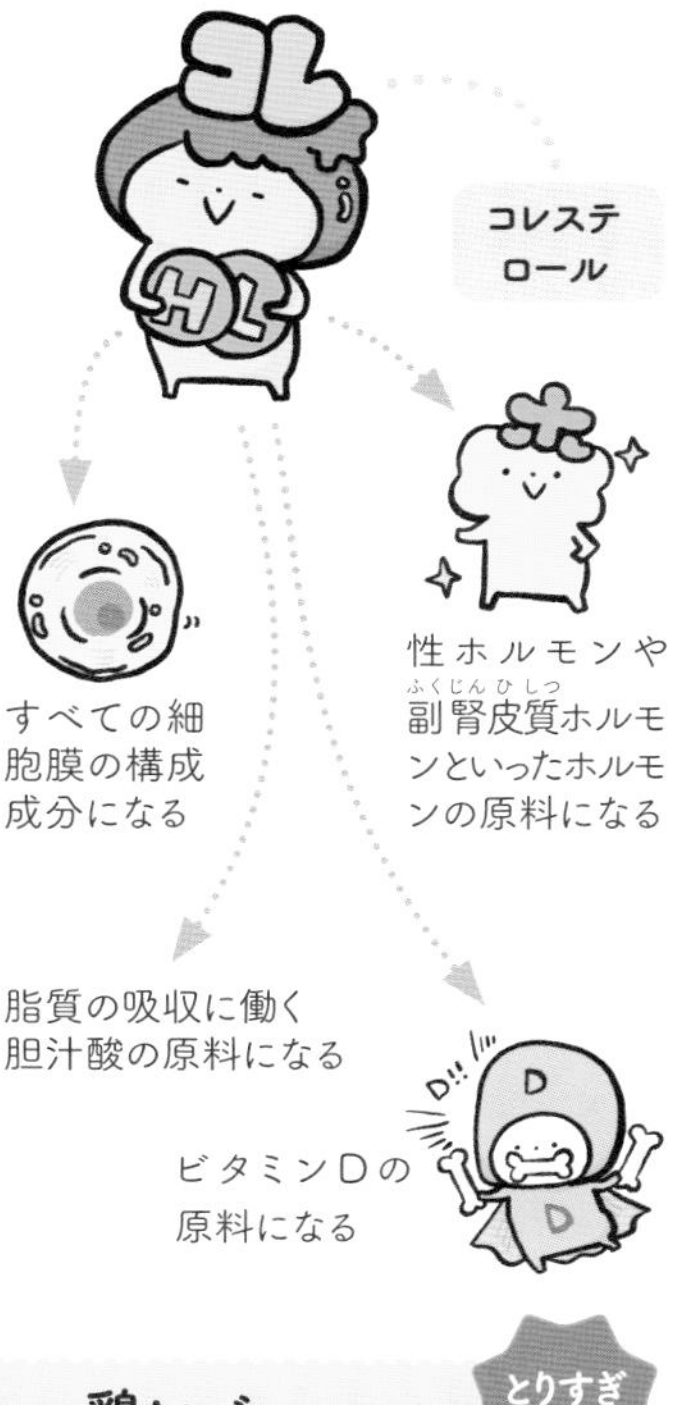
コレ
コレステロール
すべての細胞膜の構成成分になる
性ホルモンや副腎皮質《ふくじんひしつ》ホルモンといったホルモンの原料になる
脂質の吸収に働く胆汁酸の原料になる
D!!
ビタミンDの原料になる

とりすぎ注意

鶏卵		鶏レバー	
100g	420mg	100g	370mg
L1個(可食部55g)	231mg	焼鳥2本(60g)	222mg

ビタミン

ビタミンとは?

身体の発育や活動を正常に機能させるために重要な有機化合物

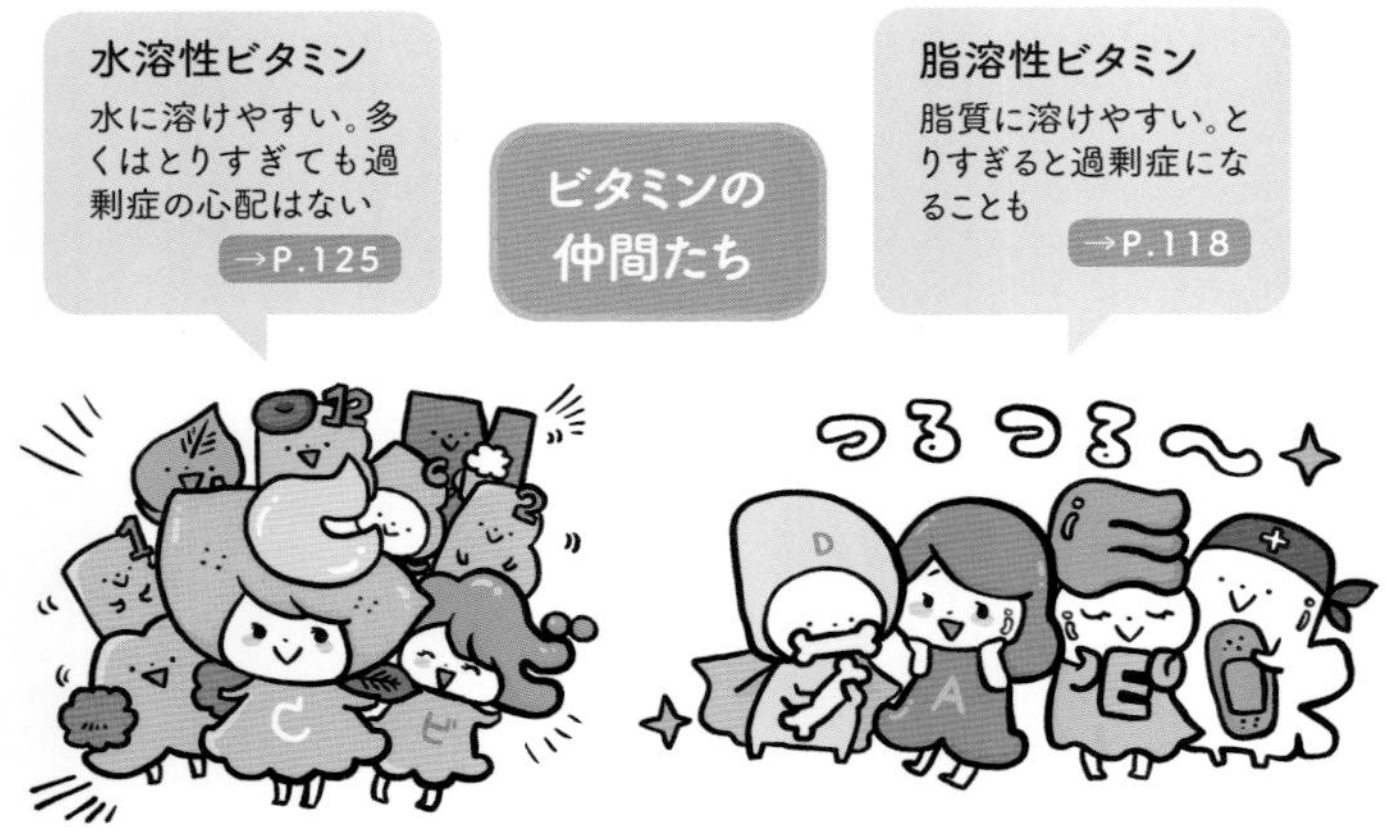
水溶性ビタミン
水に溶けやすい。多くはとりすぎても過剰症の心配はない
→P.125
ビタミンの仲間たち
脂溶性ビタミン
脂質に溶けやすい。とりすぎると過剰症になることも
→P.118
つるつる〜

身体機能の維持・調節に必須 人間はほとんど作り出せない

ビタミンは必要量は微量ながら、さまざまな生理機能の維持やコントロール、エネルギーや身体組織を作るのに関わる重要な栄養素です。その大きな特徴は、人間の身体内ではほとんど作り出せないこと。作り出せたとしても十分な量ではないので、食品から摂取する必要があります。

食事の中では、副菜の主材料である野菜に多く含まれるほか、肉や魚、種実類などにも含まれています。

現在一般に認められているビタミンは13種類。水に溶けやすい水溶性ビタミンと、脂質に溶けやすい脂溶性ビタミンとに分けられます。

身体内で作られるビタミン

腸内細菌の中には、ビタミンを生成する菌もあります。ビタミンKが有名ですが、パントテン酸などのビタミンB群も産生されています。またビタミンDは紫外線にあたることで皮膚でも産生されます。

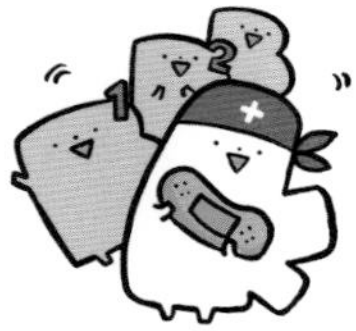

ビタミンとビタミン様物質

ビタミンPやビタミンQは、ビタミンと名前につくもののビタミンではありません。身体機能の調節などに働く有機物、という点はビタミンと同じですが、欠乏症が起きないという大きな違いがあるからです。

こうしたビタミンに働きが似ているけれども、ビタミンには数えられていない栄養成分をビタミン様物質(P.156)といい、上記のほか、ビタミンUやイノシトール、リポ酸、コリンなどが知られています。

ビタミンの種類と主な働き

分類		名称	働き	
脂溶性ビタミン		ビタミンA	目の網膜の構成成分となる。皮膚や粘膜の健康を保つ。	→P.118
脂溶性ビタミン		ビタミンD	腸からのカルシウムの吸収を高めて、骨や歯に沈着させる。	→P.120
脂溶性ビタミン		ビタミンE	酸化を防いだり、血流を改善したり、ホルモンの分泌を促す。	→P.122
脂溶性ビタミン		ビタミンK	血液凝固のバランスをとり、カルシウムを骨に取り込むのを助ける。	→P.124
水溶性ビタミン	ビタミンB群	ビタミンB_1	補酵素[※1]として糖質がエネルギーに変わるのをサポートする。	→P.125
水溶性ビタミン	ビタミンB群	ビタミンB_2	補酵素として糖質や脂質の代謝に不可欠で、たんぱく質の合成に関与する。	→P.126
水溶性ビタミン	ビタミンB群	ナイアシン	補酵素として糖質や脂質がエネルギーに変わるのをサポートする。	→P.127
水溶性ビタミン	ビタミンB群	ビタミンB_6	たんぱく質の分解や合成に関与し、神経伝達物質を合成する。	→P.128
水溶性ビタミン	ビタミンB群	ビタミンB_{12}	正常な赤血球の生成をサポートし、神経細胞の機能を維持する。	→P.129
水溶性ビタミン	ビタミンB群	葉酸	細胞増殖の際にDNAを合成したり、正常な赤血球を作るのに不可欠。	→P.130
水溶性ビタミン	ビタミンB群	パントテン酸	補酵素として糖質、たんぱく質、脂質の代謝のすべてに関与する。	→P.132
水溶性ビタミン	ビタミンB群	ビオチン	糖質やたんぱく質、脂質の代謝に関わり、補酵素としても働く。	→P.133
水溶性ビタミン		ビタミンC	コラーゲンやホルモンの生成、鉄の吸収をサポート。抗酸化力も高い。	→P.134

※1 酵素と結びつくことで、酵素を活性化させて酵素が働くようにする物質。

ビタミン
脂溶性ビタミン

ビタミンA
目の網膜で光を感じる物質を作り出す
皮膚や粘膜を構成する細胞の成長や健康維持に関わる

化学名　レチノール

皮膚や粘膜、目の健康を維持するために不可欠なビタミン

❖ 働き ❖

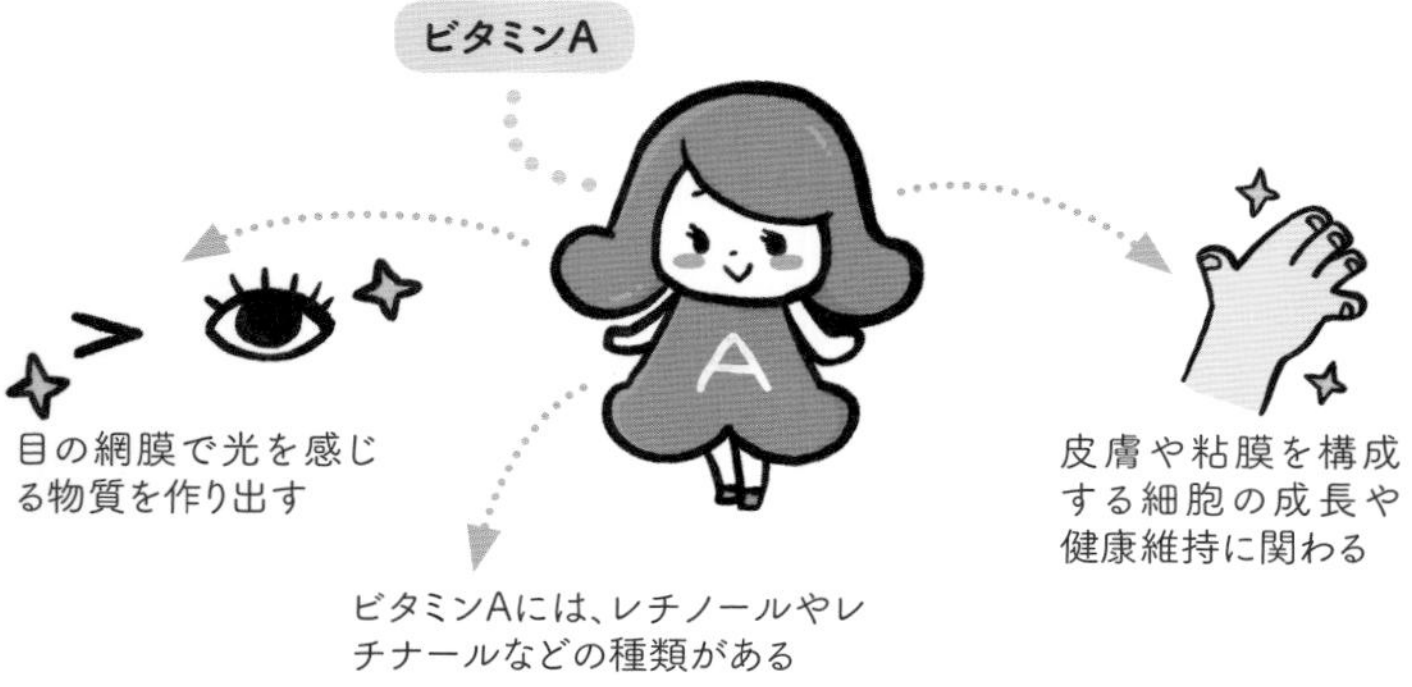

目が光を感じるようにして皮膚や粘膜の健康を維持する

ビタミンAは油脂に溶ける性質をもち、レチノールやレチナールなどと、身体内でレチノールなどになるプロビタミンAの総称。レチノールなどは動物性食品に、β-カロテンやβ-クリプトキサンチンなどのプロビタミンAは植物性食品に含まれています。レチノールなどは過剰症の心配がありますが、プロビタミンAは、身体内で必要な分だけビタミンAに変換されるため過剰症の心配がありません。

ビタミンAは、網膜の色素ロドプシンの主成分となります。また皮膚や粘膜の形成や維持に欠かせません。

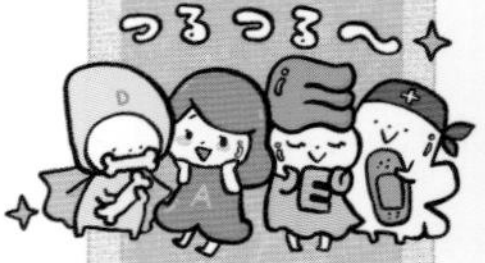

おすすめの食品

カロテノイド

にんじん（皮つき）

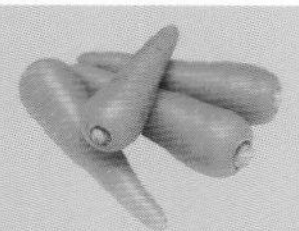

100g……720μg
M1本（可食部146g）……1,051μg

レチノール

鶏レバー

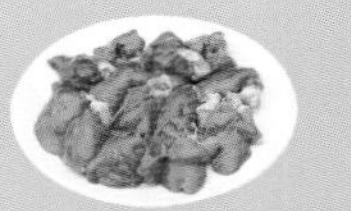

100g……14,000μg
焼鳥2本（60g）……8,400μg

ホタルイカ

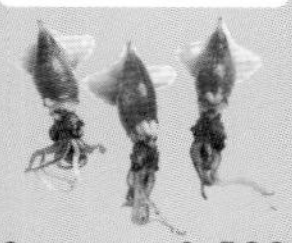

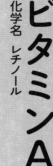

100g……1,500μg
3バイ（25g）……375μg

◆ とり方のコツ ◆

肉や魚に含まれ効率よく利用されるレチノール、緑黄色野菜に多く必要に応じてビタミンAに変化するβ-カロテン。両方からとりましょう。β-カロテンは加熱したり油脂と一緒にとると吸収がよくなります。ただし、エネルギー量には注意。

とりすぎ・不足したとき

とりすぎたとき

- 頭痛や嘔吐、脱毛、筋肉痛が起こる。
- 妊娠中にとりすぎると胎児に奇形が起こるという報告がある。
- 肝臓障害が起こることがある。

不足したとき

- 乳幼児が不足すると、角膜乾燥症になって目が異常に乾燥する。失明に至ることもある。
- 成長期に不足すると、骨や神経の成長障害が起こる。
- 成人が不足すると、夜《や》盲症《もうしょう》になり、暗い場所での視力が低下する。
- 皮膚や粘膜が乾燥するなどの異常が起こる。
- 感染症にかかりやすくなる。

カロテノイドとは

炭素が40個つながった脂肪族炭化水素とよばれる化合物の総称が、カロテノイド（P.158）。黄色やオレンジ色、赤、紫などの色素で、自然界に数百種類存在します。

光合成をする際に必要な物質のため、すべての植物に含まれます。またエサとして摂取した植物由来のカロテノイドを、身体内にもつ動物もいます。

カロテノイドを含む植物などを動物が食べ、身体内で分解されると分解されてできた物質が有用な働きをすることがあります。その代表が、β-カロテンやα-カロテン、β-クリプトキサンチンなどのプロビタミンAです。

このほかエビやカニに多く含まれるアスタキサンチンや、とうもろこしなどに多いルテインもカロテノイドの一種で、高い抗酸化作用が特徴です。

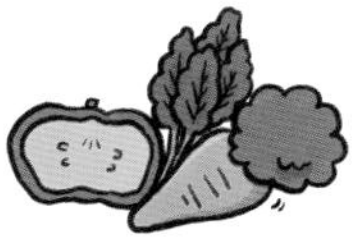

とりたい量

■食事摂取基準（μg RAE/日）※1

年齢	男性		女性	
	推奨量	耐容上限量	推奨量	耐容上限量
0〜5（月）	300※2	600	300※2	600
6〜11（月）	400※2	600	400※2	600
1〜2（歳）	400	600	350	600
3〜5（歳）	450	700	500	850
6〜7（歳）	400	950	400	1,200
8〜9（歳）	500	1,200	500	1,500
10〜11（歳）	600	1,500	600	1,900
12〜14（歳）	800	2,100	700	2,500
15〜17（歳）	900	2,500	650	2,800
18〜29（歳）	850	2,700	650	2,700
30〜49（歳）	900	2,700	700	2,700
50〜64（歳）	900	2,700	700	2,700
65〜74（歳）	850	2,700	700	2,700
75以上（歳）	800	2,700	650	2,700

「日本人の食事摂取基準（2020年版）」に示されているビタミンAの量は、レチノールとβ-カロテン、α-カロテン、β-クリプトキサンチンの3種のプロビタミンAの合計量です。ただし、単純に合算するのではなく、ビタミンAとしての利用率を加味して、例えばβ-カロテンは1/12量にして加算されています。

実際の摂取量は推奨量に比べて不足傾向ですが、例えば鶏レバーは焼鳥2本（P.118）で耐容上限量を超えます。1食超えただけでは過剰症にはなりませんが、レチノールは肝臓に蓄積されるので、とりすぎには気を付けて。

※1 レチノール活性当量（μg RAE）。
※2 目安量。プロビタミンAカロテノイドを含まない。
※推奨量にはプロビタミンAカロテノイドを含み、耐容上限量には含まない。
※妊婦後期は80μg RAE/日（推奨量）、授乳婦は450μg RAE/日（推奨量）を付加する。
資料：厚生労働省「日本人の食事摂取基準（2020年版）」

ビタミン
脂溶性ビタミン

ビタミンD

化学名　カルシフェロール

❖働き❖

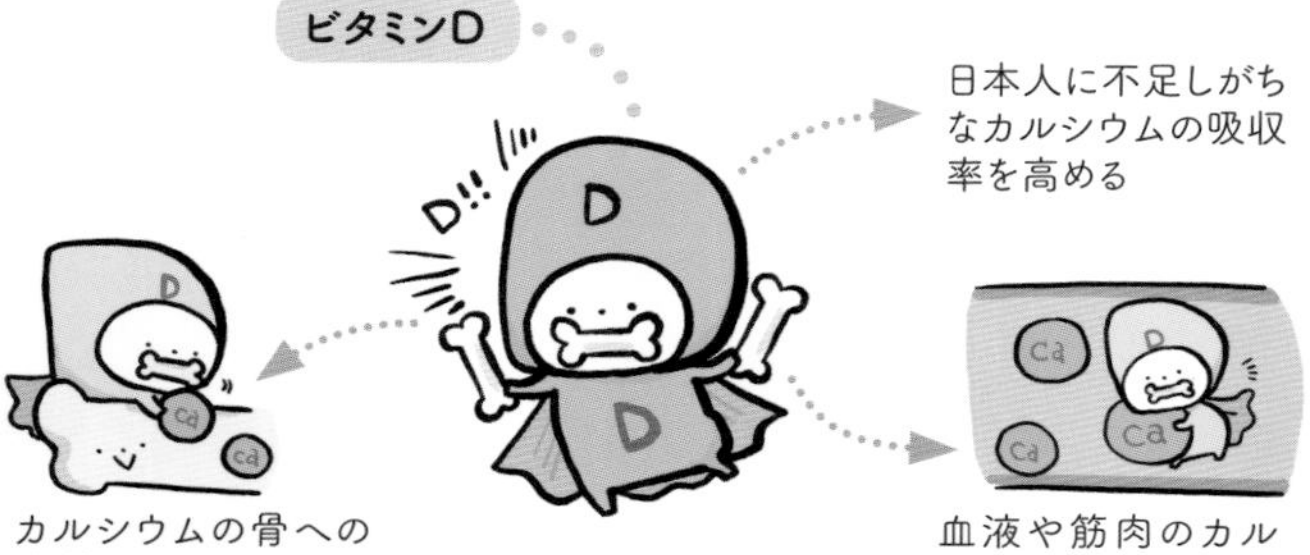
ビタミンD
D!!
日本人に不足しがちなカルシウムの吸収率を高める
カルシウムの骨への沈着をサポートして骨や歯を丈夫にする
血液や筋肉のカルシウム濃度を一定に調節する

カルシウムの吸収を促進してカルシウムを骨に沈着させる

ビタミンDの大きな働きは、カルシウムの働きをサポートすること。肝臓と腎臓で代謝されて活性型ビタミンDとなり、小腸でのカルシウムの吸収を促進します。吸収されたカルシウムが血液中に入ると、今度は骨への沈着を助けます。

また、血液や筋肉中のカルシウムが不足すると、骨からカルシウムを溶け出させる、小腸での吸収能力を高める、腎臓でカルシウムを再吸収するなどして、血中のカルシウムの濃度を保つ役割も担っています。

食品では、魚介類とプロビタミンDがきのこ類に多く含まれています。

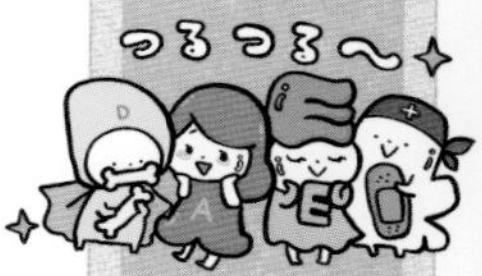

カルシウムやリンの吸収に関与。紫外線にあたると皮膚で合成される

おすすめの食品

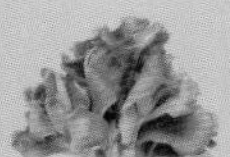
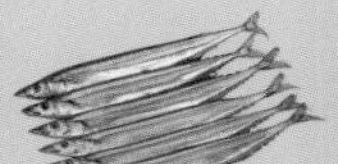
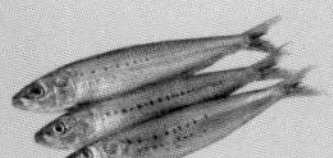

まいたけ	サンマ	マイワシ
100g…… **4.9μg**	100g…… **15.7μg**	100g…… **32.0μg**
1/3パック（可食部30g）…… **1.5μg**	1尾（可食部98g）…… **15.4μg**	2尾（可食部120g）…… **38.4μg**

◆ とり方のコツ ◆

ビタミンDが多い食品のほとんどは魚。サケやマス、しらす干しなどに多く含まれます。また、生しいたけを干ししいたけにする場合は、かさの裏側、ひだがあるほうを上にしておき、紫外線にあてるとビタミンDが増えます。

とりすぎ・不足したとき

＋とりすぎたとき

- 高カルシウム血症となり、全身倦怠感《けんたいかん》や食欲不振、嘔吐などが起きる。
- 血管壁や内臓にカルシウムを沈着させる。
- 泌尿器結石の原因になる。
- 腎不全などの腎障害を起こす。

－不足したとき

- 乳幼児期に不足すると、骨の変形や軟化などが起こるクル病になることがある。
- 成人で不足すると、骨の変形や軟化などが起こる骨軟化症になることがある。
- 成人の長期の不足では、骨粗鬆症の原因になる。
- 低カルシウム血症となり、重度になると手足のしびれや感覚異常などが起きる。
- 運動機能が低下する。

ビタミンDで筋力強化

ビタミンDにはカルシウムの吸収を高める働きだけでなく、筋力を維持したり高めたりする働きもあり、転倒予防や骨折予防につながると期待されます。

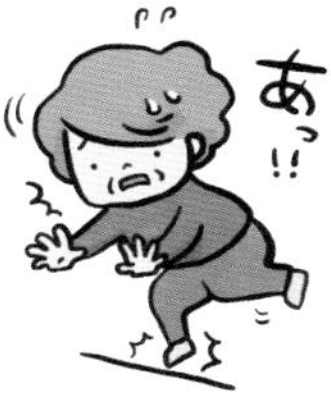

ビタミンDはホルモン？

身体内の特定の器官で作られ、組織や器官の働きを調節している物質がホルモンです。活性化したビタミンDはホルモンに近い働きをするため、ホルモンの一種に数えることもあります。

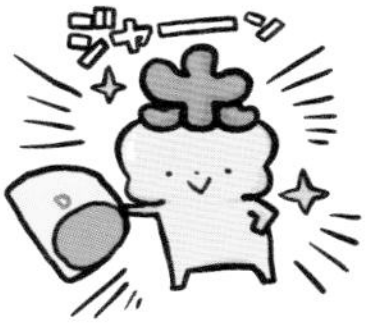

とりたい量

食事摂取基準（μg / 日）

年齢	男性		女性	
	目安量	耐容上限量	目安量	耐容上限量
0～5（月）	5.0	25	5.0	25
6～11（月）	5.0	25	5.0	25
1～2（歳）	3.0	20	3.5	20
3～5（歳）	3.5	30	4.0	30
6～7（歳）	4.5	30	5.0	30
8～9（歳）	5.0	40	6.0	40
10～11（歳）	6.5	60	8.0	60
12～14（歳）	8.0	80	9.5	80
15～17（歳）	9.0	90	8.5	90
18～29（歳）	8.5	100	8.5	100
30～49（歳）	8.5	100	8.5	100
50～64（歳）	8.5	100	8.5	100
65～74（歳）	8.5	100	8.5	100
75以上（歳）	8.5	100	8.5	100

人の皮膚には、ビタミンDの前駆体のプロビタミンD_3というコレステロールの一種が存在し、紫外線によってビタミンDに変換されます。フレイル（P.77）の発症予防を図る高齢者はもちろん、全年齢区分を通じて、日常生活において可能な範囲内で適度な日光浴を心がけるとともに、ビタミンDの摂取においては日照時間を考慮に入れることも重要になります。

日照時間が少ない地域に住む人や、屋外での活動をほとんどしない人は、ビタミンDを含む食品を意識してとるようにしましょう。

※妊婦は8.5μg / 日（目安量）、授乳婦は8.5μg / 日（目安量）とする。
資料：厚生労働省「日本人の食事摂取基準（2020年版）」

ビタミンE

化学名　トコフェロール

細胞膜に広く存在して、高い抗酸化力で細胞の老化を遅らせる

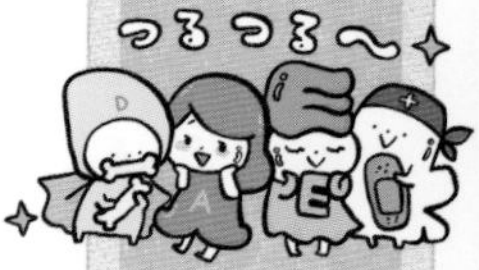

働き

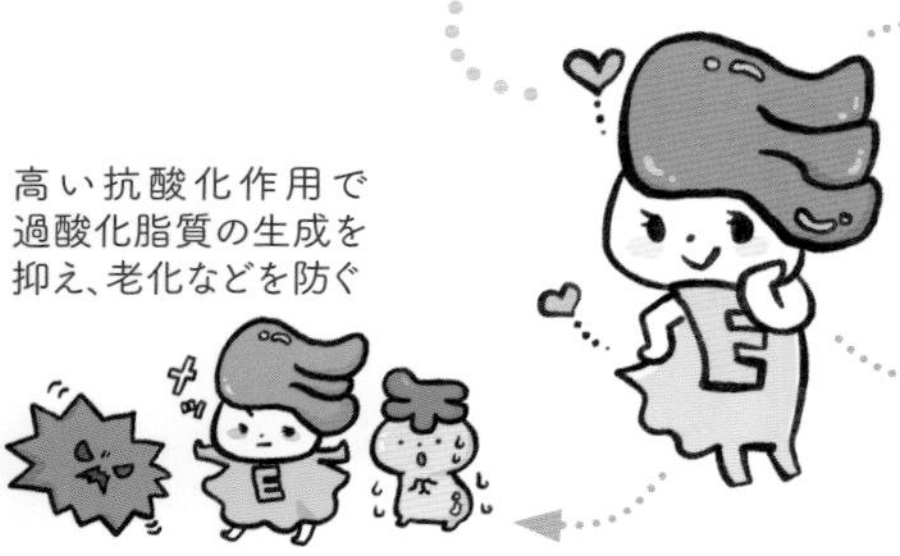
ビタミンE
血液の流れを良くする
高い抗酸化作用で過酸化脂質の生成を抑え、老化などを防ぐ
性ホルモンなどの生成や分泌に関与する

高い抗酸化力をもち細胞の老化を抑制する

細胞膜を構成するリン脂質は、酸化されやすい不飽和脂肪酸を多く含みます。ビタミンEは主に細胞膜の中に存在して、不飽和脂肪酸が酸化される前に自分が酸化されることで、過酸化脂質《かさんかししつ》ができるのを防ぎ、細胞の老化やがん化を防ぎます。

また、血中のLDLコレステロールの酸化も防ぐことから、動脈硬化の予防や血流改善効果も期待されています。このほか、毛細血管の拡張作用や性ホルモンの生成や分泌などにも関係しています。

食品では、植物油や種実類、魚介類などに多く含まれます。

おすすめの食品

ツナ油漬け缶詰（ビンナガマグロ）

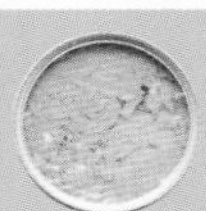

100g……………8.3mg
小1缶（80g）……6.6mg

アーモンド（乾燥）

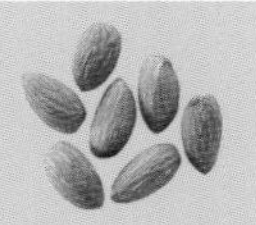

100g………30.3mg
10粒（10g）
…………………3.0mg

ひまわり油

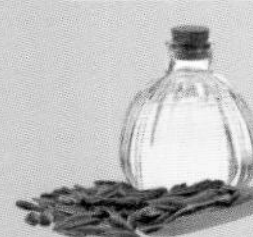

100g…………38.7mg
小さじ1（4g）……1.5mg

とり方のコツ

油脂とともにとると吸収がよくなります。ただし、とりすぎないよう、1食につき油小さじ1を目安にしましょう。また、抗酸化作用の高いビタミンAやCと一緒にとると、より抗酸化作用がアップします。

とりすぎ・不足したとき

とりすぎたとき

- 通常の食生活では見られない。
- 出血傾向が上昇するという報告がある。

不足したとき

- 長期間不足すると、赤血球の膜がもろくなり、溶血性貧血の原因になる。
- 成人の運動機能の低下や神経機能の異常などが起きる。
- 動脈硬化や生活習慣病のリスクが高まる。
- 老化のリスクが高まる。

ビタミンEは8種類

ビタミンEは、8種類の仲間があります。まずα、β、γ、δ《デルタ》の4種類のトコフェロール。これに加えてα、β、γ、δの4種類のトコトリエノールがあります。それぞれ効果が異なりますが、食物から多く摂取されるのはα-トコフェロールとγ-トコフェロール。ただしγは活性量が低く、身体内のビタミンEの大部分はα-トコフェロールです。

幅広く使われるビタミンE

ビタミンEはその作用の多さからサプリメントや食品添加物、医薬品、化粧品、動物用の飼料など、さまざまなものに使われています。

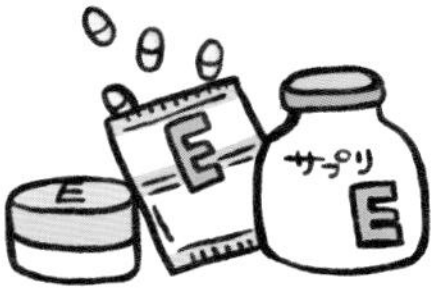

とりたい量

食事摂取基準（mg / 日）

年齢	男性		女性	
	目安量	耐容上限量	目安量	耐容上限量
0～5（月）	3.0	—	3.0	—
6～11（月）	4.0	—	4.0	—
1～2（歳）	3.0	150	3.0	150
3～5（歳）	4.0	200	4.0	200
6～7（歳）	5.0	300	5.0	300
8～9（歳）	5.0	350	5.0	350
10～11（歳）	5.5	450	5.5	450
12～14（歳）	6.5	650	6.0	600
15～17（歳）	7.0	750	5.5	650
18～29（歳）	6.0	850	5.0	650
30～49（歳）	6.0	900	5.5	700
50～64（歳）	7.0	850	6.0	700
65～74（歳）	7.0	850	6.5	650
75以上（歳）	6.5	750	6.5	650

食品に含まれるビタミンEは8種類ありますが、血中および組織中に存在するビタミンEの大部分がα-トコフェロールなので、これが指標とされています。

※α - トコフェロールについて算定した。α - トコフェロール以外のビタミン E は含んでいない。
※妊婦は 6.5mg / 日（目安量）、授乳婦は 7.0mg / 日（目安量）とする。
資料：厚生労働省「日本人の食事摂取基準（2020 年版）」

ビタミン
脂溶性ビタミン

ビタミンK

化学名　フィロキノン、メナキノン類

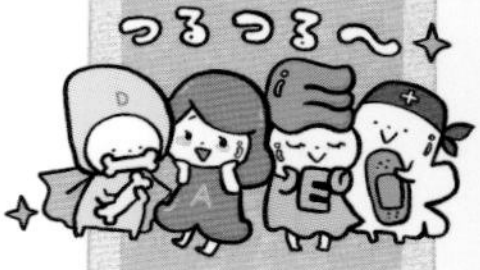

血液の凝固や骨の形成に関わるビタミン。腸内細菌によって体内合成も

血液が正常に凝固する働きや骨の強化に関わる

肝臓で血液を凝固させる物質・プロトロンビンが作られるときに、補酵素として働きます。このため「止血ビタミン」ともよばれます。一方、出血箇所以外では、血液は固まらずに流れている必要があります。ビタミンKはそのために必要な、凝固を抑制する物質の合成にも関わっています。

また、ビタミンDが主にカルシウムの吸収を助けるのに対し、ビタミンKは骨に取り込む働きに作用します。

腸内細菌によって作られますが量が少なく、食品からとる必要があります。

働き

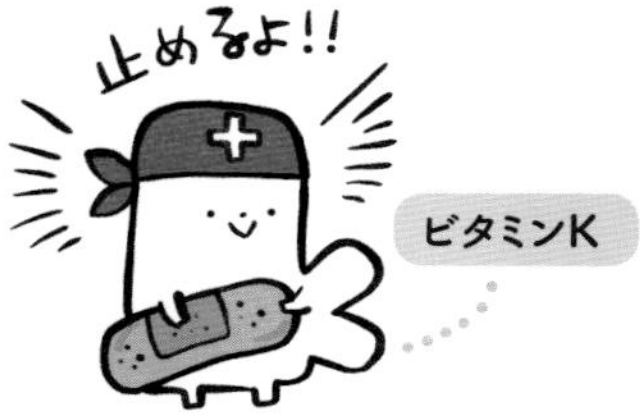

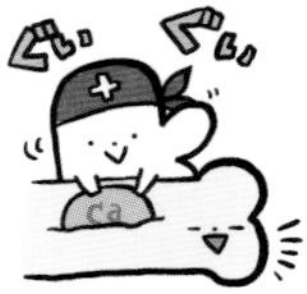

ビタミンDとともに骨の健康に不可欠で、カルシウムを骨に取り込むのを助ける

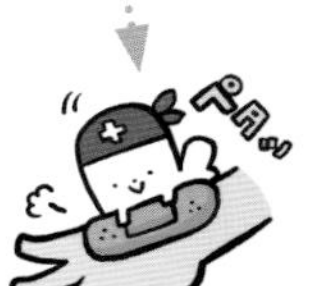

血液の凝固や凝固を抑制する物質の合成に関係する

とりたい量

必要な量の最大約半分を、腸内細菌が合成。

■食事摂取基準（目安量、μg / 日）

年齢	男性	女性
18〜29（歳）	150	150
30〜49（歳）	150	150
50〜64（歳）	150	150
65〜74（歳）	150	150
75以上（歳）	150	150

※妊婦、授乳婦は 150μg / 日（目安量）とする。
資料：厚生労働省「日本人の食事摂取基準（2020 年版）」

＋ とりすぎたとき

- 通常の食生活では見られない。
- 血栓症の人やワルファリンなどの抗凝固薬を服用している人は摂取量に注意。

− 不足したとき

- 骨粗鬆症のリスクが高まる。
- 新生児は腸内細菌による合成が不十分なため、欠乏して出血しやすくなることがある（新生児メレナ）。

おすすめの食品

ほうれん草

100g……………………270μg
1/4束（68g）…………184μg

納豆

100g……………………600μg
1パック（50g）………300μg

ビタミン
水溶性ビタミン

ビタミンB_1

化学名 チアミン

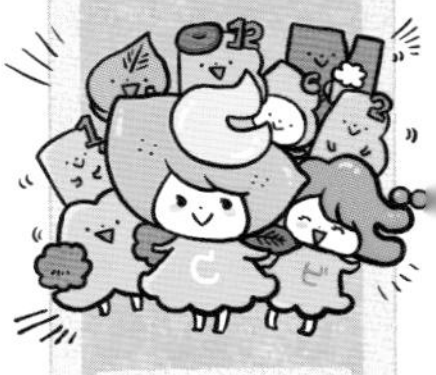

糖質の代謝に関わったり、神経機能を正常に保ったりする働きも

糖質のエネルギー代謝をサポート 脳や神経の働きにも影響

糖質がエネルギーに代謝されるときに必要となるのがビタミンB_1。代謝の過程で複数の酵素を助ける補酵素として働くほか、疲労物質の処理にも関わっています。糖質の摂取量が多い日本人はビタミンB_1が不足しやすく、積極的にとりたい栄養素です。また、脳や神経の働きを正常に維持することにも貢献しているほか、アルコールの分解にも関係しています。

多く含まれるのは、未精製の穀類や豚肉、豆類、種実類、魚介類ではウナギなど。尿中からすぐに排泄されてしまうので、3食で補いましょう。

とりたい量

推定エネルギー必要量と排泄量をもとに算出。

■食事摂取基準（推奨量、mg / 日）

年齢	男性	女性
18〜29（歳）	1.4	1.1
30〜49（歳）	1.4	1.1
50〜64（歳）	1.3	1.1
65〜74（歳）	1.3	1.1
75以上（歳）	1.2	0.9

※チアミン塩化物塩酸塩の重量として示した。
※身体活動レベルⅡの推定エネルギー必要量を用いて算定した。
※妊婦、授乳婦は 0.2mg / 日を付加する。
資料：厚生労働省「日本人の食事摂取基準（2020 年版）」

＋ とりすぎたとき

- 通常の食生活では見られない。
- 頭痛や不眠、皮膚炎などが報告されている。

− 不足したとき

- 疲労物質がたまって疲れやすくなる。
- 慢性的に不足して末梢神経に障害が起こると、脚気《かっけ》になる。
- 慢性的に不足して中枢神経に障害が起きると、ウェルニッケ脳症になる。

働き

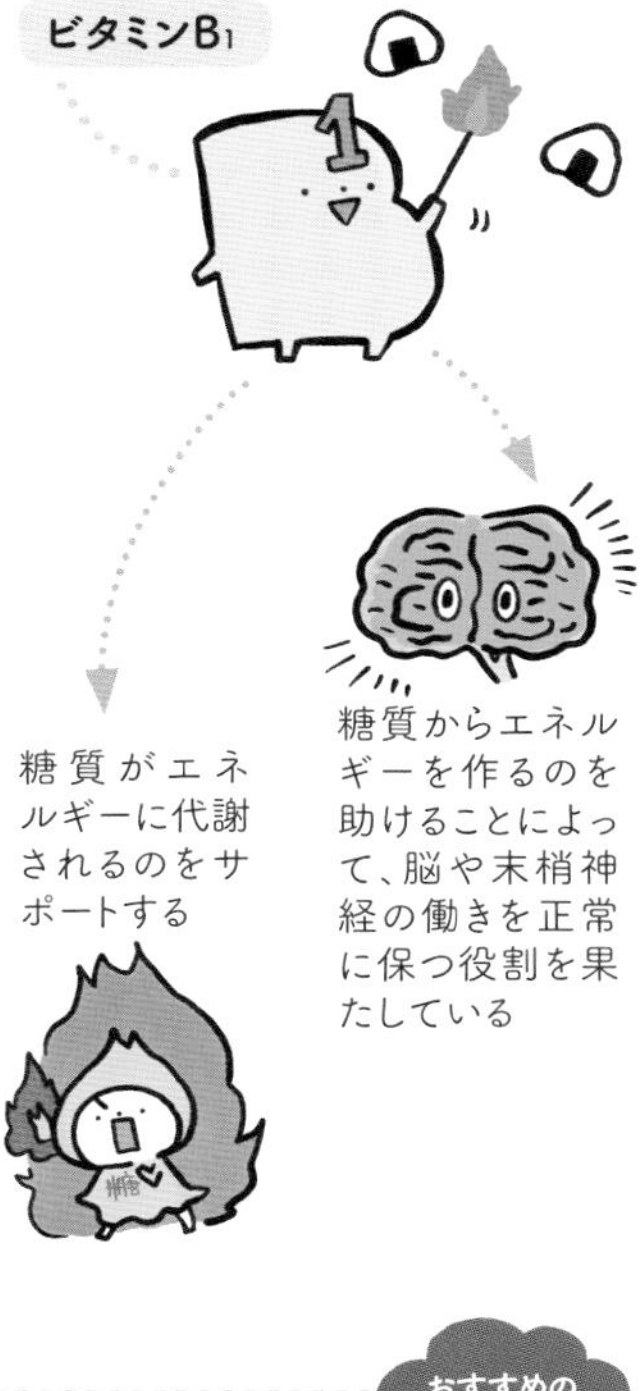
ビタミンB_1
糖質がエネルギーに代謝されるのをサポートする
糖質からエネルギーを作るのを助けることによって、脳や末梢神経の働きを正常に保つ役割を果たしている

おすすめの食品

豚ヒレ肉

100g……1.32mg
厚切り1枚（80g）……1.06mg

ごはん（玄米）

100g……0.16mg
中茶碗1膳（140g）……0.22mg

ビタミン

水溶性ビタミン

ビタミンB_2

化学名　リボフラミン

補酵素として、三大栄養素の代謝に関与。有害な過酸化脂質を分解

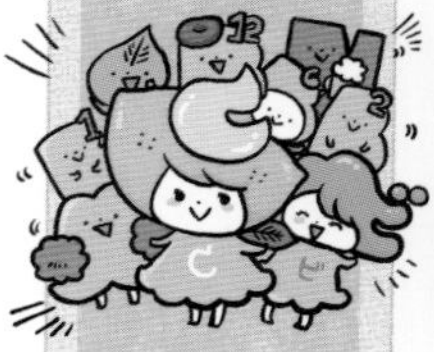

脂質の代謝に不可欠で健康な皮膚や髪、身体を作る

糖質や脂質、たんぱく質の代謝を補酵素として助け、特に脂質からエネルギーを作る過程に深く関わります。

たんぱく質の合成を助け、細胞の再生や新生を促す働きもあります。身体の成長や、皮膚や髪、爪などの健康のためにも重要な栄養素です。

また、動脈硬化や老化を進行させる過酸化脂質の分解を促進。身体内に蓄積するのを防ぎ、老化や生活習慣病の予防に貢献しています。

動物性食品に多く含まれ、牛乳・乳製品や卵などから手軽にとれます。

働き

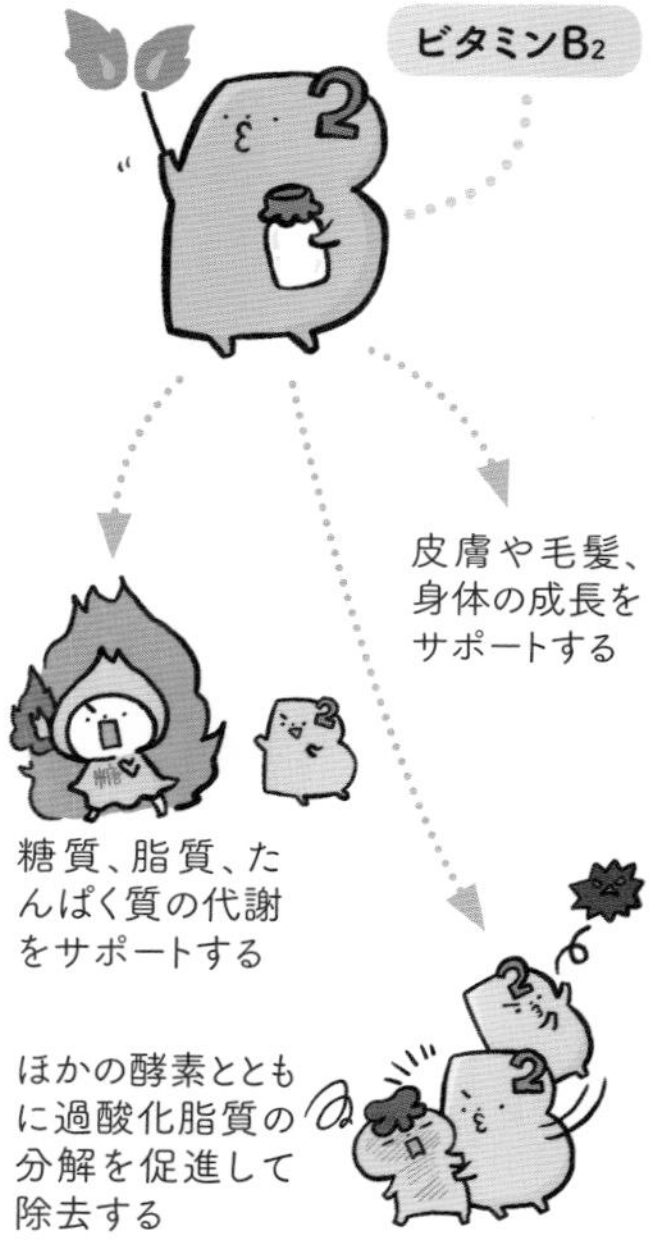

ビタミンB2
皮膚や毛髪、身体の成長をサポートする
糖質、脂質、たんぱく質の代謝をサポートする
ほかの酵素とともに過酸化脂質の分解を促進して除去する

とりたい量

推定エネルギー必要量をもとに算出。

■食事摂取基準（推奨量、mg / 日）

年齢	男性	女性
18～29（歳）	1.6	1.2
30～49（歳）	1.6	1.2
50～64（歳）	1.5	1.2
65～74（歳）	1.5	1.2
75以上（歳）	1.3	1.0

※身体活動レベルⅡの推定エネルギー必要量を用いて算定した。
※妊婦は 0.3mg / 日（推奨量）、授乳婦は 0.6mg / 日（推奨量）を付加する。
資料：厚生労働省「日本人の食事摂取基準（2020 年版）」

＋ とりすぎたとき

- 通常の食生活では見られない。

－ 不足したとき

- 肌荒れや脂漏性《しろうせい》皮膚炎などの肌トラブル、髪のトラブルが現れる。
- 口角炎《こうかくえん》や口唇炎《こうしんえん》、舌炎《ぜつえん》など、口の周りに症状が出る。
- 子どもが不足すると、成長が抑制される。

おすすめの食品

納豆

100g……………………0.56mg
1パック（50g）………0.28mg

鶏卵

100g……………………0.39mg
Lサイズ1個（55g）……0.21mg

ビタミン
水溶性ビタミン

ナイアシン

化学名 ニコチン酸、ニコチン酸アミド

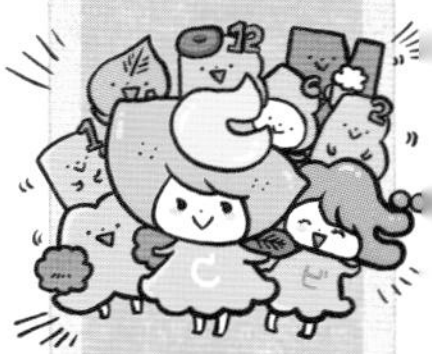

ビタミンB群の一種。アミノ酸のトリプトファンからも体内合成される

NADという酵素となって400以上の酵素の働きを補助

NADとなって糖質や脂質の代謝の過程で補酵素として働くほか、脂肪酸やホルモンの合成など400以上の化学反応に関与します。

例えば、アルコールの分解。肝臓でアルコールを分解する際に作られる頭痛や吐き気などの症状の原因物質・アセトアルデヒドを分解する際にも、NADが補酵素として使われます。

肉や魚、種実類、きのこ類など多くの食品に含まれ、熱や紫外線に強く調理ロスも少なめ。アミノ酸のトリプトファンからも合成されるため、欠乏症の恐れが低いビタミン。

とりたい量

推定エネルギー必要量をもとに、食事摂取基準が算出されています。アミノ酸のトリプトファンからも合成されるので、その摂取量が考慮されています。

■食事摂取基準（mg NE/日）

年齢	男性		女性	
	推奨量	耐容上限量	推奨量	耐容上限量
18～29（歳）	15	300（80）	11	250（65）
30～49（歳）	15	350（85）	12	250（65）
50～64（歳）	14	350（85）	11	250（65）
65～74（歳）	14	300（80）	11	250（65）
75以上（歳）	13	300（75）	10	250（60）

※身体活動レベルⅡの推定エネルギー必要量を用いて算定した。NE=ナイアシン当量=ナイアシン+1/60トリプトファン。
※耐容上限量はニコチンアミドのmg量、（　）内はニコチン酸のmg量。
※授乳婦は3mg NE/日（推奨量）を付加する。
資料：厚生労働省「日本人の食事摂取基準（2020年版）」

＋ とりすぎたとき

- 通常の食生活では見られない。
- 消化器系や肝臓に障害が出たという報告がある。

－ 不足したとき

- 日本では通常欠乏症は見られない。
- 慢性的に不足するとペラグラになり、皮膚炎や神経障害、下痢が起きる。

働き

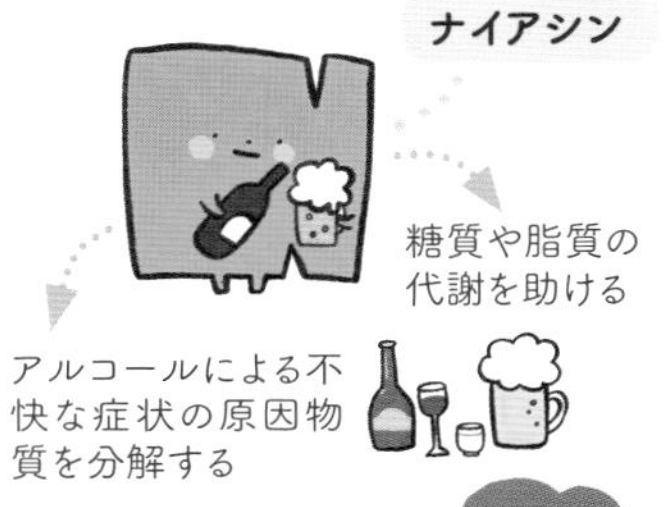
ナイアシン
糖質や脂質の代謝を助ける
アルコールによる不快な症状の原因物質を分解する

おすすめの食品

えのきたけ
100g……6.8mg
1/2袋（可食部43g）‥2.9mg

カツオ（春獲り）
100g……19.0mg
刺身5切れ（80g）……15.2mg

ビタミン

水溶性ビタミン

ビタミンB_6

化学名　ピリドキシン

たんぱく質の分解や再合成に必要。貧血や肌荒れの予防にも有効

たんぱく質の代謝に関わり 酵素の働きを助ける

食品由来のたんぱく質を分解する際や、身体に必要なたんぱく質を合成する際に補酵素として働きます。加えて、たんぱく質をエネルギー源として利用する際にも補酵素として働きます。

またセロトニンやドーパミンなど、神経伝達物質の合成を促進します。免疫機能の維持にも必要でアレルギー反応にも関わり、葉酸やビタミンB_{12}と働くことで、血中のホモシステイン※1を分解し、動脈硬化を予防します。

食事からとるほか、身体内の腸内細菌により合成されます。

※1アミノ酸のひとつ、メチオニンの代謝によってできる物質で、血液中に増えすぎると動脈硬化や血栓の原因になります。

とりたい量

ビタミンB_6は、たんぱく質の摂取量が増加すると必要量が増えるため、食事摂取基準のたんぱく質の推奨量をもとに、定められています。

■食事摂取基準（mg / 日）

年齢	男性		女性	
	推奨量	耐容上限量	推奨量	耐容上限量
18〜29（歳）	1.4	55	1.1	45
30〜49（歳）	1.4	60	1.1	45
50〜64（歳）	1.4	55	1.1	45
65〜74（歳）	1.4	50	1.1	40
75以上（歳）	1.4	50	1.1	40

※たんぱく質の食事摂取基準の推奨量を用いて算出した（妊婦・授乳婦の付加量は除く）。
※耐容上限量は、食事性ビタミンB_6ではなくピリドキシンとしての重量。
※妊婦は0.2mg / 日（推奨量）、授乳婦は0.3mg / 日（推奨量）を付加する。
資料：厚生労働省「日本人の食事摂取基準（2020年版）」

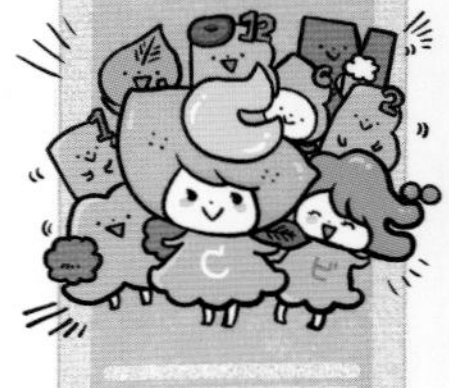

＋ とりすぎたとき

- 通常の食生活では見られない。
- 数カ月大量に摂取すると、手足の痛みやしびれをはじめ感覚神経に障害が起きる。

− 不足したとき

- うつなどの神経症状が出やすい。
- 脂漏性皮膚炎や口角炎、食欲不振のほか、成人ではうつ状態、脳波異常、けいれん発作などが起こる。
- 動脈硬化を促進する。

働き

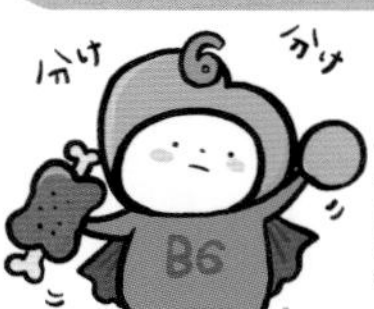

ビタミンB_6

食品中のたんぱく質を分解して、身体に必要なたんぱく質を作り出す

神経伝達物質の合成を促進する

ホルモン作用の調節などに関係する

おすすめの食品

バナナ

100g ……………… **0.38**mg
M1本（可食部117g）‥ **0.44**mg

クロマグロ（赤身）

100g ……………… **0.85**mg
刺身6切れ（80g）…… **0.68**mg

ビタミン
水溶性ビタミン

ビタミンB_{12}

化学名 コバラミン

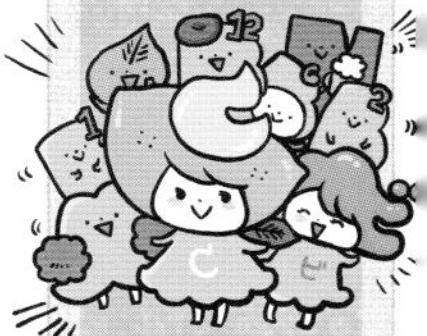

赤血球を作るのに必要なビタミン。主に動物性食品に含まれる

葉酸とともに赤血球を作り神経細胞の機能を維持する

赤血球の寿命は約4カ月。そのため身体内では常に新しい赤血球が作られています。ビタミンB_{12}はヘモグロビンの合成を助けることから、葉酸とともに正常な赤血球を作るのに欠かせません。どちらかが不足すると、悪性貧血のリスクが高まります。このため「造血のビタミン」ともよばれます。

またDNAの合成に働く葉酸をアシストし、神経細胞の機能を維持します。このほか睡眠障害の改善や動脈硬化の予防にも役立ちます。

動物性食品からとれるほか、腸内細菌によって身体内で合成されます。

働き

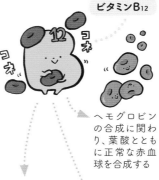

ヘモグロビンの合成に関わり、葉酸とともに正常な赤血球を合成する

葉酸と協力してDNAの合成を助け、神経細胞の機能を維持する

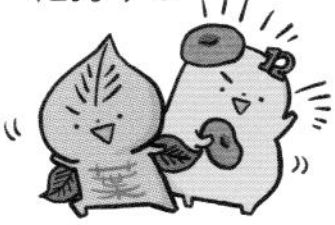

たんぱく質の合成や修復を助け、傷ついた末梢神経の回復に働く

とりたい量

悪性貧血患者に対する治療の結果から必要量を算定。

■食事摂取基準（推奨量、μg / 日）

年齢	男性	女性
18～29（歳）	2.4	2.4
30～49（歳）	2.4	2.4
50～64（歳）	2.4	2.4
65～74（歳）	2.4	2.4
75以上（歳）	2.4	2.4

※シアノコバラミンの重量として示した。
※妊婦は 0.4μg / 日（推奨量）、授乳婦は 0.8μg / 日（推奨量）を付加する。
資料：厚生労働省「日本人の食事摂取基準（2020 年版）」

＋ とりすぎたとき

- 通常の食生活では見られない。

－ 不足したとき

- 赤血球が正常に作られず巨赤芽《きょせきが》球性《きゅうせい》貧血（悪性貧血）になる。
- 動脈硬化を促進させる。
- ベジタリアンは不足に注意。
- 50歳以上では萎縮性《いしゅくせい》胃炎などで胃酸の分泌量が減って吸収率が低下しやすい。

おすすめの食品

サンマ
100g …… 16.2μg
1尾（可食部98g）…… 15.9μg

アサリ
100g …… 52.4μg
中10個（可食部30g）… 15.7μg

ビタミン

水溶性ビタミン

葉酸

化学名　フォラシン、プテロイルモノグルタミン酸

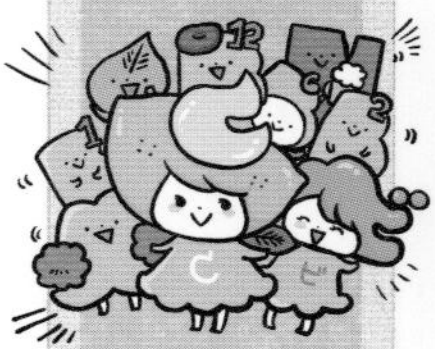

造血作用があるほか、細胞の増殖にも関与。胎児の正常な発育に不可欠

働き

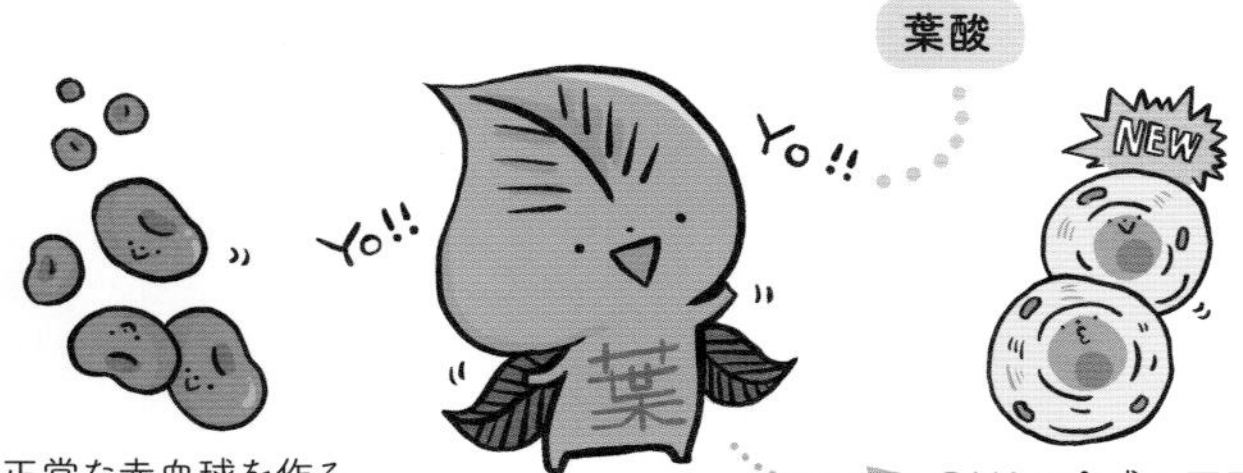

正常な赤血球を作ることに関わり、貧血予防にひと役買っている

DNAの合成に不可欠。細胞増殖が盛んな胎児は、特に必要

胎児の健全な発育と正常な赤血球の産生に欠かせない

ビタミンB_{12}と協力して、赤血球のもとになる赤芽球《せきがきゅう》を作ります。また、葉酸が補酵素として働くことで、DNAの合成が正常に行われます。このため細胞分裂が盛んな組織には葉酸が多く含まれていて、細胞増殖の盛んな胎児の健全な発育のために、特に重要な栄養素です。妊娠を考えている女性や妊婦の付加量が推奨量より多いのはこのためです。

レバーや緑黄色野菜、果物、海藻に多い栄養素ですが、吸収率が50％と高くありません。日本人の約15％は遺伝的に葉酸が不足しやすい体質なため、たっぷりとりたいものです。

おすすめの食品

枝豆（ゆで）

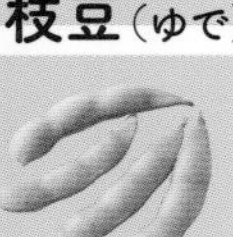

100g……260μg

1/3袋（可食部46g）……120μg

ほうれん草

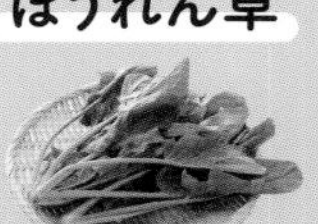

100g……210μg

1/4束（68g）……143μg

鶏レバー

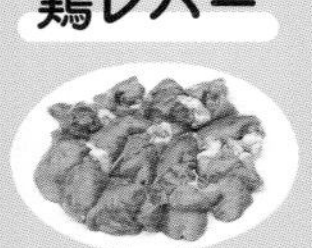

100g……1300μg

焼鳥2本（60g）……780μg

とり方のコツ

緑の緑黄色野菜に多い栄養素。水溶性のため、ゆでたりすると大きく失われます。電子レンジで加熱する、スープにするなど、調理法を選びましょう。光や熱にも弱いので、食材は長期保存せず、早めに食べましょう。

とりすぎ・不足したとき

＋ とりすぎたとき

- 通常の食生活では見られない。
- サプリメントなどに見られるプテロイルモノグルタミン酸の状態では、神経障害などの報告がある。

－ 不足したとき

- 赤血球が正常に作られず、巨赤芽球性貧血（悪性貧血）の原因になる。
- 妊娠のごく初期に不足すると、胎児の神経管閉鎖障害のリスクが高まる。神経管閉鎖障害になると、知的障害や下半身マヒとなる可能性がある。
- 血液中のホモシステインの量が増えて、動脈硬化を促進する。ホモシステインが増えることで、骨粗鬆症のリスクも高まる。

妊娠を考えたら葉酸を

葉酸の十分な摂取で、胎児が神経管閉鎖障害となるリスクを軽減できます。ただし効果的な時期は、妊娠に気づかないことも多いごく初期。妊娠がわかってからではなく、妊娠を希望する段階で栄養機能食品を含めて十分な摂取を心がけましょう。

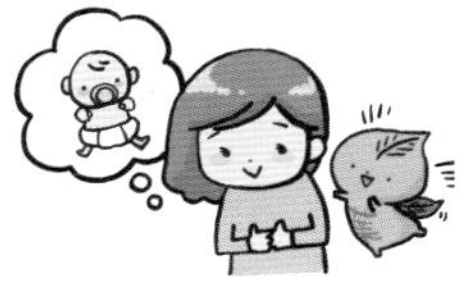

中高年も葉酸を

葉酸やビタミンB_6、ビタミンB_{12}が不足すると、ホモシステインという物質が分解できず、血液中に増えます。この状態は動脈硬化を促進してしまいます。動脈硬化になりやすい高齢者も、葉酸を積極的にとる必要があります。

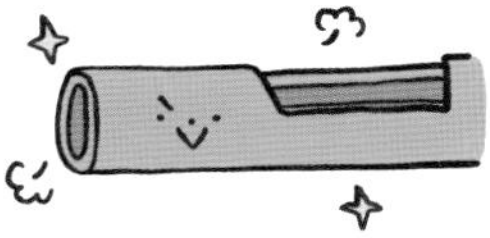

とりたい量

■食事摂取基準（μg / 日）

年齢	男性		女性	
	推奨量	耐容上限量	推奨量	耐容上限量
0～5（月）	40※1	—	40※1	—
6～11（月）	60※1	—	60※1	—
1～2（歳）	90	200	90	200
3～5（歳）	110	300	110	300
6～7（歳）	140	400	140	400
8～9（歳）	160	500	160	500
10～11（歳）	190	700	190	700
12～14（歳）	240	900	240	900
15～17（歳）	240	900	240	900
18～29（歳）	240	900	240	900
30～49（歳）	240	1,000	240	1,000
50～64（歳）	240	1,000	240	1,000
65～74（歳）	240	900	240	900
75以上（歳）	240	900	240	900

食事から摂取される葉酸は吸収率が低いものの、その分を加味して推奨量が定められているため、吸収率が50％だからといって、食事摂取基準の倍量をとる必要はありません。

※1 目安量。
※プテロイルモノグルタミン酸の重量として示した。
※耐容上限量は、通常の食品以外の食品に含まれる葉酸（狭義の葉酸）に適用する。
※妊娠を計画している女性、妊娠の可能性がある女性及び妊娠初期の妊婦は、胎児の神経管閉鎖障害のリスク低減のために、通常の食品以外の食品に含まれる葉酸（狭義の葉酸）を400μg / 日摂取することが望まれる。
※妊娠中期・後期の妊婦は240μg / 日（推奨量）、授乳婦は100μg / 日（推奨量）を付加する。
資料：厚生労働省「日本人の食事摂取基準（2020年版）」

ビタミン

水溶性ビタミン

パントテン酸

化学名　パントテン酸

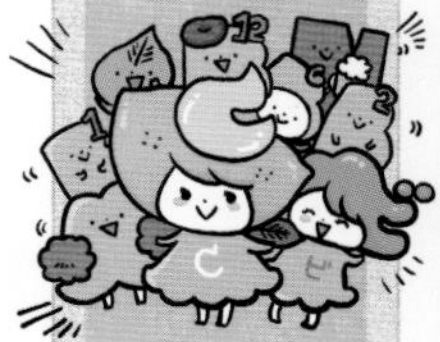

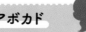

糖質、脂質、たんぱく質の代謝に重要な役割を果たす補酵素の構成成分

コエンザイムAの姿で補酵素として全身の代謝反応に関係する

ほとんどの場合、補酵素（コエンザイム）Aとして、植物性・動物性を問わず食品に含まれています。消化官で分解されてパントテン酸となって吸収され、肝臓で再度コエンザイムAに合成されます。

コエンザイムAは食事で摂取した糖質やたんぱく質、脂質がエネルギーとなる過程で、100以上の酵素の補酵素として働いています。ストレス時に分泌される副腎皮質ホルモンなどのホルモンの合成を助けたり、HDLコレステロールの合成を促す働きもあり、さまざまな代謝に関わっています。

とりたい量

国民健康・栄養調査の中央値から目安量が設定されています。

■食事摂取基準（目安量、mg / 日）

年齢	男性	女性
18〜29（歳）	5	5
30〜49（歳）	5	5
50〜64（歳）	6	5
65〜74（歳）	6	5
75以上（歳）	6	5

※妊婦5mg/日、授乳婦は6mg/日とする。

資料：厚生労働省「日本人の食事摂取基準（2020年版）」

＋ とりすぎたとき

- 通常の食生活では見られない。

− 不足したとき

- 幅広い食品に含まれているため、欠乏症はほとんど見られない。
- 成長停止、手や足のしびれと灼熱感、頭痛、疲労感、不眠、食欲不振などが起きる。

働き

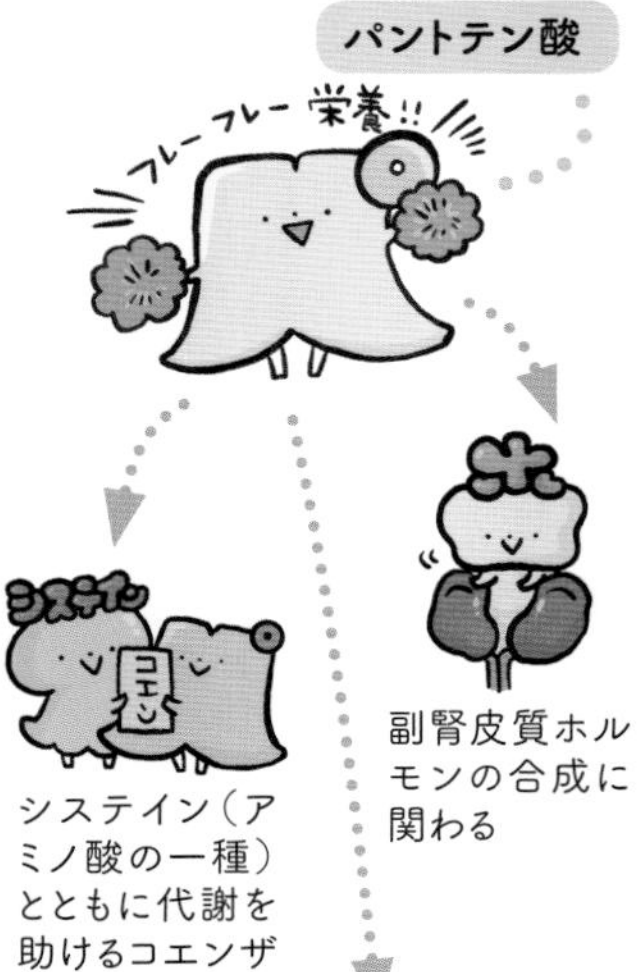

おすすめの食品

ししゃも（生干し）

100g ……… **1.95mg**

3尾（可食部42g）…… **0.82mg**

アボカド

100g ……… **1.65mg**

1/2個（90g）……… **1.49mg**

ビタミン
水溶性ビタミン

ビオチン

化学名 ビオチン（別名 ビタミンH）

皮膚や髪の健康に関わるビタミン。腸内細菌によっても合成される

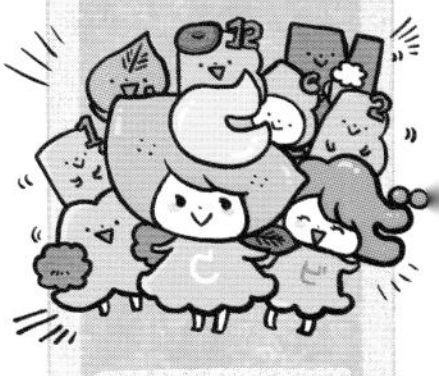

糖や脂質、たんぱく質に代謝するカルボキシラーゼの補酵素

ビオチンは、カルボキシラーゼという酵素の補酵素として働きます。この酵素は、身体を構成するたんぱく質や体脂肪を分解してエネルギーに変えるときや、脂肪酸の合成、アミノ酸の一種のロイシンの代謝などに関わります。

また近年では、ヒスタミンを排泄する働きから、アトピー性皮膚炎の治療薬としても注目されています。ビオチンは腸内細菌によって身体内でも作られますが、産生量は不明です。食品では種実類や豆類、レバー、卵黄などに多く含まれています。

働き

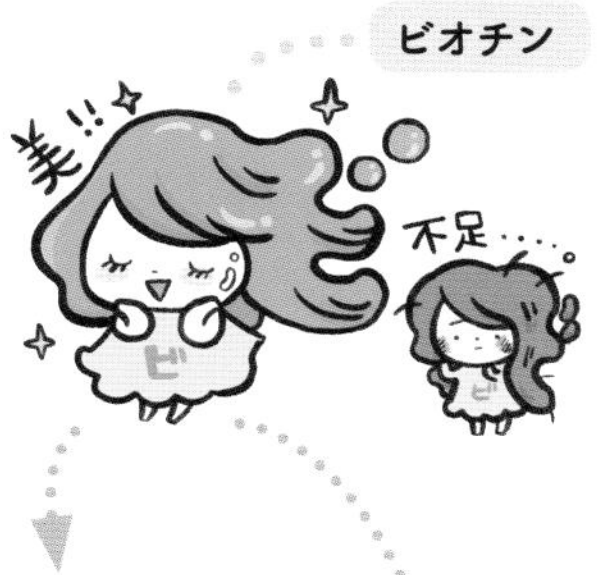

皮膚や髪、粘膜の健康を守る

カルボキシラーゼという酵素の補酵素として働き、糖質やたんぱく質、脂質がエネルギーになるまでの代謝を助ける

とりたい量

摂取量の値から目安量を設定。

■食事摂取基準（目安量、μg / 日）

年齢	男性	女性
18～29（歳）	50	50
30～49（歳）	50	50
50～64（歳）	50	50
65～74（歳）	50	50
75以上（歳）	50	50

※妊婦、授乳婦は50 μg/ 日とする。
資料：厚生労働省「日本人の食事摂取基準（2020年版）」

＋ とりすぎたとき

- 通常の食生活では見られない。

－ 不足したとき

- 腸内細菌によって合成されるので、欠乏症が現れることはほとんどない。
- 生卵を一度に10個ほど食べると吸収が阻害され、欠乏症が現れることがある。
- 鱗《うろこ》状皮膚炎が起きる。
- 食欲不振、むかつき、吐き気などが起きる。

おすすめの食品

まいたけ

100g ………………… 24.0μg
1/3パック（可食部30g）… 7.2μg

鶏卵

100g ………………… 25.0μg
L1個（可食部55g）…… 13.8μg

ビタミン
水溶性ビタミン

ビタミンC

化学名　アスコルビン酸

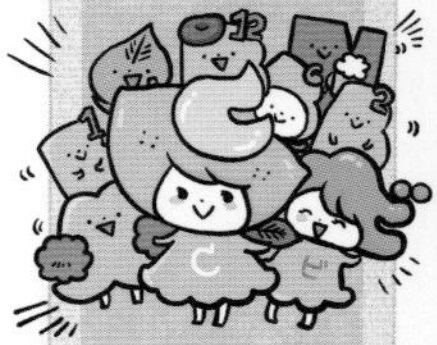

高い抗酸化作用があり、皮膚や血管の老化を防ぐ

❖働き❖

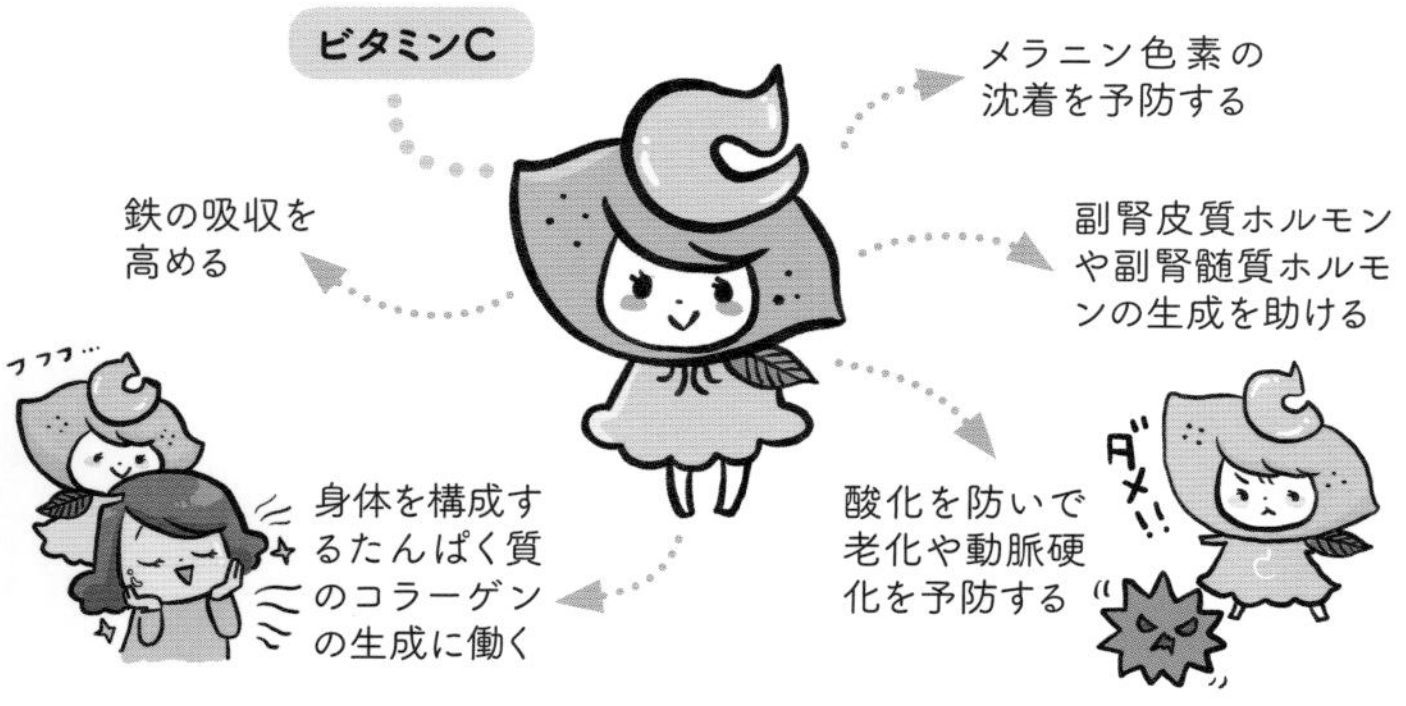

ビタミンC
メラニン色素の沈着を予防する
鉄の吸収を高める
副腎皮質ホルモンや副腎髄質ホルモンの生成を助ける
フフフ…
ダメ!!
身体を構成するたんぱく質のコラーゲンの生成に働く
酸化を防いで老化や動脈硬化を予防する
C

コラーゲンやホルモンを合成し抗酸化作用で老化を予防する

皮膚や細胞に含まれるコラーゲンの合成に欠かせないビタミンです。コラーゲンはたんぱく質の一種で、細胞の結びつきを強めて、皮膚や腱、軟骨、骨などを丈夫にします。このほか小腸での鉄の吸収率を高めて貧血を予防したり、肝臓の薬物代謝に関わる酵素を活性化させて解毒作用を高めたりします。

また、抗酸化力が高く、血中のLDLコレステロールなどの酸化を抑制し動脈硬化や老化を予防。

さらに、神経伝達物質の合成や、抗ストレス作用をもつ副腎皮質ホルモンの合成にも関わっています。

おすすめの食品

キウイフルーツ（黄肉種）

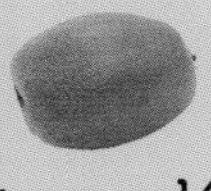

100g……………140mg
1個（可食部102g）……………143mg

じゃがいも

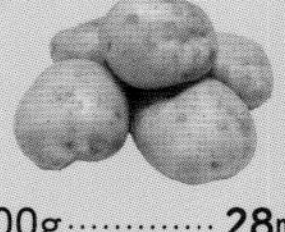

100g……………28mg
M1個（可食部135g）……………38mg

パプリカ（赤）

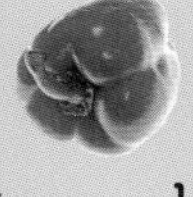

100g……………170mg
1/2個（可食部60g）……………102mg

◆とり方のコツ◆

身体に長期間蓄積されず、一度に大量にとっても吸収率が低下して排泄されてしまうので毎食こまめにとりましょう。また、調理のとき加熱しすぎない、水にさらしすぎないなど、ビタミンCの損失を防ぐ工夫を。

とりすぎ・不足したとき

＋ とりすぎたとき

- 通常の食生活では見られない。
- 1日に3～4gのビタミンCをとって、下痢が起きたという報告がある。サプリメントなどから1日1g以上を摂取することは避けたい。
- 一過性の下痢、吐き気、腹痛など胃腸に影響が出る。
- 腎機能障害がある人は、腎シュウ酸結石のリスクが高まる。

－ 不足したとき

- コラーゲンが不足して組織がもろくなり、壊血病《かいけつびょう》になって出血や骨折などが起こる。
- 歯ぐきから出血しやすくなる。

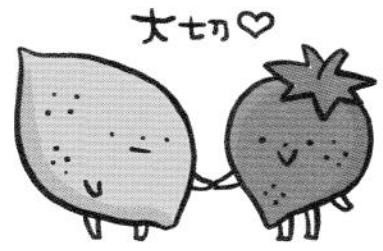

ビタミンCとがん

ビタミンCは抗酸化作用により、がんのリスクを高める過酸化脂質などの生成を抑えます。また、消化器系がんの一因であるニトロソアミンの生成を抑えたり、解毒酵素の代謝に関わって発がん物質を排泄するなど、多方面からがん予防にアプローチしています。また最近では、がん治療への応用も研究されマウスレベルでは生存効果が高まっています。

老化とビタミンCの関係

身体内でビタミンCを作れないマウスを飼育したところ、通常のマウスに比べて約4倍の速さで老化が進行した、という報告があります。人体については研究が待たれます。

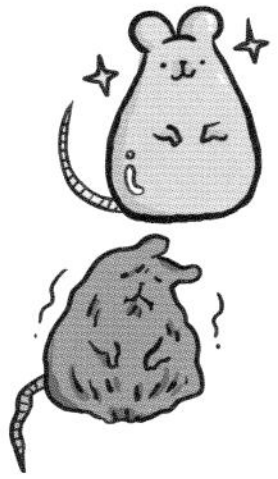

とりたい量

■食事摂取基準（推奨量、mg / 日）

年齢	男性	女性
0～5（月）	40※1	40※1
6～11（月）	40※1	40※1
1～2（歳）	40	40
3～5（歳）	50	50
6～7（歳）	60	60
8～9（歳）	70	70
10～11（歳）	85	85
12～14（歳）	100	100
15～17（歳）	100	100
18～29（歳）	100	100
30～49（歳）	100	100
50～64（歳）	100	100
65～74（歳）	100	100
75以上（歳）	100	100

※1 目安量。　※L-アスコルビン酸の重量で示した。
※妊婦は10mg / 日（推奨量）、授乳婦は45mg / 日（推奨量）を付加する。
資料：厚生労働省「日本人の食事摂取基準（2020年版）」

ビタミンCの欠乏症である壊血病は、1日10mg程度摂取していれば発症しません。抗酸化作用や心臓血管系の疾病予防が期待できる摂取量が、推定平均必要量とされました。左の推奨量は、推定平均必要量の約1.2倍になります。

CHECK

喫煙者は吸わない人より多くのビタミンCが必要

喫煙者は吸わない人に比べて、ビタミンCが消耗されやすいことを示すデータがあります。ビタミンCの働きを期待するためには、吸わない人よりも1日あたり約35mgを目安に、余分に摂取するように心がけましょう。受動喫煙者も同様です。

ミネラルとは？

体内で合成されないので、バランスのよい摂取を心がけることが必要

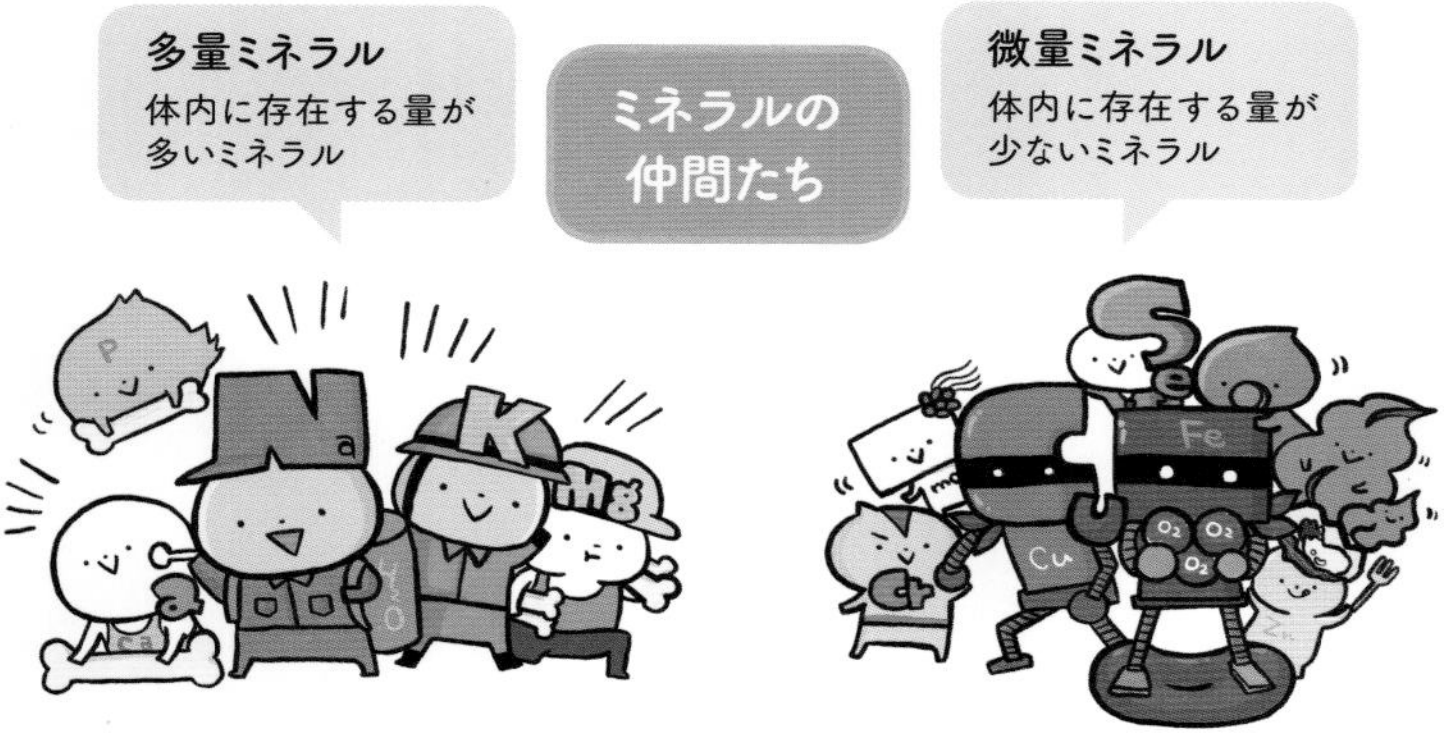
多量ミネラル
体内に存在する量が多いミネラル
ミネラルの仲間たち
微量ミネラル
体内に存在する量が少ないミネラル

機能を調節する働きをもつ 微量でも欠かせない栄養素

無機質ともいい、身体の約5％を占める栄養素。生命活動に必要なミネラルを必須ミネラルといい、そのうち身体内に比較的多く存在するものを「多量ミネラル」、微量しか存在しないものを「微量ミネラル」といいます。

ミネラルはたんぱく質や脂質とともに身体を構成する材料になるほか、酵素や補酵素などの機能性物質になって身体に備わった機能を助ける働きがあります。そのため必要量は微量でも、健康維持に欠かせません。

ただし身体内で作ることができないため、食事からとる必要があります。

食事摂取基準にない必要なミネラル

必須ミネラル16種類のうち、「日本人の食事摂取基準（2020年版）」で示されているのは13種類。示されていない3種類のうちコバルトと硫黄《いおう》は別の栄養素に含まれるためで、フッ素はデータ不足のためです。また必須以外にも身体内で役立つミネラルはあります。

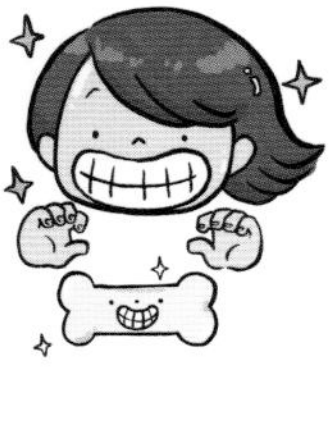

コバルト…ビタミンB_{12}の成分でヘモグロビンの合成に働き、巨赤芽球性貧血（悪性貧血）を予防する。

硫黄…髪や骨、軟骨、爪などを構成するたんぱく質の成分で、それらの健康を保つ。

フッ素…カルシウムが歯に取り込まれるのを助けたり、骨密度を高めたりして、骨や歯を丈夫にする。

ミネラルの種類と主な働き

分類	名称	働き	
多量ミネラル	ナトリウム（Na）	細胞外液に存在し、浸透圧の維持や神経の刺激を伝達する。	→P.138
	カリウム（K）	細胞内液に存在し、浸透圧の維持や神経の刺激を伝達する。	→P.140
	カルシウム（Ca）	骨や歯の成分で、ホルモンの分泌や筋肉の収縮、神経伝達に関係。	→P.142
	マグネシウム（Mg）	骨や歯の成分で、エネルギー代謝や筋肉の収縮、神経伝達に関係。	→P.144
	リン（P）	骨や歯、リン脂質などの成分でエネルギー代謝をサポートする。	→P.145
微量ミネラル	鉄（Fe）	赤血球中のヘモグロビンやミオグロビンの主成分。	→P.146
	亜鉛（Zn）	細胞分裂やたんぱく質の合成に関わり、免疫機能や神経の働きを保つ。	→P.148
	銅（Cu）	赤血球のヘモグロビンの合成に関与する酵素などの構成成分となる。	→P.149
	マンガン（Mn）	糖質や脂質の代謝や骨形成に関与する。さまざまな酵素の材料になる。	→P.150
	ヨウ素（I）	甲状腺ホルモンの成分で、発育や基礎代謝を促進する。	→P.151
	セレン（Se）	高い抗酸化作用をもつ酵素の材料となるほか、水銀などの毒性を軽減する。	→P.152
	クロム（Cr）	インスリンの働きを助けたり、糖質や脂質の代謝に関わる。	→P.153
	モリブデン（Mo）	酸化酵素を助け、尿酸を作り出す代謝に関与する。	→P.154

ミネラル
多量ミネラル

ナトリウム

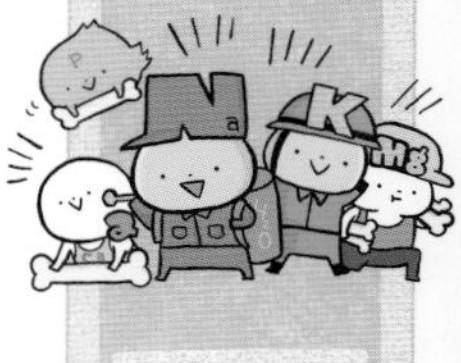

多くは細胞外液に含まれ、細胞内外のミネラルバランスを保つ

働き

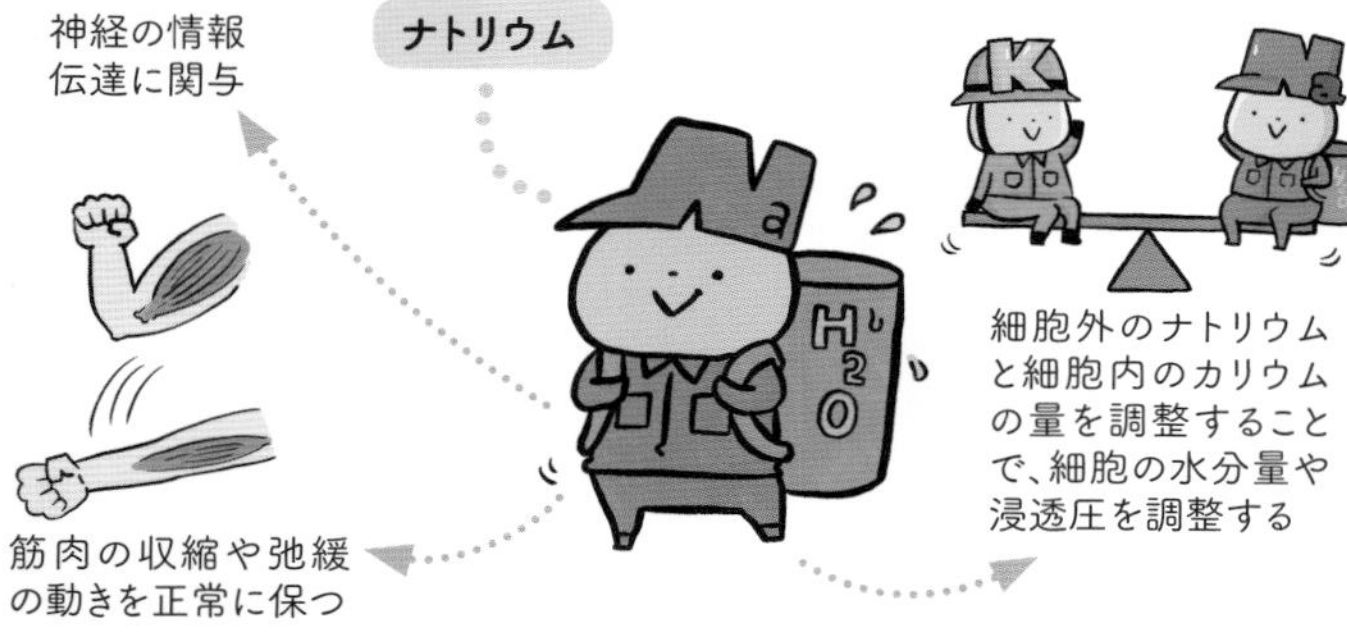
ナトリウム
神経の情報伝達に関与
細胞外のナトリウムと細胞内のカリウムの量を調整することで、細胞の水分量や浸透圧を調整する
筋肉の収縮や弛緩の動きを正常に保つ

とりすぎには注意が必要だが生命活動には欠かせない

一番大きな役割は、カリウムと協力して細胞内外の水分量のバランスを保つこと。細胞外液に多いナトリウムと細胞内液に多いカリウムの量を調整することで、細胞内の水分量のバランスや浸透圧を一定に保っています。

また、筋肉の収縮・弛緩、神経の伝達を正常に保つ際にも、ナトリウムはカリウムと協働しています。このほか、身体内のpHを保ったり、神経の情報伝達にも関与しています。

ただし、日本人のナトリウム(食塩)摂取量は男女・年齢を問わずとりすぎの傾向があり、注意が必要です。

とりすぎ注意

梅干し

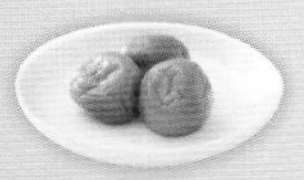

中1個(可食部10g)……0.72g
食塩に換算すると……1.8g

濃口しょうゆ

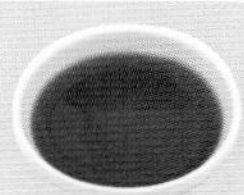

小さじ1(6g)…0.34g
食塩に換算すると……0.9g

食塩

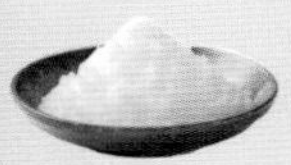

小さじ1/2(3g)……1.2g
食塩に換算すると……3.0g

とり方のコツ

加工食品やインスタント食品は食塩(塩化ナトリウム)が多く添加されているのでとりすぎないように。うま味のある食品を選び、調理法は塩を控えめにする代わりに酸味・薬味・だしなどを上手に取り入れて、薄味でも満足感を得ましょう。

とりすぎ・不足したとき

＋とりすぎたとき

- 短期的には、過剰症の心配はほとんどない。
- とりすぎ状態が長く続くと、体内に蓄積されやすくなる人も。すると血液中のナトリウム量も増え、濃度を調整しようと細胞内の水分が血液に移動し血流量が増えることで、むくみや高血圧になりやすくなる。
- 胃がんのリスクが高まる可能性がある。
- 脳卒中になる可能性が高くなる。

－不足したとき

- 通常の食生活では見られない。
- 急激に欠乏した場合は、めまいや倦怠感などが起き、失神に陥ることもある。
- 長期にわたって欠乏した場合は、食欲の減少や精神不安が起きる。

食塩とナトリウム

食塩は塩素とナトリウムが結合した塩化ナトリウムですが、食品には食塩以外のナトリウムも含まれています。その両方を合計して、食塩に換算すると何gになるかを算出したものが、食塩相当量（ナトリウム1.0g=食塩2.54g）です。生活習慣病などに影響を与えるのはナトリウムですが、摂取量を把握・管理しやすくする目的もあって、「日本人の食事摂取基準」では食塩相当量も定められています。

日本人の食塩摂取量

日本人の1日あたりの食塩摂取量は、男性10.9g、女性9.3g（令和元年国民健康・栄養調査）。男女ともに20～40歳代は大きな差はなく、50・60歳代はともに摂取量が多くなっていました。食塩をとりすぎないよう、毎日の食生活で注意しましょう。

とりたい量

■食事摂取基準（mg / 日）

年齢	男性		女性	
	推定平均必要量	目標量	推定平均必要量	目標量
0～5（月）	100（0.3）[※1]	—	100（0.3）[※1]	—
6～11（月）	600（1.5）[※1]	—	600（1.5）[※1]	—
1～2（歳）	—	（3.0未満）	—	（3.0未満）
3～5（歳）	—	（3.5未満）	—	（3.5未満）
6～7（歳）	—	（4.5未満）	—	（4.5未満）
8～9（歳）	—	（5.0未満）	—	（5.0未満）
10～11（歳）	—	（6.0未満）	—	（6.0未満）
12～14（歳）	—	（7.0未満）	—	（6.5未満）
15～17（歳）	—	（7.5未満）	—	（6.5未満）
18～29（歳）	600（1.5）	（7.5未満）	600（1.5）	（6.5未満）
30～49（歳）	600（1.5）	（7.5未満）	600（1.5）	（6.5未満）
50～64（歳）	600（1.5）	（7.5未満）	600（1.5）	（6.5未満）
65～74（歳）	600（1.5）	（7.5未満）	600（1.5）	（6.5未満）
75以上（歳）	600（1.5）	（7.5未満）	600（1.5）	（6.5未満）

※1目安量。　※（　）内は食塩相当量（g/日）。※妊婦、授乳婦は600mg/日（推定平均必要量）、食塩相当量は1.5g/日とする。　資料：厚生労働省「日本人の食事摂取基準（2020年版）」

「日本人の食事摂取基準（2020年版）」では、食塩相当量について、成人の目標量をこれまでより0.5g/日引き下げるとともに、高血圧及び腎臓病の重症化予防を目的にした量として、新たに6g/日未満と設定されました。

CHECK

高血圧を防ぐための食塩摂取量は？

血圧上昇を防ぐ食塩摂取量の平均値は1日あたり3～5gと考えられています。またWHOでは、高血圧予防のための目標として1日あたり5g未満をすすめています。

ミネラル
多量ミネラル

カリウム

働き

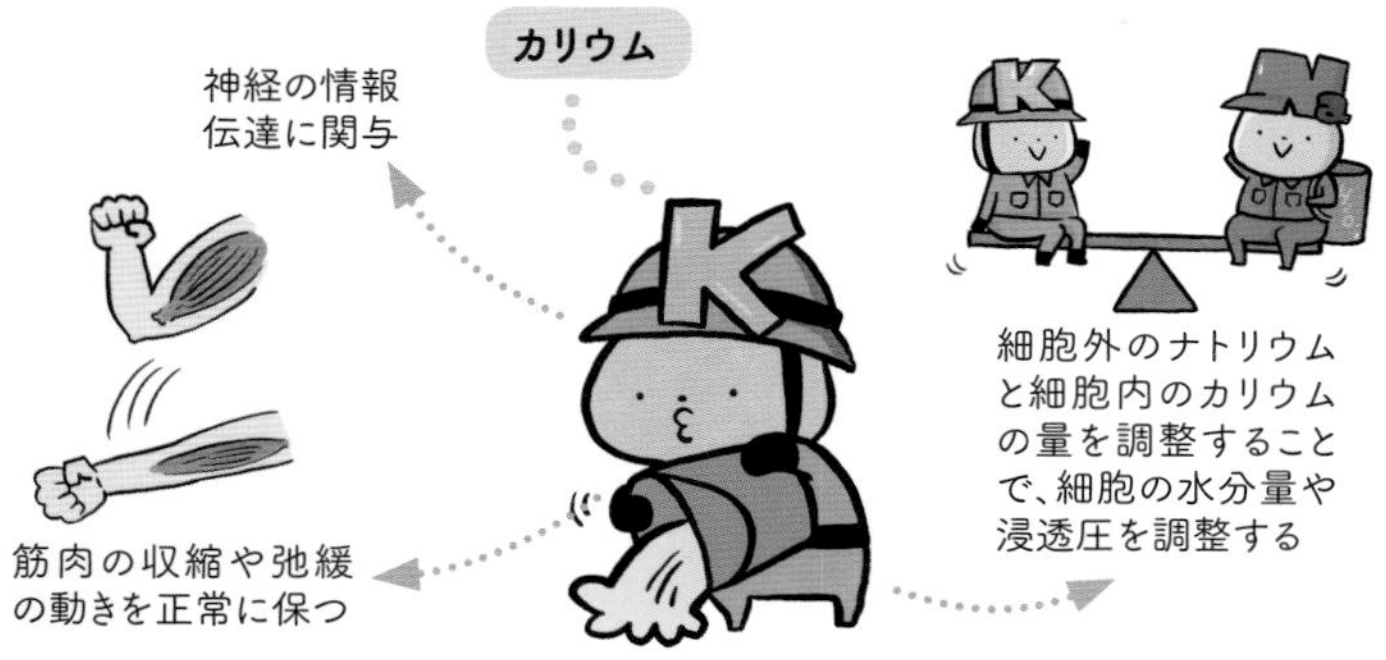

カリウム
神経の情報伝達に関与
細胞外のナトリウムと細胞内のカリウムの量を調整することで、細胞の水分量や浸透圧を調整する
筋肉の収縮や弛緩の動きを正常に保つ

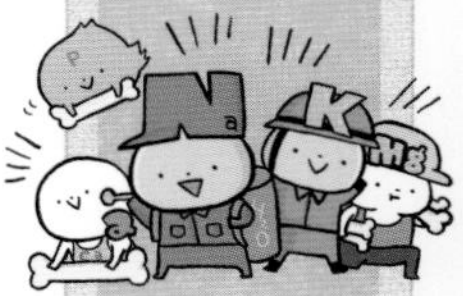

腎臓でのナトリウムの再吸収に関わり、利尿作用がある

ナトリウムとカリウムのバランスで細胞の機能を維持

カリウムは細胞内液に多く含まれ、細胞外液に多く含まれるナトリウムと相互に作用しながら、細胞内外の水分やミネラル量のバランスを調整しています。

また、細胞内の酵素反応を調節し、エネルギー代謝をスムーズにしています。さらに、心臓の機能や筋肉の収縮・弛緩、神経の伝達を正常に保つ働きもしています。

過剰なナトリウムの尿への排泄を促す作用もあるため、むくみや高血圧の予防にも役立ちます。カリウムの量は、腎臓での再吸収の調節によって維持されています。

おすすめの食品

さといも

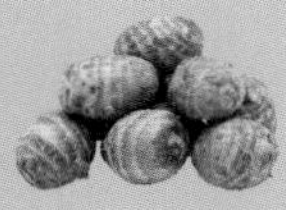

100g…………640mg
M2個（可食部68g）…………435mg

バナナ

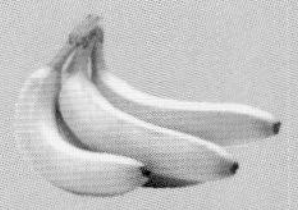

100g…………360mg
M1本（可食部117g）…………421mg

ほうれん草

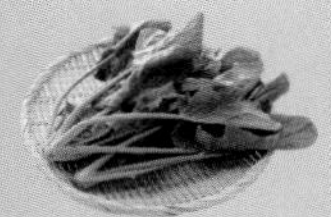

100g…………690mg
1/4束（68g）…………469mg

とり方のコツ

水に溶けやすい栄養素なので、汁ごと摂取できるみそ汁やスープに。また、カリウムはナトリウムの排泄効果があるので、みそ汁の塩分が気になる場合は、カリウムを多く含む野菜を使って具だくさんにするのがおすすめです。

とりすぎ・不足したとき

とりすぎたとき

- 通常の食生活では見られない。
- 腎臓の機能が低下している場合やサプリメントで大量にとった場合は、高カリウム血症になり不整脈や低血圧などが起きることがある。

不足したとき

- 健康な人の場合、下痢、多量の発汗、利尿剤の使用以外で不足することはない。不足した場合、低カリウム血症となり、けいれんや低血圧などが起きることがある。
- 日本人はナトリウムの摂取量が諸外国に比べて多いため、高血圧など生活習慣病や脳卒中の予防の観点からも、積極的にとりたい。

カリウム摂取で高血圧対策

高血圧の予防と改善には、ナトリウムとカリウムのバランスが重要です。ナトリウムが水分を体内に貯めることによって、血圧を上昇させるのに対して、カリウムは反対の作用をもつからです。カリウムを多くとると高血圧の予防につながるため、WHOでは1日に3,510mgのカリウム摂取をすすめています。血圧が気になる人は、減塩とともに野菜、いも、果物などの高カリウム食品を意識的にとりましょう。

カリウム摂取で骨粗鬆症予防

カリウムの摂取量が増えると、尿中へのカルシウムの排泄量が減少することから、カリウムには骨粗鬆症の予防効果があることが示唆されています。この尿中のカルシウムは、血中に溶けていたものが身体外へ排泄されたもの。排泄量が少なく有効活用されるほうが骨粗鬆症のリスクは減るというわけです。

とりたい量

■食事摂取基準（目安量、mg / 日）

年齢	男性	女性
0～5（月）	400	400
6～11（月）	700	700
1～2（歳）	900	900
3～5（歳）	1,000	1,000
6～7（歳）	1,300	1,200
8～9（歳）	1,500	1,500
10～11（歳）	1,800	1,800
12～14（歳）	2,300	1,900
15～17（歳）	2,700	2,000
18～29（歳）	2,500	2,000
30～49（歳）	2,500	2,000
50～64（歳）	2,500	2,000
65～74（歳）	2,500	2,000
75以上（歳）	2,500	2,000

食事摂取基準の目安量は、現実にとることができるであろう数値が設定されています。ただし、目安量をとるだけでは、摂取量は十分ではありません。WHOのガイドラインでは、成人の高血圧予防のための望ましい摂取量は3,510mgとしています。生活習慣病予防のためには目標量として設定された、15歳以上の男性なら3,000mg、15歳以上の女性なら2,600mgを目指しましょう。

※妊婦は2,000mg/日（目安量）、授乳婦は2,200mg/日（目安量）とする。
資料：厚生労働省「日本人の食事摂取基準（2020年版）」

カルシウム

歯や骨の形成、血液凝固、筋肉の収縮など体内で多様な働きをする

働き

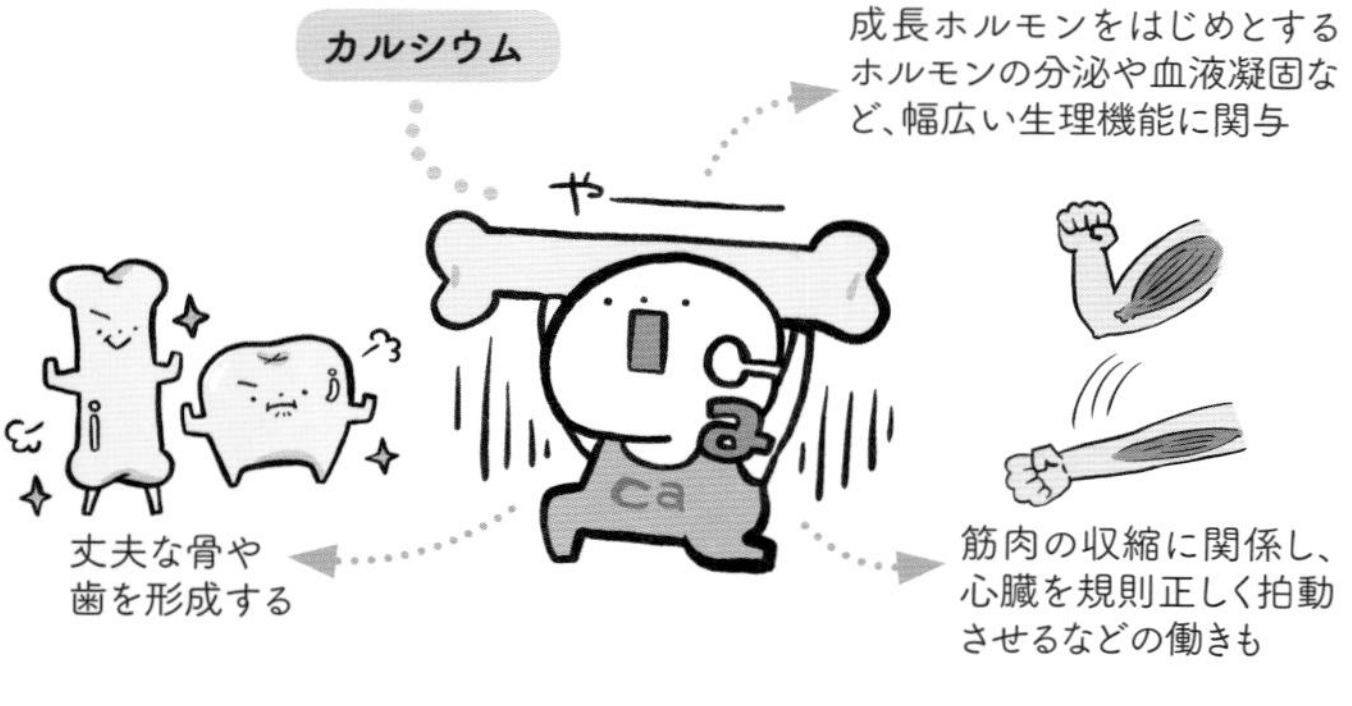
カルシウム
成長ホルモンをはじめとするホルモンの分泌や血液凝固など、幅広い生理機能に関与
や——
Ca
丈夫な骨や歯を形成する
筋肉の収縮に関係し、心臓を規則正しく拍動させるなどの働きも

最も多く含まれるミネラル 血中濃度は厳密にコントロール

体重の1~2%と、人体に最も多く含まれているミネラル。約99%は歯や骨などの硬い組織に含まれています。残りの1%は、血液や筋肉などすべての細胞中に存在し、心臓や筋肉が正常に収縮するのに不可欠な働きをしています。

　また筋肉の収縮・弛緩の調整や血液の凝固にも関わるほか、神経伝達を正常に保ったり各種ホルモンを分泌したりする際にも働いています。

　牛乳・乳製品や小魚、大豆・大豆製品、ひじき、切り干し大根などのほか、緑黄色野菜の一部に多く含まれています。

おすすめの食品

小松菜

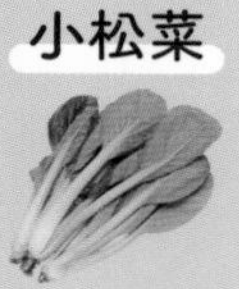

ししゃも（生干し）

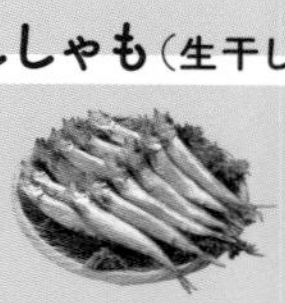

牛乳

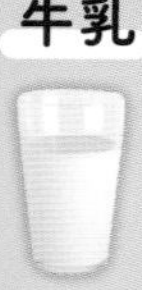

小松菜	100g	170mg
	1/4束（56g）	95mg
ししゃも（生干し）	100g	330mg
	3尾（可食部42g）	139mg
牛乳	100g	110mg
	コップ1杯（150g）	165mg

とり方のコツ

ビタミンDはカルシウムの吸収を高めます。ビタミンDを多く含むサケ、イワシなどの魚類、きのこ類などと一緒にとりましょう。また、牛乳は乳糖やカゼインホスホペプチドなどの影響により、吸収率が高めです。

とりすぎ・不足したとき

とりすぎたとき

- 通常の食生活では見られない。
- サプリメントやカルシウム剤での摂取、カルシウム剤とビタミンD剤との併用には注意が必要。重症時には意識障害や高カルシウム血症を引き起こす恐れがある。
- 長期間にわたってとりすぎると、泌尿器系結石、鉄や亜鉛の吸収障害、便秘などになることがある。

不足したとき

- 成長期に不足すると、骨や歯の形成障害が起こる。
- 成人の場合、骨粗鬆症や骨軟化症になる。
- カルシウムが不足すると血液中にカルシウムが過剰に流出し、血管にカルシウムが沈着して高血圧や動脈硬化につながる。

骨以外への健康効果

カルシウムをたくさん摂取している人のほうが、体重や体脂肪の増加が少ないという報告があり、体脂肪とカルシウムの関係が注目されています。そのほか、高血圧の抑制や血中HDLコレステロール量の増加、メタボリックシンドロームの改善なども報告されていますが、その効果は不明な点が多く、今後の研究がまたれます。

妊娠・授乳期のカルシウム必要量

近年、妊娠・授乳期になるとカルシウムの吸収や利用率が高まることがわかりました。摂取量を増やさなくても、胎児や母乳に必要な量はとれますが、推奨量は満たすようにしましょう。

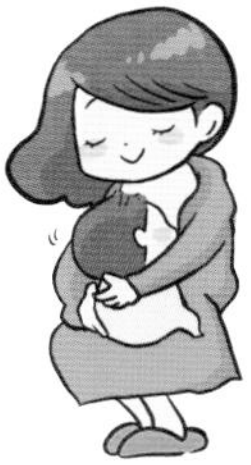

とりたい量

■食事摂取基準（mg／日）

年齢	男性		女性	
	推奨量	耐容上限量	推奨量	耐容上限量
0～5（月）	200※1	―	200※1	―
6～11（月）	250※1	―	250※1	―
1～2（歳）	450	―	400	―
3～5（歳）	600	―	550	―
6～7（歳）	600	―	550	―
8～9（歳）	650	―	750	―
10～11（歳）	700	―	750	―
12～14（歳）	1,000	―	800	―
15～17（歳）	800	―	650	―
18～29（歳）	800	2,500	650	2,500
30～49（歳）	750	2,500	650	2,500
50～64（歳）	750	2,500	650	2,500
65～74（歳）	750	2,500	650	2,500
75以上（歳）	700	2,500	600	2,500

カルシウムの基準値は、現在の摂取量と骨量、骨密度、骨折などとの関係をまとめた研究をもとに、身体内蓄積量や尿中排泄量、吸収率などを考え合わせた値です。つまり骨の健康のために必要な量になっているのです。

CHECK

カルシウムとイライラは関係ない？

カルシウムが神経伝達に関係しているため、イライラ解消のためにとサプリメントで補う人もいますが、カルシウムで解消されるという研究報告はありません。

※1 目安量。
資料：厚生労働省「日本人の食事摂取基準（2020年版）」

ミネラル

多量ミネラル

マグネシウム

重要な骨の成分。300種類以上もの酵素の活性化に関わっている

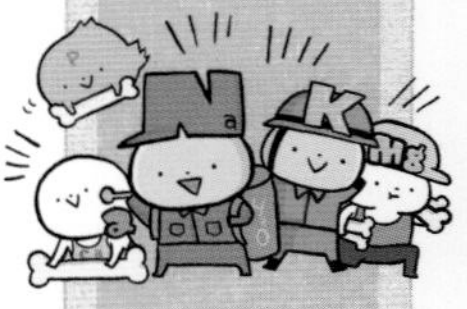

カルシウムとともに骨を構成し 血圧や拍動をコントロールする

身体内のマグネシウムの約3分の2は、骨や歯に含まれます。カルシウムやリン酸とともに骨の構成成分で、欠乏すると骨から血中に溶け出します。残り約3分の1は筋肉などの細胞の中に広く分布して、300以上の酵素反応に関わり、エネルギーの産生や体温の調節、神経伝達、ホルモンの分泌などの生理機能を支えています。

さらにカルシウムとバランスをとって血圧を正常に保ち、血流循環や筋肉の収縮をスムーズに行います。

多く含まれている食品は、葉野菜や種実類、海藻、未精製の穀物です。

とりたい量

サプリメントをとる成人は1日あたり350mgが耐容上限量のため注意が必要です。

■食事摂取基準（推奨量、mg／日）

年齢	男性	女性
18～29（歳）	340	270
30～49（歳）	370	290
50～64（歳）	370	290
65～74（歳）	350	280
75以上（歳）	320	260

※通常の食品からの摂取の場合、耐容上限量は設定しない。
※妊婦は40mg／日（推奨量）を付加する。
資料：厚生労働省「日本人の食事摂取基準（2020年版）」

＋ とりすぎたとき

- 通常の食生活では見られない。
- 下痢になる。
- 腎機能が低下している場合は、過剰症になりやすい。

－ 不足したとき

- 吐き気、脱力感、筋肉のふるえ、食欲不振、神経障害、抑うつ症などが起きる。
- 生活習慣病リスクが高くなる可能性がある。

働き

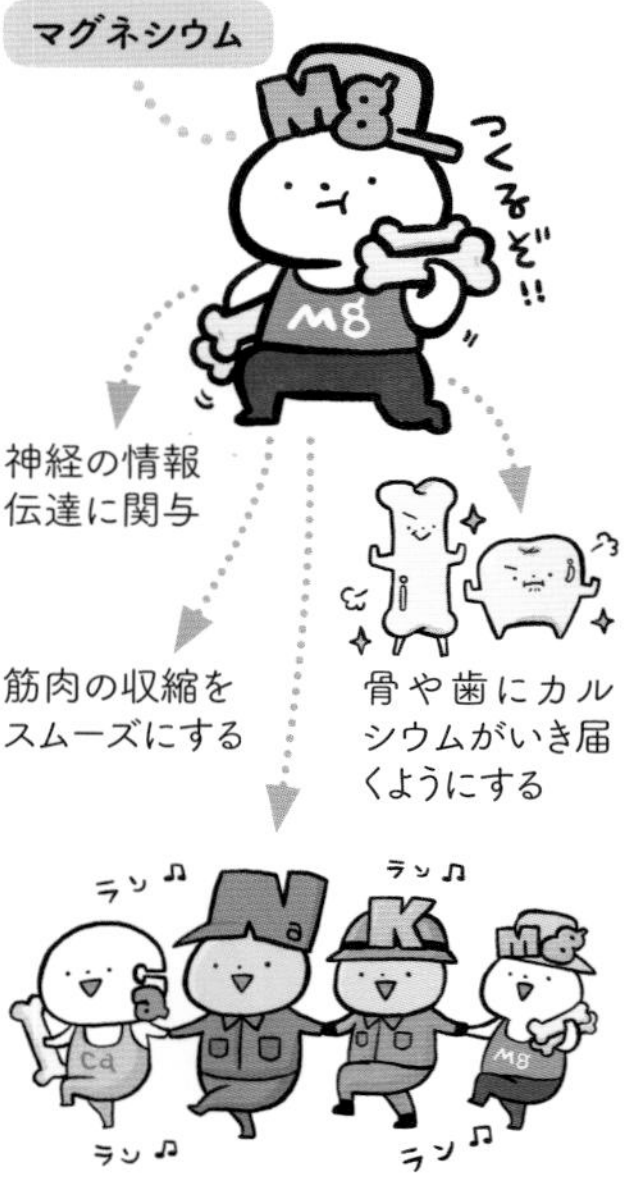

カルシウムやナトリウムとともに、血圧の調整をサポート

おすすめの食品

アーモンド（乾燥）

100g……………………290mg
10粒（10g）……………29mg

カキ（養殖）

100g……………………65mg
2個（可食部30g）………20mg

ミネラル
多量ミネラル

リン

エネルギーを蓄える物質の成分になるなど
生命活動に不可欠

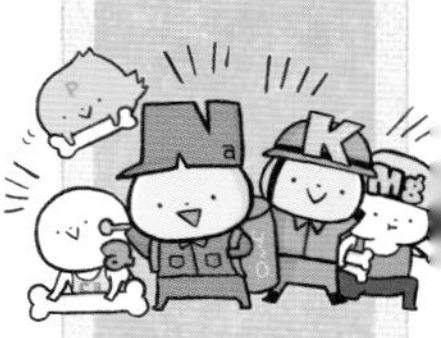

骨の主成分のひとつで エネルギー代謝に欠かせない

骨や歯を構成する主要な成分のひとつで、ミネラルの中ではカルシウムの次に多く人体に含まれています。このうち約8割が骨や歯に存在し、カルシウムと結合したハイドロキシアパタイトとして、骨や歯を形成します。

またエネルギー産生する際に使われる高エネルギー化合物、ATP（アデノシン三リン酸）の材料となるほか、エネルギー代謝に関わる酵素の材料にもなります。

脂質と結合してリン脂質となり、細胞膜や核酸の一部となることから、すべての細胞に存在するといえます。

とりたい量

食品添加物としても広く使われるようになっているので、過剰摂取による健康被害を考慮して、耐容上限量が設定されています。

■食事摂取基準（mg / 日）

年齢	男性		女性	
	目安量	耐容上限量	目安量	耐容上限量
18～29（歳）	1,000	3,000	800	3,000
30～49（歳）	1,000	3,000	800	3,000
50～64（歳）	1,000	3,000	800	3,000
65～74（歳）	1,000	3,000	800	3,000
75以上（歳）	1,000	3,000	800	3,000

※妊婦、授乳婦は800mg／日(目安量)とする。
資料：厚生労働省「日本人の食事摂取基準（2020年版）」

＋ とりすぎたとき

- 副甲状腺機能に異常が起こるという報告がある。
- カルシウムに対してリンの量が多いと、骨量が減る可能性がある。

− 不足したとき

- 通常の食生活では見られない。

働き

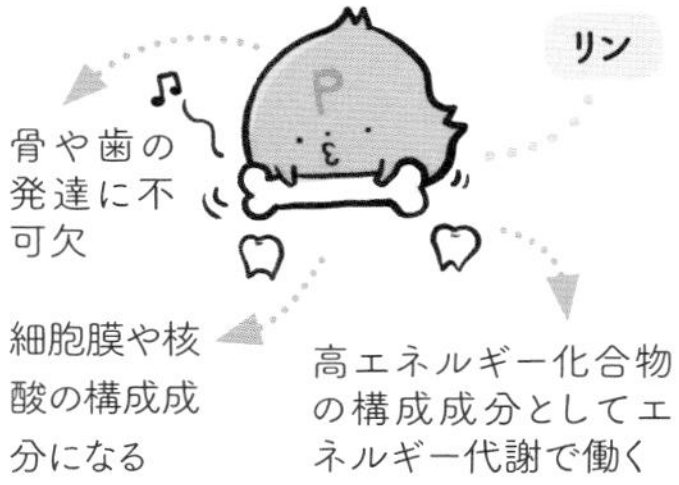
リン
骨や歯の発達に不可欠
細胞膜や核酸の構成成分になる
高エネルギー化合物の構成成分としてエネルギー代謝で働く

おすすめの食品

キンメダイ
100g ……………… 490mg
1切れ（60g）………… 294mg

ボンレスハム
100g ……………… 340mg
3枚（60g）………… 204mg

ミネラル

微量ミネラル

鉄

酸素を全身に運ぶ運搬役となるほか、肝臓や脾臓、骨髄などに貯蔵される

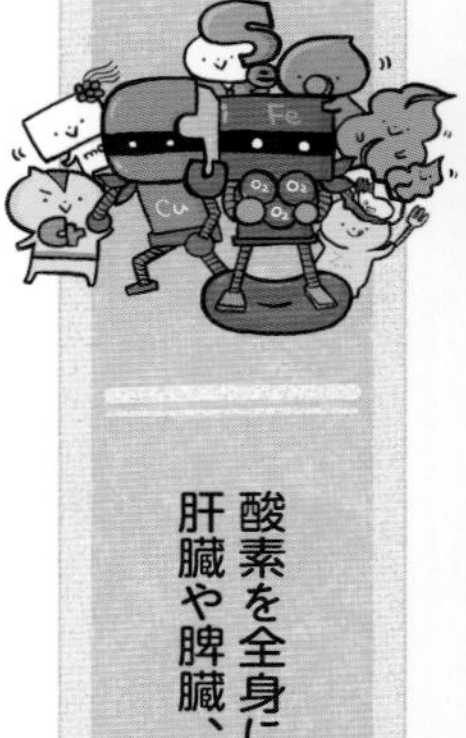

働き

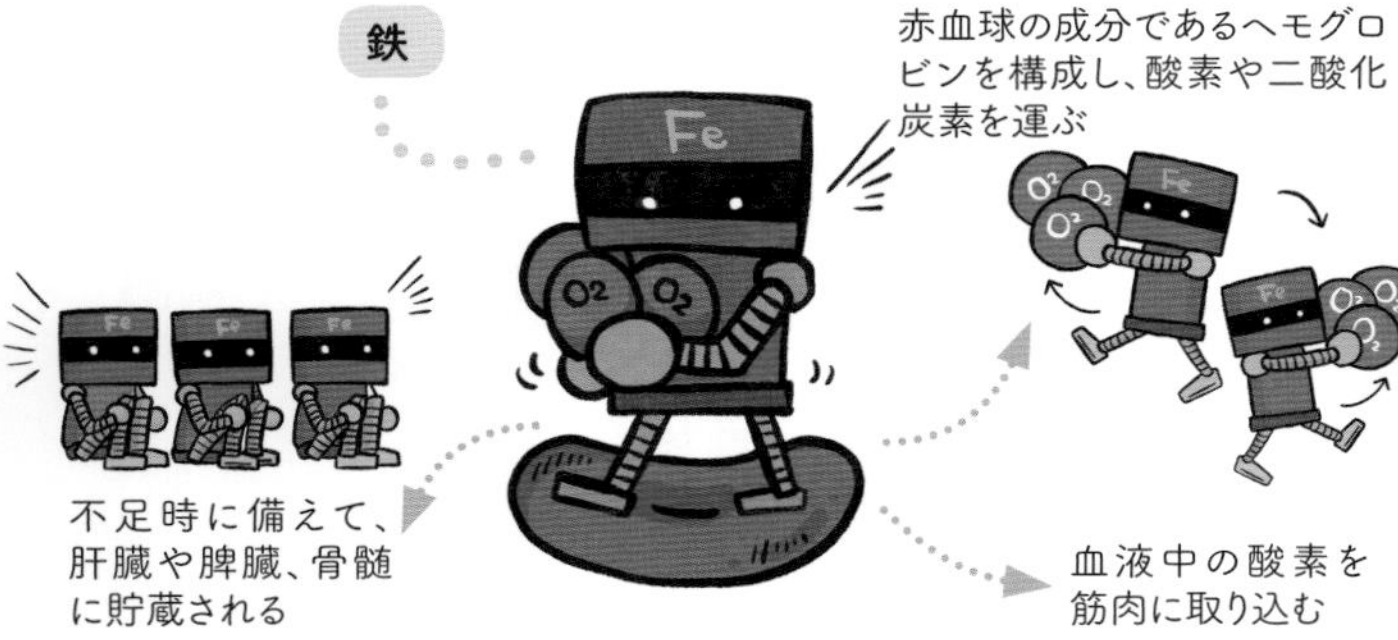
鉄
赤血球の成分であるヘモグロビンを構成し、酸素や二酸化炭素を運ぶ
Fe
不足時に備えて、肝臓や脾臓、骨髄に貯蔵される
血液中の酸素を筋肉に取り込む

ヘモグロビンを構成して細胞に酸素を運ぶ

鉄は赤血球の赤い色素ヘモグロビンの材料（原料）となります。赤血球の寿命は約4カ月で、寿命がきた赤血球は破壊されます。ただし含まれる鉄のほとんどが、排泄されず赤血球の合成に再利用されます。

鉄を含んだヘモグロビンは、呼吸で得た酸素を全身の細胞に運び、細胞から二酸化炭素を回収します。

鉄は、ヘモグロビンが運んできた酸素を筋肉で受け取る赤い色素ミオグロビンの材料にも含まれます。ヘモグロビンやミオグロビンに組み込まれる鉄を機能鉄といい、肝臓などで蓄えられる鉄を貯蔵鉄といいます。

おすすめの食品

小松菜

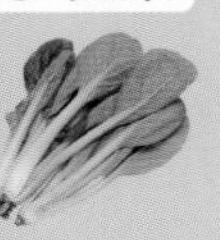

100g……2.8mg

1/4束（56g）……1.6mg

シジミ

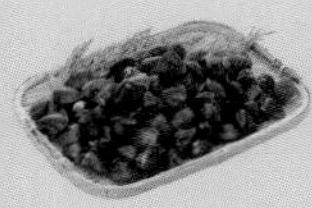

100g……8.3mg

1カップ（可食部52g）……4.3mg

レンズ豆（乾燥）

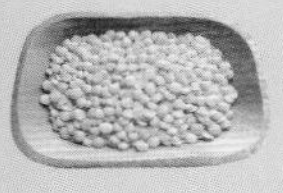

100g……9.0mg

1/5カップ（35g）……3.2mg

とり方のコツ

ビタミンCは非ヘム鉄の吸収を高めます。野菜やいも、果物と一緒にとりましょう。レバーや赤身の肉、マグロやカツオなども鉄を豊富に含んでいますが、動物性食品に偏らず、大豆類や緑黄色野菜などの植物性の食品からもとりましょう。

とりすぎ・不足したとき

とりすぎたとき

- 通常の食生活では見られない。
- サプリメントや鉄強化食品、鉄製剤の利用などによって、過剰症になることがある。
- 急性の鉄中毒の場合、胃の不快感、下痢などが起きることがある。
- 長期的にとりすぎると鉄沈着症になり、肝臓や膵臓《すいぞう》、心臓などに鉄が必要以上に貯蔵されて活性酸素を発生させ、臓器にダメージを与えることがある。

不足したとき

- 鉄欠乏性貧血になり、めまいや立ちくらみ、疲れやすい、頭痛、動《どう》悸《き》、息切れ、食欲不振などの症状が出ることがある。
- 運動機能、認知機能などの低下、無力感などが起きることがある。
- 必要量が多い成長期、月経が多い場合や出血を伴う症状がある場合は不足しやすい。

貧血予備群にも注意

高校生女子の10人に1人が鉄欠乏性貧血という調査結果があります。成人女性では1日に約0.8mgの鉄が損失し、月経によってさらに1日あたり約0.5mgの鉄が失われます。鉄欠乏性貧血や、機能鉄が不足した貧血予備軍にならないように食事から鉄をとりましょう。

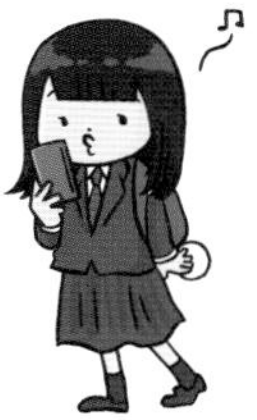

調理器具を工夫する

鉄をとるには、調理器具を工夫するのも方法のひとつです。鉄製の鍋ややかん、フライパンなどで調理すると、鉄が少しずつ溶け出して自然と鉄を補給することができます。また、鉄補給用グッズとして、湯を沸かすときや調理のときに一緒に使う、小さな南部鉄なども市販されているので、利用するのも一案です。

とりたい量

食事摂取基準（mg／日）

年齢	男性		女性	
	推奨量	耐容上限量	推奨量	耐容上限量
0～5（月）	0.5[※1]	—	0.5[※1]	—
6～11（月）	5.0	—	4.5	—
1～2（歳）	4.5	25	4.5	20
3～5（歳）	5.5	25	5.5	25
6～7（歳）	5.5	30	5.5	30
8～9（歳）	7.0	35	7.5	35
10～11（歳）	8.5	35	8.5／12.0	35
12～14（歳）	10.0	40	8.5／12.0	40
15～17（歳）	10.0	50	7.0／10.5	40
18～29（歳）	7.5	50	6.5／10.5	40
30～49（歳）	7.5	50	6.5／10.5	40
50～64（歳）	7.5	50	6.5／11.0	40
65～74（歳）	7.5	50	6.0	40
75以上（歳）	7.0	50	6.0	40

鉄は身体内でリサイクルされて使われるため、損失分は1日1mg程度。この分を補えば良いのですが、鉄は吸収率が低く、その何倍も多くとらなくてはなりません。植物性食品や卵、牛乳・乳製品に多い非ヘム鉄と、動物性食品の肉や魚に多いヘム鉄のうち、吸収されやすいのはヘム鉄です。ただしエネルギー量や脂質の問題もあるので、両方からとりましょう。鉄を添加した牛乳や乳製品の利用もおすすめです。

※1 目安量。
※過多月経（月経血量が80mℓ／回以上）の人を除外して策定した。
※女性で数値が2つある欄は、左側が月経なし、右側が月経あり。
※妊婦初期は2.5mg／日（推奨量）、妊婦中・後期は9.5mg／日（推奨量）、授乳婦は2.5mg／日（推奨量）を付加する。
資料：厚生労働省「日本人の食事摂取基準（2020年版）」

ミネラル

微量ミネラル

亜鉛

すべての細胞内に存在し、多くの酵素に関わる重要なミネラル

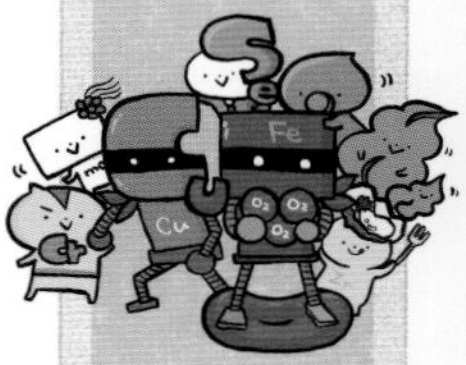

たんぱく質やDNAの合成に関わる栄養素

身体内にある200種以上の酵素の働きに関与。身体内にある量は約2gと微量ですが、身体機能が円滑に働くためには重要な栄養素です。

特に関わりが深いのが、細胞分裂の際の遺伝子情報の伝達や複製。また、たんぱく質の合成や成長ホルモンの分泌にも関わっているため、身体の成長に欠かせません。

血糖値の抑制に関わるインスリンの合成にも不可欠で、免疫細胞を活性化させる働きもあります。舌の表面にある味蕾《みらい》の細胞分裂にも関わるため、不足すると味覚障害が現れます。

とりたい量

亜鉛の吸収率は約30%とされていますが、摂取量によって変動し、鉄や銅の摂取量にも影響されます。

食事摂取基準（mg／日）

年齢	男性		女性	
	推奨量	耐容上限量	推奨量	耐容上限量
18～29（歳）	11	40	8	35
30～49（歳）	11	45	8	35
50～64（歳）	11	45	8	35
65～74（歳）	11	40	8	35
75以上（歳）	10	40	8	30

※妊婦は2mg／日（推奨量）、授乳婦は4mg／日（推奨量）を付加する。
資料：厚生労働省「日本人の食事摂取基準（2020年版）」

とりすぎたとき

- 通常の食生活では見られない。
- 貧血や胃の不快感、銅の欠乏などが起こる。

不足したとき

- 胎児や子どもでは発育の遅れ、思春期では第二次性徴の遅れ、成人男性では性機能不全が起こる。
- 皮膚炎や味覚障害などが起こる。
- けがの治りが悪くなる。

働き

亜鉛

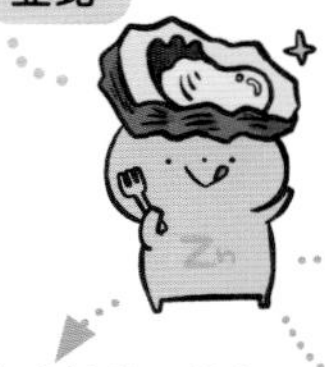

細胞分裂を正常に行って新しい細胞を作ったり、たんぱく質の合成に関わる

インスリンなど、ホルモンの分泌にも関係

免疫機能や神経系の働きを保つ

おすすめの食品

カキ（養殖）

100g……14.5mg
2個（可食部30g）……4.4mg

牛もも肉（赤肉）

100g……5.1mg
薄切り3枚（90g）……4.6mg

銅

骨や血管壁の強化、皮膚や髪の健康維持に必要。貧血の予防にも

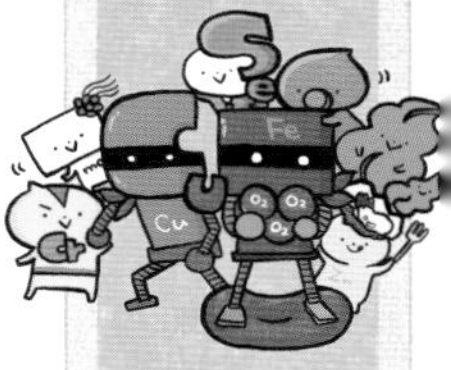

鉄をヘモグロビンに組み込んで鉄欠乏性貧血を予防

赤血球に含まれ鉄を運ぶヘモグロビンの合成を助けるのが、銅の大きな役割。鉄は、銅がたんぱく質と結合したセルロプラスミンによって酸化してはじめて、ヘモグロビンに組み込まれることができます。つまり銅が不足することで、鉄欠乏性貧血になる可能性があるのです。

また、活性酸素を除去するSODという酵素の補酵素として働き、過酸化脂質の増加を防ぎます。骨や血管壁に含まれるコラーゲン、毛髪に含まれるメラニンなどの生成で働く酵素や神経伝達で働く酵素の材料でもあります。

とりたい量

日本人の銅の必要量に関する研究が十分でないため、アメリカやカナダの摂取基準をもとに定められています。吸収率は摂取量によって変動すると考えられています。

食事摂取基準（mg / 日）

年齢	男性		女性	
	推奨量	耐容上限量	推奨量	耐容上限量
18～29（歳）	0.9	7	0.7	7
30～49（歳）	0.9	7	0.7	7
50～64（歳）	0.9	7	0.7	7
65～74（歳）	0.9	7	0.7	7
75以上（歳）	0.8	7	0.7	7

※妊婦は0.1mg / 日（推奨量）、授乳婦は0.6mg / 日（推奨量）を付加する。
資料：厚生労働省「日本人の食事摂取基準（2020年版）」

＋ とりすぎたとき

- 通常の食生活では見られない。
- 遺伝性の銅過剰症のウィルソン病は早期発見で発症予防・治療も可能。

－ 不足したとき

- 通常の食生活では見られない。
- 貧血、骨異常、発育遅延、成長障害、毛髪の色が抜ける、コレステロールや糖代謝の異常などの症状が起きる。

働き

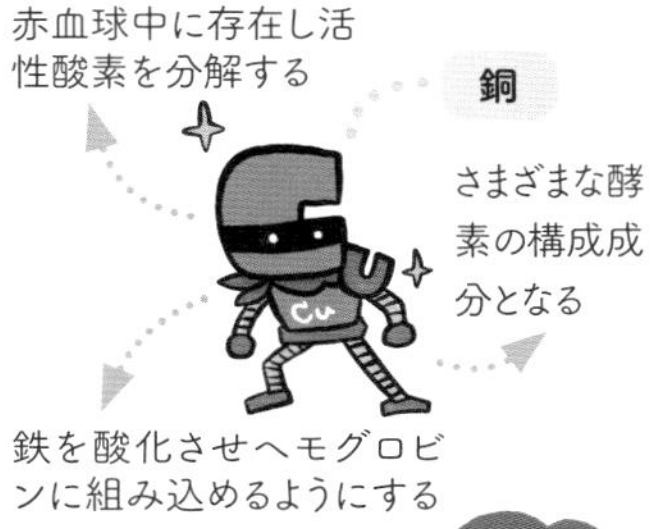
赤血球中に存在し活性酸素を分解する
銅
さまざまな酵素の構成成分となる
Cu
鉄を酸化させヘモグロビンに組み込めるようにする

おすすめの食品

ホタルイカ

100g …… **3.42**mg
3バイ（25g）…… **0.86**mg

そら豆

100g …… **0.39**mg
10粒（可食部40g）…… **0.16**mg

ミネラル
微量ミネラル

マンガン

骨の発育促進に重要。体内で重要な働きをする酵素の構成成分

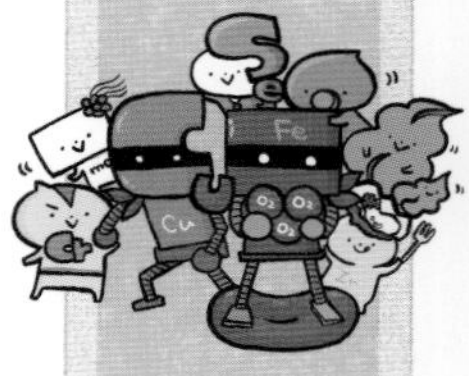

エネルギー代謝や骨の成長に酵素の構成成分として関わる

工業用材料としてもよく使われる物質で、人体には成人で12～20㎎含まれています。25％は骨に、残りは全身にほぼ均等に存在し、さまざまな場所で多くの酵素を活性化させています。

カルシウムやリンとともに骨を作ったり分解したりする骨代謝に関わるため、子どもの成長に必要な栄養素。糖質や脂質の代謝、インスリンの合成、性ホルモンの分泌などにも関係しています。SODをはじめとする酵素の材料にもなります。

米やそばなどの穀類や野菜、豆類など植物性食品に含まれています。

とりたい量

マンガンは吸収率が低く、多くが便の中に排出されるため、それらをもとに必要量を求めるのが困難。また、日本人の摂取量は必要量に足りていると考えられるため、摂取量をもとに目安量が決められました。

食事摂取基準（mg / 日）

年齢	男性		女性	
	目安量	耐容上限量	目安量	耐容上限量
18～29（歳）	4.0	11	3.5	11
30～49（歳）	4.0	11	3.5	11
50～64（歳）	4.0	11	3.5	11
65～74（歳）	4.0	11	3.5	11
75以上（歳）	4.0	11	3.5	11

※妊婦、授乳婦は 3.5㎎ / 日（目安量）とする。
資料：厚生労働省「日本人の食事摂取基準（2020 年版）」

とりすぎたとき

- 通常の食生活では見られない。
- 食事由来ではないものの、急性では肺炎、慢性では脳への蓄積によるパーキンソン病のような症状が報告されている。

不足したとき

- 通常の食生活では見られない。
- 骨、糖質や脂質の代謝や運動機能に影響を与える可能性がある。

働き

マンガン

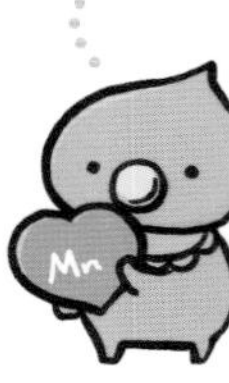

- 骨を分解したり作ったりするのに関わる
- 糖質や脂質が代謝される際の酵素反応に関わる
- さまざまな酵素の構成成分となるほか、酵素を活性化させる

おすすめの食品

ごはん（玄米）

100g ……………… **1.04**mg
中茶碗1膳（140g）…… **1.46**mg

シジミ

100g ……………… **2.78**mg
1カップ（可食部52g）… **1.45**mg

ミネラル
微量ミネラル

ヨウ素

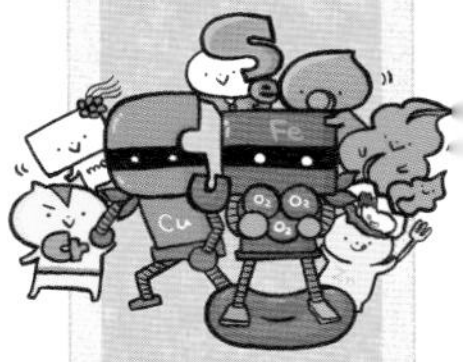

成長や代謝を促す甲状腺ホルモンの成分。海藻に多く含まれる

主に海産物に含まれ 生体の代謝維持に欠かせない

ヨウ素は海藻をはじめとする海産物に多く含まれ、日本人は世界的に見ても多く摂取しています。

身体内にあるヨウ素のうち70〜80%が、甲状腺に含まれています。甲状腺はのどの下にある蝶のような形をした器官で、ヨウ素はここで甲状腺ホルモンの材料になります。甲状腺ホルモンは、たんぱく質の合成や新陳代謝、成長ホルモンの分泌などに関わるため、子どもでは発育、成人では基礎代謝を促進する働きがあるとされます。

妊娠中に不足すると、死産や流産を招く恐れがあります。

とりたい量

日本人はヨウ素を多く摂取していますが、不足した場合の症状が深刻なため、推奨量が定められました。耐容上限量は、特別に多くヨウ素を摂取した事例をもとに定められています。

食事摂取基準（μg／日）

年齢	男性		女性	
	推奨量	耐容上限量	推奨量	耐容上限量
18〜29（歳）	130	3,000	130	3,000
30〜49（歳）	130	3,000	130	3,000
50〜64（歳）	130	3,000	130	3,000
65〜74（歳）	130	3,000	130	3,000
75以上（歳）	130	3,000	130	3,000

※妊婦は110μg／日（推奨量）、授乳婦は140μg／日（推奨量）を付加する。妊婦及び授乳婦の耐容上限量は2,000μg／日とした。
資料：厚生労働省「日本人の食事摂取基準（2020年版）」

＋ とりすぎたとき

- 甲状腺肥大、甲状腺腫、甲状腺ホルモンがうまく作れないなどの症状が起こる。

− 不足したとき

- 通常の食生活では見られない。
- とりすぎたときと同様に、甲状腺肥大、甲状腺腫などの症状が起こる。妊娠中に不足すると、流産や死産、新生児の成長や知能が遅れるクレチン病のリスクが高まる。

働き

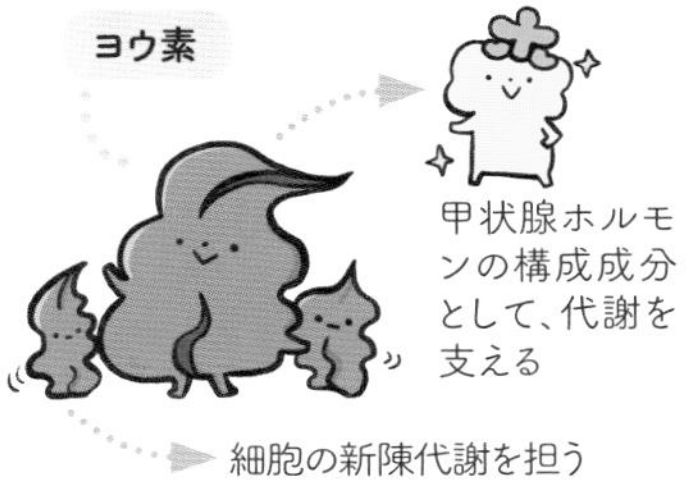

ヨウ素
甲状腺ホルモンの構成成分として、代謝を支える
細胞の新陳代謝を担う

おすすめの食品

マコンブ（素干し）
100g……………… 200,000μg
10cm角1枚（10g）… 20,000μg

あまのり（焼きのり）
100g……………… 2,100μg
20cm角1枚（3g）……… 63μg

ミネラル
微量ミネラル

セレン

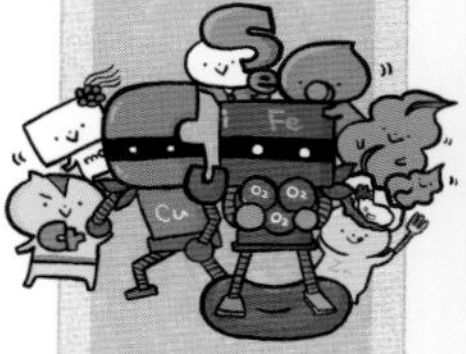

過酸化脂質を分解する酵素の構成成分。細胞の老化防止に役立つ

高い抗酸化作用で過酸化物質から体を守る

身体内では、たんぱく質と結合して存在しています。グルタチオンペルオキシダーゼもその一種で、抗酸化力が高く、過酸化水素や活性酸素を分解して、細胞の老化を防ぎます。またビタミンCを再生させる酵素や甲状腺ホルモンの代謝に関わる酵素などの成分でもあります。

硫黄やヒ素、カドミウム、水銀などの毒性を低減させる働きもあります。

魚介類に比較的多く含まれ、植物性食品や畜産物では、それぞれが栽培・飼育された土壌や飼料中のセレンの量によって、含有量が異なります。

とりたい量

セレンの推奨量は、セレンの摂取によって活性化する酵素の量をもとに、欠乏症予防の観点から定められたものです。耐容上限量は、セレンの摂取量が多い地域での中毒患者の摂取量などをもとに定められました。

■**食事摂取基準**（μg / 日）

年齢	男性		女性	
	推奨量	耐容上限量	推奨量	耐容上限量
18～29（歳）	30	450	25	350
30～49（歳）	30	450	25	350
50～64（歳）	30	450	25	350
65～74（歳）	30	450	25	350
75以上（歳）	30	400	25	350

※妊婦は5μg / 日（推奨量）、授乳婦は20μg / 日（推奨量）を付加する。
資料：厚生労働省「日本人の食事摂取基準（2020年版）」

＋ とりすぎたとき

- 通常の食生活では見られない。
- 脱毛、爪がもろくなる、胃腸障害や皮疹、疲労感などの症状が現れることがある。
- 糖尿病のリスクが上昇する。

－ 不足したとき

- 通常の食生活では見られない。
- 心筋が壊死する克山病（ケシャン病）や、筋肉痛、皮膚の異常などが報告されている。

働き

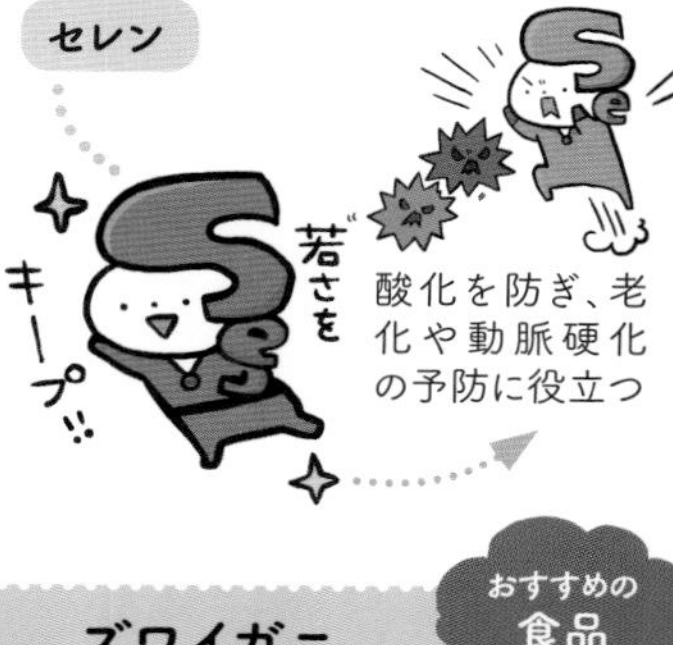
セレン
若さをキープ!!
酸化を防ぎ、老化や動脈硬化の予防に役立つ

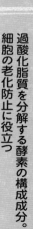

おすすめの食品

カツオ（秋獲り）
100g……………………100μg
刺身5切れ（80g）………80μg

ズワイガニ
100g…………………………97μg
1/10パイ（正味50g）…49μg

ミネラル
微量ミネラル

クロム

糖質や脂質の代謝をサポート。
血糖値を正常に保つ働きも

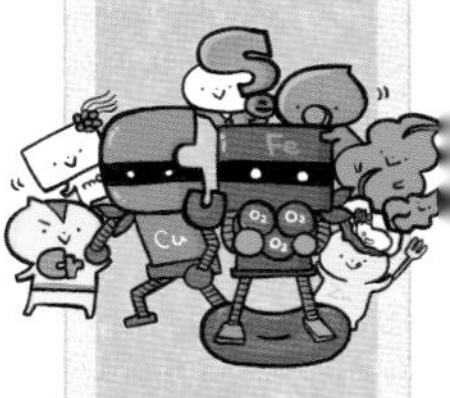

インスリンの働きを助けて生活習慣病を予防する

クロムは自然界では、ほとんどが3価クロムの状態で存在。私たちが食品から栄養素として摂取しているのも3価クロムです。人工的に生産される6価クロムは、工業用に使われ強い毒性をもちます。

微量ミネラルの中でも身体内に含まれる量はごくわずかです。血糖値を抑制するホルモンであるインスリンの働きを助けることが知られており、糖質の代謝には欠かせません。また、脂質代謝を活発にする働きもあります。

多く含まれている食品はあまりなく、海藻や魚介類は比較的豊富です。

とりたい量

食品成分表を用いた日本人のクロム摂取量の推定値をもとに定められています。

■食事摂取基準（μg／日）

年齢	男性		女性	
	目安量	耐容上限量	目安量	耐容上限量
18～29（歳）	10	500	10	500
30～49（歳）	10	500	10	500
50～64（歳）	10	500	10	500
65～74（歳）	10	500	10	500
75以上（歳）	10	500	10	500

※妊婦、授乳婦は10μg／日（目安量）とする。
資料：厚生労働省「日本人の食事摂取基準（2020年版）」

＋ とりすぎたとき

- 通常の食生活では見られない。
- 腎炎や肝機能障害などが報告されている。

− 不足したとき

- 通常の食生活では見られない。
- 血糖値の調節能力の低下が起こり、高血糖になりやすくなる。

働き

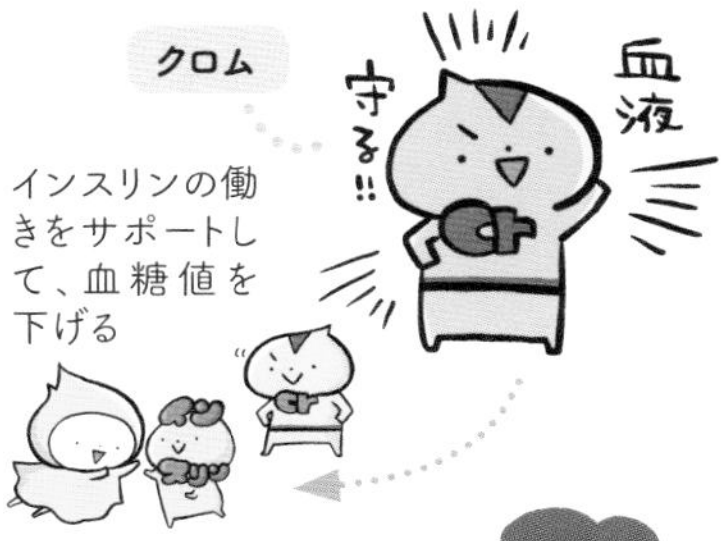
クロム
守る!!
血液
インスリンの働きをサポートして、血糖値を下げる

おすすめの食品

刻み昆布（乾燥）
100g ……… 33μg
ひとつかみ（15g） ……… 5μg

ミルクチョコレート
100g ……… 24μg
板チョコ約1/4枚（15g） ……… 4μg

ミネラル
微量ミネラル

モリブデン

老廃物である尿酸を作り出すために必要な酵素の働きを助ける

老廃物を尿酸に変える過程など3種の酵素の働きを助ける

モリブデンは、キサンチンオキシダーゼとアルデヒドオキシダーゼ、亜硫酸オキシダーゼという3種類の酸化酵素の補酵素として働きます。

なかでもキサンチンオキシダーゼはプリン体※1を分解して、尿酸として排泄する過程に関わっています。

身体内では肝臓や腎臓、副腎などに存在し、銅の排泄や、糖質や脂質の代謝にも関わっていますが、まだわかっていないことも多い栄養素です。

多く含まれている食品はあまりなく、比較的豊富なのは大豆や緑豆、レンズ豆やひよこ豆などの豆類です。

※1 細胞の核酸に含まれている成分。とりすぎは痛風や腎臓障害などのリスクを高めます。

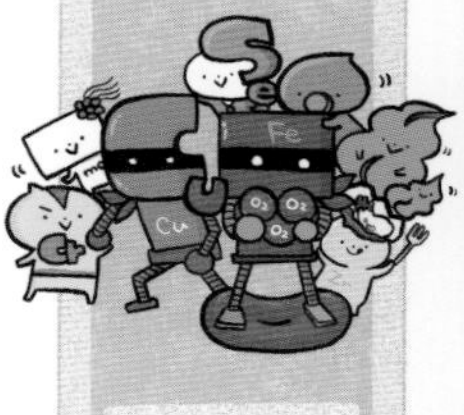

とりたい量

日本人は穀類や豆類から多く摂取しており、平均摂取量は225μg/日。菜食主義者などは摂取量が多くなる傾向にありますが、日本では食事からの摂取による健康障害は認められていません。

■食事摂取基準（μg／日）

年齢	男性		女性	
	推奨量	耐容上限量	推奨量	耐容上限量
18～29（歳）	30	600	25	500
30～49（歳）	30	600	25	500
50～64（歳）	30	600	25	500
65～74（歳）	30	600	25	500
75以上（歳）	25	600	25	500

※授乳婦は3μg / 日（推奨量）を付加する。
資料：厚生労働省「日本人の食事摂取基準（2020年版）」

＋ とりすぎたとき

- 通常の食生活では見られない。
- 血液中の尿酸の量が増える高尿酸血症や痛風のような症状が現れたという報告がある。

－ 不足したとき

- 通常の食生活では見られない。
- 尿中の尿酸や硫酸の減少、神経過敏、昏睡、心拍数の増加などが起きたという報告がある。

働き

モリブデン

3種の酵素の補酵素として働き、尿酸の生成に不可欠

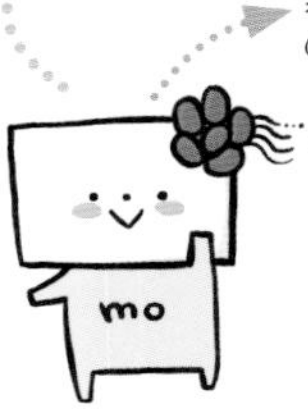

銅の排泄や鉄の代謝などにも関わる

おすすめの食品

納豆

100g……………………290μg
1パック（50g）…………145μg

そら豆

100g……………………150μg
10粒（可食部40g）……60μg

そのほか

水

体液となって酸素や栄養素を運搬。体温調節の維持にも関わる

生命活動反応に必要な場となり 生命に必要な栄養素を運ぶ

水は栄養素に分類されませんが、生命維持に欠かせません。身体を構成する成分の中で最も多く、成人男性では体重の60％、成人女性では55％を占めています。

食品や飲料水中の水分のほとんどは大腸で吸収され、血液やリンパ液、細胞と細胞の間にある細胞間液などの体液となって身体内をめぐっています。この働きを通して、酸素や栄養素を身体のすみずみまで届けたり、老廃物を全身の細胞から回収し、尿として排泄したりします。また体液は、身体内のさまざまな化学反応の場となります。

とりたい量

水の必要量には身体活動レベルが関係します。身体活動レベルが低いと2.3〜2.5ℓ/日程度、身体活動レベルが高いと3.3〜3.5ℓ/日程度と推定されます。

1日の水分摂取量

飲料水	1,200mℓほど
食物中の水分	1,000mℓほど
体内で作られる水	300mℓほど

1日の水分排泄量

尿	1,500mℓほど
糞便	100mℓほど
呼吸や汗などの不感蒸泄	900mℓほど

＋ とりすぎたとき

- 腎臓の処理能力を超えるほど水を摂取すると、倦怠感や意識障害、けいれんなどが起きる低ナトリウム血症になる。

－ 不足したとき

- 体重の5％の水を失うと、頭痛や食欲不振、脱力感などの脱水症状や熱中症の症状が現れる。20％を超えると生命の危険がある。
- 血液の粘度が高まって、血流が悪くなり、血栓などのリスクが高まる。

働き

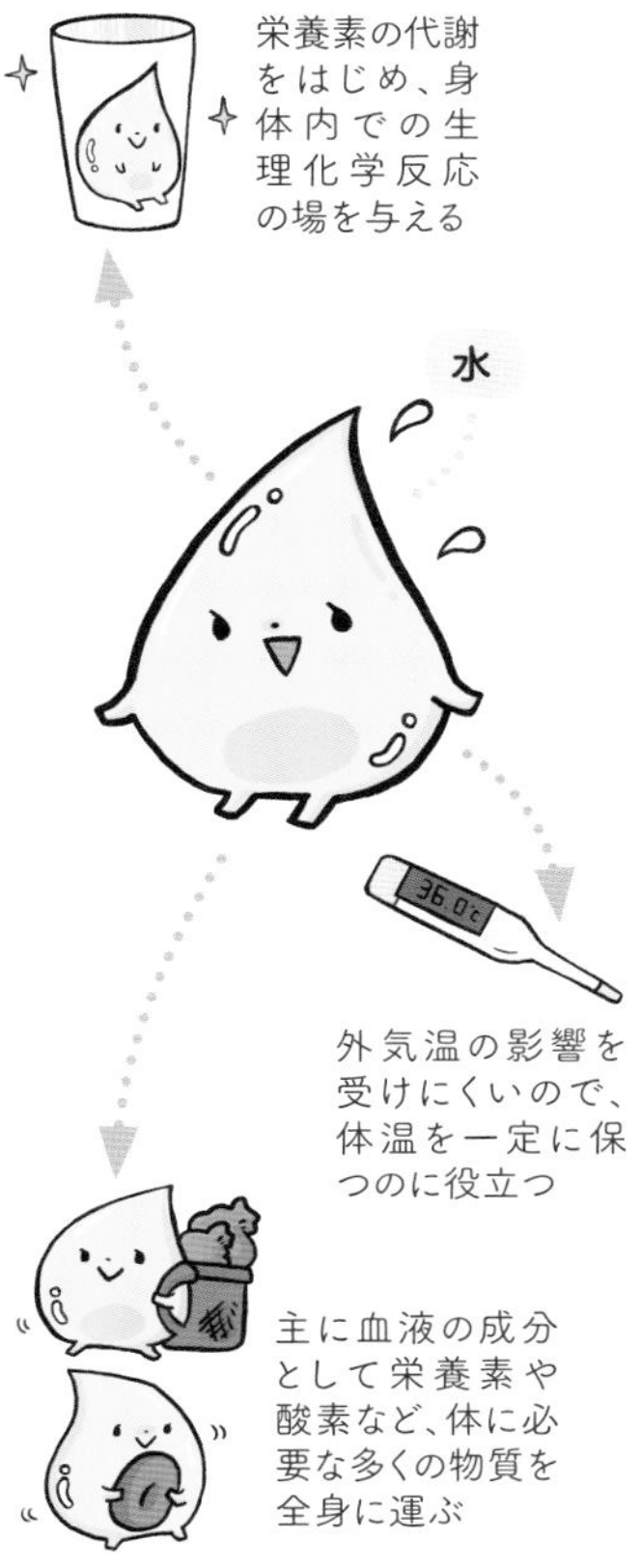
栄養素の代謝をはじめ、体内での生理化学反応の場を与える
水
36.0℃
外気温の影響を受けにくいので、体温を一定に保つのに役立つ
主に血液の成分として栄養素や酸素など、体に必要な多くの物質を全身に運ぶ

そのほか

機能性成分

抗酸化作用やがん予防など、さまざまな機能的効果が期待されている

身体に有効な働きをもつ栄養素ではない食品中の成分

食品には、多くの物質が含まれています。生命維持に必須の成分である栄養素のほかにも、健康維持や病気の予防に効果が期待されている成分があり、「機能性成分」とよばれています。

これらのうちのいくつかは、特定保健用食品（トクホ／P92）の表示認証などを通して、その働きが知られつつあります。

以下に主な機能性成分や期待される効果を掲載しましたが、特定の成分に期待するよりも、いろいろな食品を用いたバランスの良い食事から栄養をとることが健康への近道です。

ビタミン様物質

ビタミンと同様の生理機能が認められているが、その成分を食品から摂取しなくても身体内で合成されるため、これまでに欠乏症が認められていないものです。

ビタミンP

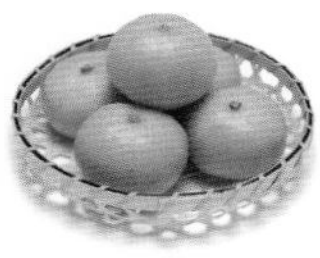

水溶性で毛細血管の働きを整えたり、冷え性改善効果なども報告されている。

含む食品　そば、みかん、レモン、オレンジ、グレープフルーツなど

ビタミンU

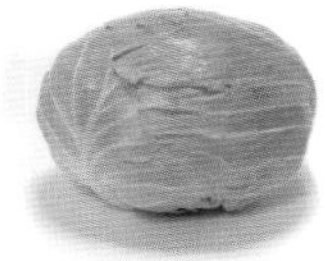

胃酸の分泌を抑制して胃の粘膜の新陳代謝を活発にするなど、胃潰瘍《かいよう》を予防する。

含む食品　キャベツ、レタス、アスパラガスなど

ビタミンQ

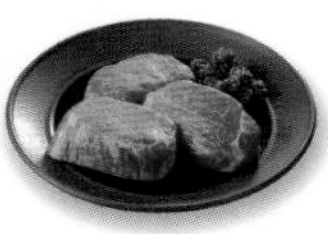

脂溶性のビタミン様物質で、抗酸化作用があり、エネルギー代謝や免疫に関わる。

含む食品　牛肉、豚肉、レバー、カツオなど

イノシトール

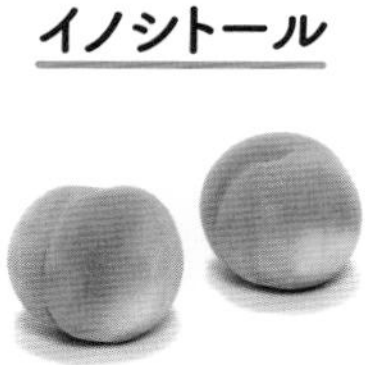

「抗脂肪肝ビタミン」ともよばれ、脂質の代謝をスムーズにして、脂肪肝や動脈硬化の予防に働く。

含む食品　オレンジ、メロン、もも、穀類、豆類など

※このほかリポ酸、パラアミノ安息香酸、コリン、ルチンなどが知られています。

ポリフェノール

植物の葉や茎、樹皮、果皮などに含まれる色素で、植物を紫外線や乾燥などの外部環境から守っています。味には渋味をもつものが多く、抗酸化作用が高い物質として注目を集めています。

アントシアニン

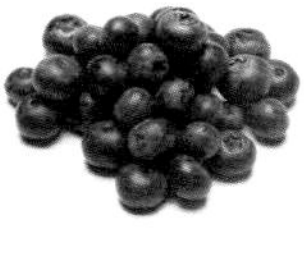

ブルーベリーなどに含まれ、動脈硬化や老化予防、視力回復などの効果が期待されている。

含む食品 ブルーベリー、赤ワインなど

カテキン

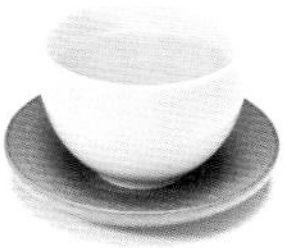

抗酸化作用が高く、抗菌・抗ウイルス作用がある。

含む食品 緑茶、紅茶など

クルクミン

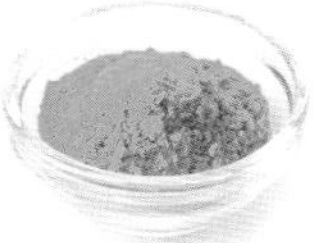

高い抗酸化作用があり、肝機能を保護する働きがある。ただし肝機能に異常がある場合は使用不可。

含む食品 ウコン（ターメリック）など

ケルセチン

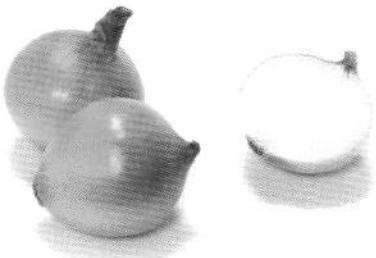

抗酸化作用が高く、血管や細胞の老化を防ぐ働きがあるとされる。

含む食品 そば、玉ねぎなど

大豆イソフラボン

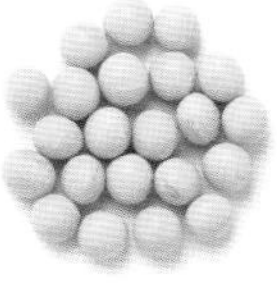

女性ホルモン様の働きがあり、更年期障害の緩和や骨粗鬆症の予防効果に期待。摂取上限（P.180）に注意。

含む食品 大豆、大豆製品など

大豆サポニン

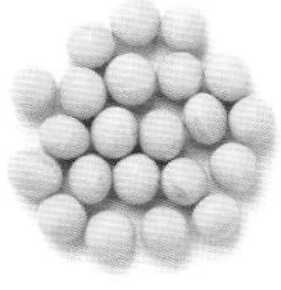

コレステロールや中性脂肪の代謝を改善して、肝機能の障害を改善するとされる。

含む食品 大豆、大豆製品など

クロロゲン酸

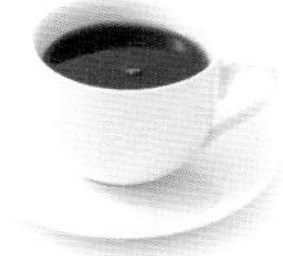

糖質分解酵素の働きを阻害して血糖値の上昇を抑えるという報告がある。

含む食品 コーヒー、じゃがいも、さつまいも、かぼちゃ、なす、ごぼうなど

レスベラトロール

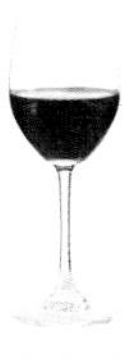

がんや生活習慣病の予防・改善効果に対する期待が高く、研究が進められている。

含む食品 ぶどうの果皮、ワイン、ピーナッツの皮など

※このほかセサミン、タンニン、ナスニンなどが知られています。

カロテノイド

植物性食品や動物性食品に含まれるオレンジ色系統の色素で、高い抗酸化作用があります。脂溶性でカロテン類とキサントフィル類に分けられます。

アスタキサンチン

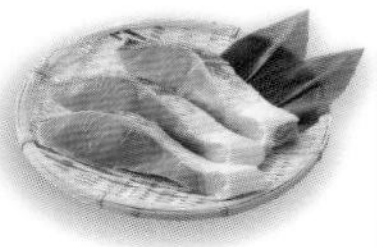

魚介類に含まれる赤い色素で、すぐれた抗酸化作用があり、活性酸素の発生を防ぐ。

含む食品 サケ、キンメダイの皮、エビ、カニなど

カプサンチン

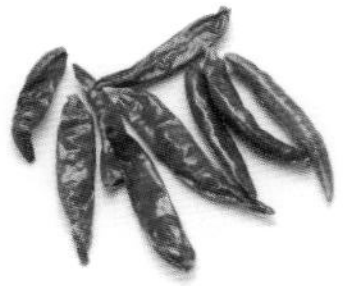

とうがらしや赤ピーマンに含まれる赤い色素で、抗酸化作用が高い。

含む食品 とうがらし、赤ピーマン

リコペン

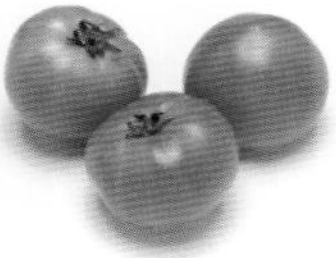

植物性食品に含まれる赤い色素で、β-カロテンよりも抗酸化力が高く、抗がん作用が期待されている。

含む食品 トマト、トマト製品、スイカなど

ゼアキサンチン

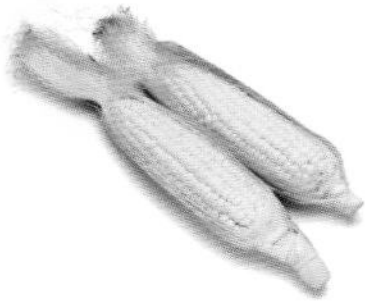

加齢に伴って物が歪んで見える加齢黄斑変性の予防や改善に一定の効果が期待される。

含む食品 ほうれん草、ブロッコリー、パプリカ、とうもろこし、マンゴーなど

※このほかルテインなどが知られています。プロビタミンAであるβ-カロテンやβ-クリプトキサンチンなども、ビタミンAにならない分は機能性成分として働きます。

そのほか

特定保健用食品などに使われている成分など。

オリゴ糖

単糖が少数結合した糖（P.104）。食物繊維の一種も含む。

含む食品 アスパラガス、大豆、牛乳、きのこ、はちみつなど

カプサイシン

とうがらしの辛味成分で、体内のエネルギー代謝を高めたり、食欲を増進、免疫機能アップ効果がある。刺激が強いのでとりすぎないよう注意。

含む食品 とうがらし

GABA《ギャバ》（γ-アミノ酪酸）

血圧や血中コレステロール値を正常に保ったり、ストレスの緩和や睡眠の質の向上などが期待されている。。

含む食品 トマト、じゃがいも、なす、みかん、ぶどう、柿、玄米など

キチン、キトサン

身体全体の自然治癒力を高めて、肩こりや糖尿病、脂質異常症、高血圧、神経痛、骨粗鬆症などへの効果が期待されている。甲殻類の殻に多く含まれる、食物繊維の一種。

含む食品 カニ、エビなど

ギムネマ酸

小腸での糖の吸収を抑制して血糖値の上昇を抑え、糖尿病を予防。甘味を感じなくさせる働きもある。

含む食品 ギムネマ・シルベスタ

クエン酸

血流改善効果、代謝を促し疲労を回復する効果が期待されている。外用では日焼け予防効果なども期待されている。

含む食品 いちご、オレンジ、みかん、うめ、酢など

スルフォラファン

アブラナ科の植物に含まれていて、抗がん作用を示唆するデータがあり、研究が進められている。肝機能改善や花粉症の症状軽減、うつ症状の改善なども期待されている。

含む食品 ブロッコリースプラウト、キャベツ、ブロッコリーなど

タウリン

血圧を正常に保ち、コレステロールの低下、心臓機能の強化などの作用がある。また肝臓の解毒機能を高める。

含む食品 マグロ、タイ、ホタテ、カキ、アサリ、シジミなど

ナットウキナーゼ

血栓を溶解して血液をサラサラにし、腸内の有用菌を増やして免疫の活性を促す。

含む食品 納豆

乳塩基性たんぱく質（MBP）

牛乳のたんぱく質の中に含まれる成分。骨を作る細胞の働きを活性化させ、カルシウムを取り込みやすくして、骨代謝を改善する。

含む食品 牛乳

乳酸菌、ビフィズス菌

腸内細菌のバランスを改善して、便秘や下痢などを予防・改善する。免疫機能を高める。

含む食品 ヨーグルト、チーズ、乳酸飲料、漬物など

ラクトフェリン

鉄が結合した糖たんぱく質。鉄の吸収を高める、免疫機能を高める、腸内の善玉菌を増やすなどの働きがある。

含む食品 牛乳、チーズなど

レシチン

リン脂質の一種で、細胞膜などの構成成分。動脈硬化予防や記憶力、集中力を高める働きが期待されている。

含む食品 ウナギ、レバー、鶏卵、大豆、ごま油、コーン油など

※このほかイソチオシアネート、核酸、カフェイン、クロロフィル、硫化アリル、フコイダンなどが知られています。

いざというときの食料品備蓄

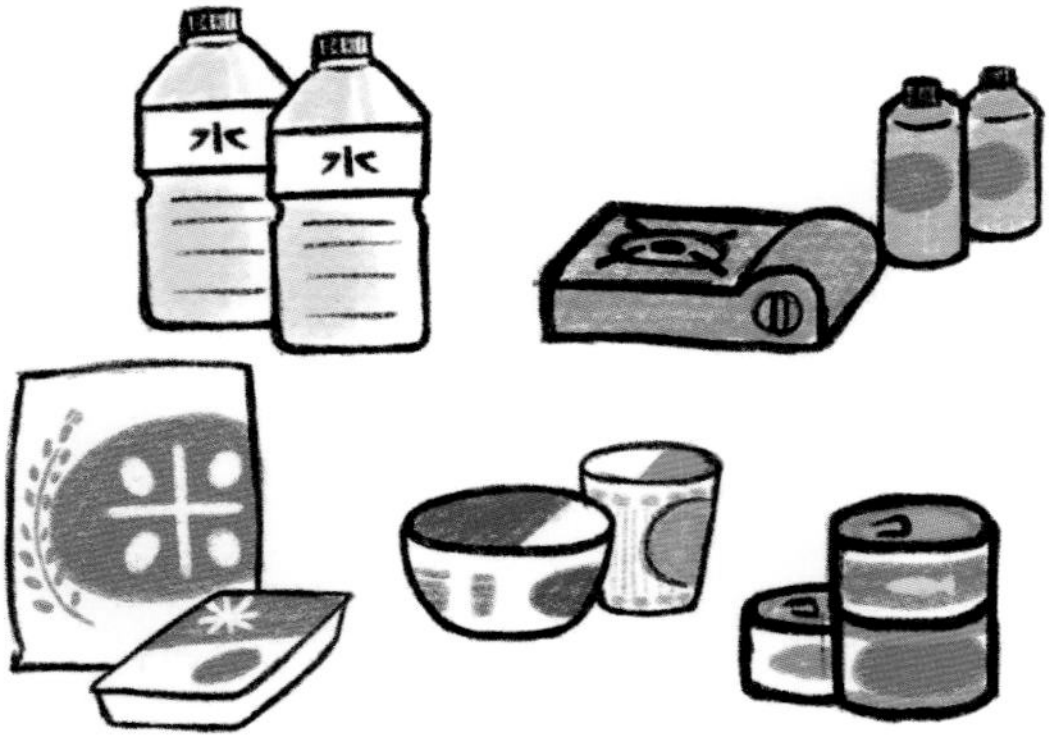

主食、主菜を組み合わせて用意しておく

　私たちはいつ災害に遭遇するかわかりません。いざというときのために食料品備蓄を始めましょう。

　食料品備蓄の大きなポイントは2つ。まず、主食（炭水化物）、主菜（たんぱく質）の組み合わせで、最低でも3日分、できれば1週間分程度を確保すること。もうひとつは、ライフライン（電気、ガス、水道）が停止することを想定し、水と熱源（カセットコンロなど）も1週間程度確保しておくことです。

家庭での備蓄例（大人2人、1週間分）

● **必需品**

水……飲料水と調理用として1人1日3ℓ程度。2ℓのペットボトル6本入りを4箱。

カセットコンロ……2人分で12本のボンベを準備。

● **主食**

米……2kgの米を2袋。1食分0・5合（＝75ｇ）として2kgで約27食分に。ほかにパスタ・そうめん（乾麺）各2袋、パックごはん・カップ麺類各6個。

● **主菜**

レトルト食品……牛丼の素、カレーなど18個、パスタソース6個。

缶詰……好みのもの18缶。

● **副菜・そのほか（適宜）**

玉ねぎ、じゃがいもなどの日持ちする野菜、インスタントみそ汁やスープ、野菜や果汁のジュース、菓子類、調味料など。

　食料品備蓄は、缶詰やレトルトパックを少し多めに購入し、リストを作って賞味期限を考えながら食べ、食べた分だけ補充する方法（ローリングストック法）がおすすめです。

資料：農林水産省「家庭用食料品備蓄に関するリーフレット」

第4章

食品ごとの栄養的特徴ととり方のコツ

必要な栄養素をとるにはどの食品を選べばいいのか？
食品ごとに、含まれる栄養成分やその特徴、
食品選びや調理のコツなどを紹介。
毎日の献立づくりにお役立てください。

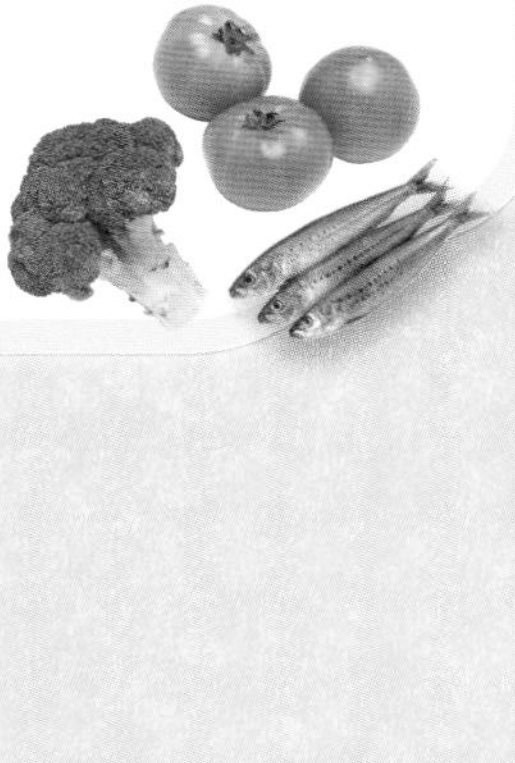

エネルギー源となる日本人の主食

うるち米（精白米）

日本人が主食としている穀物。玄米のぬかや胚《はい》芽《が》などの外側部分を精白して取り除いたものが精白米です。

玄米に比べると、ビタミンやミネラル、食物繊維などの栄養価は劣りますが、炭水化物の消化吸収率は98%と食品中で最高値です。

精白米は水で研いで表面の肌ぬかを取り除きますが、無洗米は工場で肌ぬかを取り除いているので洗う必要がありません。栄養価は同じです。

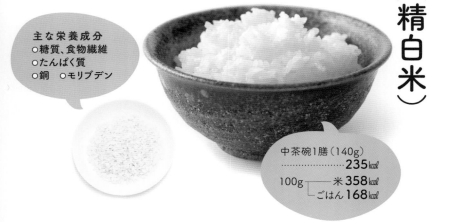

主な栄養成分
○糖質、食物繊維
○たんぱく質
○銅　○モリブデン

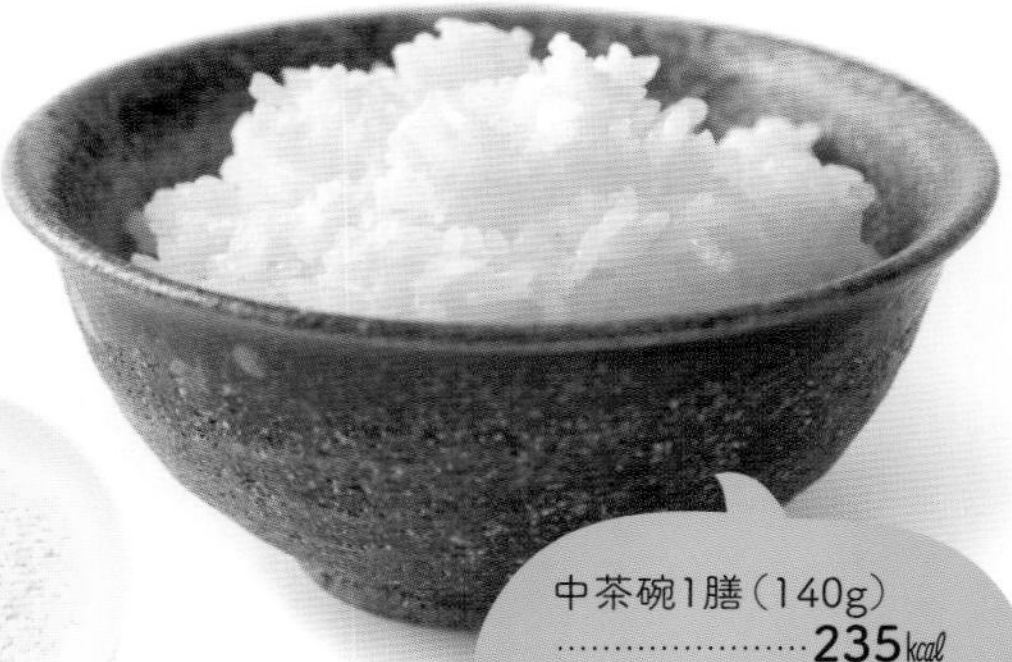

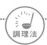

中茶碗1膳（140g）……………235kcal
100g ─ 米 358kcal
　　 └ ごはん 168kcal

旬 8～11月
選び方 精米してから新しいもの。米粒がふっくらとして透き通るようなツヤがあるもの
保存方法 温度（10~15℃）や湿度が低く、光が当たらないところ。冷蔵庫の野菜室もよい

調理法

余ったごはんで簡単、おいしいリゾットに

ごはんが余ったときは、リゾットにしても。例えば、ツナ缶とトマトジュース、固形スープの素を使うと簡単にできます。ツナにはカルシウムの吸収を助けるビタミンDなどが豊富。ツナのうま味とトマトジュースの酸味が効いて、塩分が控えめでもおいしく食べられます。

豆知識

精白米の主成分は2種類のでんぷん

精白米の主成分はアミロースとアミロペクチンという2種類のでんぷんで、ブドウ糖が鎖状につながった構造をしています。常温ではかたく結合していますが、水を加えて加熱するとこの結合が崩れ、消化しやすい状態（α《アルファー》化）になります。ただし、放冷すると「老化」といって元の状態に戻ります。

うるち米（玄米）

豊富な栄養素をとり込むためにはよくかんで

主な栄養成分
- ○糖質、食物繊維
- ○リノール酸
- ○ビタミンB_1 ○鉄

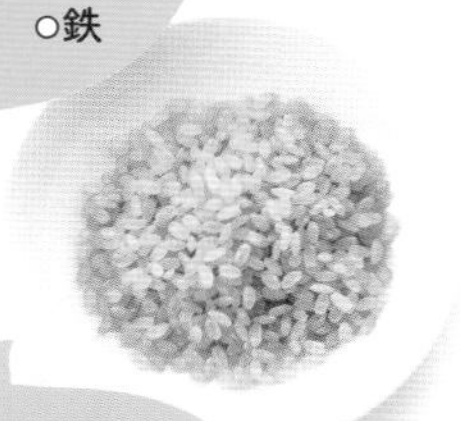

中茶碗1膳（140g）……………231kcal
100g ─ 米353kcal
└ごはん165kcal

旬 8月下旬～10月
選び方 米の粒がそろっていて、製造年月日が新しいもの。できるだけ無農薬のもの
保存方法 湿気やにおい移りがしないように容器に移して、冷蔵庫などの冷暗所で保存する

収穫した米の一番外側にある、もみ殻だけを取り除いた米です。ぬかや胚芽の部分がそのまま残っているため、食物繊維やビタミン、ミネラルなどを豊富に含んでいます。精白米より長めに浸水したり圧力鍋を使うと、おいしく炊けます。

調理法

玄米を発芽玄米にして食べやすくする

玄米はもみ殻を除いただけの米なので、水に浸すと発芽します。わずかに発芽させたことで玄米よりGABA《ギャバ》（γ《ガンマ》-アミノ酪酸）が増えたり、炊飯器で炊きやすくなったり。

もち米（精白米）

腹もちの良い良質のエネルギー源

主な栄養成分
- ○糖質、食物繊維
- ○ビタミンB_1
- ○マグネシウム
- ○マンガン

中茶碗1膳（140g）……………283kcal
100g ─ 米359kcal
└ごはん202kcal

旬 8月下旬～10月
選び方 米の粒がそろっていて透明感があり、製造年月日が新しいもの
保存方法 湿気やにおい移りがしないように容器に移して、冷蔵庫などの冷暗所で保存する

もち米はうるち米に比べると、粘り気の強い米。冷えてもかたくなりにくい性質があるので、おいしさが長持ちしやすい特徴があります。

もちは食欲のないときにおすすめ。また、備蓄用としても便利です。

調理法

ベタベタしやすいもち米は蒸しておいしく

もち米は粘り気が強くて吸水しやすい性質があります。もち米はうるち米のように「炊く」とベタベタしやすくなりますので、「蒸す」ほうが適しています。うるち米に混ぜて炊くと、もちもち感が出ます。

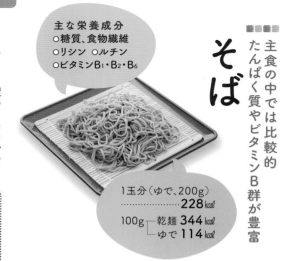

そば

主食の中では比較的たんぱく質やビタミンB群が豊富

主な栄養成分
○糖質、食物繊維
○リシン ○ルチン
○ビタミンB_1・B_2・B_6

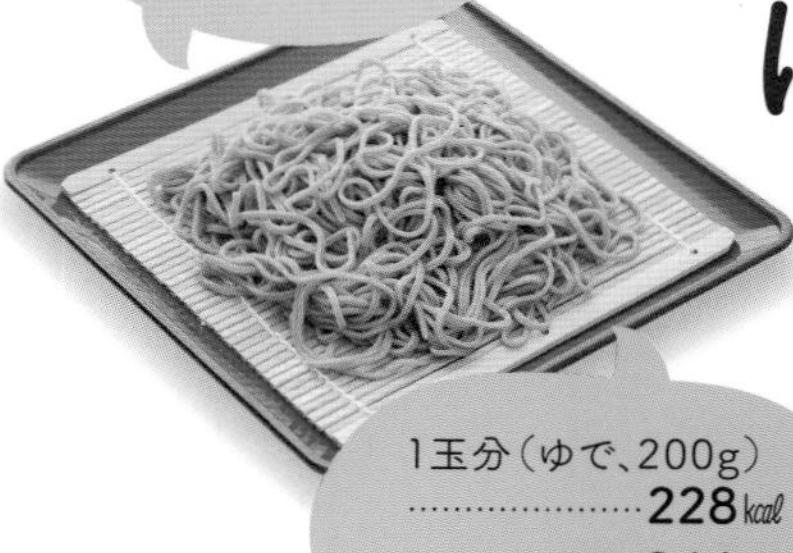

1玉分（ゆで、200g）……228kcal
100g 乾麺 344kcal
ゆで 114kcal

アミノ酸のリシン、ビタミン、ミネラル、ルチンなど、さまざまな栄養成分を含みます。ゆでた場合、たんぱく質・カリウム・葉酸などは生麺のほうが、ビタミンB_1・B_6などは乾麺のほうが、やや豊富です。

注目成分と作用

血管を丈夫にするとされる注目の栄養成分ルチン

ルチンには血管を丈夫にする働きがあり、動脈硬化や高血圧の予防が期待されます。生麺のゆで汁にはルチンが溶け出しているので、そば湯として飲むことをおすすめ。

旬 夏そば6～8月、秋そば9～11月
選び方 粉なら挽きたて、麺ならそば粉が多く配合されているもの
保存方法 粉は低湿・低温で保存し開封後すぐ使い切る。生麺は空気を抜いてビニール袋に入れ、冷凍保存する

小麦粉（薄力粉）

主菜や副菜との組み合わせがポイント！主要なエネルギー源

主な栄養成分
○糖質、食物繊維
○たんぱく質
○ビタミンB_1・B_2

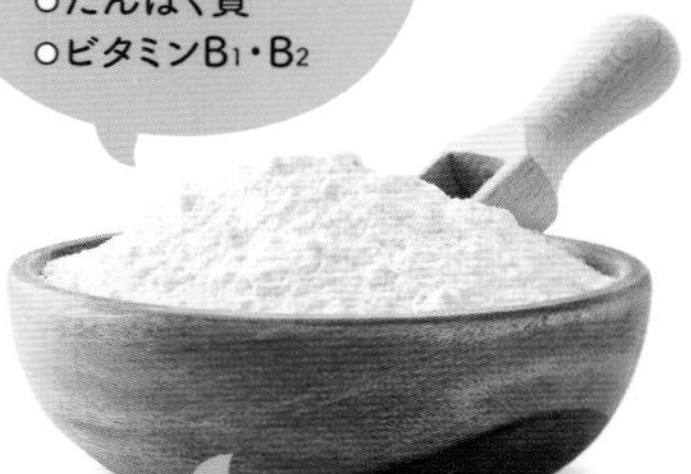

50g（2等）…184kcal
100g（2等）…368kcal

炭水化物の含有量が多く、エネルギー源として重要。また、グルテンのもとであるグルテニンなどの植物性たんぱく質も含みます。ビタミン、ミネラルも含みますが微量ですので、主菜や副菜と組み合わせてバランスをとりましょう。

調理法

ケーキには薄力粉 パンには強力粉を使う

小麦粉はたんぱく質の含有量の違いで、種類が分かれます。水を加えてこねるとグルテンができて弾力が出ますが、軽い食感にはたんぱく質の少ない薄力粉、もちっとした食感には多い強力粉を使います。

旬 6～7月（小麦）
選び方 製造年月日が新しいものを選ぶ
保存方法 ダニなどを防ぐため密閉容器に移し、直射日光を避けて低湿の冷暗所または冷凍庫で保存する

うま味たっぷりでクセのない青魚

アジ

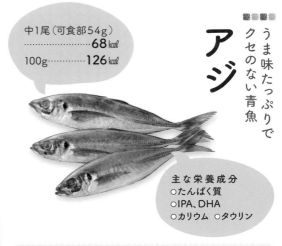

中1尾（可食部54g）……68kcal
100g……126kcal

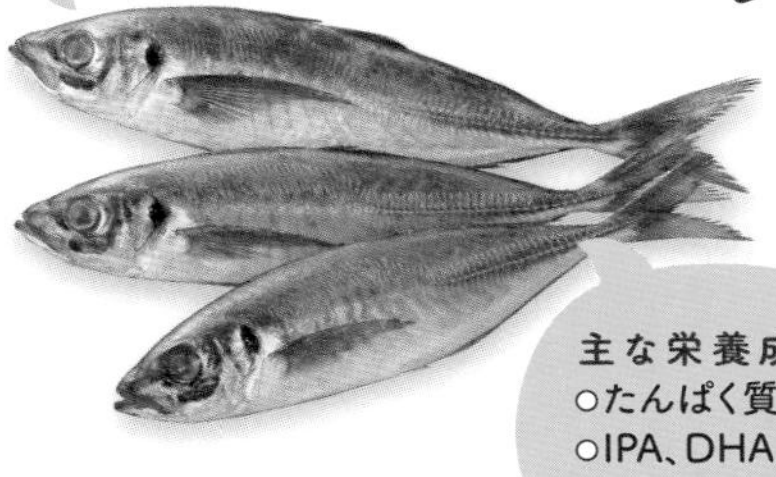

主な栄養成分
○たんぱく質
○IPA、DHA
○カリウム ○タウリン

旬 6〜7月
選び方 目が澄んでいて、身が引き締まって厚みがあり、輝いているもの。ぜいごがくっきりしているもの
保存方法 内臓を取って塩を振り、余分な水分をふき取ったら保存袋などに入れて冷蔵・冷凍保存する

アジはうま味成分が豊富な魚です。それだけでなく、脳細胞を活性化するとされるDHAや、心《しん》筋梗塞《きんこうそく》や動脈硬化の予防のためにとりたいIPA※1も豊富。青魚特有のクセや臭みが少なく、魚が得意ではない人でも食べやすい魚です。

豆知識

うま味や成分が干物にするとアップする

内臓を取って開いたアジに塩を振り、干した「開き」。余分な水分を蒸発させることで、うま味成分が凝縮・熟成されます。焼いてそのまま食べるほか、混ぜごはんの具にも。

※1 EPAと同じ（P.112）。

IPAやDHA、カルシウムもとれる庶民の味方

イワシ

主な栄養成分
○たんぱく質
○IPA、DHA
○カルシウム ○リン

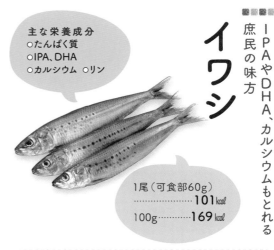

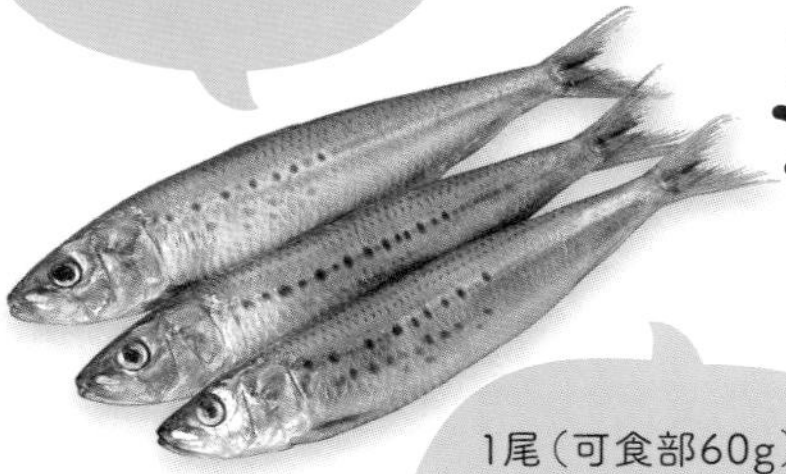

1尾（可食部60g）……101kcal
100g……169kcal

旬 6〜11月
選び方 目が澄んでいて、背中の青味が強いもの。腹が肥っているものは脂がのっている
保存方法 身がやわらかいので手開きにして、酢で締め冷蔵保存など。傷みやすいので、あまり保存には向かない

トップクラスのIPAやDHAの含有量に加え、たんぱく質、ビタミンB_2やB_6、B_{12}、D、カルシウムやリンなども豊富。脂肪が多いので、エネルギー量を減らしたいなら焼くのが、IPAやDHAをとりたいなら生がおすすめ。

注目成分と作用

カルシウム+ビタミンDで骨を丈夫に

カルシウムの含有量が多いだけでなく、その吸収を助けるビタミンDも含有。イワシに含まれるカルシウムの吸収率は約33％。これは重要なカルシウム摂取源である牛乳の約40％に迫る高水準です。

不飽和脂肪酸含有量トップクラスの「青魚の王様」
サバ

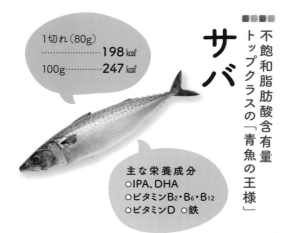

1切れ（80g）……………………198 kcal
100g…………247 kcal

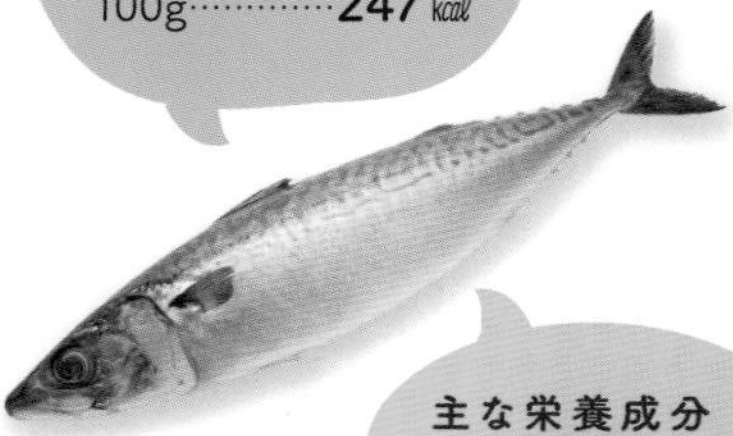

主な栄養成分
- ○IPA、DHA
- ○ビタミンB_2・B_6・B_{12}
- ○ビタミンD ○鉄

脳の機能維持に使われるＤＨＡや、血栓や動脈硬化の予防に役立つとされるＩＰＡをはじめ、オレイン酸など不飽和脂肪酸を多く含みます。また血合いには、鉄やタウリン、ビタミンＢ群がたっぷり。ビタミンＤやカリウムも豊富です。

調理法

サバの皮も食べて IPAやDHAをしっかり

サバには多くのIPAやDHAが含まれます。皮と身の間に多く含まれますので、皮つきで食べましょう。臭みが気になる場合は、しょうがや梅干しなどで臭みを消して。

旬 10～11月（秋サバ）、12～2月（春サバ）
選び方 身にも皮にもハリがあって、模様が鮮明でふっくらしているもの
保存方法 傷みやすいのですぐに使い切るか、煮て煮汁ごと冷凍すると便利

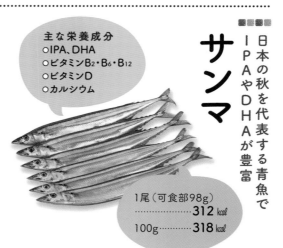

日本の秋を代表する青魚でＩＰＡやＤＨＡが豊富
サンマ

主な栄養成分
- ○IPA、DHA
- ○ビタミンB_2・B_6・B_{12}
- ○ビタミンD
- ○カルシウム

1尾（可食部98g）
……………………312 kcal
100g…………318 kcal

旬の脂がのったサンマにはＩＰＡやＤＨＡなどの不飽和脂肪酸が豊富。ＩＰＡは酸化しやすいので、旬の生サンマが手に入ったら刺身で食べても。ビタミンＡやビタミンB_{12}も豊富ですが、多くは内臓に含まれています。

調理法

水気をとった皮に塩をふり 中火で焼いて

まず、サンマを流水で洗って水気をふき取ります。塩は上からしっかりふると、皮がパリパリに焼きあがります。あらかじめ温めておいたグリルで、中火でしっかり火を通しましょう。

旬 9～11月
選び方 目が澄んでいて、背中の部分が青黒く光り、全体が締まってハリのあるもの
保存方法 冷凍保存の場合は、内臓を取り出して洗い、水気をふき取ってラップに包み密閉容器に入れる

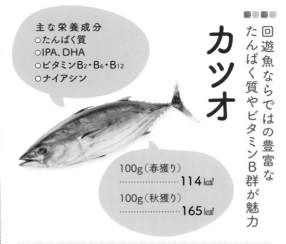

カツオ

回遊魚ならではの豊富なたんぱく質やビタミンB群が魅力

回遊魚のカツオは筋肉質な魚で、たんぱく質が豊富。そこにはうま味成分のイノシン酸などが含まれています。また特に血合いには、ビタミンB_{12}やナイアシン、抗ストレスホルモンの分泌を促すパントテン酸、鉄などが多く含まれます。

主な栄養成分
- ○たんぱく質
- ○IPA、DHA
- ○ビタミンB_2・B_6・B_{12}
- ○ナイアシン

100g（春獲り）……………114kcal
100g（秋獲り）……………165kcal

旬 3〜7月（初ガツオ）、9〜11月（戻りガツオ）
選び方 身が締まっていて鮮やかな赤色で、水分や血が出ていないもの
保存方法 鮮度が落ちやすいので、その日のうちに食べきる。調味液に漬ければ翌日も可能

豆知識

初ガツオと戻りガツオの味と栄養素の違い

カツオは、年に2度日本近海にやってきます。初ガツオは脂が少なめでさっぱりした赤身が、戻りガツオは脂がのっていて濃厚な味が特徴。IPAやDHAも豊富。

ブリ

不飽和脂肪酸が豊富で、名前の由来が「あぶら」という説も

脂ののった旬のブリはIPAやDHAを豊富に含み、血流の改善や血栓の予防が期待できます。またタウリンを豊富に含み、肝機能を高め、疲労回復効果も。ブリに含まれるグルタミン酸は集中力や記憶力を高める効果があるとされます。

100g……………257kcal
100g（ハマチ）……………251kcal

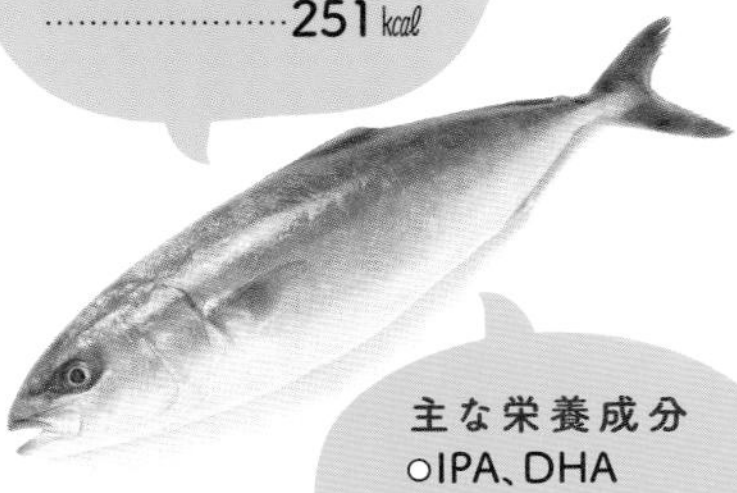

主な栄養成分
- ○IPA、DHA
- ○ビタミンB_2・B_6・B_{12}
- ○ビタミンD
- ○タウリン

旬 12〜1月
選び方 目が澄んでいて黄色の線が鮮やかなもの。切り身なら身に透明感があって血合いが鮮やかなもの
保存方法 冷凍保存の場合は、水気をふき取り、1切れずつラップに包んでビニール袋に入れる

豆知識

出世魚の代表格「ブリ」「ハマチ」は養殖ものを指すことも

成長とともに名前が変わる魚を出世魚といい、ブリはその代表格。イナダ、ワラサ、ブリになりますが[※1]、中間魚は関西ではハマチとよばれます。また最近ではブリの養殖魚を指してハマチとよぶことも。

※１呼び名は地方によって異なります。

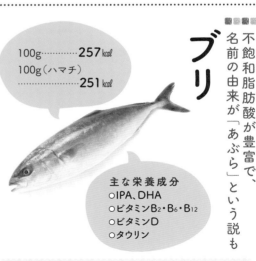

食べる部位によって栄養素が変わる マグロ

　部位によって含まれる栄養素が変わります。トロと呼ばれる脂身は脂質量が約25%と高く、IPAやDHAなどの不飽和脂肪酸を多く含みます。赤身は、赤さのもとであるミオグロビンという鉄を含んだ筋肉色素たんぱく質や、抗酸化作用のあるセレンを含み、血合いには鉄のほか、肝機能を高めるタウリンが豊富に含まれています。

　また旬のものほど脂質が増えるのでDHAなども増えます。

主な栄養成分

- ○たんぱく質
- ○ビタミンB_1・B_2・B_6・B_{12}
- ○セレン

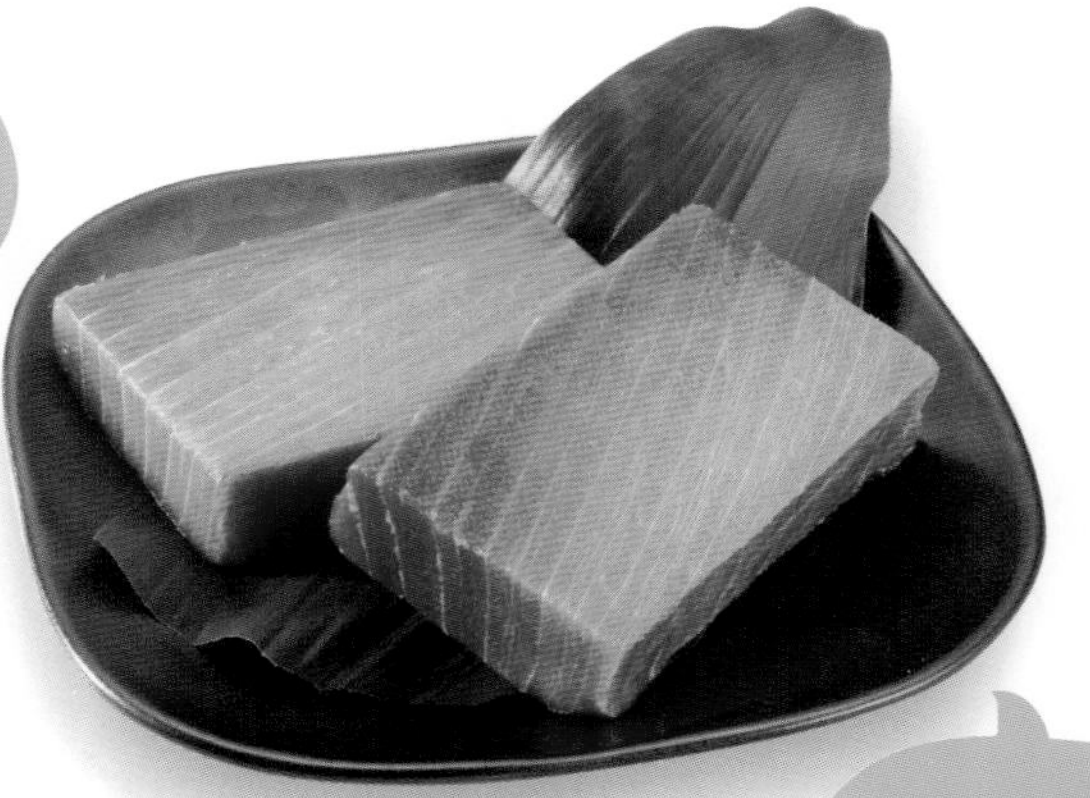

1食分（70g）……88 kcal
100g……125 kcal

旬 通年
選び方 色が鮮やかで、筋が平行に入っているもの
保存方法 切り身は空気に触れないようにラップでくるみ、冷蔵保存する

調理法

ビタミンA・C・Eを加えて抗酸化力をアップ

マグロの赤身に豊富に含まれているセレンには抗酸化作用があり、細胞の老化を防ぐといわれています。同じように抗酸化作用のあるビタミンA・C・Eの多い食品を合わせて抗酸化力をアップさせましょう。オリーブ油と野菜、アボカドなどを加えたカルパッチョやサラダに。

豆知識

ミオグロビンが褐変しないよう急速冷凍

マグロはサバ科に属し、世界の温暖海域を回遊。クロマグロ（ホンマグロ）、ミナミマグロ、キハダ、ビンナガ、メバチなどの種類があります。マグロを輸送する際、ミオグロビンが空気に触れると色が黒ずんでしまう（褐変）ため、-70℃で急速に冷凍され、-50℃で貯蔵されます。

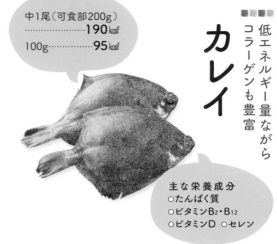

低エネルギー量ながらコラーゲンも豊富
カレイ

中1尾（可食部200g）……190kcal
100g……95kcal

たんぱく質量が多く、脂質が少ない魚。血管に弾力を与え、骨や関節を強化する働きがあるたんぱく質の一種、コラーゲンを豊富に含みます。このほか骨の形成に役立つビタミンDやセレンの含有量が多いのも特徴です。

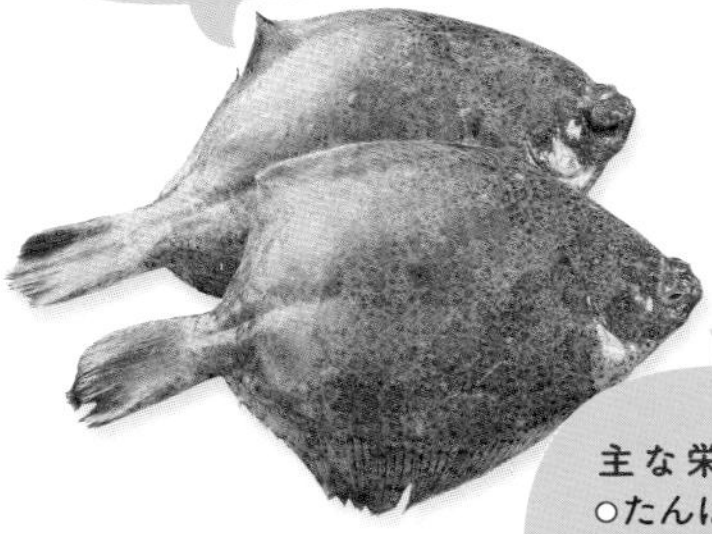

主な栄養成分
- ○たんぱく質
- ○ビタミンB_2・B_{12}
- ○ビタミンD ○セレン

旬 6～9月（南日本）、10～3月（北日本）
選び方 皮の表面にツヤとぬめり気があり、身が厚いもの
保存方法 ぬめりとうろこを取った後、頭と内臓を取って水気をふき取り、ラップで密閉して冷凍保存する

豆知識

カレイとヒラメの違いと共通点

見た目がよく似ているカレイとヒラメ。見分け方は「左ヒラメ、右カレイ」。腹を手前にしたときに頭が左についているのがヒラメ、右がカレイとされます（例外もあります）。

抗酸化作用が高い色素アスタキサンチンを含む
サケ

主な栄養成分
- ○たんぱく質
- ○不飽和脂肪酸
- ○ビタミンD
- ○アスタキサンチン

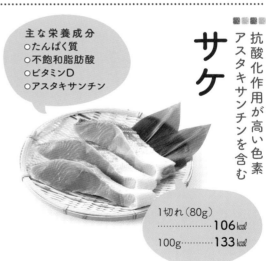

ピンク色の身が特徴的なサケは、実は白身魚。あの色はサケが餌として食べたエビの色素であるアスタキサンチンによるもの。アスタキサンチンには高い抗酸化作用があり、細胞の酸化を抑えて老化を防止する働きがあります。

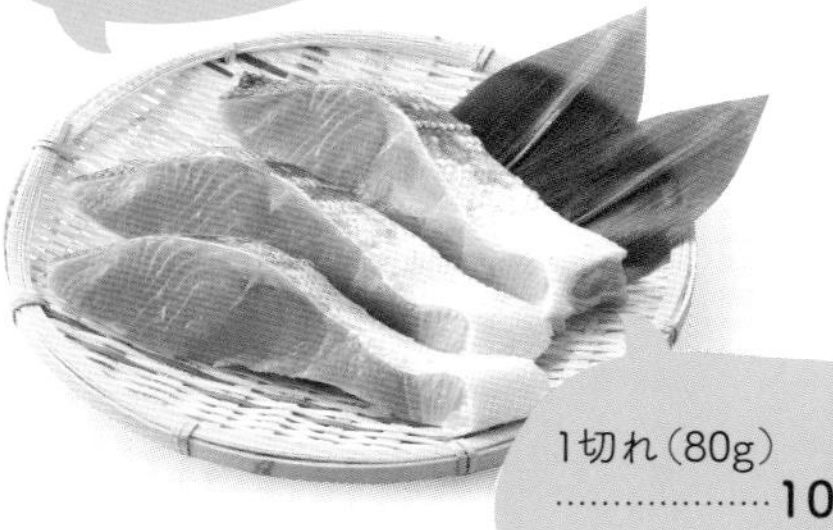

1切れ（80g）……106kcal
100g……133kcal

旬 9～11月（シロサケ）
選び方 皮が銀色に光っており、身が赤くて締まっているもの
保存方法 水気をていねいにふき取り、ラップで1切れずつ密封してから冷凍する

豆知識

スジコとイクラにも魅力的な栄養素がたっぷり

サケの卵巣からとれるのは「スジコ」で、その薄皮を外して一粒ごとにしたものが「イクラ」。サケの身にはあまり含まれないビタミンAや抗ストレスホルモン分泌作用のあるパントテン酸を豊富に含みます。

グルタチオンのパワーで
肝機能を強化

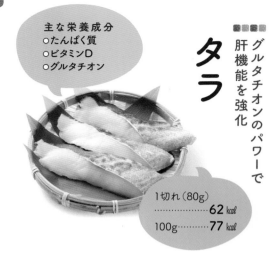

タラ

主な栄養成分
○たんぱく質
○ビタミンD
○グルタチオン

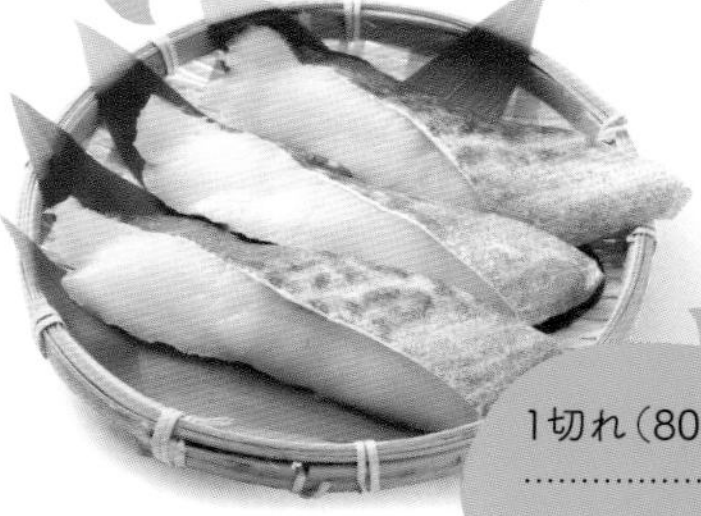

1切れ（80g）……………62 kcal
100g…………77 kcal

タラの身は脂肪をほとんど含まず、良質なたんぱく質と水分が豊富。ビタミンDは、カルシウムの吸収を促進する働きがあり、骨を丈夫にして骨《こつ》粗鬆症《そしょうしょう》を防ぐ効果があります。消化吸収が良いので、胃腸が悪いときにもおすすめです。

注目成分と作用

グルタチオンで抗ストレス＆肝機能アップ

タラの身に含まれているグルタチオンには、高い抗酸化作用と抗ストレス作用があります。また、肝機能をアップさせて解毒効果を高める効果も期待されています。

旬 12～2月
選び方 身がほのかなピンク色をしていて、透明感があり、ハリがあるもの
保存方法 水気をていねいにふき取り、ラップで1切れずつ密封する

カルシウムが豊富な
イワシの稚魚

しらす干し

大さじ1（7g）……………9 kcal
100g（微乾燥品）……………124 kcal

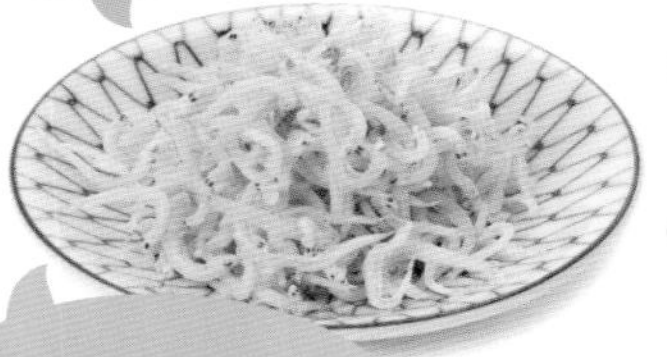

主な栄養成分
○ビタミンB_{12}
○ビタミンD ○カルシウム
○マグネシウム

主にカタクチイワシの稚魚を食塩水でゆでて天日で干したもの。同じ重量ならカルシウムの含有量は牛乳の約2倍。マグネシウムやビタミンDなど、カルシウムの吸収を高める栄養素も豊富ですが、食塩量に気を付けて。

調理法

しらす干しとちりめんじゃこの違いは?

しらす干しは軽く乾燥させる程度、ちりめんじゃこは長時間しっかり乾燥させます。ちりめんじゃこのほうがかたく、風味も強いので調味料がわりに炒め物や煮物に加えて。しらす干しはトッピング向き。

旬 3～5月（生しらすは9～11月）
選び方 表面がべたついているものは古いため、さらっとしているものを選ぶ
保存方法 水分の少ないものはアルミホイルに包んで冷凍し、水分の多いものは冷蔵保存する

高たんぱくで低エネルギー量なダイエットの味方

エビ

古くからおめでたいときに食べられてきた、縁起のよい食材です。

　エビは高たんぱく高カルシウム、低脂肪なので肥満の防止や改善におすすめです。また、甘味をもつアミノ酸のグリシンを多く含んでいるため、独特のうま味や風味があります。

　さらに、ベタインという機能性成分を含み、脂肪肝を抑える効果が期待できるといわれています。

　ただし、アレルギー体質の人は注意が必要です。

主な栄養成分
- ○たんぱく質
- ○ビタミンE
- ○アスタキサンチン
- ○タウリン

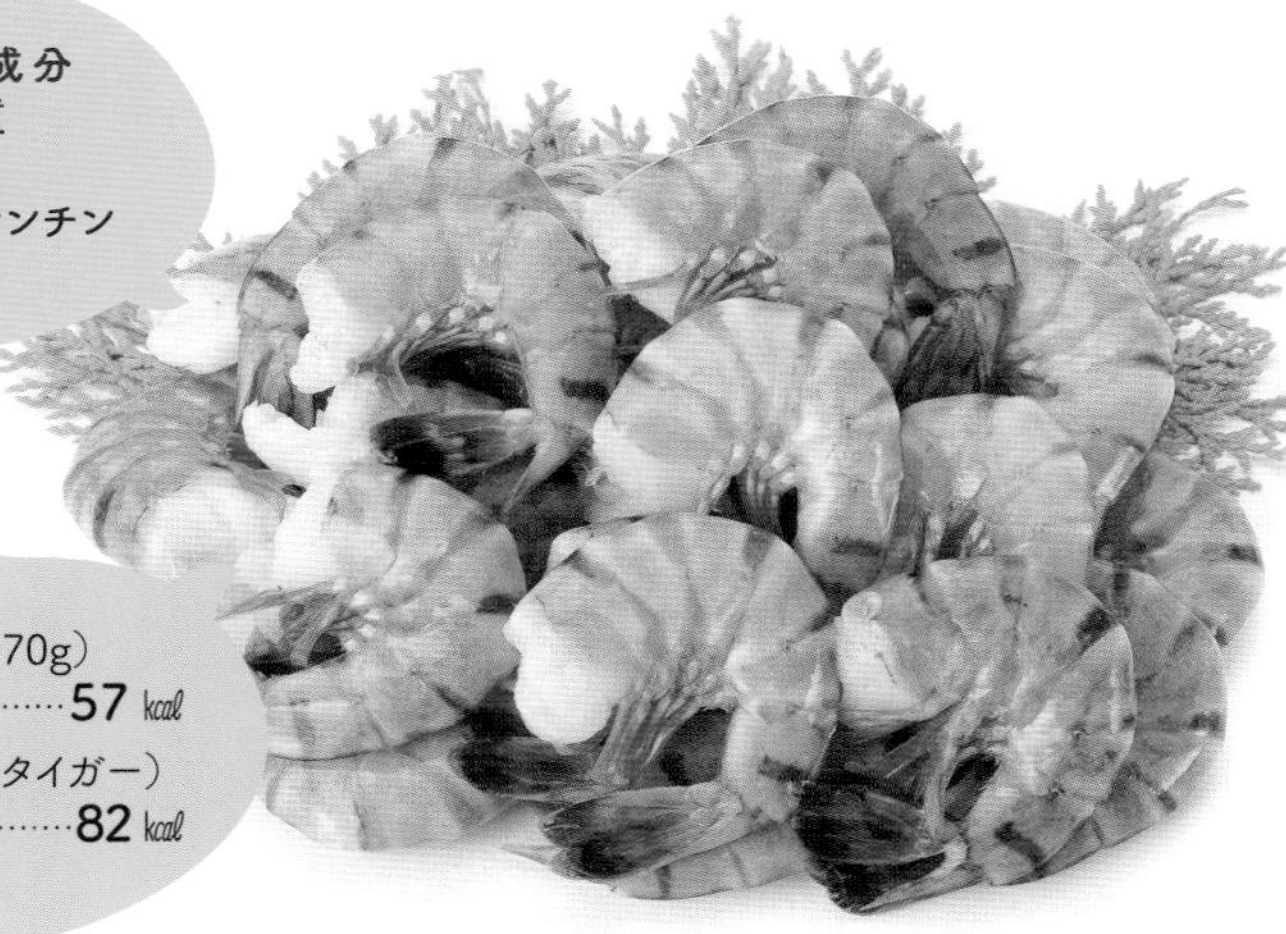

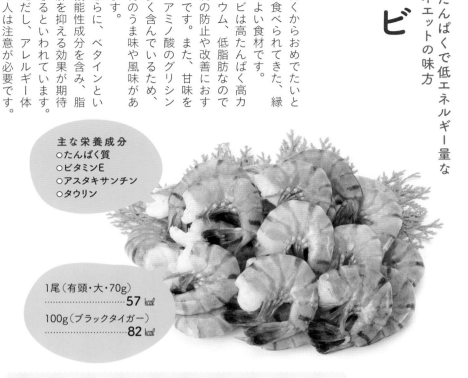

1尾（有頭・大・70g）……57 kcal
100g（ブラックタイガー）……82 kcal

旬 通年
選び方 形がよくて身が透き通っているもの、殻つきのものは縞模様やツヤが良いもの
保存方法 洗って背ワタを取って余分な水分をふき、密閉容器に入れて冷凍する

注目成分と作用

殻に含まれている色素や食物繊維は注目の成分

殻にはカルシウム、動物性食物繊維の一種であるキチン、赤い色素成分のアスタキサンチンなどが含まれています。キチンやアスタキサンチンには、高い抗酸化力があるといわれています。殻つきをみそ汁や鍋などにして、エビのうま味も一緒に楽しみましょう。殻ごと食べられる桜エビもおすすめ。

豆知識

養殖が盛んなウシエビ、バナメイエビ

エビにはたくさんの種類があります。体長20cm前後で黒い縞模様のあるクルマエビ、体長15cm前後で淡緑色をしたシバエビ。また日本で多く出回っているウシエビはブラックタイガーとよばれ体長は15cm前後、養殖が盛んでバナメイエビとともに東南アジアからの輸入物が中心です。

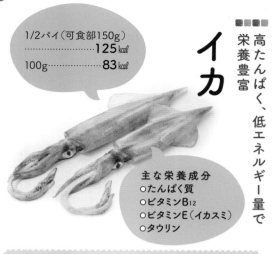

高たんぱく、低エネルギー量で栄養豊富

イカ

1/2パイ（可食部150g）……125kcal
100g……83kcal

主な栄養成分
- たんぱく質
- ビタミンB_{12}
- ビタミンE（イカスミ）
- タウリン

高たんぱくなうえにアミノ酸スコア（P108）が高くて消化が良く、糖質や脂質は少なめ。しかも血中コレステロール値の上昇を抑制するとされるタウリンや胆汁《たんじゅう》産生を促進するベタイン、ビタミンD以外のビタミンなども含みます。

旬 7〜9月（スルメイカ）
選び方 できるだけ身が透明で厚みがあり、ツヤがあるもの。目が黒く澄んでいるもの
保存方法 ワタと軟骨を取り、皮をむく。切り分けてからラップで包んで密閉し、冷凍保存する

豆知識

スルメの表面の白い粉は栄養素の結晶

乾燥スルメの表面に、白い粉が噴き出ていることがあります。これはイカの栄養成分であるタウリンやベタインが乾燥し、結晶化したもの。そのまま料理に使いましょう。

満腹感が持続する
ダイエットの味方で美肌効果も

タコ

足1本（50g）……38kcal
100g（生）……76kcal

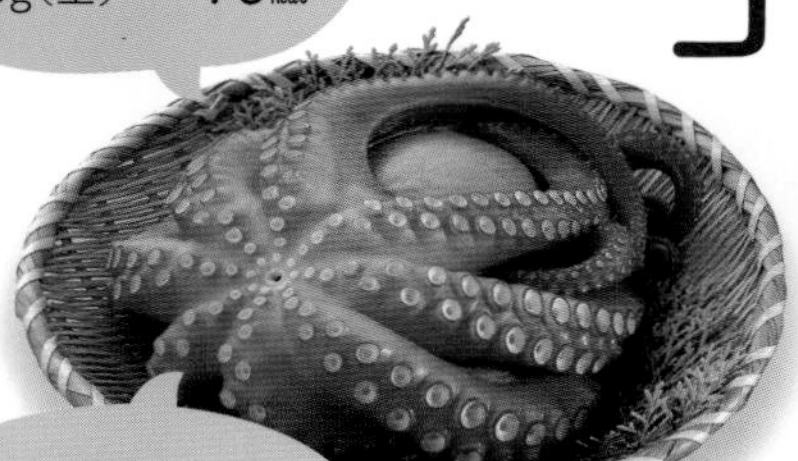

主な栄養成分
- たんぱく質
- ビタミンB_2
- タウリン
- コラーゲン

高たんぱく、低エネルギー量なタコは、よくかむことが必要で腹もちも良いため、ダイエット向きの食品です。血圧や血中コレステロール値を下げるとされるタウリンも、イカ同様豊富。肌や粘膜の再生を助けるコラーゲンも豊富です。

旬 10〜12月
選び方 生なら足が太くて吸盤に弾力があるもの、ゆでタコは色が鮮やかなあずき色で身が締まったもの
保存方法 軽く湯通ししてから、粗熱をとって冷蔵保存。水気をふいて密閉容器に入れて冷凍しても

豆知識

ゆでタコなら違いはほとんどない

店頭で見かけるゆでタコの中には「刺身用」と表記されたものがあります。ただし、普通のゆでタコに比べて比較的身がやわらかく大きめというぐらいしか違いはなく、普通のゆでタコも刺身で食べられます。

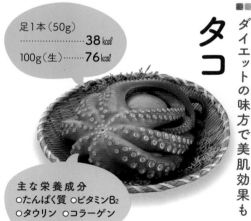

鉄などのミネラルが豊富な貧血の人の味方
アサリ

中10個（可食部30g）……9kcal
100g……30kcal

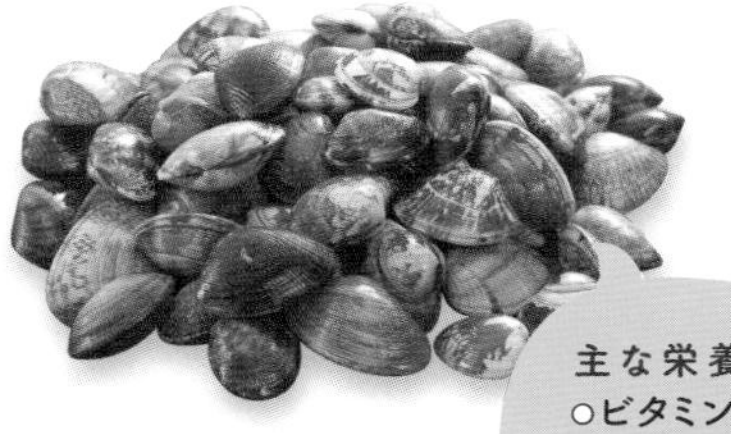

主な栄養成分
- ○ビタミンB_{12}
- ○カルシウム
- ○鉄 ○タウリン

加熱したときに出るだしには、うま味成分や肝機能を高めるタウリンなど、栄養成分がたっぷり。そのため、みそ汁やスープ、炊き込みごはんなど、だしごと使える料理がおすすめです。鉄やビタミンB_{12}など貧血に関係する栄養素も豊富。

旬 3〜4月、10〜12月
選び方 できるだけ口が固く閉じていて重みのあるもの。パック入りの場合は水が透明なもの
保存方法 買ってきたその日に砂抜きをし、洗ってザルにあげて冷凍保存する

調理法

きちんと砂抜きをして おいしいアサリ料理を

砂抜きは、4%の塩水（水500mℓに塩大さじ1）に入れて新聞紙などで覆い、常温で1~2時間おきます。または50℃の湯に入れて殻をこするようにし、5~15分おきます。

肝機能を高めるタウリンを豊富に含む
シジミ

主な栄養成分
- ○ビタミンB_2・B_{12}
- ○カルシウム
- ○鉄 ○タウリン

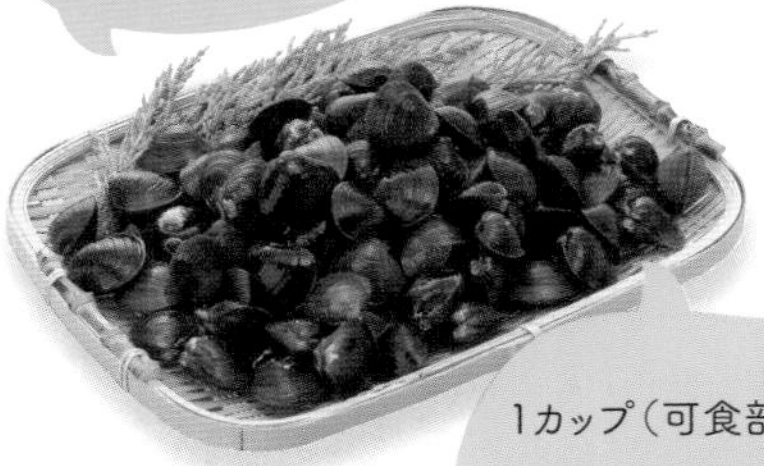

1カップ（可食部52g）……33kcal
100g……64kcal

胆汁の分泌を促して肝臓の解毒機能を向上させるタウリンやオルニチンが多く含まれています。アルコールの分解を助け、二日酔い予防にも効果的。疲労回復効果も高く、鉄も多く含んでいるので貧血の対策にもおすすめです。

旬 1〜2月、7月
選び方 黒くて大粒でふっくらしていて、口がしっかりしまっているもの
保存方法 買ったらすぐに1%の塩水にひたひた程度に浸して砂抜きをし、洗ってザルにあげ、冷凍保存する

注目成分と作用

コハク酸含有量は 貝類ナンバーワン

うま味成分のコハク酸を貝類で最も多く含むため、みそ汁にするとうま味が凝縮。鉄やビタミンB群のほか、肝臓に良いとされるロイシンやメチオニンなども含むため肝機能強化が期待できます。

アミノ酸とミネラルが豊富なスタミナ食品

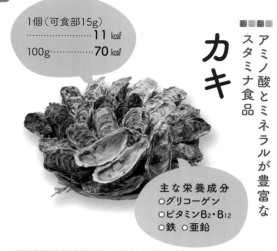

カキ

1個（可食部15g）……11 kcal
100g……70 kcal

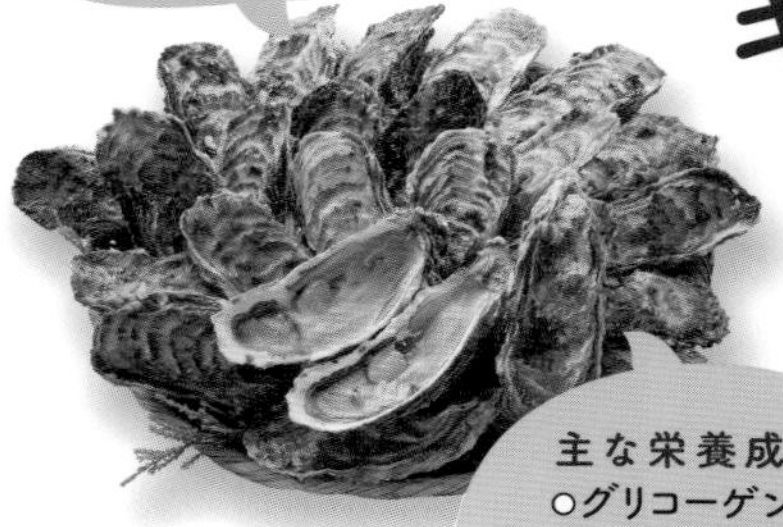

主な栄養成分
○グリコーゲン
○ビタミンB_2・B_{12}
○鉄 ○亜鉛

「海のミルク」とよばれるほど、栄養価が高いカキ。ミネラルやビタミンを多く含みます。なかでも鉄と、味覚や免疫低下の改善に関係する亜鉛が豊富。グリコーゲンやアミノ酸の一種のタウリンも多く、スタミナ食品でもあります。

豆知識

生食用と加熱用の違いは殺菌処理の有無

食中毒予防のために殺菌処理されたものが「生食用」、調理時に加熱するとカキについていた菌やウイルスは死滅するため殺菌処理されていないものが「加熱用」です。

旬 11～3月（マガキ）、7～9月（イワガキ）
選び方 身がふっくらと厚くて傷がなく、周囲のひだが黒くて鮮やかで貝柱が太いもの
保存方法 袋に入っていた水や塩水ごと密閉して冷蔵保存。早めに使い切ること

機能的なアミノ酸がたっぷり入っても低脂肪

ホタテ

主な栄養成分
○たんぱく質
○ビタミンB_2・B_{12}
○亜鉛 ○タウリン

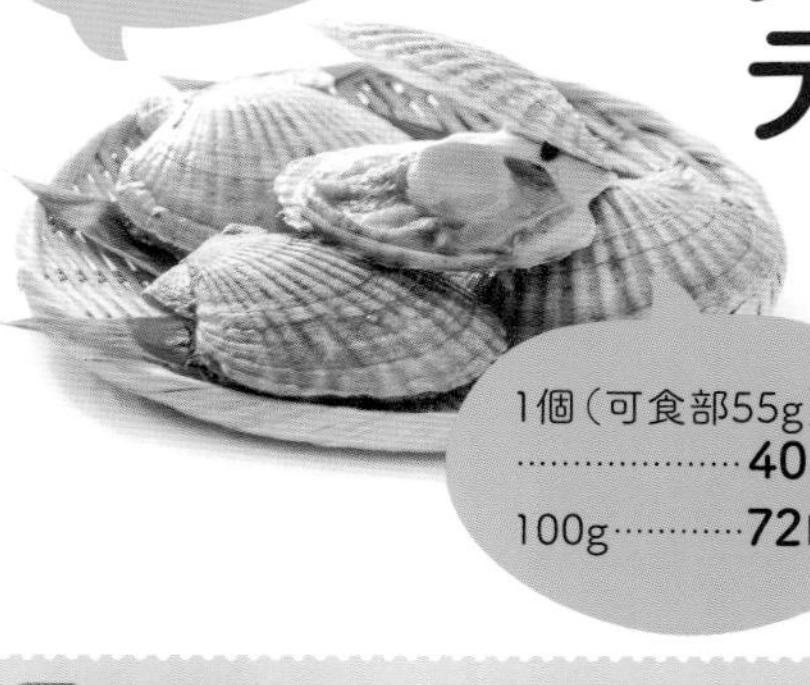

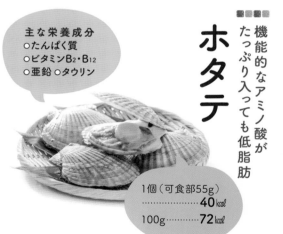

1個（可食部55g）……40 kcal
100g……72 kcal

ほかの貝類の約2倍のたんぱく質を含み、グルタミン酸やコハク酸、貝類ではカキの次に多いタウリンなどアミノ酸が豊富。鉄や亜鉛などのミネラル、ビタミンB群も多く、天然と養殖とで味や栄養素に大きな違いがないのも特徴です。

注目成分と作用

貝類の中でも特に多いタウリンの含有量

ホタテはタウリンの含有量が多い貝のひとつ。タウリンはアミノ酸の一種で、肝臓の機能を高めて血中コレステロール値の上昇を防いだり、肝細胞を再生させたりする効果が期待されています。

旬 11～6月
選び方 殻つきは殻が閉じて生きているもの。貝柱は透明感があってふっくらし、繊維が見えるもの
保存方法 鮮度が落ちやすいのですぐに食べたい。殻つきは下処理して貝柱だけにし、密封して冷凍する

やわらかな肉質で部位によっては貧血改善に

牛肉

豚肉や鶏肉に比べて、肉質がやわらかいのが特徴。肉の色が赤いのは、鉄がミオグロビンとして含まれているからです。貧血傾向の人は、牛肉の赤身肉を食べれば、吸収のよい鉄を補給できます。

部位によって適した利用のしかたが異なり、牛脂（ヘット）の融点は人の体温より高く、冷めて固まった脂肪は口の中で溶けません。そのため脂身の多い部位は温かい料理に、赤身の多い部位は冷たい料理におすすめ。

主な栄養成分
- ○たんぱく質
- ○コレステロール
- ○ビタミンB_1・B_2・B_{12}
- ○鉄

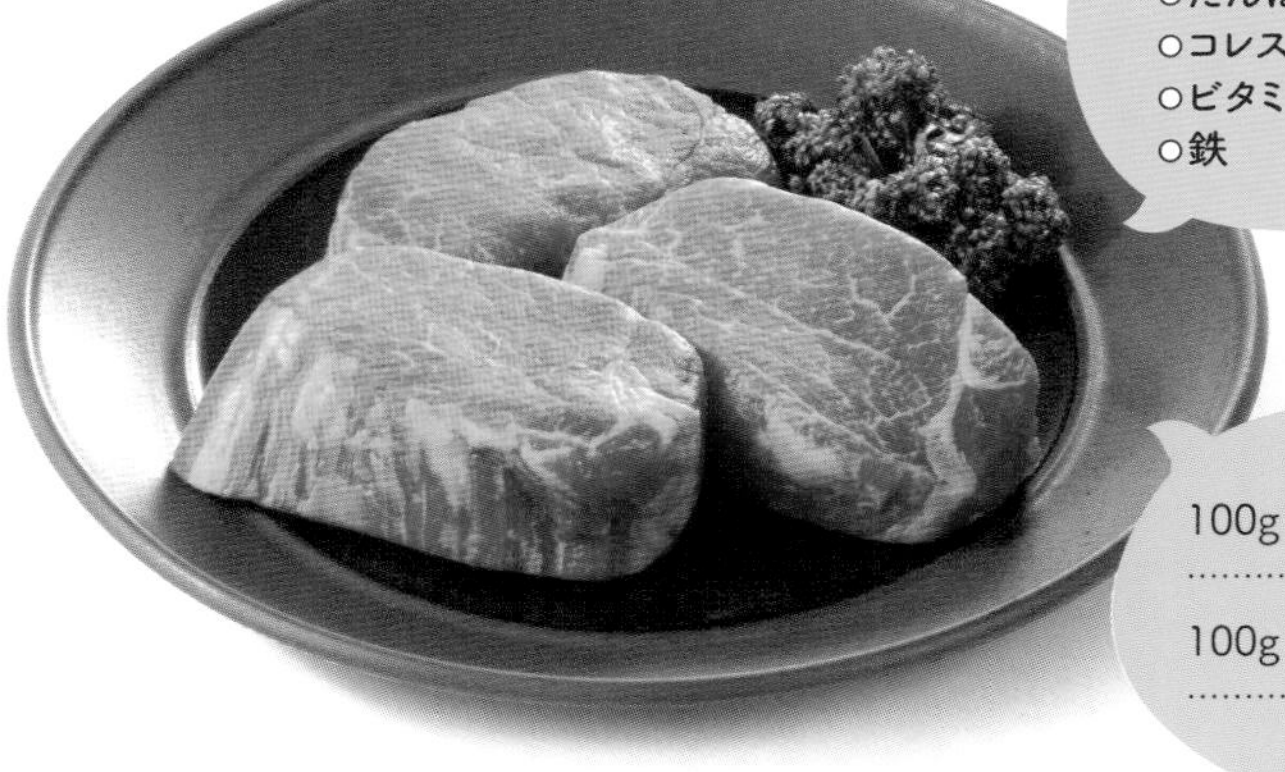

100g（肩ロース脂身つき）……………… 318 kcal

100g（ヒレ）……………… 195 kcal

旬 通年

選び方 肉質が締まっており、赤身が明るい紅色～あずき色で、脂肪が乳白色で弾力と粘りがあるもの

保存方法 空気に触れないようぴっちりラップして冷蔵保存。冷凍する場合は急速冷凍し自然解凍する

調理法

牛スジ肉は弱火で長時間煮るとトロトロに

肉のスジはコラーゲンという硬質たんぱく質。加熱しすぎると硬くなり、食べにくくなるので、弱火で長時間加熱するのがおすすめ。コラーゲンがゼラチン化し、やわらかくなります。また、たんぱく質分解酵素を含むパイナップルやパパイヤに漬けてもやわらかく調理できます。

豆知識

牛肉に劣らないたんぱく質。注目される羊肉

生後1年未満の羊肉をラム、1年以上の羊肉をマトンとよびます。ラムもマトンも成分的に大きな違いはありません。アミノ酸の一種であるカルニチンを含み、脂質の代謝を促す効果が期待されています。ラムはジンギスカン鍋などの料理に、マトンは主にソーセージなどの加工肉に利用されます。

ビタミンB_1と良質のたんぱく質で疲労回復に

豚肉

豚肉はきめが細かく、全体的にやわらかいですが、部位によって脂質の量が大きく異なります。脂身の多いバラ肉や肩ロースは高エネルギー量、赤身肉は脂肪が少なく、エネルギー量も低くなります。

豚肉は糖質をエネルギーに変えるときに必要なビタミンB_1が豊富。鉄やリン、カリウムなどのミネラルも豊富に含みます。貧血や高血圧などの予防にも役立ちますが、飽和脂肪酸が多いことに注意。

100g（ロース脂身つき）……263kcal

100g（もも脂身つき）……183kcal

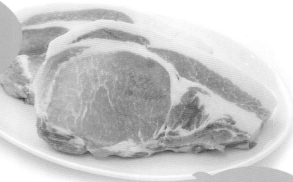

主な栄養成分

- たんぱく質
- ビタミンB_1・B_2・B_6・B_{12}
- 脂質

旬 通年

選び方 赤身は淡いピンク色でみずみずしい光沢と弾力があり、脂肪が白から乳白色でかたく粘りがあるもの

保存方法 購入後はできるだけすぐに食べる。または1切れずつ密閉し、冷凍する

注目成分と作用

ビタミンB_1の含有量は牛肉の約10倍

豚肉のビタミンB_1含有量は、食品の中ではトップクラス。玄米の約2倍、牛肉の約10倍も含まれ、脂身の少ないヒレ肉では、適量の60gで1日に必要なビタミンB_1の約半量がとれます。豚肉の加工品であるソーセージやハムにも多く含まれますが、意外にエネルギー量や塩分が多いので注意して。

豆知識

豚肉はしっかりと火を通す必要がある

豚肉はしっかり中心部まで加熱（75℃で1分間）する必要があります。その理由は、豚が寄生虫やE型肝炎ウイルス（HEV）などの病原因子をもっている恐れがあるから。特定病原をもたないSPF豚の場合も同様に、加熱して食べるようにしましょう。

脂質控えめなうえ、皮を外せば簡単にエネルギー量をオフ

鶏肉

鶏肉は筋肉繊維がやわらかいため、消化・吸収の良い良質なたんぱく源でビタミンAも豊富。特にささみは脂質をほとんど含まないので、消化が良い食品の代表格です。むね肉は必須アミノ酸のバランスにすぐれ、手羽先はコラーゲンが豊富な部位です。

また皮下脂肪が多く、皮つきと皮なしでは脂質の量が大きく違います。脂質やエネルギーの量が気になる場合は皮を除いて使いましょう。

100g（もも皮つき）……204 kcal
100g（むね皮なし）……116 kcal

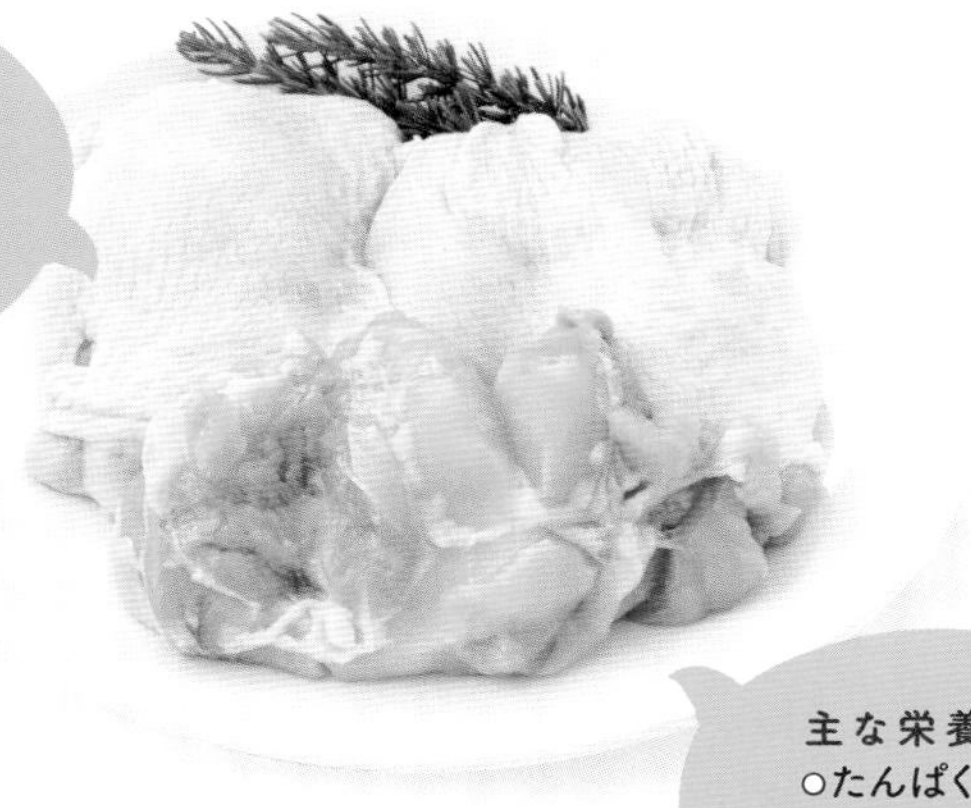

主な栄養成分
- ○たんぱく質
- ○ビタミンA
- ○ビタミンB_2
- ○カルノシン

旬 通年

選び方 肉の色が鮮やかで厚みがあり、締まってツヤがあるもの。皮つきは毛穴が盛り上がっているもの

保存方法 購入後はできるだけすぐに食べる。水気をふき取って使う分ずつ密閉して冷凍する

注目成分と作用

筋肉が力を発揮するときに必要なカルノシンを含有

運動をしたとき、体の中には活性酸素が大量に発生して、筋肉内に乳酸がたまり、疲労します。鶏肉に含まれているカルノシンには、疲労の原因である活性酸素を除去して乳酸を中和させる効能があるといわれています。カルノシンは、馬肉にも多く含まれています。

豆知識

ブロイラーと地鶏はどこが違う？

ブロイラーは「若鶏肉」と表示されています。アメリカで改良され、短期間のうちに出荷することができます。うま味は薄いですが、やわらかいのが特徴。一方、地鶏は在来種を親にもつ国産銘柄鶏の総称。名古屋コーチンやしゃも、比内地鶏などがあり、適度な歯ごたえとうま味があります。

鉄などミネラル豊富だが
コレステロールも多い

レバー

レバーに含まれる鉄はヘム鉄のため、吸収率が高いのが特徴。牛・豚・鶏のうち、最も多く含まれるのは豚レバーです。

このほかレバーには全般的にビタミンA、B_2、B_{12}、亜鉛などのミネラルも豊富。鶏レバーにはビタミンEが多く含まれています。

レバーは生で食べると、重い食中毒になる危険性があります。新鮮かどうかに関係なく、中心部まで十分に加熱して食べましょう。

主な栄養成分
- ○たんぱく質
- ○ビタミンA
- ○ビタミンB_1・B_2・B_6・B_{12}
- ○鉄

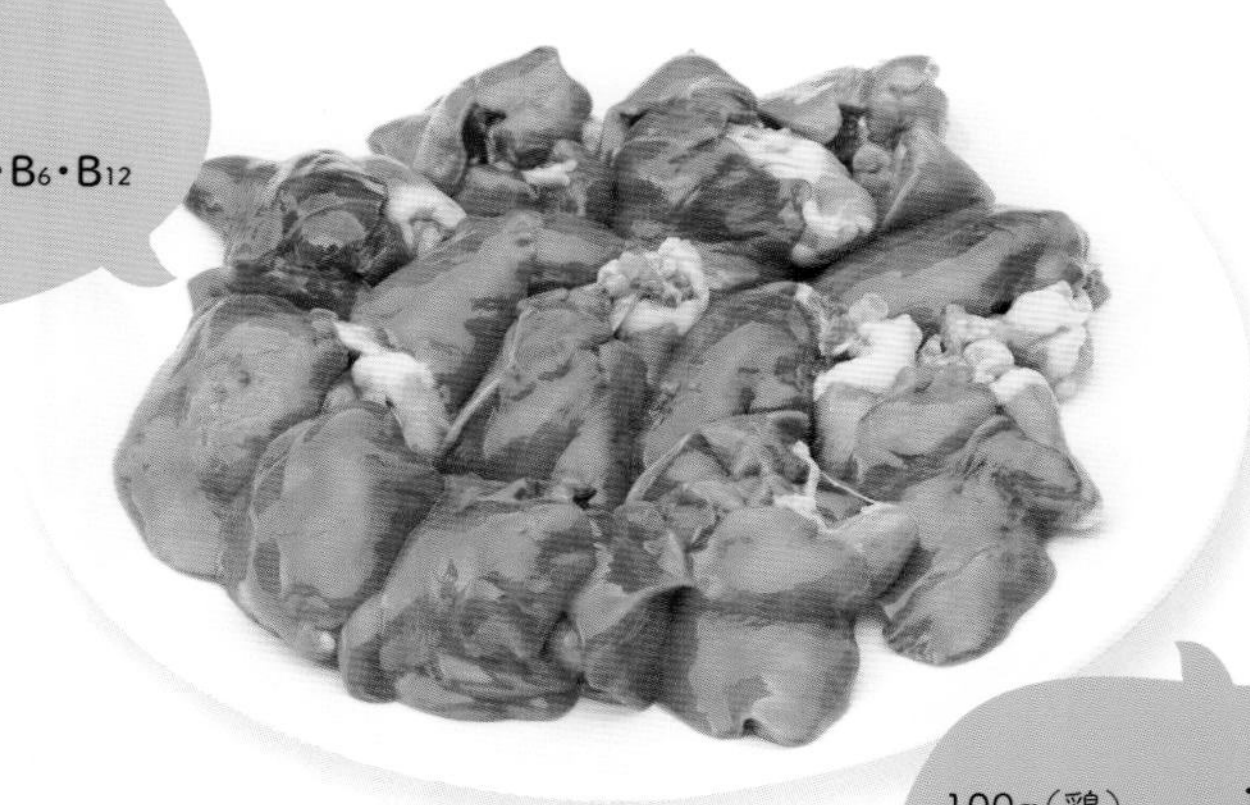

100g（鶏）………111kcal
100g（豚）………128kcal

旬 通年
選び方 発色がよく、ハリや弾力があり、形がしっかりしているもの
保存方法 保存は難しいので、しっかり血抜きをして新鮮なうちに使い切ること

調理法

レバーは下処理をして臭みを取り除く

レバーに含まれている血の塊や臭みをとるには、「血抜き」という下処理をします。たっぷりの水にかたまりのままレバーを入れ（鶏レバーは余分な脂肪を除いてから）、20～30分流水にさらしたり、冷たい水や牛乳を取り替えながら20～30分浸したりしましょう。

豆知識

植物性より動物性の鉄のほうが吸収率が高い

鉄には植物由来に多い非ヘム鉄と動物由来に多いヘム鉄があります。働きは同じですが、ヘム鉄のほうが吸収率は5～10倍高くなります。ただし、レバーにはコレステロールが多い、ビタミンAを過剰摂取しやすいという注意点もあります。とりすぎないようにしましょう。

ビタミンAやB群、鉄も含み1日1個がおすすめ

鶏卵

本来生命の源である卵は、完全栄養食品といわれるほど。ビタミンCと食物繊維以外の必要な栄養素がそろっています。特に必須アミノ酸をバランスよく含み、ほかの食品のたんぱく質の栄養価の基準とされています。脂質は卵白にほとんど含まれず、たんぱく質は卵白より卵黄に多く含まれています。

国内で市販されている卵はパック詰鶏卵規格により、6g刻みで分類され、流通されています。

主な栄養成分
- ○たんぱく質
- ○ビタミンA
- ○ビタミンB群
- ○鉄

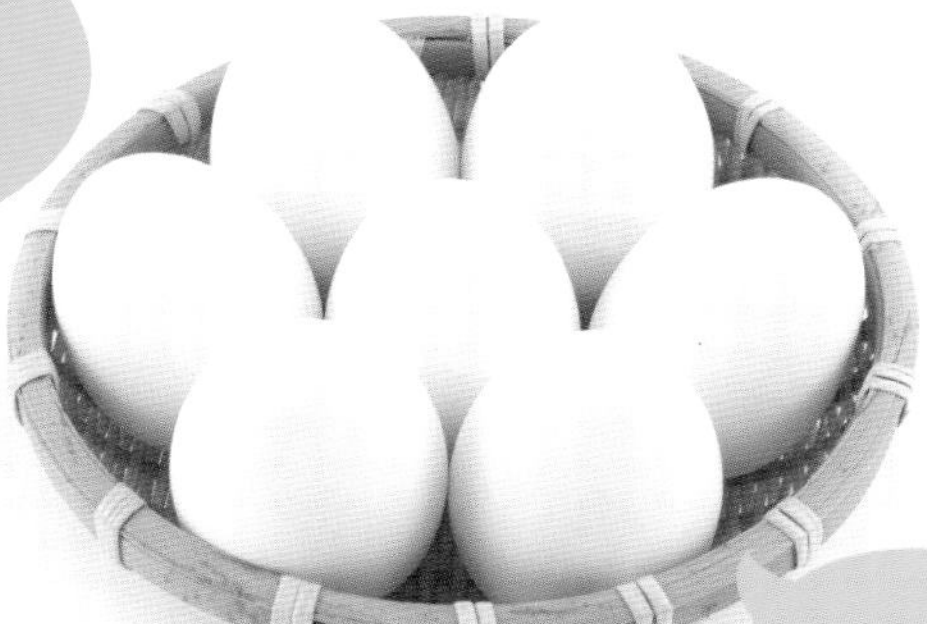

L1個（55g）……86 kcal
100g……156 kcal

旬 通年
選び方 殻の表面がきめ細かく、滑らかで光沢があるもの。卵黄やカラザがしっかりしているもの
保存方法 丸いほうを上にして、10℃程度で冷蔵庫保存する

調理法

卵黄と卵白の固まる温度差を利用した温泉卵

卵白は58℃で固まり始め、80℃近くで完全に固まるのに対し、卵黄は65～70℃前後で固まり始め、この温度を保てばほぼ固まります。この温度差を利用したのが温泉卵で、作るには65～68℃で約20分加熱します。半熟のゆで卵が作りたいときは、70℃で15分、固ゆで卵は100℃で18分が目安。

注目成分と作用

卵黄のレシチンには血中コレステロール値抑制効果も

卵はコレステロールを多く含む食品ですが、卵黄に含まれるレシチンには血中コレステロール値の抑制作用があります。レシチンは細胞膜の構成成分であり、大豆由来のものに比べて神経系に作用する働きがあるため、認知症や老化の予防効果も期待されています。

大豆

良質なたんぱく質と機能性成分がたっぷり含まれる

1カップ（乾燥、150g）……………633 kcal

100g（乾燥）……………422 kcal

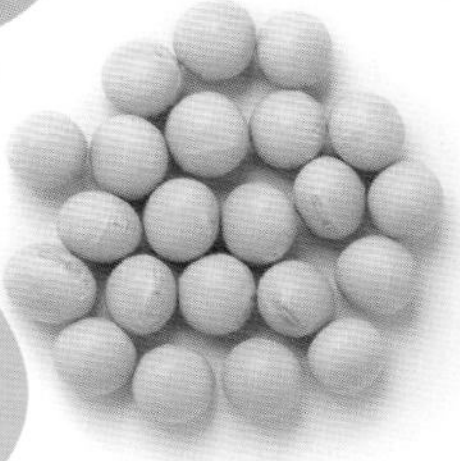

主な栄養成分
- ○食物繊維
- ○たんぱく質
- ○ビタミンB_1・B_2
- ○カリウム

別名「畑の肉」ともよばれ、たんぱく質が豊富。また大豆サポニンや大豆イソフラボン、食物繊維、不飽和脂肪酸、レシチンなど、更年期の症状緩和やがん予防効果が期待される物質も含みます。消化が良くないので加工食品でとっても。

旬 9〜11月

選び方 皮に破れがなく、自然なツヤがあってふっくらと粒がそろっているもの

保存方法 乾燥大豆は密閉容器に入れ低湿の冷暗所または冷蔵庫で保存。ゆで大豆はビニール袋に入れて冷凍保存する

注目成分と作用

女性にうれしい効果が期待 大豆イソフラボンは摂取量に注意

女性ホルモン様物質の大豆イソフラボンは、女性ホルモンのエストロゲンに似た働きが期待されています。ただしサプリメントなどでとる場合の1日の摂取上限は30mgです。

納豆

大豆がもつ栄養素が発酵によってパワーアップ

1パック（50g）……………100 kcal

100g……………200 kcal

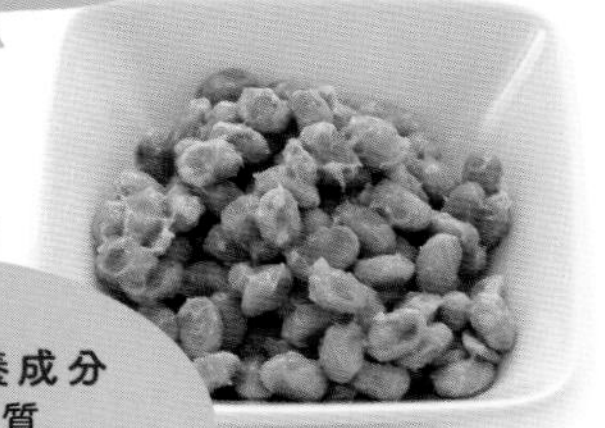

主な栄養成分
- ○たんぱく質
- ○ビタミンK
- ○レシチン

発酵を通じて、大豆たんぱく質が消化吸収されやすくなり、ビタミンKやナットウキナーゼが増えるのが特徴。すべての必須アミノ酸が含まれる良質たんぱく質で不飽和脂肪酸や食物繊維も多く、美肌効果や便秘予防も期待できる食品です。

旬 通年

選び方 製造年月日が新しいもの

保存方法 パックに入った納豆は長期間冷蔵すると変質するため、買ってきたら短期間で食べきる

注目成分と作用

血流改善をスムーズにする ナットウキナーゼ

納豆のねばねば部分に含まれる、酵素のナットウキナーゼ。血管内にできる血栓を予防・融解する働きがあります。また微生物由来のビタミンKも豊富で、血液の凝固を調整する働きがあります。

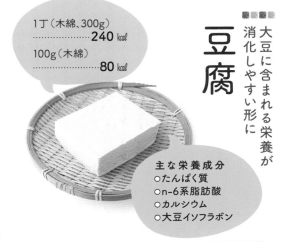

豆腐

大豆に含まれる栄養が消化しやすい形に

1丁（木綿、300g）……240 kcal
100g（木綿）……80 kcal

主な栄養成分
- ○たんぱく質
- ○n-6系脂肪酸
- ○カルシウム
- ○大豆イソフラボン

大豆を煮て搾った豆乳をにがりで固めた豆腐。消化吸収が悪い食物繊維はおからのほうに残されているため、大豆よりも消化吸収が良い食品です。必須アミノ酸のほか、ビタミン、カルシウムなどが豊富です。

旬 通年
選び方 木綿豆腐は表面が凸凹していて黄味をおびているもの、絹ごし豆腐は表面がヌルヌルして見えるものは避ける
保存方法 水を張った容器に入れてふたをし、水を替えながら冷蔵保存

豆知識

木綿豆腐と絹ごし豆腐 栄養量に違いはある？

木綿豆腐はある程度固まったものを崩して重しで固め、絹ごし豆腐は型で冷やし固めて作ります。木綿はたんぱく質やカルシウム、絹ごしには水溶性ビタミンなどが多く含有。

おから

不溶性食物繊維とたんぱく質が凝縮

主な栄養成分
- ○食物繊維
- ○たんぱく質
- ○ビタミンB_1・B_2
- ○カルシウム

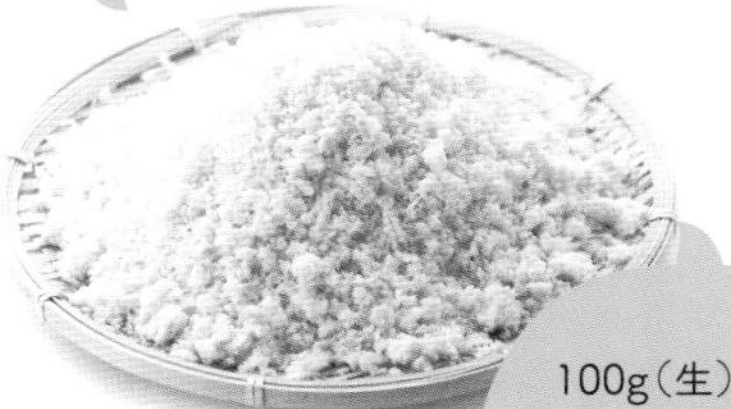

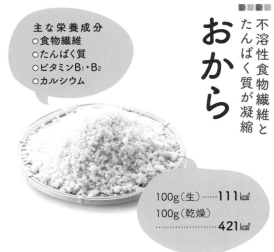

100g（生）……111 kcal
100g（乾燥）……421 kcal

おからは豆乳を搾った残りですが、水分が減って成分が凝縮された、栄養価の高い食品です。不溶性の食物繊維が豊富で、腸内環境を整えたり腸の蠕動《ぜんどう》運動を促したりします。グルテンフリー食品としても注目されています。

旬 通年
選び方 生の場合、ツヤがありしっとりとしたものを選ぶ
保存方法 できるだけ買ってきた日に使い切る。冷蔵保存する場合は、密閉容器に入れて冷蔵庫で2～3日

豆知識

高野豆腐のたんぱく質で 血中コレステロール値を低下

木綿豆腐を凍らせてスポンジ状になったものを乾燥させたものが、高野豆腐です。非常に栄養価の高い食品で、凍らせる過程で変性したたんぱく質には血中コレステロール値の上昇を抑える働きがあります。

β《ベータ》-カロテンの鮮やかなオレンジ色が
その効能の証

にんじん

カロテンの語源がキャロットであるように、β-カロテン（P118）の含有量が高く½本で1日にとりたい量がほぼとれるほど。東洋系の品種はリコペンも含みます。高い抗酸化力があり、がんのリスク低減や免疫機能向上も報告されています。にんじんのβ-カロテンは、皮の下に多く含まれているので、調理のときは薄くむくと良いでしょう。

　また、ミネラル群ではカリウムを多く含みます。

主な栄養成分
- ○食物繊維
- ○ビタミンA
- ○葉酸
- ○カリウム

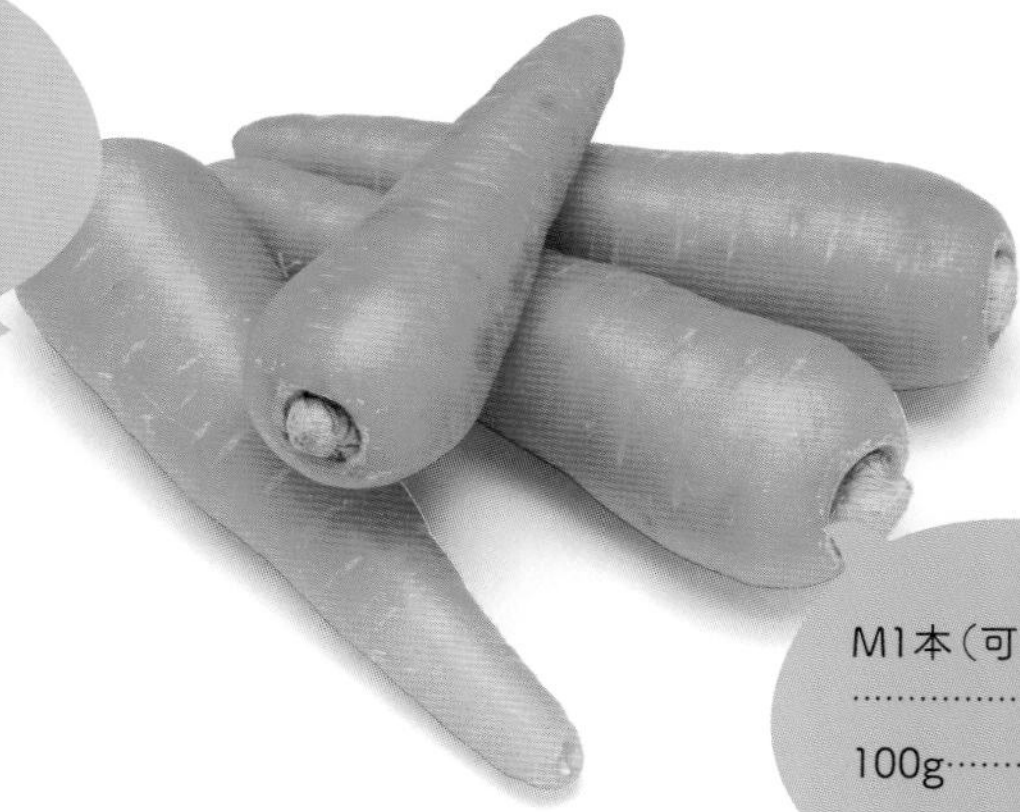

M1本（可食部146g）……………………57kcal
100g……………………39kcal

旬 4〜7月（春にんじん）、11〜12月（冬にんじん）
選び方 皮にツヤがあり、全体に重みのあるもの。茎の切り口が太いものは中心の芯が太いので避ける
保存方法 乾燥した冷暗所で保存するかビニール袋に入れて冷蔵保存

注目成分と作用

酵素や加熱で壊れたビタミンCも体内で作用

にんじんにはビタミンCを破壊するアスコルビナーゼという酵素が含まれています。しかし最近の研究では、酵素によって壊れたビタミンCも体内では同様に働くことがわかっています。加熱調理も同様です。アスコルビナーゼはきゅうりやキャベツ、りんごなどにも含まれています。

豆知識

紫にんじん、ミニにんじん、品種はいろいろ

流通しているにんじんの多くは、「五寸にんじん（西洋にんじん）」ですが、ほかにもさまざまな品種が。リコペンが豊富で赤い色をした京にんじんの「きんとき」、表皮が紫色（芯はオレンジ色）で抗酸化作用のあるアントシアニンを含む「紫にんじん」、10cmほどの「ミニにんじん」などがあります。

β-カロテンやビタミンCの力で抗酸化力にすぐれ、かぜ予防も

かぼちゃ

「冬至にかぼちゃを食べるとかぜをひかない」といわれるほど、β-カロテンやビタミンCを豊富に含み、ビタミンEの含有量は野菜の中ではトップクラス。抗酸化力が高く、でんぷんが多いのでエネルギー量も高めです。

かぼちゃは、でこぼこした形の日本かぼちゃ、溝のないツルリとした西洋かぼちゃに大別できます。市場に出回っているものの多くは西洋かぼちゃ。ホクホクして栗のような味わいがあります。

主な栄養成分
- ○糖質
- ○ビタミンA
- ○ビタミンE
- ○ビタミンC

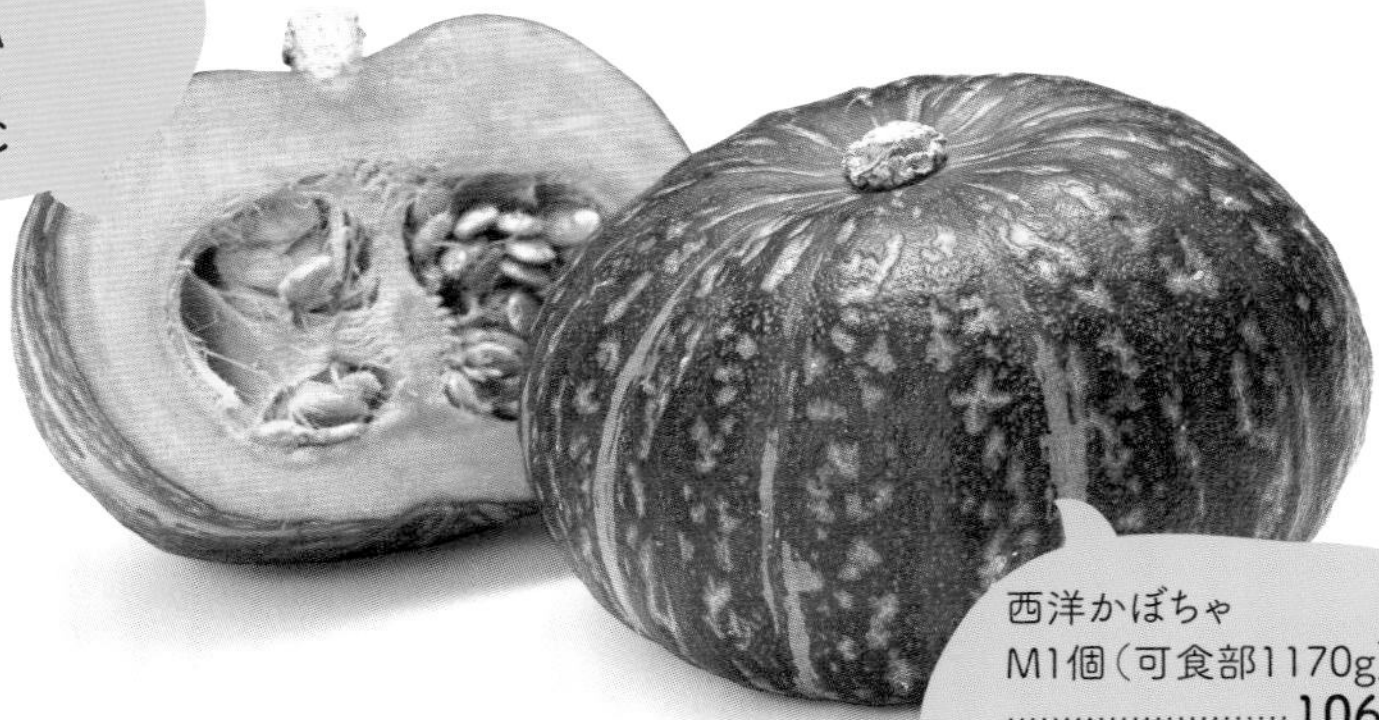

西洋かぼちゃ
M1個（可食部1170g）……………… **1065** kcal
100g（1/10個）……………… **91** kcal

旬 9〜12月（食べ頃）

選び方 皮がかたくてずっしりと重いもの。表面の色が濃く凹凸があり、ツヤのあるもの。ヘタが枯れていれば、完熟の証拠

保存方法 カットしたものはワタを取り、ラップで密閉して冷蔵保存

調理法

かぼちゃの仲間 ズッキーニの利用法

ズッキーニはきゅうりに似ていますが、ペポかぼちゃという品種の仲間。クセがなく淡白な味わいが特徴です。オリーブ油で炒めてからトマトと一緒に煮込むと、ズッキーニがトマトのうま味を吸ってコクのある味に。炒め物やソテー、フライのほか、天ぷらなどの和風料理にも使えます。

豆知識

種には実をしのぐ ミネラルがぎっしり

種には血中コレステロール値の上昇を抑えるリノール酸が多いほか、骨の発育を助けるマンガン、味覚を正常に保つ亜鉛など、豊富な栄養が詰まっています。食用には、種を炒り、かたい外皮をはがして塩などで味をつけたものが市販されています。茶請けにかぼちゃの種を食べる国もあります。

リコペンをはじめ抗酸化力の高い栄養成分のかたまり

トマト

　高い抗酸化作用のあるカロテノイド系の赤色色素のリコペンを豊富に含んでいます。また、ストレス緩和効果があるといわれるGABA（γ-アミノ酪酸）、血行を促進する香り成分のピラジンなど、注目の成分も含有。グルタミン酸も多く含み、独特のうま味があります。

　トマトの品種には「桃太郎」に代表される、実がしまったピンク系、頭頂部がとがったファースト系、ミニトマトなどがあります。

主な栄養成分

- ○ビタミンC
- ○ビタミンE
- ○カリウム
- ○リコペン

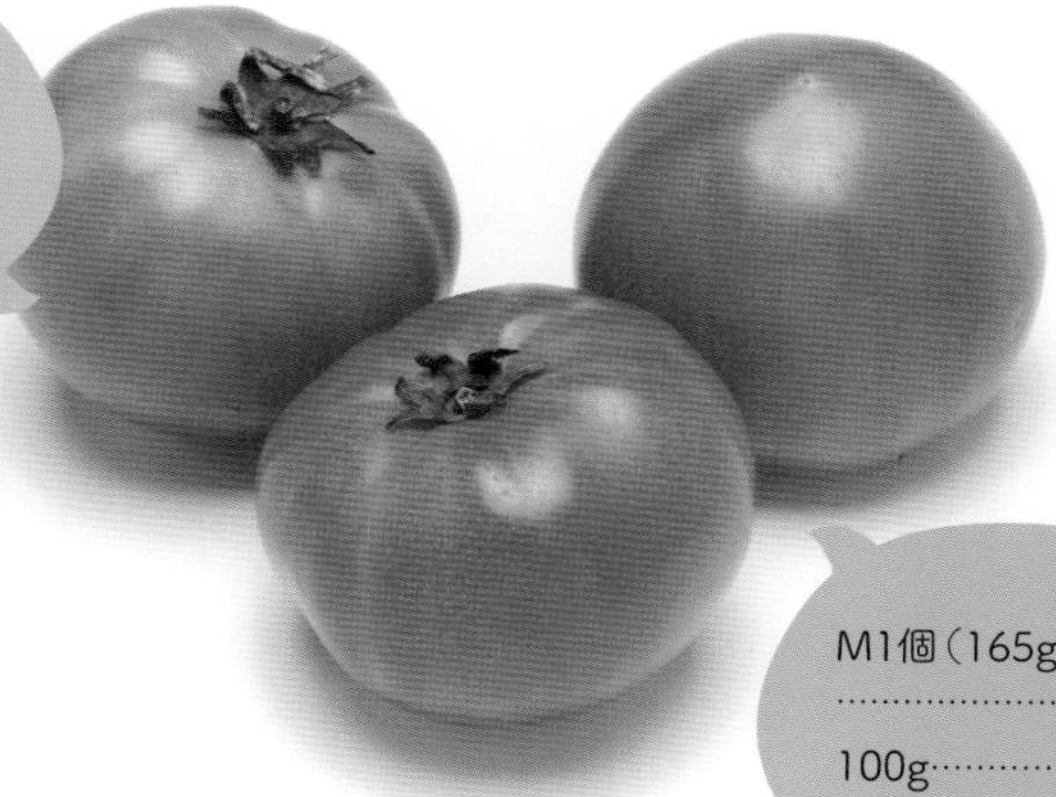

M1個（165g）……………………31 kcal

100g……………………19 kcal

旬 6〜9月

選び方 皮にハリとツヤがあり、色が濃く重みがあるもの。ヘタや切り口がみずみずしいもの

保存方法 赤く熟したものはビニール袋に入れて冷蔵庫へ。青いものは数日常温で置いて追熟させ冷蔵庫へ

調理法

うま味のある食品と相乗効果をねらう

グルタミン酸を含むトマトと、魚（イノシン酸）、貝（コハク酸）、きのこ（グアニル酸）などのある食品を組み合わせると、うま味の相乗効果が期待できます。イタリア料理のアクアパッツァはその代表的な例。みそ汁の具にトマトを入れると、みそのグルタミン酸との相乗効果でうま味が強くなります。

豆知識

小さいのに味わい深いミニトマト

ミニトマトはサイズこそ小さいですが、ビタミンやリコペンなどの栄養成分は、普通のトマトよりも豊富に含まれています。味も普通のトマトより濃厚なものが多く、色合いもカラフルで、特に黄色は甘味が強いです。サラダや肉巻きなどのほか、お弁当の彩りとしても使えて便利です。

緑黄色野菜の中でもトップレベルのビタミン・ミネラル量

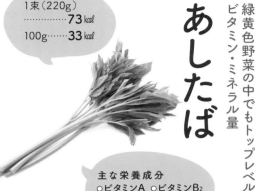

あしたば

1束（220g）……………73kcal
100g……33kcal

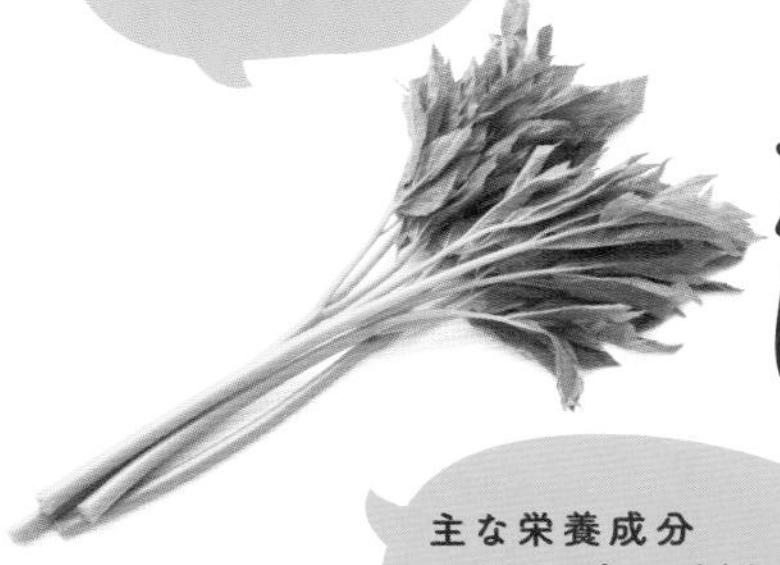

主な栄養成分
○ビタミンA ○ビタミンB_2
○ビタミンC ○カルコン

日本原産の野菜であるあしたばには、ビタミンAやビタミンE、ビタミンB_2、ビタミンC、カルシウム、鉄、カリウムなどが豊富に含まれます。また、特有の成分であるカルコンは強い抗菌作用とがんの予防効果が注目されています。

調理法

揚げ物にしてもおいしく栄養もキープできる

おすすめはてんぷらです。あしたばに含まれるビタミンAは、油と一緒にとると吸収率がよくなります。また、あしたば特有のアクやクセも気になりにくくなります。

旬 2～5月
選び方 葉の色が濃くてツヤがあり、茎が細いもの
保存方法 新聞紙やキッチンペーパーを湿らせて茎を包み、ビニール袋に入れて冷蔵保存する

ビタミンB_1・B_2やアスパラギン酸を含み疲労回復に向く

アスパラガス

主な栄養成分
○葉酸 ○ビタミンK
○カリウム ○アスパラギン酸

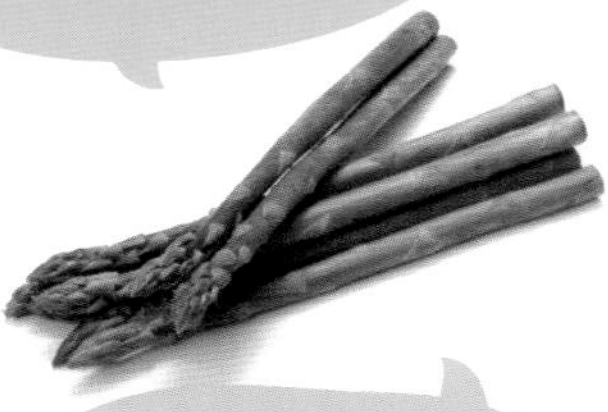

1束3～10本（可食部120g）……………26kcal
100g……………22kcal

アスパラガスから発見されたアスパラギン酸は、新陳代謝を高め、疲労回復効果が期待されるアミノ酸です。また、穂先には血行をよくするルチンが含まれます。ゆでるより、焼いたり蒸したりするほうが、栄養が効果的にとれます。

豆知識

グリーンアスパラとホワイトアスパラの違いは？

グリーンアスパラガスとホワイトアスパラガスは同じ品種。ホワイトは、土を盛って日光を当てないようにして育てたもので、β-カロテンやビタミンCなどはグリーンのほうが多く含みます。

旬 5～6月
選び方 緑色が鮮やかでハリがあり、穂先が締まっているもの。断面がみずみずしいもの
保存方法 早めにゆでて冷蔵保存するか、新聞紙に包んでビニール袋に入れ、冷蔵庫に縦にして保存する

トロトロネバネバのもと、水溶性食物繊維が豊富

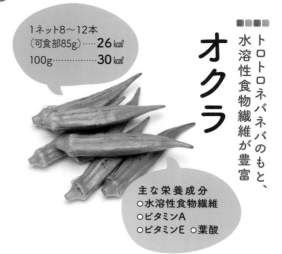

オクラ

1ネット8～12本（可食部85g）……26kcal
100g……30kcal

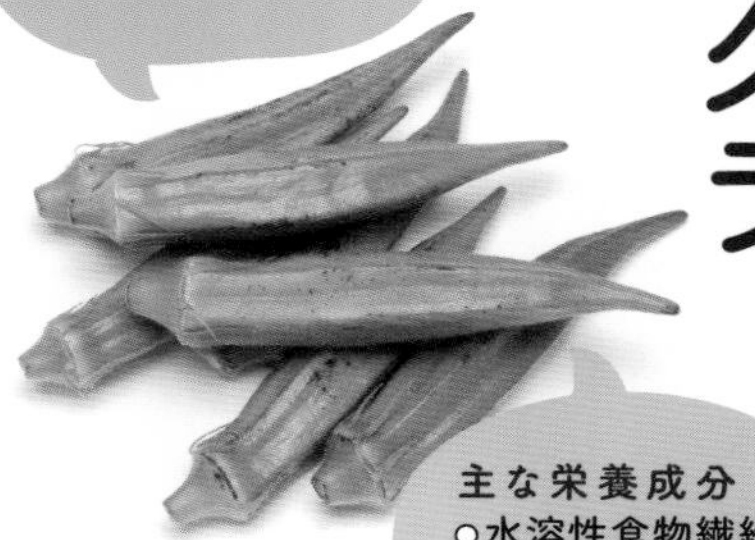

主な栄養成分
- ○水溶性食物繊維
- ○ビタミンA
- ○ビタミンE ○葉酸

オクラのネバネバは、ペクチンなどの水溶性の食物繊維によるもの。ペクチンには胃腸の粘膜を保護したり、血中LDLコレステロール値を下げたり、腸内の善玉菌を助ける働きがあるので、胃腸が弱ったときの回復に効果的です。

調理法

ゆで時間を短くすることでペクチンのロスを防ぐ

水溶性食物繊維が多いので、ゆで時間を短めにして流失を防ぎます。汁ごと食べられるカレーやスープもおすすめ。切り口の星形を料理に活用すると見栄えもアップ。

旬 7～9月
選び方 均一にやわらかそうな産毛が生えていて、小ぶりのもの
保存方法 かためにゆでて密閉容器に入れ、冷凍保存がおすすめ。数日ならラップに包んで冷蔵保存も

緑黄色野菜の中でも群を抜く栄養価の高さ

小松菜

主な栄養成分
- ○ビタミンA
- ○ビタミンC
- ○カリウム
- ○カルシウム

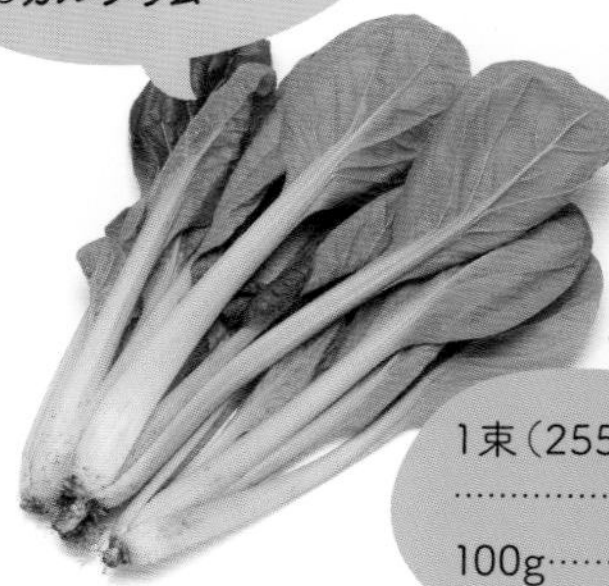

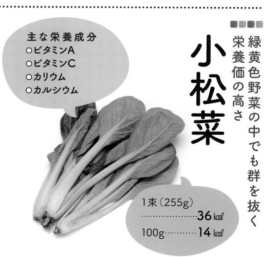

1束（255g）……36kcal
100g……14kcal

血液のもととなる鉄や骨の形成に欠かせないカルシウムの含有量が、とても多い野菜です。β-カロテンも多く含み、目や粘膜、皮膚全体の機能を健やかに保つ働きがあります。アクがないので、下処理をしないで料理に使えます。

調理法

ビタミンDと合わせてカルシウムの吸収率をアップ

小松菜に含まれるカルシウム量はほうれん草の約3.5倍。カルシウムの吸収を助けるビタミンDを一緒にとって、吸収効率をアップさせましょう。ごまあえや、きのことクリーム煮などに。

旬 12～2月
選び方 葉が肉厚で濃い緑色で、茎が短くてピンとしていて厚いもの
保存方法 湿らせた新聞紙などで包んでビニール袋に入れ、冷蔵庫へ立てた状態で入れる

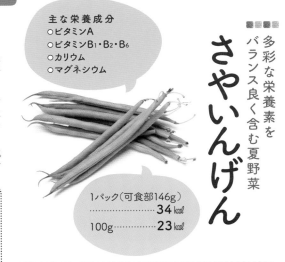

さやいんげん

多彩な栄養素をバランス良く含む夏野菜

主な栄養成分
- ○ビタミンA
- ○ビタミンB_1・B_2・B_6
- ○カリウム
- ○マグネシウム

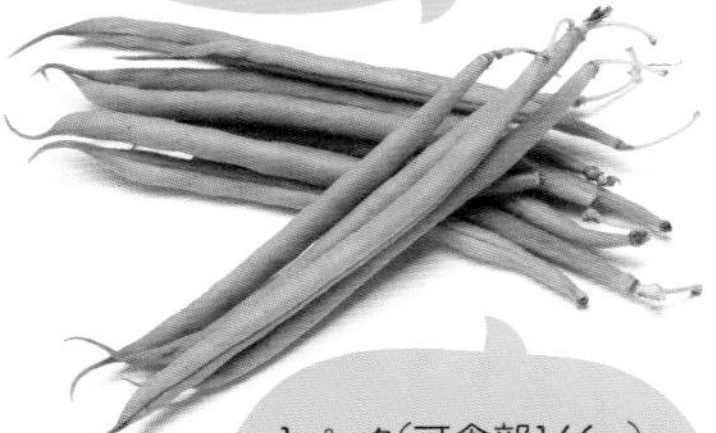

1パック（可食部146g）……34kcal
100g……23kcal

豆類ならではのたんぱく質をはじめ、β-カロテンやビタミンB群やビタミンC、ミネラルなど多彩な栄養素を含み、体が疲れやすい夏に積極的にとりたい野菜のひとつ。疲労回復効果が期待されるアスパラギン酸やリシンも含みます。

調理法

おかずの定番・ごまあえでアンチエイジング力を強化

β-カロテン（ビタミンA）、ビタミンC、Eは「ビタミンACE《エース》」とよばれ、抗酸化力が高いビタミン。AとCが豊富なさやいんげんに、ごまやクルミでビタミンEを加えましょう。

旬 6～9月
選び方 太すぎずハリがあり、鮮やかな緑色をしているもの
保存方法 密閉容器に入れて冷蔵保存。さっとゆでて冷凍保存しても

春菊

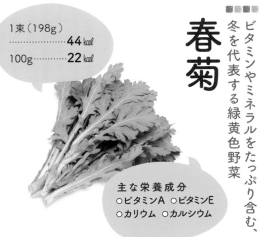

ビタミンやミネラルをたっぷり含む、冬を代表する緑黄色野菜

1束（198g）……44kcal
100g……22kcal

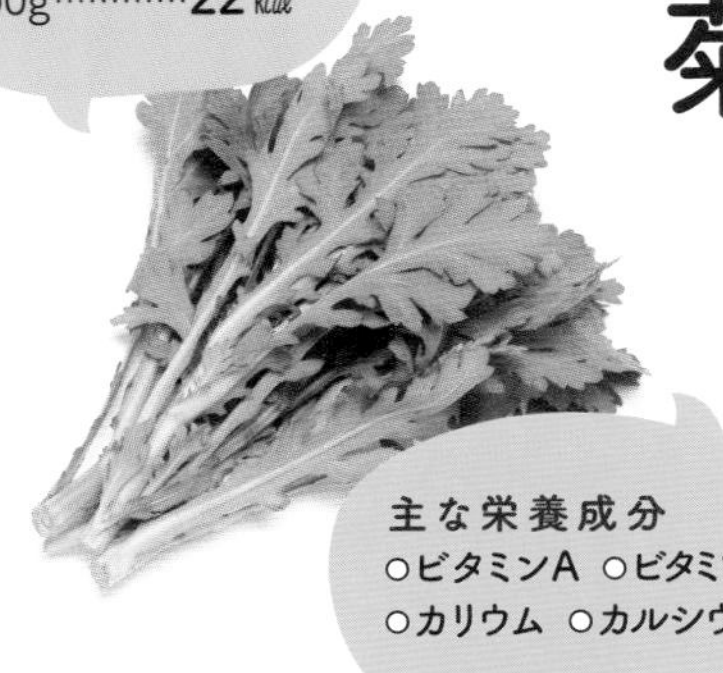

主な栄養成分
- ○ビタミンA ○ビタミンE
- ○カリウム ○カルシウム

β-カロテンが多く、ビタミン類も豊富。ミネラルや食物繊維も多いので、かぜや感染症の予防、動脈硬化や高血圧の予防などの働きが見られます。アク（シュウ酸）が少ないので下ゆでの必要がなく、栄養素の損失が抑えられます。

注目成分と作用

独特の香りの精油成分には胃腸の働きを整える効果も

春菊の独特な香りは、α-ピネン、ベンズアルデヒドなどの精油成分によるもの。胃腸の働きを整える、のどの炎症を防ぐ、免疫機能を高める、リラックス効果があるなどの作用があるといわれています。

旬 11～3月
選び方 葉が濃い緑色で密生して香りが強く、茎が細くて短めのもの
保存方法 新聞紙でくるみ、ポリ袋に入れて冷蔵保存。かためにゆでて冷凍保存しても

豊富なビタミンと香り成分の相乗効果で健康効果たっぷり

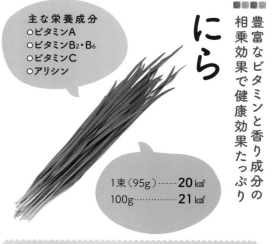

にら

主な栄養成分
- ○ビタミンA
- ○ビタミンB_2・B_6
- ○ビタミンC
- ○アリシン

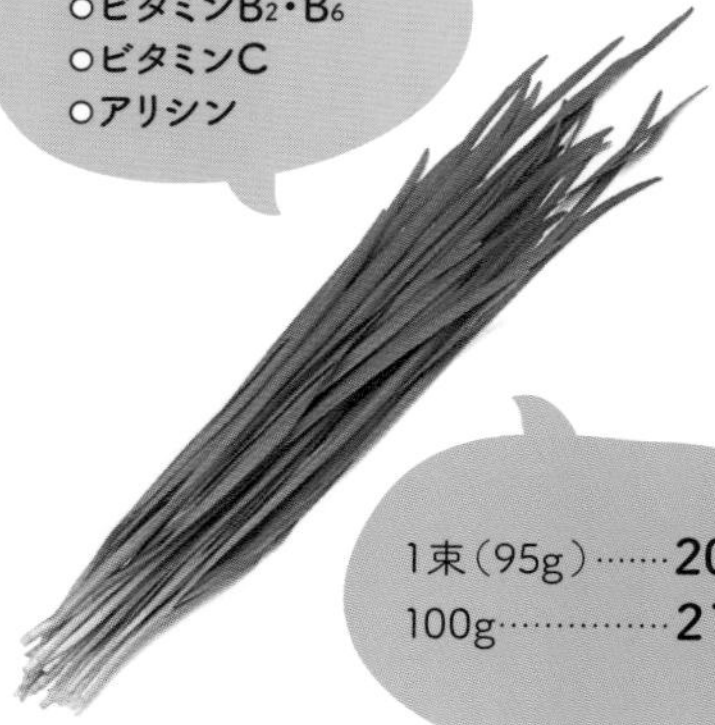

1束（95g）……**20**kcal
100g……………**21**kcal

β-カロテンやビタミンB群、ビタミンE、ビタミンK、ビタミンCなどのビタミン類を豊富に含む野菜です。においのもとである硫《りゅう》化《か》アリルの仲間のアリシンには、ビタミンB_1と結びつき、ビタミンB_1を身体内に保存する作用があります。

調理法

レバにら炒めはスタミナメニュー

レバにら炒めはにらのアリシンがレバーに含まれるビタミンB_1の働きを助け、レバーのたんぱく質の消化や代謝を促進できる、機能的なひと皿。

旬 5～10月
選び方 香りが強く、葉に幅があってぴんとした、ハリとツヤがあるもの。切り口がみずみずしいもの
保存方法 鮮度が落ちやすいので、なるべく早く食べきる

ビタミンAやCを多く含む夏の老化防止食品

ピーマン

M1個（26g）
……………………**6**kcal
100g…………**22**kcal

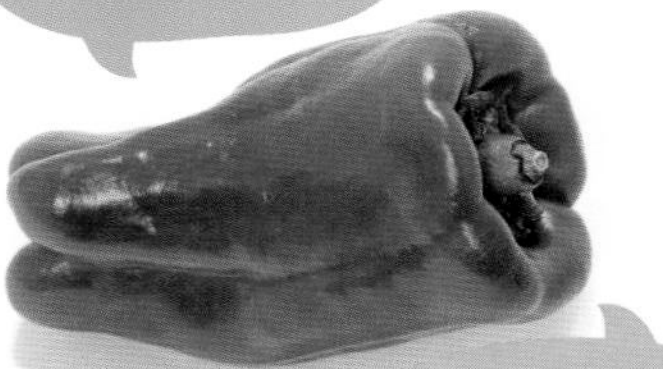

主な栄養成分
- ○ビタミンA　○ビタミンE
- ○ビタミンC　○クロロフィル

品種改良によって辛味をなくした唐辛子。β-カロテンやビタミンC、ビタミンE、クロロフィルなど、抗酸化力の高い栄養成分を多く含みます。緑のピーマンはクロロフィルが、赤のピーマンにはβ-カロテンが多く含まれています。

注目成分と作用

クロロフィルやピラジンなど期待の栄養成分がたっぷり

ピーマンの緑色の色素であるクロロフィルには、高い抗酸化力でがん細胞の抑制効果があるとされます。また、ピーマン特有のにおいのもとであるピラジンは、血栓を防ぐ効果が期待されます。

旬 6～9月
選び方 皮にツヤやハリがあり色鮮やかなもの。ヘタの切り口が変色しているものは避ける
保存方法 水気をよくふき、ビニール袋に入れて冷蔵保存。使いかけのものは種とヘタを取って冷蔵保存

野菜に含まれるほとんどのビタミンがたっぷり

ブロッコリー

ブロッコリーは野生のキャベツの変種で、食べるのはつぼみ。鮮やかな緑色をしていますが、紫がかったものは有効成分のアントシアンの色で抗酸化作用があります。

β-カロテン、ビタミンC、パントテン酸、葉酸などを多く含み、栄養的な価値が高い野菜。特にビタミンCの含有量は100g中140㎎と群を抜いています。

また、カリウム、カルシウム、鉄などのミネラルも充実しています。

M1個（可食部150g）……60kcal
100g……40kcal

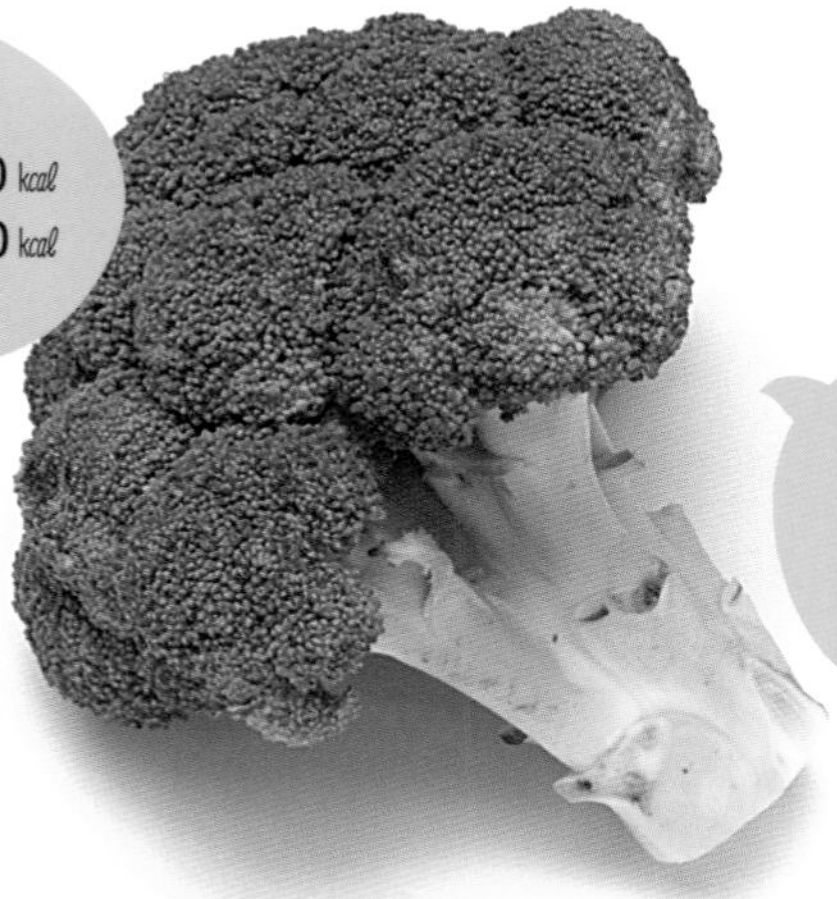

主な栄養成分
- ○ビタミンE
- ○ビタミンB_1・B_2
- ○ビタミンC
- ○スルフォラファン

旬 11〜3月
選び方 緑色が濃く、つぼみが密で茎に空洞がないもの
保存方法 黄色く変色しやすいので、買ったらすぐに食べきる。冷蔵保存する際は、茎を下にして。小房に分けてゆでてから冷凍保存

調理法

ゆですぎると変色し栄養価も落ちる

ゆでるときは、色素を安定させるため、沸騰した湯に0.5〜1%の塩を入れ、3〜5分ゆでたらザルに取って冷まします。軸の部分も甘味があっておいしいので、薄切りにして利用して。火を通しすぎると色素が落ちて茶色くなり、栄養価も下がるので注意しましょう。

注目成分と作用

スプラウトには老化を抑制する成分が豊富

ブロッコリーに含まれているスルフォラファンは、抗酸化力や解毒力が高く、免疫機能を高めて老化の抑制やがんの発生を防ぐ効果が期待されています。特にスプラウト（新芽）に多く、30〜50倍もの量が含まれています。スプラウトはビタミンEやKも多く含んでいます。

豊富な鉄やビタミンCで貧血対策に向く

ほうれん草

　東洋種と西洋種があり、前者は葉の切れ込みが深くて葉柄《ようへい》が短く、根の赤みが強いのが特徴。後者は葉に切れ込みがなく厚みがあり、アクが強く日持ちするのが特徴です。

　鉄の含有量が多く、赤血球の形成に欠かせない葉酸やビタミンCも多いので、貧血の人は積極的にとりたいもの。β-カロテンや葉緑素のクロロフィルも豊富に含み、抗酸化作用も高い野菜です。根本の赤い部分にはマンガンが含まれています。

主な栄養成分
- ○ビタミンE
- ○ビタミンC
- ○鉄
- ○クロロフィル

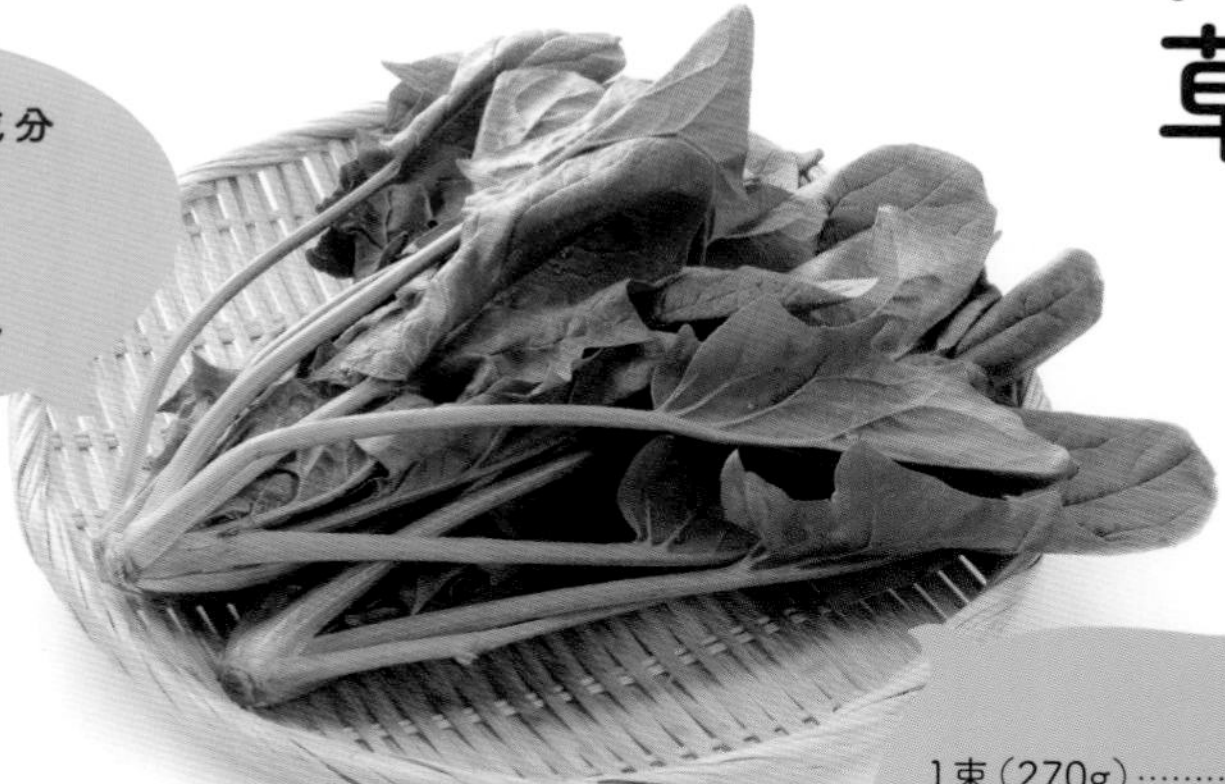

1束（270g）…………54kcal
100g……………………20kcal

旬 12〜1月

選び方 葉の緑が濃くてぴんと張っていて肉厚で、茎もしっかりしていてボリュームのあるもの

保存方法 湿らせた紙で包み、ビニール袋に入れて冷蔵庫に立てて保存する

調理法

シュウ酸を含むのでゆでてから使う

シュウ酸というアク成分が含まれているため、そのまま料理に使わず、ゆでてから使います。シュウ酸をとりすぎると、尿中でカルシウムと結びつき、結石の原因になる恐れがあります。生で味わいたいときは、サラダ用などシュウ酸の少ない品種を選びましょう。

豆知識

冬採りは夏採りの3倍のビタミンCを含有

一般に野菜のもつ栄養の成分値は季節によって変化し旬のときに最も多くなります。『日本食品標準成分表』においても、ほうれん草のビタミンCは、夏採りは100g中20mgなのに対し、冬採りは60mgとなっています。冬採りのほうれん草で本来の味を楽しみ、栄養もとりましょう。

ビタミンCや胃に優しい
ビタミンUの手軽な摂取源

キャベツ

　春キャベツは新キャベツともいい、晩春から初夏に出回ります。巻きがゆるやかでやわらかく、歯ごたえがあるので生食向き。冬キャベツはキャベツの代表種で、巻きがかたく、甘味と風味があるので煮込み料理に向いています。

　ビタミンCを豊富に含み、ビタミンKや葉酸、食物繊維なども多く含んでいます。生だと量が食べられないので、さっと炒めたり、スープにしたりすると良いでしょう。

主な栄養成分
- ○ビタミンK
- ○葉酸
- ○ビタミンC
- ○ビタミンU

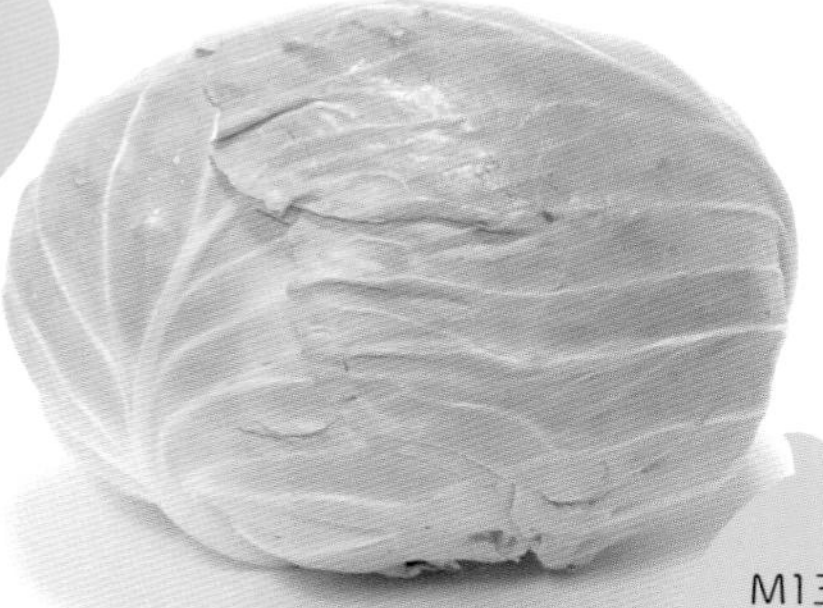

M1玉（可食部1020g）……………235 kcal
100g……………23 kcal

旬 3～5月（春キャベツ）、7～8月（夏キャベツ）、1～3月（冬キャベツ）
選び方 葉にハリとツヤがあり、緑色が濃くて鮮やかなもの
保存方法 芯の部分に濡らしたキッチンペーパーをあて、ビニール袋に入れて冷蔵保存

注目成分と作用

ビタミンUが胃腸の粘膜の修復を助ける

キャベツから発見された「ビタミンU（キャベジン）」は、ビタミンに近い働きをしたり、働きを助けたりするビタミン様物質のひとつ。胃酸の過剰な分泌を抑えて粘膜のただれを防止し、胃潰瘍《かいよう》や十二指腸潰瘍の予防、傷ついた粘膜の回復、肝臓の機能回復などにも効果を発揮します。

豆知識

芽キャベツのビタミンCはキャベツの約4倍

直径2～3cmの小さな球形のキャベツ。葉がかたく巻いていて、ややほろ苦い味がします。芽キャベツのビタミンCの量はキャベツの約4倍。カルシウムやカリウムなどのミネラルも豊富です。塩ゆでにしたり、煮物やシチュー、クリーム煮などに。肉や魚料理の付け合わせにもおすすめ。

辛さや香りのもとは注目の機能成分

玉ねぎ

玉ねぎは栄養素の含有量は多くないものの、機能性成分が豊富。切ったときの刺激の原因である硫化アリルは、一部が変化してアリシンとなり、ビタミンB_1と結合してその吸収を高めます。

　さらにアリシンには、消化液の分泌を助けて食欲を増進させる働きや、血液をサラサラにして動脈硬化を予防する作用もあります。

　茶色の皮にはポリフェノールの一種であるケルセチンが含まれています。

M1個（可食部188g）……66 kcal
100g……35 kcal

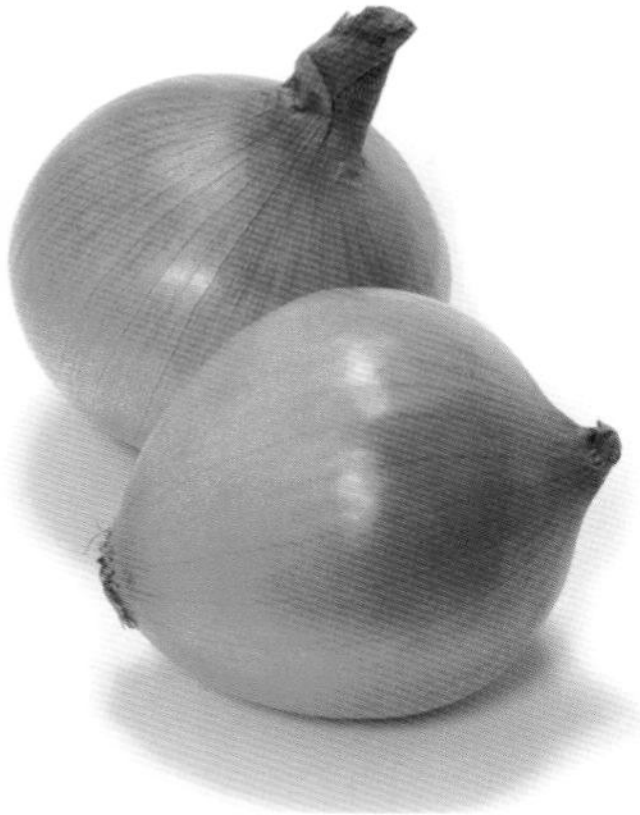

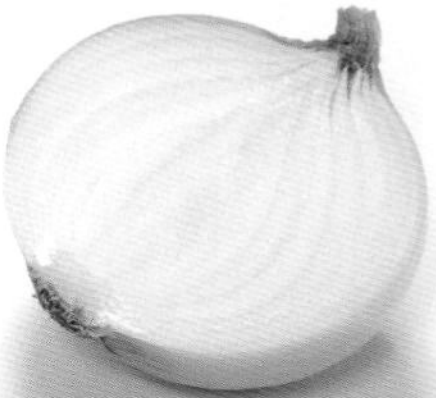

主な栄養成分
- ○ビタミンB_6
- ○ビタミンC
- ○カリウム
- ○硫化アリル

旬 4～5月（新玉ねぎ）、通年

選び方 ずっしりと重く、頭部が固くしっかりしたもの。芽が出ているものは避ける

保存方法 ネットに入れて、風通しの良いところにつるして保存すると良い。湿気を避けるのがコツ

調理法

時間をおくほどアリシンの量は増える

アリシンは玉ねぎの細胞が壊れたときに、酵素の働きで硫化アリルの一部が変化してできます。このため切れば切るほど、時間を置くほど増える傾向にあります。また、水にさらすと独特の辛味がやわらぎますが、さらしすぎると硫化アリルが失われてしまうので注意して。

豆知識

生食に適している新玉ねぎも栄養成分は同じ

春に出回る新玉ねぎは、通年の玉ねぎを早採りして乾燥させずに出荷させたもの。皮が薄く、実の水分が多くてやわらかいという特徴があり、生食に適しています。栄養成分は、通年の玉ねぎと違いがありません。新玉ねぎは傷みやすいので、新聞紙で包んで冷暗所で保存しましょう。

大根

消化酵素と辛味成分で胃腸を健康に保つ

大根の根はビタミンCが豊富。また、胃腸の働きを助けて消化を促進する酵素が複数含まれ、そのひとつアミラーゼは、でんぷんの消化を助けます。さらに、塩分の排出を助けるカリウムも豊富に含んでいます。

辛味成分のイソチオシアネートには、解毒や免疫機能を活性化する効果があるといわれています。

大根は加熱すると辛味が弱まり、淡白な味で幅広く利用されています。

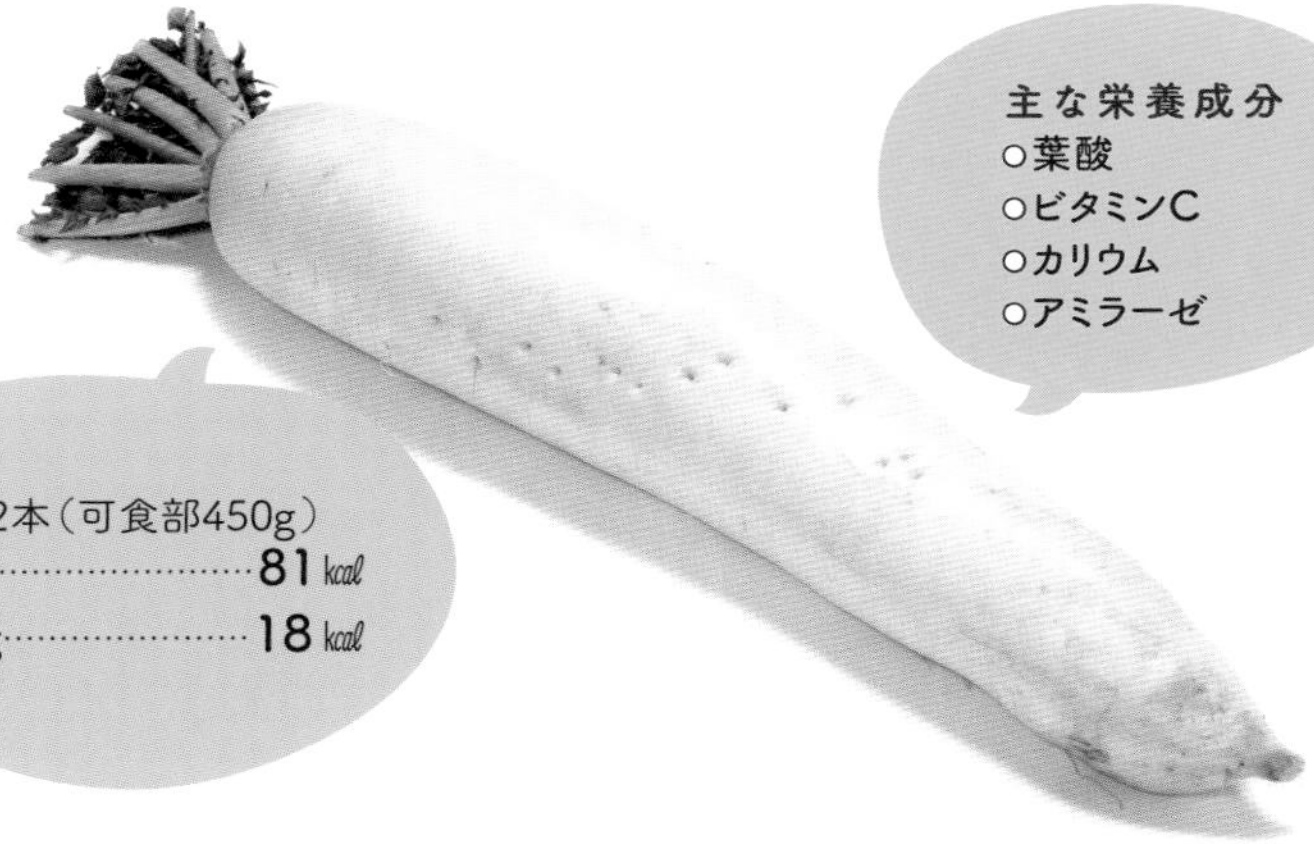

主な栄養成分
- ○葉酸
- ○ビタミンC
- ○カリウム
- ○アミラーゼ

M1/2本（可食部450g）……81 kcal
100g……18 kcal

旬 7～8月、11～3月

選び方 皮にハリがあり白くツヤがあり、重いもの。ひびが入っていたり黒ずんでいるものは避ける

保存方法 葉と根を切り離し、それぞれ軽く湿らせた新聞紙に包んでビニール袋に入れ、冷蔵保存する

調理法

甘味や辛味、食感が部位によって異なる

大根は部位によって甘味や辛味が異なります。根の先のほうは辛味が強いので炒め物や切り干し、漬物などに。真ん中は水分が多くやわらかいので煮物やおでん、みそ汁の具に。葉に近い部分はかためでいちばん甘いので、大根おろしやサラダなどの生食に利用すると良いでしょう。

豆知識

切り干し大根は生よりミネラルが豊富

せん切りの大根を干して乾燥させたものが切り干し大根。凝縮したうま味が魅力ですが、その栄養価も魅力のひとつです。ビタミンB群やカリウム、カルシウム、鉄、食物繊維が、生の状態よりも多く含まれています。脂質はごく少量、コレステロールは含まないので積極的に使いたいものです。

みかん2個分以上の、豊富で熱に強いビタミンC

カリフラワー

M1個（可食部675g）……182kcal
100g……27kcal

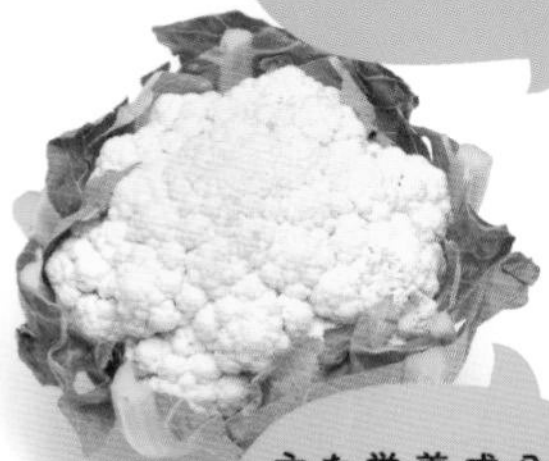

主な栄養成分
- ビタミンK
- ビタミンB_2・B_6
- ビタミンC
- アリルイソチオシアネート

キャベツを改良してできた品種のため、栄養成分はキャベツに似ています。ただしビタミンCはキャベツの約2倍、カリウムや食物繊維も上回ります。がん抑制効果が期待されるアリルイソチオシアネートのほか、パントテン酸も豊富。

調理法

加熱しても壊れにくいビタミンC 茎にも多いので一緒に

カリフラワーのビタミンCは、壊れにくいのが特徴。茎には花蕾《からい》の約2倍のビタミンCが含まれていますので、捨てずに活用しましょう。蒸したり、電子レンジによる加熱もおすすめ。

旬 11～3月
選び方 花蕾がぎっしり詰まっていて盛り上がり、真っ白で重みのあるもの
保存方法 傷むのが早いので、ラップに包んで冷蔵保存する

葉も捨てずにまるごと栄養素をとり込みたい

かぶ

主な栄養成分
- 食物繊維
- ビタミンC
- カリウム
- アミラーゼ

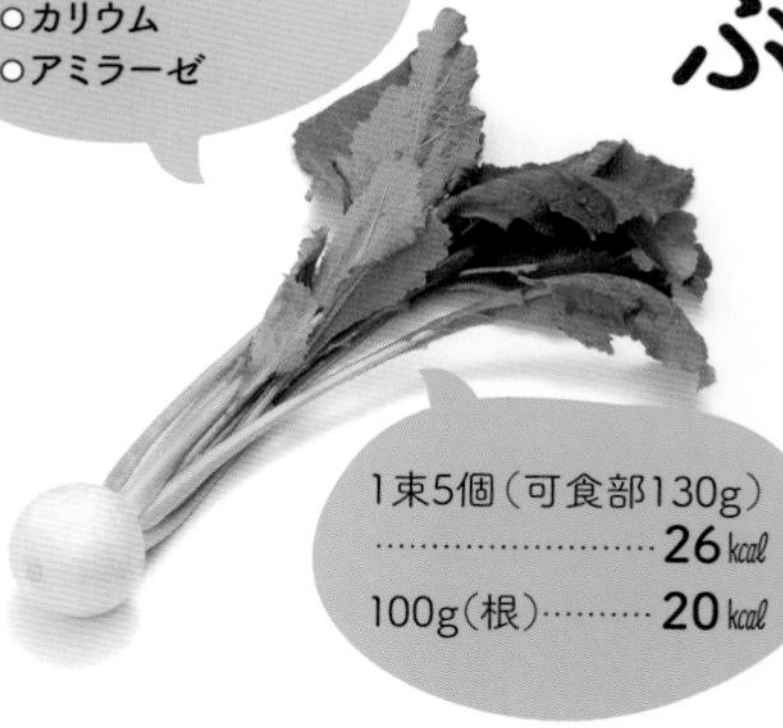

1束5個（可食部130g）……26kcal
100g（根）……20kcal

根と葉とで、含む栄養素が異なります。根はカリウムやビタミンCなどのほか、消化酵素のアミラーゼを含むのが特徴。葉は緑黄色野菜で、β-カロテンやビタミンC、ビタミンE、カリウム、カルシウム、鉄をそろって多く含みます。

調理法

生のスライスをサラダにして アミラーゼのパワーを生かす

根は加熱調理しないでそのままスライス。サラダなどにして食べると、でんぷんの消化酵素であるアミラーゼの効用により、ごはんやもちなどの消化を助けてくれます。

旬 3～5月、10～12月
選び方 根の部分が白くて光沢があり、ひげ根がピンとしているもの。葉がみずみずしいもの
保存方法 根と葉を切り分けて、根はそのまま、葉は湿らせた新聞紙にくるんでビニール袋に入れ冷蔵保存

きゅうり

栄養素の含有量は少ないものの期待の栄養成分も

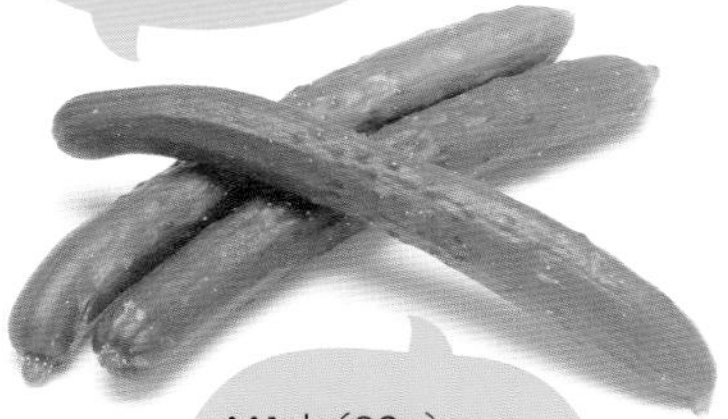

主な栄養成分
○ビタミンK
○ビタミンC
○カリウム ○ピラジン

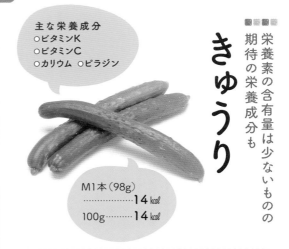

M1本（98g）……14kcal
100g……14kcal

ナトリウムを排泄するカリウムや水分を多く含み、利尿作用があります。含まれる栄養素は多くありませんが、苦味成分のククルビタシンには抗がん作用が、香り成分のピラジンは血液をサラサラにする効果が期待されています。

旬 5〜8月
選び方 太さが均一で緑色が濃く、皮にハリがありしっかりしているもの
保存方法 水気をふいてビニール袋に入れ、切り口を上にして冷蔵保存する

調理法

定番調理法のぬか漬けでぬかの栄養素をとり込む

ぬか漬けは、乳酸菌による発酵漬物です。ぬかに含まれるビタミンB群がきゅうりの中に移動して、肉体疲労の回復効果などが期待できます。浅漬けにすると減塩になります。

ごぼう

2種類の食物繊維をバランス良く豊富に含む

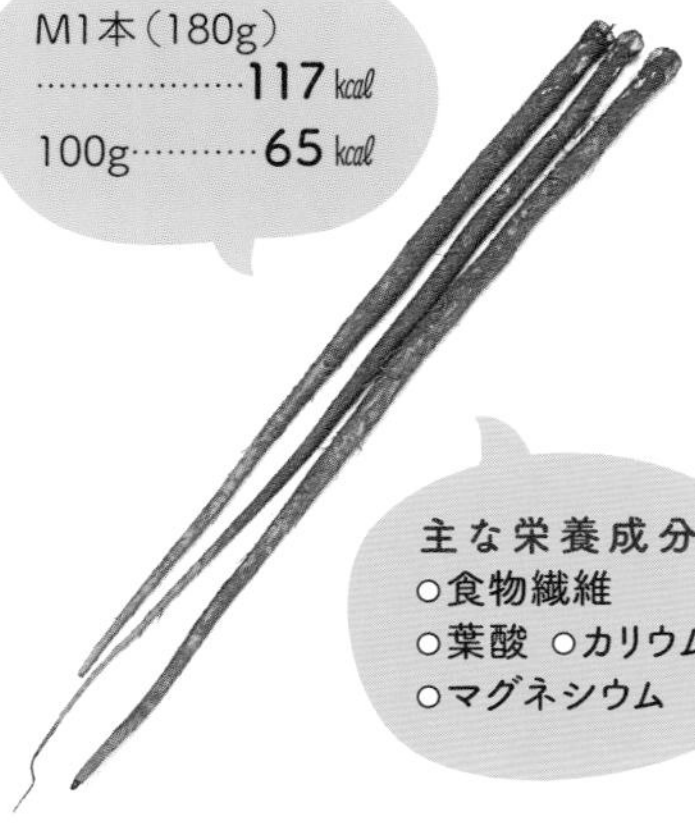

M1本（180g）……117kcal
100g……65kcal

主な栄養成分
○食物繊維
○葉酸 ○カリウム
○マグネシウム

不溶性のリグニンと水溶性のイヌリンという食物繊維が豊富に含まれます。不溶性食物繊維には腸の蠕動運動を活発にして、便秘解消効果が。水溶性の食物繊維には、血糖値や血中コレステロール値の上昇を抑える作用があります。

旬 4〜5月、11〜1月
選び方 太さは直径2cm以内。泥付きで皮に傷がついていないもの
保存方法 泥付きなら新聞紙に包んで冷暗所へ。洗いごぼうはラップで包んで冷蔵庫の野菜室へ入れ、なるべく早く使い切る

調理法

ごぼうの皮の下にはうま味成分がたっぷり

皮や皮の下2〜3mmの部分には、中心部の1.6倍ともいわれる量のクロロゲン酸や香り成分が含まれています。クロロゲン酸は高い抗酸化力をもつポリフェノール。皮は厚くむかず、こそげ落とす程度に。

ビタミンB_2を多く含み多彩なミネラルも魅力

そら豆

主な栄養成分
○ビタミンB_1・B_2・B_6
○葉酸 ○ビタミンC
○カリウム

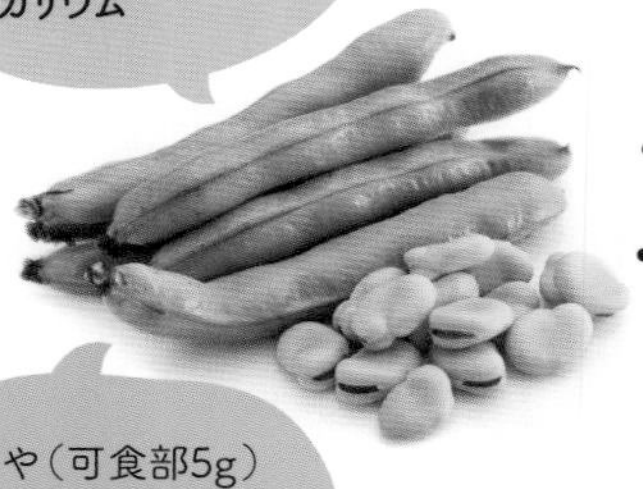

1さや（可食部5g）……5 kcal
100g……108 kcal

成熟するほど炭水化物やたんぱく質、ミネラルの含有量が増えます。特に煮豆などに使う熟したものにはビタミンB_1やB_2・B_6が多く、未熟な緑色のものはビタミンCが豊富。ミネラルで多いのはカリウムやリン、鉄です。

旬 4〜6月
選び方 さやが鮮やかな緑色でツヤがあって、表面に産毛があるもの。できるだけさや入りのもの
保存方法 おいしいのは収穫してから3日間といわれるほど、味も栄養価もすぐ落ちるので、早めに食べきる

豆知識

厚い皮が栄養素をガード 加熱調理でもロスが少ない

そら豆に含まれるビタミンやミネラルは水に溶けやすいのですが、厚い皮に包まれているので栄養素の損失が少なくてすみます。さやごとゆでるとより栄養素のロスが減少。

豊富なミネラルが魅力の春を告げる野菜

たけのこ

M1個（生、可食部400g）……104 kcal
100g（生）……26 kcal

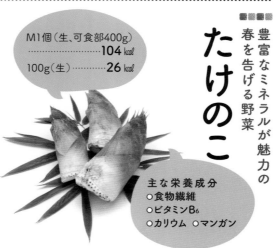

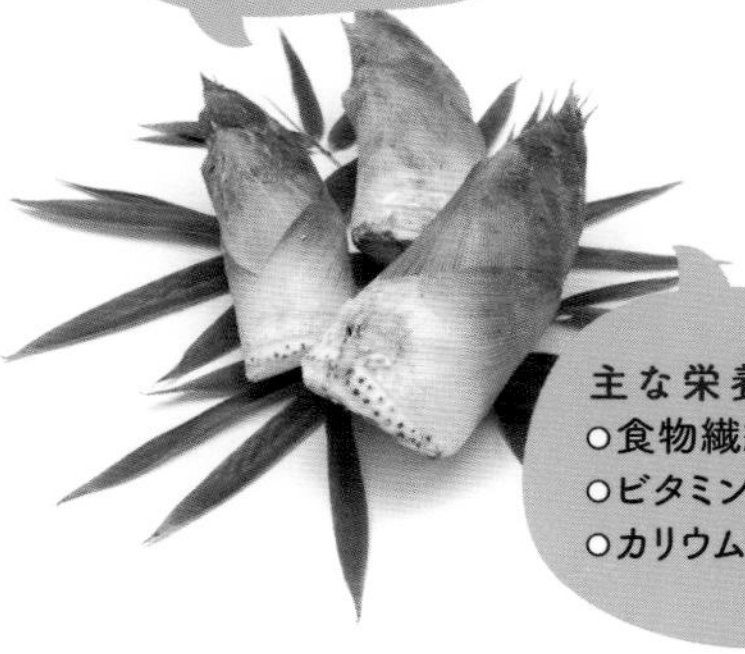

主な栄養成分
○食物繊維
○ビタミンB_6
○カリウム ○マンガン

ビタミン類は少ないのですが、カリウムやマンガンなどのミネラルを豊富に含みます。また、身体の代謝を高めるアスパラギン酸を含み、疲労回復やスタミナ増強効果が期待できます。食物繊維も多く、便秘の解消にもおすすめです。

旬 4〜5月
選び方 穂先が黄色く、切り口の断面が白いもの。穂先が緑色のものはエグミが強い
保存方法 すぐにゆでてアク抜きをする。浸した水を毎日取り替えて冷蔵保存すれば1週間保存できるが早めに食べきりたい

調理法

掘った後に増えるエグミはきちんと抜いて

たけのこのエグミに含まれるシュウ酸は、カルシウムの吸収を阻害したり結石の原因になったりします。穂先を斜めに切って縦に切れ目を入れ、米ぬかととうがらしを入れた湯で皮ごとゆでて、アク抜きを。

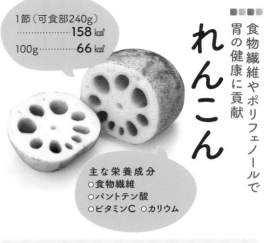

食物繊維やポリフェノールで胃の健康に貢献

れんこん

1節（可食部240g）……158 kcal
100g……66 kcal

主な栄養成分
○食物繊維
○パントテン酸
○ビタミンC ○カリウム

不足しがちなビタミンB_1やビタミンCを多く含み、ミネラルではカリウムが多め。れんこんを切ったときに引く糸は、水溶性食物繊維によるもので、胃粘膜を保護します。でんぷんを含むため、加熱するとやわらかくなります。

注目成分と作用

皮や節に多いタンニンには抗酸化作用がある

皮や節に多く含まれているタンニンは、抗酸化作用をもつポリフェノールの一種。れんこんは空気に触れると酸化して黒ずみますが、これはポリフェノール系の色素の影響です。

旬 11～3月
選び方 切り口が白くてみずみずしく、穴の内側が黒くなっていないもの。重みがあるもの
保存方法 切り口にラップをかけて密閉し、冷蔵保存する。さっとゆでて冷凍保存しても

ポリフェノールなどの機能性成分を有効活用

なす

主な栄養成分
○ビタミンK
○葉酸 ○ビタミンC
○ナスニン

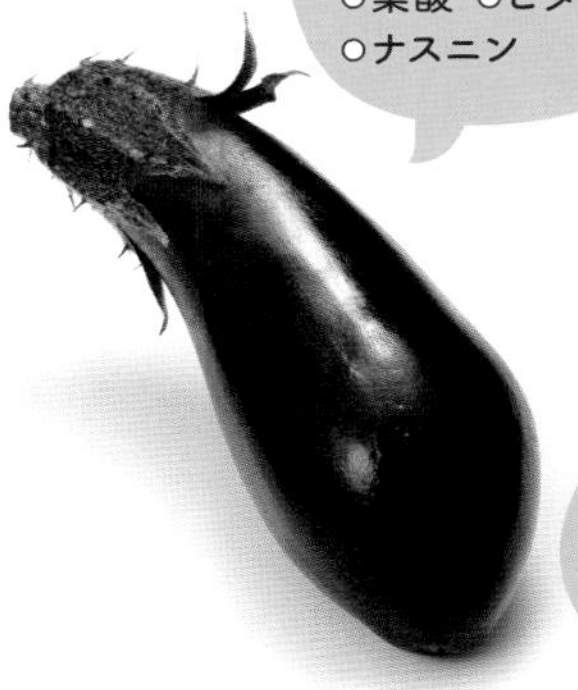

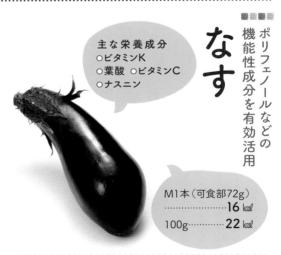

M1本（可食部72g）……16 kcal
100g……22 kcal

皮の紫色は、アントシアニン系の色素であるナスニン。高い抗酸化作用があるポリフェノールで、老化防止やがんの予防効果が期待されています。またカリウムの利尿効果で、むくみ改善や身体の熱を出す作用もあります。

調理法

なすの栄養成分を逃さず健康的に食べる

なすは油との相性が良いですが、油の吸収率が高いのが難点。田楽や蒸しなすなどがおすすめです。抗酸化力のあるナスニンもクロロゲン酸も水に溶けやすいので、水につけすぎないようにしましょう。

旬 6～9月
選び方 ヘタの切り口が白くてトゲがとがっており、紫紺色が均一でツヤのあるもの
保存方法 常温で2～3日は保存可能。その後は新聞紙に包んでビニール袋に入れて冷蔵保存する

クセがないのでたっぷりとって栄養補給を

白菜

成分の95%が水分なので栄養素は少なめ。ただしカリウムを含み、利尿作用があります。葉の緑の濃い部分にはβ-カロテンやビタミンC、アブラナ科の野菜特有のがん予防成分と期待されるグルコシノレートも含まれています。

味にクセがないので料理の応用範囲が広く、鍋物やあえ物、炒め物、スープやクリーム煮などに使うほか、塩漬けやキムチなどの漬物にも利用されます。

主な栄養成分
- ○ビタミンK
- ○葉酸
- ○ビタミンC
- ○カリウム

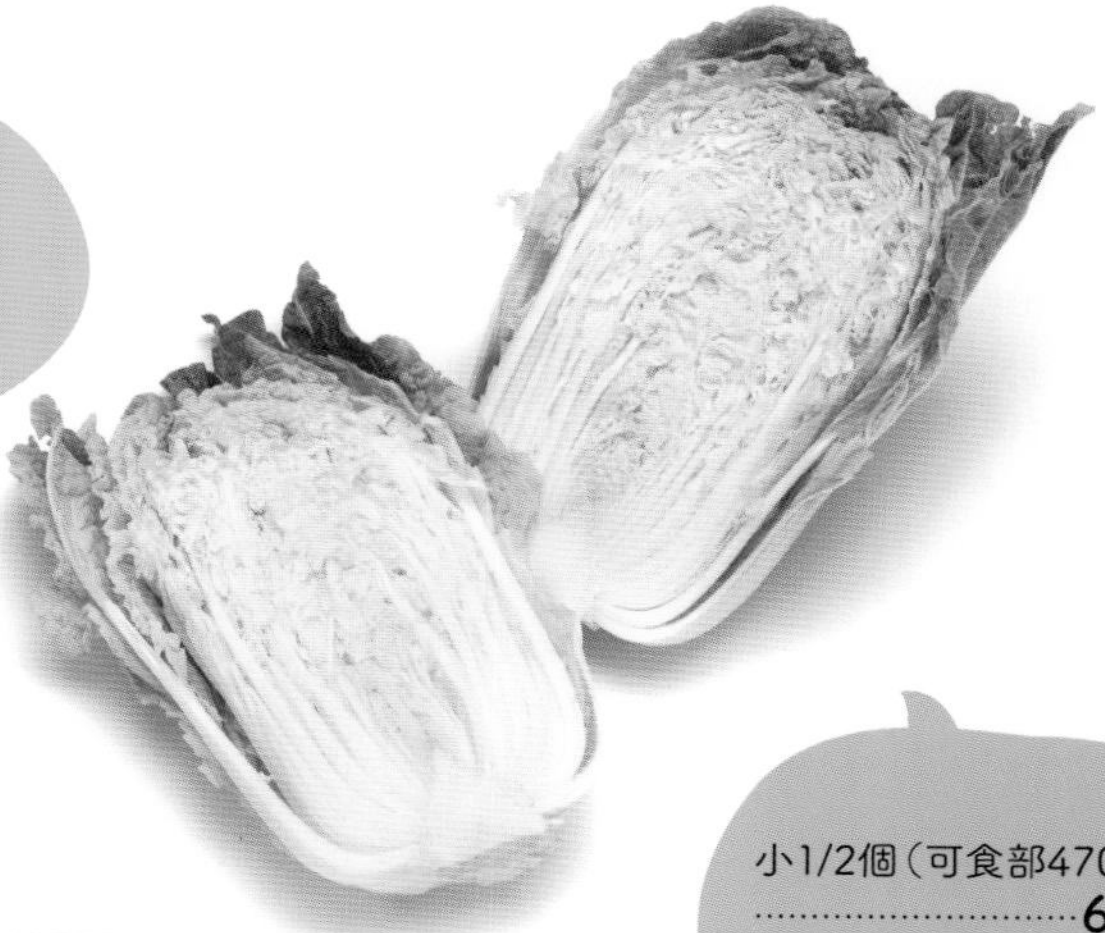

小1/2個（可食部470g）……66 kcal
100g……14 kcal

旬 11～2月

選び方 葉が隙間なくしっかり巻いていて、葉が縮れていて重みのあるもの。断面が白いもの

保存方法 まるごとの場合は、新聞紙で包み冷暗所で保存。カットしたものはラップで包んでビニール袋に入れ、冷蔵保存

調理法

外側の葉と内側の葉を使い分けよう

外側の緑色の濃い葉の部分は、鍋物やスープにしてビタミンCやカリウムを逃さず摂取しましょう。白菜は加熱するとかさが減ってたくさん食べられます。食物繊維も豊富なので整腸作用も期待できます。内側の葉はやわらかいので、即席漬けやサラダなどにしてもおいしくいただけます。

豆知識

カットした白菜は内側から食べる

白菜はカットしたものも成長を続けます。中心部に成長点があり、外側の葉は成長点へ向かって栄養を送ります。そのため中心部の若い葉から先に食べるようにすると外側の葉は栄養を送れなくなり、甘味やうま味が増すようになります。カットした白菜は、内側から使いましょう。

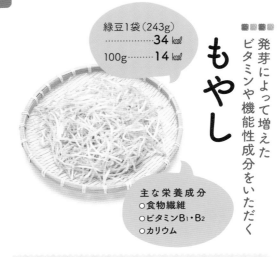

もやし

発芽によって増えたビタミンや機能性成分をいただく

緑豆1袋（243g）……34 kcal
100g……14 kcal

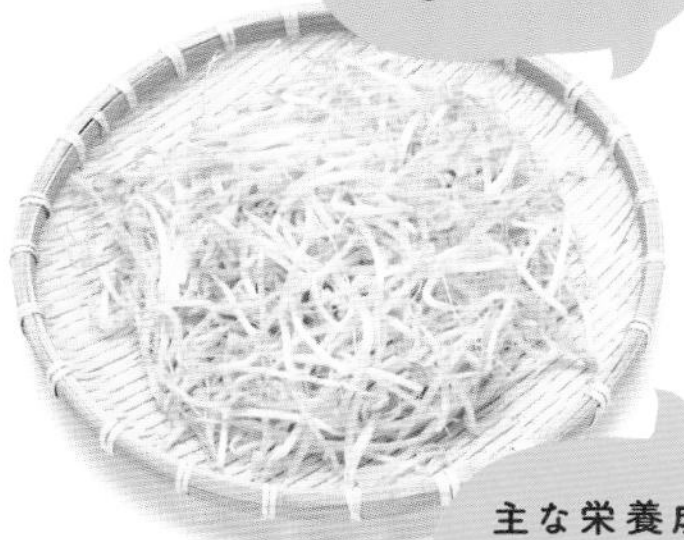

主な栄養成分
○食物繊維
○ビタミンB_1・B_2
○カリウム

ただ「もやし」という場合は、緑豆を発芽させたもののことがほとんど。ほかには大豆やブラックマッペを発芽させたもやしもあります。発芽のため豆類にほとんど含まれないビタミンCやアスパラギン酸、GABAなどが増えます。

旬 通年
選び方 色が白くて透明感があり、太くてかたく締まっていてひげが短くきれいなもの
保存方法 鮮度が落ちやすいので、買ったその日のうちに使い切る

注目成分と作用

アスパラギン酸の働きで疲労回復にも期待

アスパラギン酸は、もやしのように発芽しかけた豆類に多く含まれるアミノ酸。有害物質を体外に排泄したり、スタミナをつけて疲労を回復する効果が期待されます。

レタス

スープや炒め物にすると甘味も増してたっぷり食べられる

主な栄養成分
○食物繊維
○ビタミンE
○ビタミンK ○葉酸

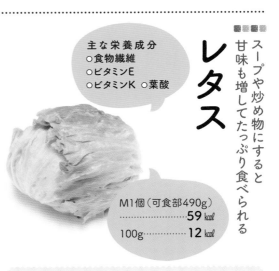

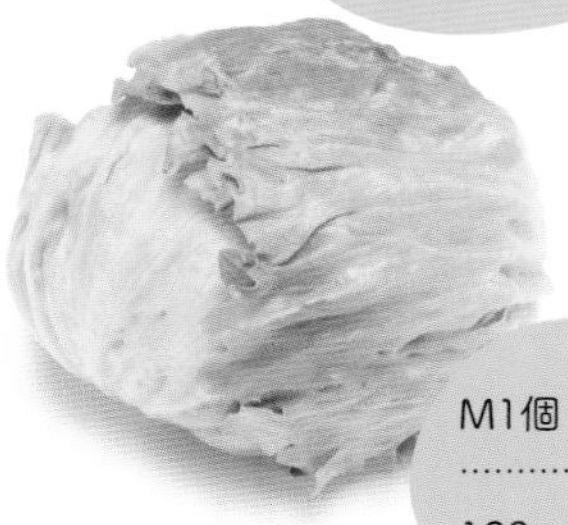

M1個（可食部490g）……59 kcal
100g……12 kcal

β-カロテンやビタミンC、カリウム、カルシウム、鉄などの栄養素を含み、さまざまなライフステージで必要とされる葉酸も多く含みます。加熱すると甘味が出るので、スープやみそ汁、炒め物などに入れてさっと火を通してもよいでしょう。

旬 4〜5月（春レタス）、6〜7月（夏レタス）
選び方 外側の葉がやわらかく、形が整っていて、切り口が2cmほどのもの
保存方法 芯の部分に水で湿らせたキッチンペーパーをあてて、ビニール袋に入れて冷蔵保存する

豆知識

レタスの成分の研究から発見されたビタミンE

ラットの不妊症治療に効果のあったレタス由来の未知の物質を研究しているときに発見されたのが、ビタミンE。ビタミンDの次に発見された脂溶性ビタミンなのでビタミンEと名づけられました。

ビタミンやミネラルに加えて糖質も豊富

とうもろこし

さまざまな国で主食とされている重要な穀物のひとつ。日本では完熟前のやわらかいものを野菜として食用にしています。

でんぷんが主成分で糖質が多く、カロリーが高いのが特徴。胚芽部分にはビタミンB群やビタミンE、カリウム、リン、亜鉛などが詰まっています。また、胚芽からとれる油にはリノール酸が多く含まれています。

粒皮《つぶかわ》には食物繊維が多く腸内環境を整える効果があります。

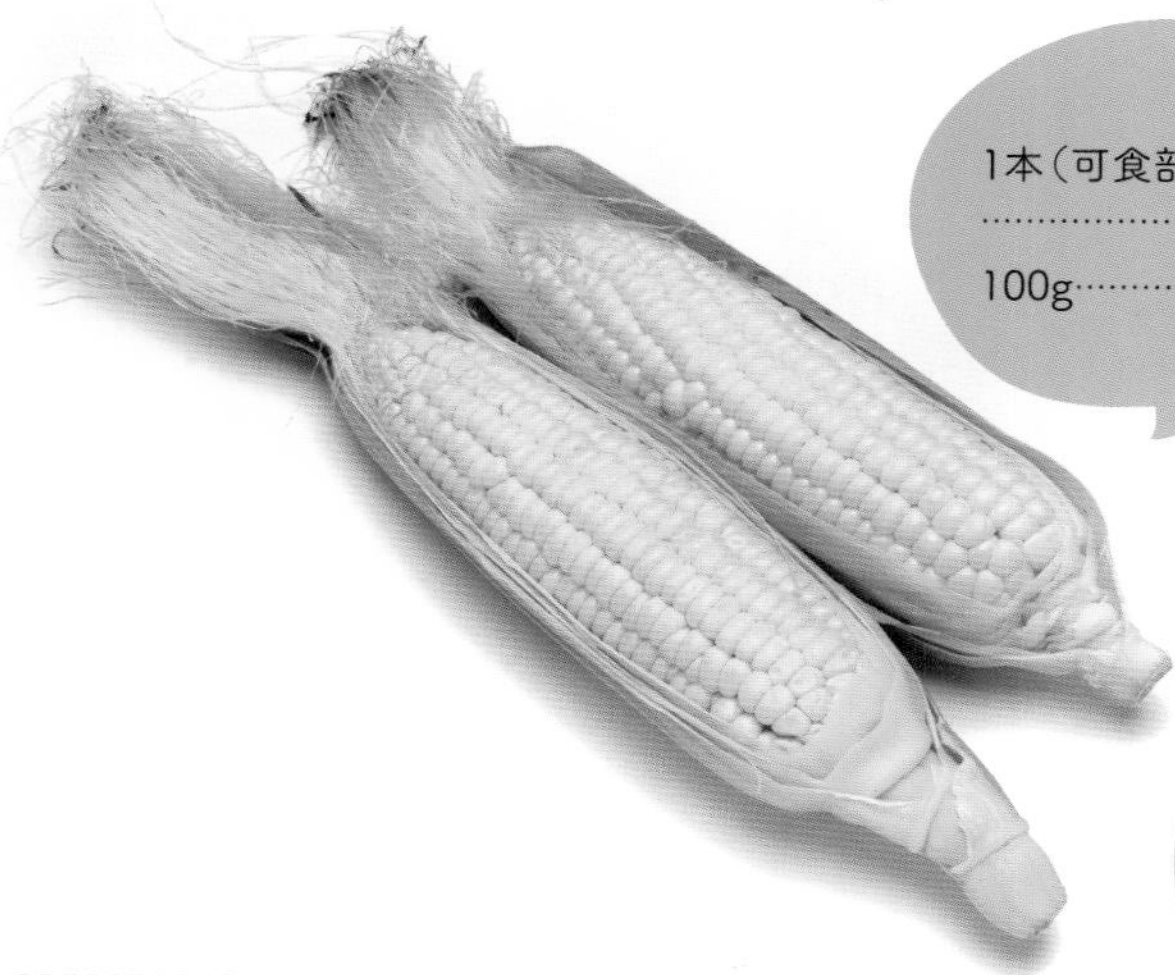

1本（可食部150g）……138 kcal
100g……92 kcal

主な栄養成分
- ○糖質
- ○食物繊維
- ○ビタミンB_1・B_2・B_6
- ○葉酸 ○カリウム

旬 6～9月
選び方 実が先端まで詰まっていて、粒にツヤがあるもの。ヒゲの分量が多くて、濃い茶色のもの
保存方法 水からかためにゆでて、粒を外してから冷凍保存

注目成分と作用

目にも優しい色素 ゼアキサンチン

カロテノイドの一種であるゼアキサンチンには、目に入ってきた紫外線を吸収し、活性酸素を除去する働きがあります。油脂に溶けやすい性質があるので油を使って調理すると吸収率が高まりますが、油のとりすぎには注意しましょう。ゆでたり蒸したりしてそのまま食べるのもおすすめ。

豆知識

代表的な品種は 甘味種のスイートコーン

代表的な品種は甘味種のスイートコーンで、黄色のハニーバンタムや黄・白色のピーターコーンなどの種類があります。ヤング（ベビー）コーンは、スイートコーンの種実をごく若いうちに収穫したもの。多くは缶・瓶詰として出回り、サラダや炒め物によく利用されています。

葉の青いところまで食べることでビタミン類も摂取

ねぎ

白い部分にはビタミンCと香り成分の硫化アリルを、緑色の部分にはβ-カロテンやビタミンC、カリウムなどが多く含まれています。硫化アリルには血行促進や血栓予防などの効果があります。

鍋物や焼き鳥、スープやみそ汁の具などのほか、薬味としても使われます。麺類、納豆、汁物などには、小口切りにしたねぎを使います。

細くてやわらかい葉ねぎは辛味が強いですが、加熱すると甘味が出ます。

1本（可食部60g）……20 kcal
100g……34 kcal

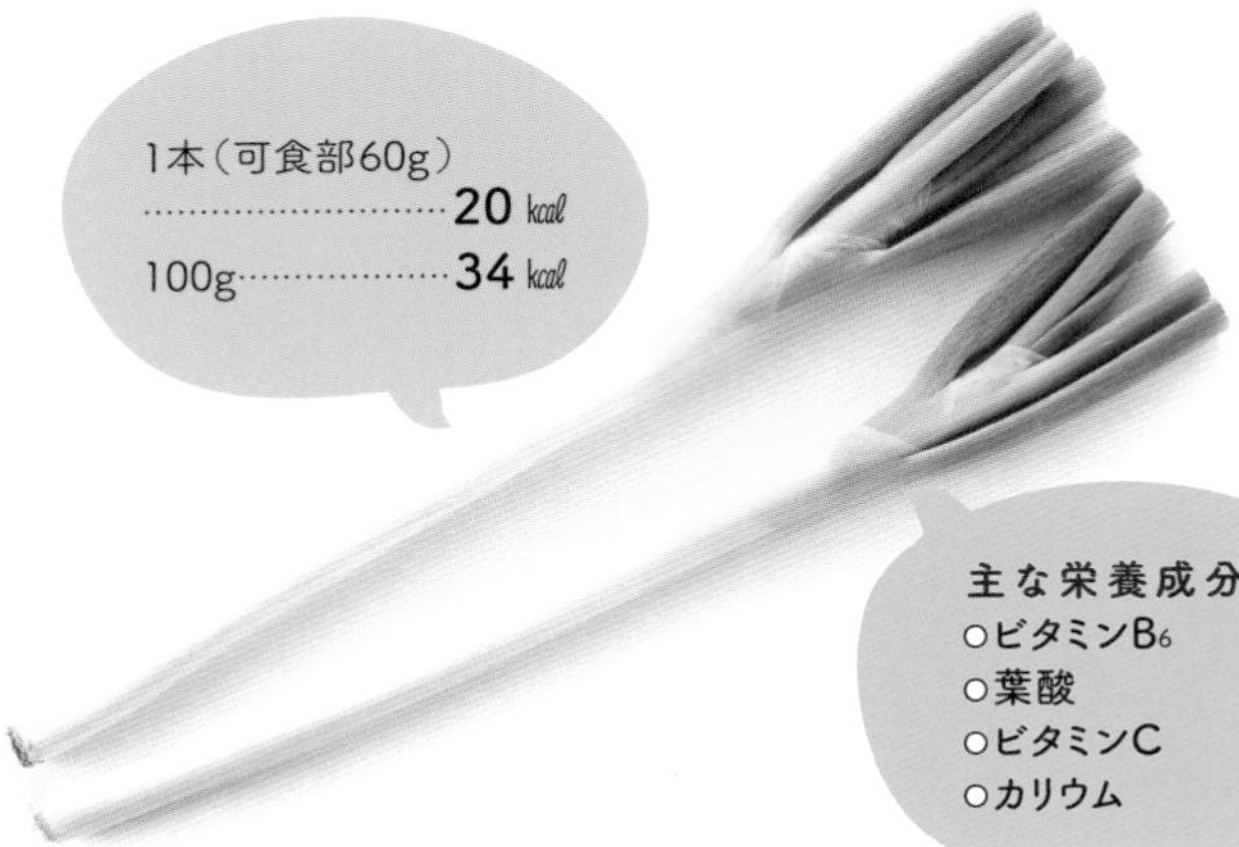

主な栄養成分
- ○ビタミンB_6
- ○葉酸
- ○ビタミンC
- ○カリウム

旬 11〜2月
選び方 緑色の部分が色鮮やかで、葉がまっすぐに伸びているもの。根の白い部分には弾力があり、巻きがしっかりしたもの
保存方法 新聞紙で包み、冷暗所で保存する

調理法

鍋や汁物に利用し溶けたアリシンも摂取

生のまま刻んでしばらく空気に触れさせると、アリシンの量がアップします。アリシンは水溶性なので、鍋物や汁物などにして、溶け出した成分も一緒にとる工夫をしましょう。ビタミンB_1を多く含む豚肉や魚介類を具にすると、アリシンの作用でビタミンB_1の吸収が促されます。

豆知識

ねぎの薬効で初期のかぜの熱を下げる

ねぎの薬効は古くからよく知られています。かぜのひき始めは、ねぎの白い部分としょうがのみじん切り、みそを合わせ、熱湯をそそいだものを飲んで温かくして寝ると、発汗作用が促されて熱が下がるといわれています。この方法は冷えからくる腹痛の緩和にも効果があるとされています。

しそ

香り成分の殺菌効果に加え、多種のビタミンの老化抑制効果にも期待

主な栄養成分
- ○ビタミンA
- ○ビタミンE
- ○ビタミンB_2
- ○カルシウム

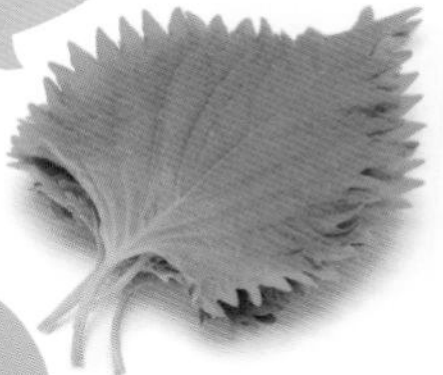

1束（10枚/10g）……4 kcal
100g……37 kcal

旬 6～10月
選び方 色が濃くてみずみずしく、葉先までピンとしていて切り口が変色していないもの
保存方法 湿らせたキッチンペーパーで包み、ビニール袋に入れて冷蔵保存。風味が落ちやすいので早く使い切る

青じそと赤じそがありますが、栄養素を多く含むのは青じそ。青じそにはβ-カロテンが含まれます。共通して含まれる香り成分のペリルアルデヒドは、強い殺菌力があります。細かく刻むことで香りが引き立ち、薬効もアップします。

豆知識

赤じそにはアントシアニン しその実にはα-リノレン酸を含む

赤じそにはアントシアニンが含まれ、抗酸化作用によるがんの抑制や老化抑制効果が期待されています。またしその実から取れるα-リノレン酸は必須脂肪酸のひとつです。

しょうが

独特の辛味と香りに代謝促進や殺菌など多彩な作用がある

親指大（可食部12g）……4 kcal
100g……30 kcal

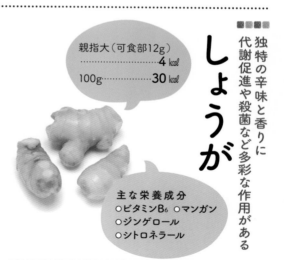

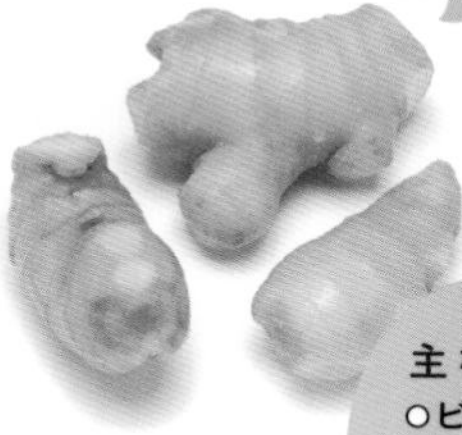

主な栄養成分
- ○ビタミンB_6
- ○マンガン
- ○ジンゲロール
- ○シトロネラール

旬 6～8月
選び方 皮に傷がなく、かたいもの。光沢がありふっくらとしていて、形の良いもの
保存方法 風通しの良い常温ならば日持ちするが、乾燥すると筋張るので濡れた新聞紙に包んで保管する

多彩な作用は、特徴的な辛味成分や香り成分によるもの。特に辛味成分のジンゲロールは、熱を加えるとショウガオールに変化し、血行や新陳代謝を促進し体を温める働きがあります。抗がん食品としても注目されつつあります。

豆知識

新しょうがは しょうが本来の風味が楽しめる

薬味によく使われる根しょうがは、収穫したしょうがを貯蔵して一年中流通可能にしたもの。新しょうがは根しょうがを収穫してすぐに出荷したもので、辛味も香りもマイルド。新しょうがの甘酢漬けが「がり」です。

独特の香りと辛味が食欲を増し集中力を高める

みょうが

1パック10～14個（97g）……12 kcal
100g……12 kcal

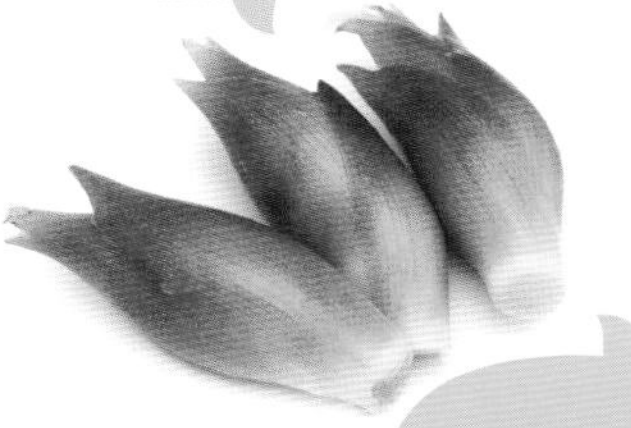

主な栄養成分
○ビタミンK ○カリウム
○マンガン ○α-ピネン

旬 6～8月
選び方 色ツヤがよく、ずんぐりとして身が締まっていて、つぼみが見えないもの
保存方法 湿らせたキッチンペーパーに包み、冷蔵保存する

みょうがの香りはα-ピネンという精油成分。胃の消化を助け、食欲増進の働きがあります。血行促進やリラックス効果、眠気を覚ます作用も。辛味成分であるミョウガジアールは、抗菌・解毒作用があるので、かぜの予防にも役立ちます。

注目成分と作用

みょうがを食べると集中力が高まる

「みょうがを食べると物忘れがひどくなる」という俗説があります。いわれはさまざまですが、みょうがの精油成分であるα-ピネンには、逆に集中力を高める効果があります。

独特のにおい成分が、さまざまな機能をもたらす

にんにく

主な栄養成分
○ビタミンB_1・B_6
○カリウム ○葉酸
○硫化アリル

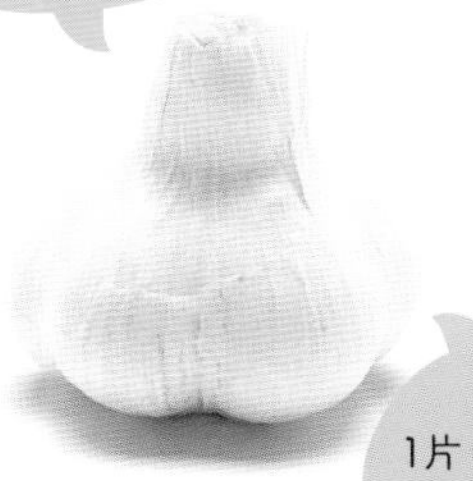

1片（6g）……8 kcal
100g……136 kcal

旬 5～7月
選び方 外皮が白くしっかりと重なっているもの。かたく重みがあり、ふっくらと丸みがあるもの
保存方法 ネットなどに入れて、風通しの良い場所につるしておく。粒をばらして皮ごとラップに包み冷蔵保存する

香りのもとは辛味成分の硫化アリル。切ったりすったりすると一部が抗酸化力の高いアリシンに変わり、ビタミンB_1の吸収を高めてエネルギー代謝をサポートします。アリシンは油で加熱するとアホエンとなり、血栓予防効果が期待できます。

調理法

切った後しばらく置くことでアリシンの効果も香りも高まる

にんにくを切ったりすりおろしたりすることで細胞が破壊され、酵素の働きが活発になってアリシンの量が増えます。切った後は10分くらい放置すると、酵素が活性化して効果も香りもさらに高まります。

えのきたけ

きのこの中でも特にビタミンB群が豊富

主な栄養成分
- ○食物繊維
- ○ビタミンB_1・B_2
- ○ナイアシン
- ○パントテン酸

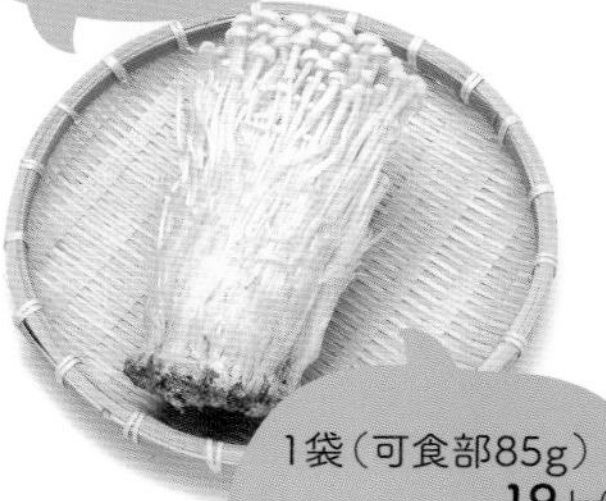

1袋（可食部85g）……19kcal
100g……22kcal

ビタミンB_1を筆頭に、エネルギー代謝に欠かせないビタミンB群や食物繊維を多く含んでいます。また、アミノ酸の一種のGABAも含まれ、血圧や血糖値の低下、神経の興奮を抑えるなどの働きがあるともいわれます。

注目成分と作用

ナイアシンとGABAで二日酔いの予防効果に期待

ナイアシンは、お酒を飲んだ後に体内で生成される有害物質のアセトアルデヒドの分解に関わっています。またGABAには肝臓の働きを良くする効果が期待されています。

旬 11〜3月
選び方 かさが白くて開き切っておらず、軸にハリがあり、背丈がそろっているもの
保存方法 袋に入れた状態のまま、冷蔵保存する

エリンギ

焼いても食感と栄養が残るので加熱調理に向く

1本（40g）……8kcal
100g……19kcal

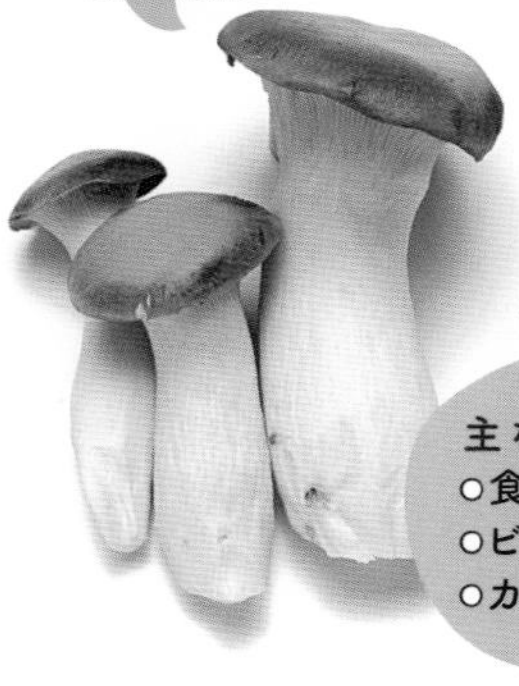

主な栄養成分
- ○食物繊維
- ○ビタミンD
- ○ビタミンB_1・B_2
- ○カリウム

ビタミンB群やカリウム、食物繊維を多く含みます。ビタミンB_1やB_2が炭水化物の代謝やたんぱく質の合成に役立ち、食物繊維は腸内環境を整えます。カリウムの量もトップクラスで、むくみ解消効果も期待できます。

豆知識

加熱してもかさが減らないダイエットの味方

シャキシャキとした歯ざわりで食べごたえもあり、三大栄養素の代謝を高めるパントテン酸やナイアシンを多く含み、加熱してもかさが減らないので、肥満予防に適した食品です。

旬 通年
選び方 軸、かさともにかたさとハリがあり、軸は太くて白く、かさは開きすぎていないもの
保存方法 高温と光に弱いので、ラップに包んで冷蔵保存し、なるべく早く食べきる

抗がん物質からうま味成分まで多種の機能性成分を含む

しいたけ

M1個（12g）……2kcal
100g……20kcal

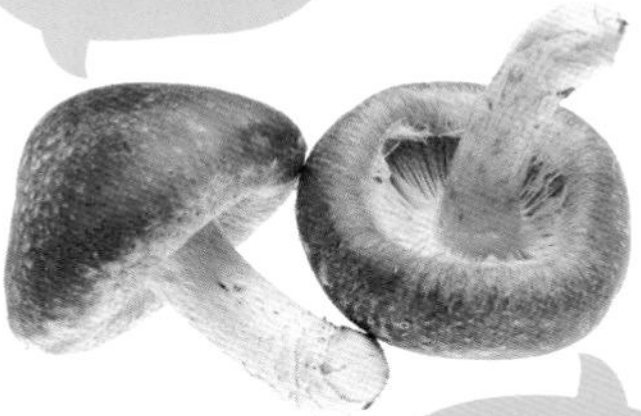

主な栄養成分
- β-グルカン
- ビタミンB1・B2
- ナイアシン
- グアニル酸

しいたけはビタミンやミネラルのほかに、免疫機能を高めるβ-グルカンや血液をサラサラにするグアニル酸などの有効成分を含みます。グアニル酸はうま味成分でもあるので、グルタミン酸とともにうま味の相乗効果をもたらします。

調理法

しいたけを数時間日光に当ててビタミンDの量をアップ

日光などの紫外線に当たるとビタミンDに変化するエルゴステロールを含んでいます。調理前に、かさの裏側に紫外線を当てるだけで、ビタミンDの量が増えます。

旬 3〜5月、9〜11月
選び方 かさが丸くて開きすぎず、表面に傷がなくてツヤがあり肉厚のもの。軸は太くて短いもの
保存方法 鮮度が落ちやすいので、密閉容器に入れて冷凍保存。冷凍によってうま味も増す

きのこらしい栄養素をひととおり備えた平均的きのこ

しめじ（ぶなしめじ）

主な栄養成分
- 食物繊維
- ビタミンD
- ビタミンB2・B6
- カリウム

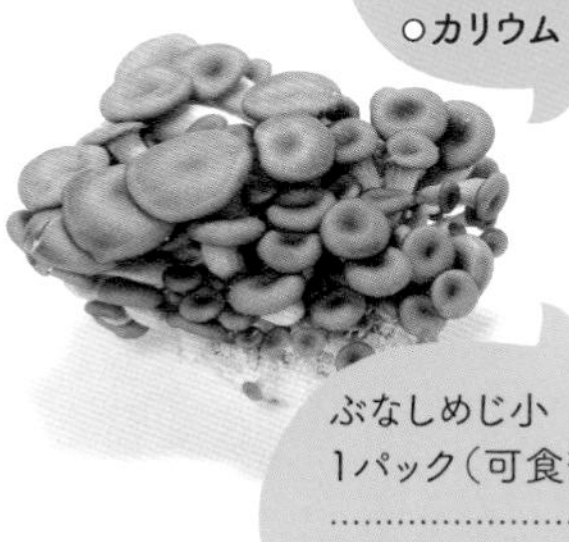

ぶなしめじ小1パック（可食部90g）……15kcal
100g……17kcal

人工栽培の普及とともに広く食卓にのぼるようになった、しめじ。必須アミノ酸のリシンやビタミンB群のほか、カルシウムの吸収を促進し、骨や歯に吸着させるビタミンDも含み、食物繊維はきのこの中でも多いほうです。

豆知識

ひと口に「しめじ」といってもその正体はさまざま

本来の「しめじ」とは、野生種の「ほんしめじ」です。市販されているしめじのほとんどは「ぶなしめじ」やひらたけの一種「しろたもぎたけ」。天然のほんしめじは年々減少し、栽培種が主流です。

旬 9〜11月
選び方 かさの色が濃くて開きすぎず閉まっており、軸はかためでしなびていないもの
保存方法 パックに入ったものはそのまま冷蔵保存できるが、風味が抜けるので、なるべく早く食べきる

ぬめりのもとである水溶性食物繊維が多彩に活躍

なめこ

主な栄養成分
- ○糖質
- ○水溶性食物繊維
- ○ナイアシン
- ○パントテン酸

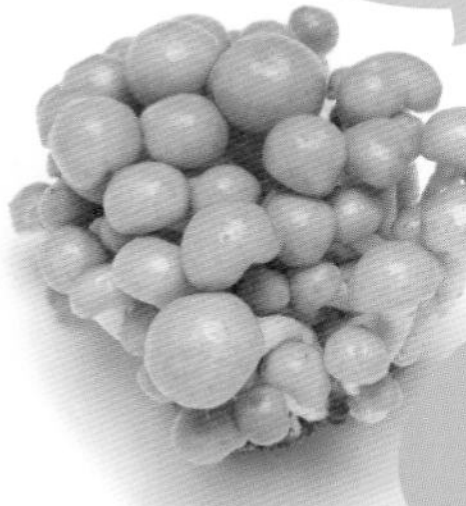

1袋（可食部100g）……15kcal
100g……15kcal

独特のぬめりがありますが、これは水溶性食物繊維であるペクチンやムチンによるもの。糖尿病や高血圧などの生活習慣病予防から便秘の改善など、さまざまな効果が期待できます。またトレハロース※1も多く含んでいます。

調理法

ぬめりを落とさずに栄養成分を生かす

ペクチンやムチンなど、なめこの有効成分は、ぬめりの部分に多く含まれています。よごれを軽くふいたり、さっと湯通しする程度にして、ぬめりを洗い流さないように。

旬 9〜11月
選び方 肉厚でかさが小ぶりで大きさがそろい、表面のぬめりがつよくてかたく締まったもの
保存方法 水分が多く日持ちしないので、冷蔵庫での保存は2〜3日にとどめて

※1 二糖類のひとつで、食品中のでんぷんの老化を抑制する働きがある天然の甘味料。糖尿病リスクの低減効果などが期待されています。

うま味とビタミンB群やD、食物繊維の宝庫

まいたけ

1パック（可食部90g）……14kcal
100g……15kcal

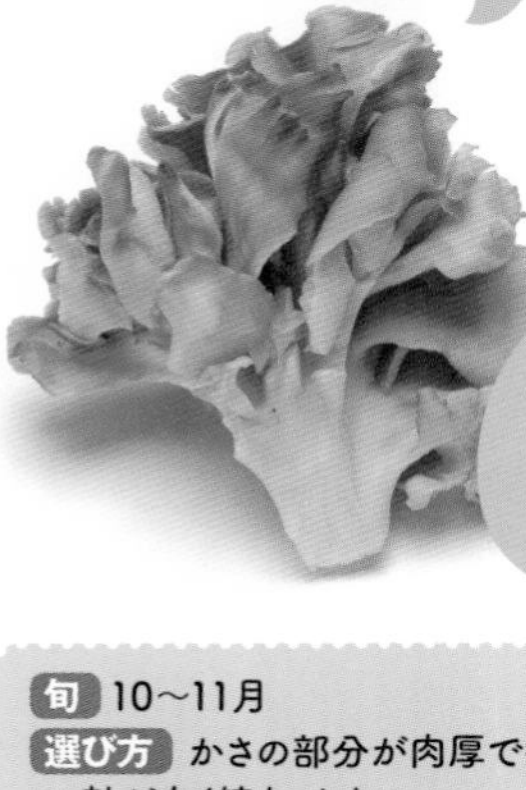

主な栄養成分
- ○β-グルカン
- ○ビタミンD ○葉酸
- ○ビタミンB_1・B_2

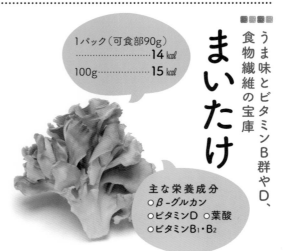

ビタミンB_2や葉酸などのビタミンB群、ビタミンDの含有量はきのこの中でもトップクラス。歯ごたえに特徴がありますが、加熱しすぎるとなくなってしまうので、調理はさっと。グアニル酸などのうま味成分が多いのも魅力です。

注目成分と作用

きのこ特有の成分β-グルカンを多く含む

まいたけはβ-グルカンを多く含みます。β-グルカンは多糖体の食物繊維の一種で、水溶性。免疫反応を正常に保ち、腸内の不要物を取り除いて腸内環境を整えてくれる働きがあります。

旬 10〜11月
選び方 かさの部分が肉厚で折れるほどしっかりしているもの。軸が白く締まったもの
保存方法 新聞紙に包んでからビニール袋に入れ、冷蔵保存。小分けにして袋に入れ、冷凍保存も可能

昆布

ヨウ素などのミネラルと豊富なうま味の供給源

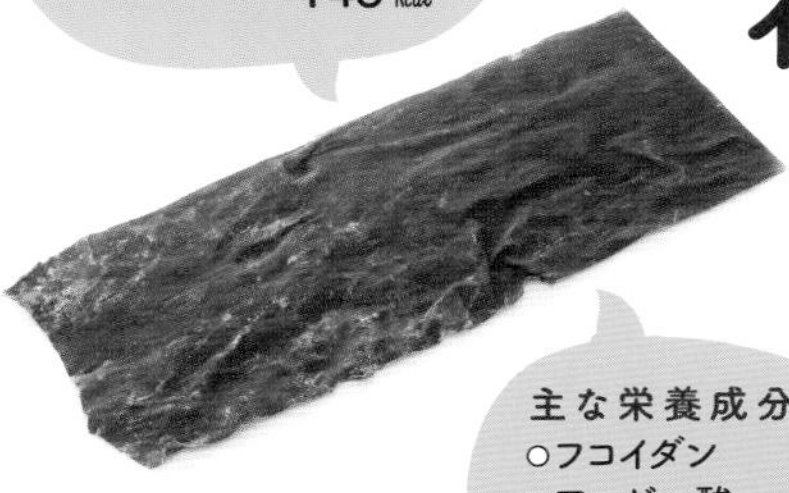

10cm角1枚（10g）……15kcal
100g（マコンブ）……146kcal

主な栄養成分
○フコイダン
○アルギン酸
○カリウム ○ヨウ素

甲状腺ホルモンの材料となるヨウ素が豊富。甲状腺ホルモンはたんぱく質の代謝に関わり、基礎代謝を促進します。また鉄やカリウム、カルシウムも多く、むくみ解消効果も。フコイダンなどの水溶性食物繊維を含み、ぬめりがあります。

豆知識

昆布だしは3つのうま味の相乗効果

昆布だしは、うま味のグルタミン酸と甘味のマンニトール、ミネラル類由来の塩味の3つの要素による相乗効果で、上品で繊細なだしができあがります。

旬 7～9月
選び方 色が黒っぽくて肉厚なもの。だし用に使うのなら、白い粉がふいているものがおいしい
保存方法 短期間なら使いやすい分量に分けて常温保存、長期保存の場合は冷蔵保存する

のり

肌をきれいに保つのに役立つ栄養素がたっぷり

主な栄養成分
○食物繊維
○たんぱく質 ○鉄
○ビタミンB_1・B_2・B_{12}

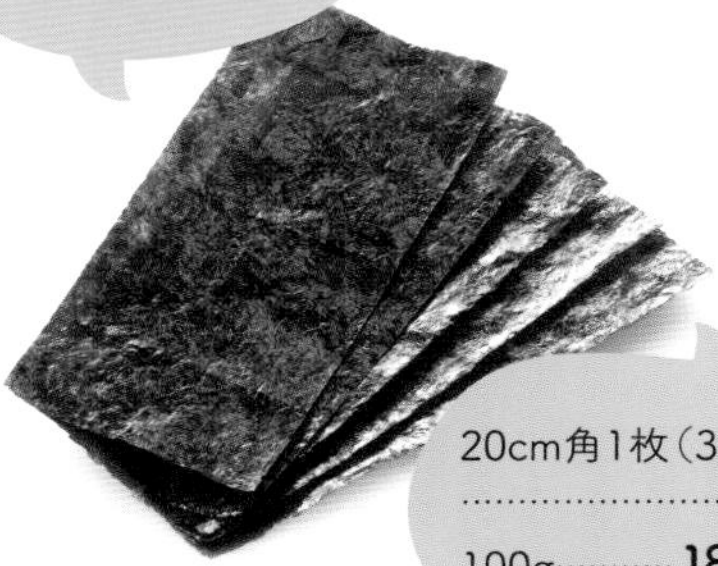

20cm角1枚（3g）……6kcal
100g……188kcal

重量の4割近くをたんぱく質が占め、肌などの再生力を高めるビタミンB_{12}や整腸作用から美肌も期待できる食物繊維も含む、肌にうれしい食品。鉄やカルシウムなどのミネラルや、免疫機能を高めるビタミンAも含みます。

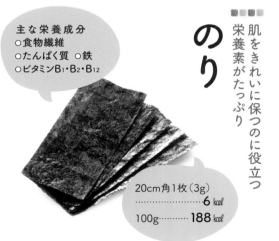

調理法

のりがしけったときは佃煮にリサイクル

のりは一度しけってしまうと、途端に風味も味も落ちてしまいます。そこで賞味期限の近いのりの利用法でおすすめなのは、佃煮。のりを細かくちぎり、鍋にみりん、しょうゆ、酒などを入れ、弱火で煮込めば完成。

旬 11～2月
選び方 厚さが均一で光沢があり、色が濃くてやや青みのある緑色をおびたもの。香りの良いもの
保存方法 においや湿気を吸収しやすいので、乾燥材とともに密閉容器に入れ冷暗所で常温または冷蔵保存する

多量のカルシウムとミネラルを
骨の健康に利用したい

ひじき

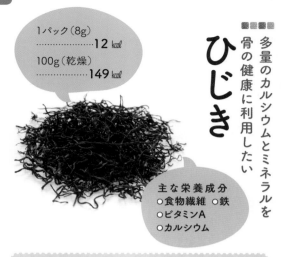

1パック（8g）……12 kcal
100g（乾燥）……149 kcal

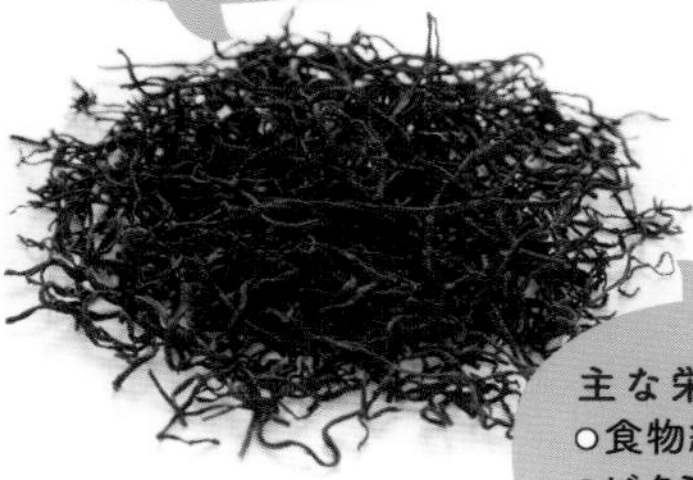

主な栄養成分
- 食物繊維
- 鉄
- ビタミンA
- カルシウム

製造方法によって栄養素の量に差がありますが、共通して豊富なのはカルシウムや水溶性食物繊維、β-カロテン。このほか海藻に多い、ヨウ素やカリウムなどのミネラルも含みます。鉄製の調理器具を使うと、鉄の量がアップします。

調理法

芽ひじきと長ひじきは栄養的にはほぼ同じ

芽ひじきは葉の部分、長ひじきは茎の部分。栄養価はあまり変わらないので、サラダや混ぜごはんには芽ひじき、煮物や炒め物には長ひじきと、上手に使い分けましょう。

旬 3～4月
選び方 生ひじきなら光沢があり大きさがそろっているもの、乾燥ひじきは黒々としていてツヤのあるもの
保存方法 水で戻したものは、ビニール袋に入れて冷凍庫へ。乾燥したままなら1～2年保存可能

低エネルギー量で高ミネラル、
食物繊維もたっぷり

わかめ

主な栄養成分
- 食物繊維
- ビタミンA
- カリウム
- カルシウム

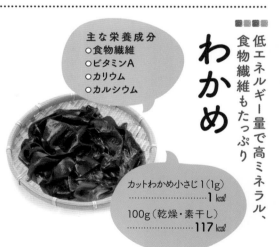

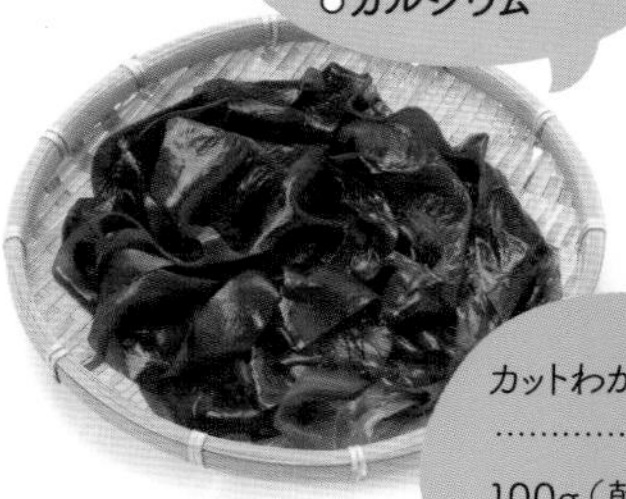

カットわかめ小さじ1（1g）……1 kcal
100g（乾燥・素干し）……117 kcal

カルシウムやカリウム、鉄などのミネラルを含み、抗酸化作用の高いβ-カロテンも豊富に含みます。特に根本近くの「めかぶ」部分は栄養成分がたっぷり。ぬめりは食物繊維のアルギン酸やフコイダンで、整腸作用などがあります。

調理法

わかめは種類によって戻したときの体積も違う

生わかめは保存性に欠けるため、塩蔵品や乾燥品が市場に出回っていますが、戻したときの体積がそれぞれ異なります。塩蔵わかめは戻すと1.5倍、カットわかめは戻すと12倍に増えます。

旬 3～5月
選び方 生の場合は厚みと弾力があり、緑色の鮮やかなもの。乾燥は色が濃いもの
保存方法 生わかめは水洗いして食べやすい大きさに切ってラップに包み、冷蔵保存する

でんぷんとビタミンC、カリウムが豊富な高栄養野菜

じゃがいも

主成分はでんぷんですが、ほかのいも類に比べてビタミンCを豊富に含んでいます。じゃがいものビタミンCはでんぷんに包まれているため、熱の影響を受けにくいのが特徴。また、カリウムも豊富で、余分なナトリウムを排泄するので血圧が高めの人におすすめの食材です。

じゃがいもを切ると切り口が変色しますが、これはポリフェノールのチロシンが酸化されるためです。

主な栄養成分
- ○糖質
- ○ビタミンB_6
- ○ビタミンC
- ○カリウム

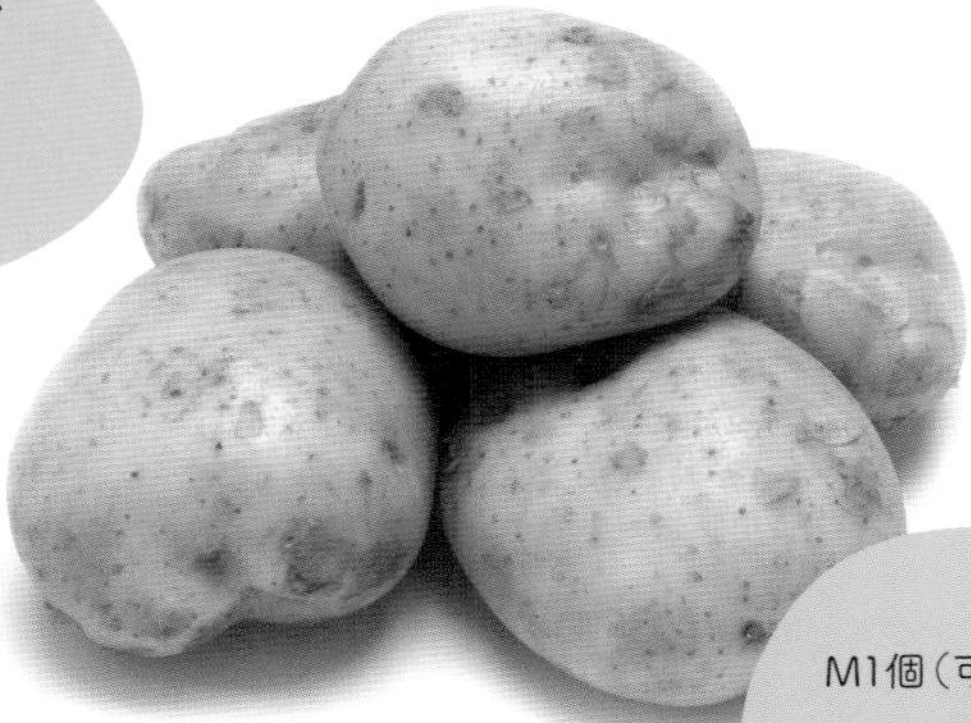

M1個（可食部135g）……95kcal
100g……70kcal

旬 9〜11月（新じゃがは5〜7月）

選び方 形が滑らかでハリがあり、凹凸が少ないもの。皮が青緑色に変色しているものは避ける

保存方法 涼しくて日が当たらない場所に常温保存

調理法

皮ごと水からゆでるのがうまくゆでるコツ

じゃがいもをゆでるときは、皮をむかずに芽を取り除き、水から火にかけること。熱が均一に通って上手にゆでられます。芽にはソラニンという毒素が含まれていますが、保存するときりんごを一緒の袋に入れておくと、りんごのエチレンガスの作用で芽が出にくくなります。

豆知識

男爵とメークインの特徴に合う料理を

代表的な品種は男爵とメークイン。男爵は丸くややゴツゴツした形で、加熱するとホクホクした食感が楽しめます。じゃがバターやフライドポテト、コロッケなどに。メークインは楕円形でつるりとしていて、男爵よりも粘質で煮崩れしにくいのが特徴。煮物やグラタンなどに。

こんにゃく

低エネルギー量ながら食物繊維で満腹感はしっかり

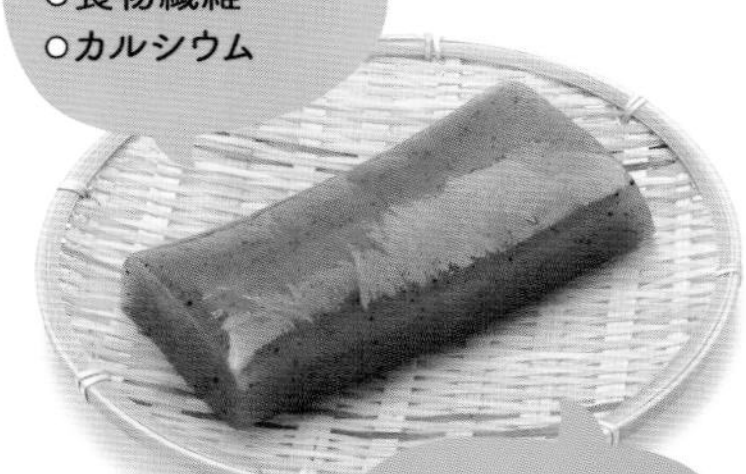

主な栄養成分
- ○食物繊維
- ○カルシウム

1枚（250g）……………13kcal
100g…………5kcal

こんにゃくいもに含まれる食物繊維のグルコマンナンは、腸内でゲル状に変化してコレステロールや酸化脂質などを取り込み、体外に排泄。血中コレステロール値や血糖値の上昇が抑制され、糖尿病や脂質異常症の対策に効果的です。

豆知識

味も栄養も少ないが ほかの食品の味を吸収する

こんにゃくには、ほかの食品の味を吸収する性質があります。歯ごたえはしっかり残るので満腹感も得られ、低エネルギー量なこともありダイエットの味方です。

旬 通年（こんにゃくいもは11〜1月）
選び方 袋入りのものは、袋の中の水が濁っていないもの。さわって適度な弾力があるもの
保存方法 袋に入っている水は石灰水なので、一緒に保存すると雑菌の混入が防げる

さつまいも

食物繊維の整腸作用と抗酸化ビタミンとで美容にプラス

M1本（可食部180g）……………252kcal
100g…………140kcal

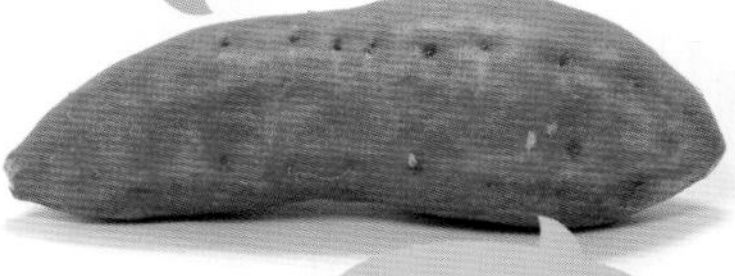

主な栄養成分
- ○食物繊維
- ○ビタミンE
- ○ビタミンC
- ○カリウム

不溶性・水溶性両方の食物繊維を多く含み、腸内環境を整える働きがあります。生のさつまいもを切ったときにでる白い液はヤラピンという樹脂の一種で、腸の働きをよくする効果も。ビタミンCやE、カリウムも豊富な美容食品です。

調理法

紫色の皮にはポリフェノールの アントシアニンを含む

さつまいもの皮の紫色はポリフェノールのアントシアニン。抗酸化作用があるので、皮ごと食べたいもの。また、ゆっくりと加熱するほど、でんぷんが糖化して甘くなります。甘味を生かして菓子にしても。

旬 9〜11月
選び方 皮が滑らかで色が鮮やかなもの。ひげ根が生えていないもの
保存方法 寒さに弱いので、密閉はせずに新聞紙などに包んで常温で保存

ぬるぬるをもたらす、水溶性食物繊維の効能が魅力

さといも

M1個（可食部34g）……20kcal
100g……58kcal

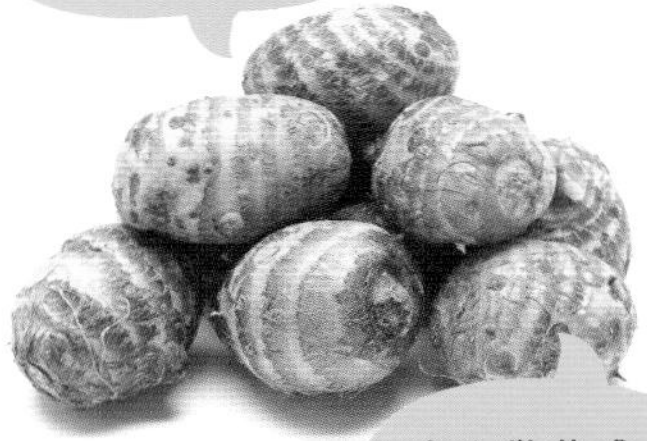

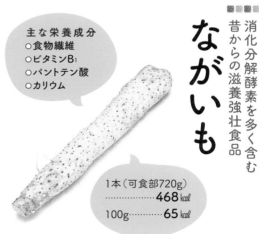

主な栄養成分
○食物繊維
○ビタミンB_6
○葉酸 ○カリウム

さといも独特のぬめりは、水溶性食物繊維のガラクタンやマンナンによるもの。ガラクタンには免疫機能を高める効果や、血中のコレステロールを下げるといった働きがあります。いも類の中ではカリウムが比較的多いのも特徴。

調理法

ぬめりを落としすぎない下ごしらえと加熱調理を

さといもの有効成分はこのぬめりにあるので、落としすぎないよう注意して。短時間でさっと下ゆでし、軽くぬめりを洗い流す程度にとどめましょう。

旬 9〜11月
選び方 表面に泥がついてやや湿り、かたいもの。切り口が白く、赤い斑点や変色がないもの
保存方法 乾燥と寒さに弱いので、新聞紙に包んで常温で保存する

消化分解酵素を多く含む昔からの滋養強壮食品

ながいも

主な栄養成分
○食物繊維
○ビタミンB_1
○パントテン酸
○カリウム

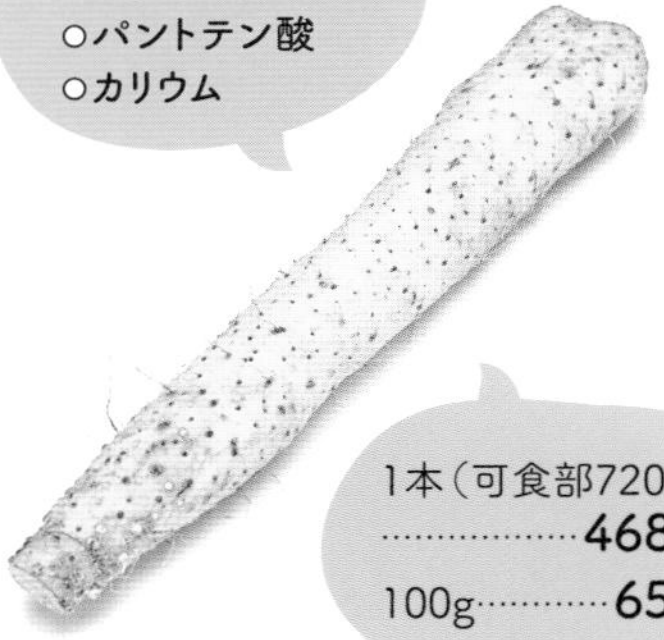

1本（可食部720g）……468kcal
100g……65kcal

加熱することが多いいも類の中では生食ができ、アミラーゼやグルコシダーゼなどでんぷん消化酵素を多く含みます。また、ながいも自体も消化が良く、胃腸が疲れにくくなります。加熱すると酵素の働きが止まるため、生食がおすすめ。

豆知識

ながいも、自然薯などながいもの種類は多い

すりおろすと粘り気があり、生で食べられるいもは、まとめて「ながいも」や「やまいも」などとよばれます。ただし実際には、ながいもや自然薯、銀杏《いちょう》いも、大和芋《やまといも》、大薯《だいじょ》など多数の種類があり、植物学的には別の種です。

旬 10〜3月
選び方 皮の色が肌色でツヤがあり、凹凸が少なく重みがあるもの。ひげ根が少ないもの
保存方法 乾燥を嫌うので、新聞紙で包んで冷蔵庫か冷暗所で保存

アーモンド

茶色の薄皮ごと食べて抗酸化力をまるごといただく

1個（1g）……6kcal
100g（乾燥）……587kcal

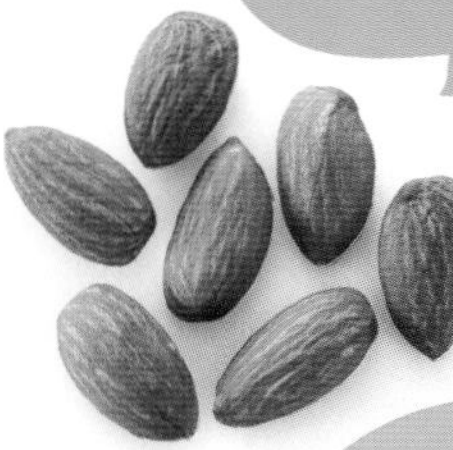

主な栄養成分
○食物繊維 ○脂質
○ビタミンE
○ビタミンB_1・B_2

抗酸化力の高いビタミンEの含有量が極めて多く、10粒ほどで1日の目安量の約半分がとれます。薄皮にも抗酸化作用があります。不溶性食物繊維やビタミンB群も含まれているので、おやつや料理のトッピングにも活用しましょう。

注目成分と作用

ナッツ類には必須脂肪酸が豊富

多くのナッツ類には、必須脂肪酸のリノール酸やα-リノレン酸に加えてオレイン酸が豊富。このほかマカデミアナッツには、酸化しにくいパルミトレイン酸が多めです。

旬 通年
選び方 傷がなく、きれいな薄皮がついたもの
保存方法 焼いたものは、密閉容器に入れ常温で保存。冷凍保存もできる

ごま

小さな粒に老化防止につながる栄養成分がたっぷり

主な栄養成分
○脂質
○ビタミンB_1・B_2・B_6
○カルシウム ○鉄

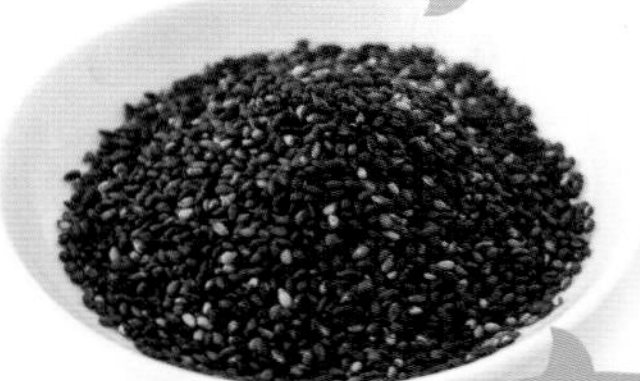

小さじ1（3g）……18kcal
100g（煎り）……599kcal

ごまの成分の半分以上は脂質でリノール酸やオレイン酸など、不飽和脂肪酸が多く含まれています。さらにビタミンやミネラル類も豊富。ごま特有の成分セサミンは抗酸化力が高く、老化防止や肝機能の改善にも効果があるとされます。

調理法

有効成分の吸収のためにはよくかんで

粒のまま食べると、有効成分の多くは消化吸収されずに排泄されてしまいます。また、生の状態も吸収がよくありません。ごまを使った料理はよくかんで食べましょう。また、市販のすりごまやねりごまを使っても。

旬 通年
選び方 色が濃く、粒がそろっているもの
保存方法 密閉容器に入れて、冷暗所で保存する

良質のたんぱく質を含み
カルシウムをはじめ栄養素が豊富

牛乳

牛乳（普通牛乳）は生乳（乳牛から搾ったままの乳）を加熱・殺菌し、容器に詰めたもの。たんぱく質やカルシウム、ビタミンB_2などを多く含みます。

また、カルシウムの吸収率が40％とほかの食品よりもすぐれています。これは、カルシウムとリンのバランスが理想的であるほか、乳糖やカゼインホスホペプチド※1が作用していると考えられています。牛乳はカルシウム不足の味方です。

200㎖（206g）……………………138kcal
100g………………………67kcal

主な栄養成分
- ○たんぱく質
- ○脂質
- ○ビタミンB_2
- ○カルシウム

旬 通年
選び方 生乳を加熱・殺菌した「普通牛乳」、生乳にクリームや脱脂乳、濃縮乳などの乳製品を加えて脂肪含量を調節した「加工乳」、加工乳にカルシウムなどの栄養素やコーヒーなどを加えた「乳飲料」がある
保存方法 冷蔵庫で保存して、開封後2～3日で飲みきる

注目成分と作用

機能性成分も含み免疫アップなどの効果も

牛乳には、さまざまな機能性成分も含まれています。抗菌・免疫作用や、鉄の吸収を促進する作用があるラクトフェリン、微量たんぱく質で骨形成を助けるシスタチン、カルシウムや鉄などのミネラルを溶けやすくし、吸収率を高める働きをするカゼインホスホペプチドなどがあります。

豆知識

牛乳を飲むとお腹がゴロゴロするのは？

牛乳に含まれる糖質のほとんどが乳糖です。牛乳を飲むとお腹がゴロゴロする人は、乳糖分解酵素が少なかったり働きが弱かったりして、小腸で乳糖が分解されないためです（乳糖不耐症）。そのような人向けに、酵素を加えて乳糖を分解した「乳糖分解乳」があります。

※１牛乳のたんぱく質を消化する過程で生成される物質。

チーズ

牛乳に含まれる栄養を手軽に濃縮した状態でとれる

主な栄養成分
○たんぱく質
○飽和脂肪酸
○ビタミンA
○カルシウム

スライス1枚（18g）……61kcal
100g（プロセスチーズ）……339kcal

世界中で作られていて、1000とも2000ともいわれる種類があります。牛乳1000㎖からナチュラルチーズ100gができるといい、それだけ栄養素も濃縮されています。しかも乳糖は減っているので、乳糖不耐症の人も安心です。

旬 通年
選び方 一般にハードなものよりソフトなもの、カビタイプよりそうでないもののほうがクセが少ない
保存方法 切り口をラップでぴっちり包んで冷蔵保存する

調理法

ナチュラルチーズとプロセスチーズの性質の違い

乳酸菌や酵素が生きているナチュラルチーズは、購入後も熟成が進みます。一方、プロセスチーズは、熟成が進まないため保存性が高く、加熱してもドロドロにはなりません。

ヨーグルト

乳酸菌の力で牛乳の栄養素を腸に優しく分解

1パック（450g）……279kcal
100g……62kcal

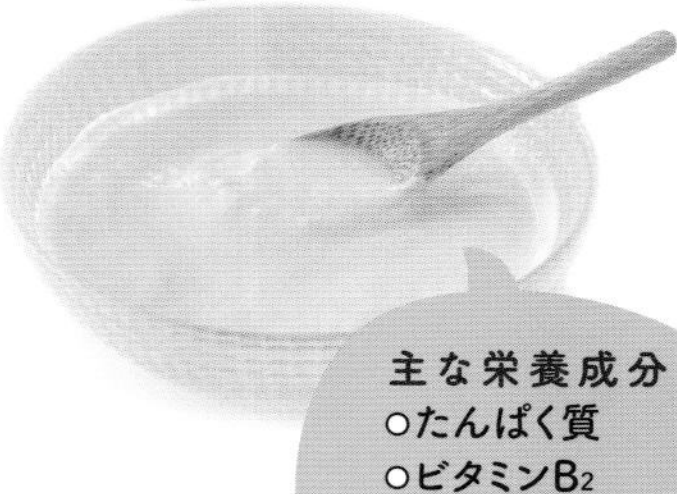

主な栄養成分
○たんぱく質
○ビタミンB_2
○カルシウム
○乳酸菌

ヨーグルトにはいろいろな乳酸菌が使われ、菌の違いで異なる性質や風味、香りをもちます。どの乳酸菌も腸内環境を整えて善玉菌を増やしますが、腸内細菌の数は一定なので、善玉菌が増えると悪玉菌が減ります。

旬 通年
選び方 きれいな白色をしているもの
保存方法 10℃以下の冷蔵庫で保存

豆知識

乳酸菌は生きたまま腸に届かないと意味はない？

生きたまま腸に届いた乳酸菌はもちろん、消化吸収の過程で死んだ乳酸菌も身体には有用。死んだ乳酸菌は善玉菌のエサになって善玉菌を増やし、腸内細菌のバランスを正常化するのに役立つからです。

たっぷりのビタミンを生で摂取したい春の恵み

いちご

品種改良が盛んに行われ、多くはビニールハウスなどによる促成《そくせい》栽培が行われています。

果物の中でもビタミンCが多く、10粒ほど食べれば1日の推奨量をクリアできます。また葉酸を豊富に含むほか、カリウム、食物繊維なども。

さらに機能性成分として、ポリフェノール（P157）のエラグ酸、アントシアニン、フラボノイドなどが含まれ、高い抗酸化作用が期待されています。

主な栄養成分

- ○葉酸
- ○パントテン酸
- ○ビタミンC
- ○カリウム

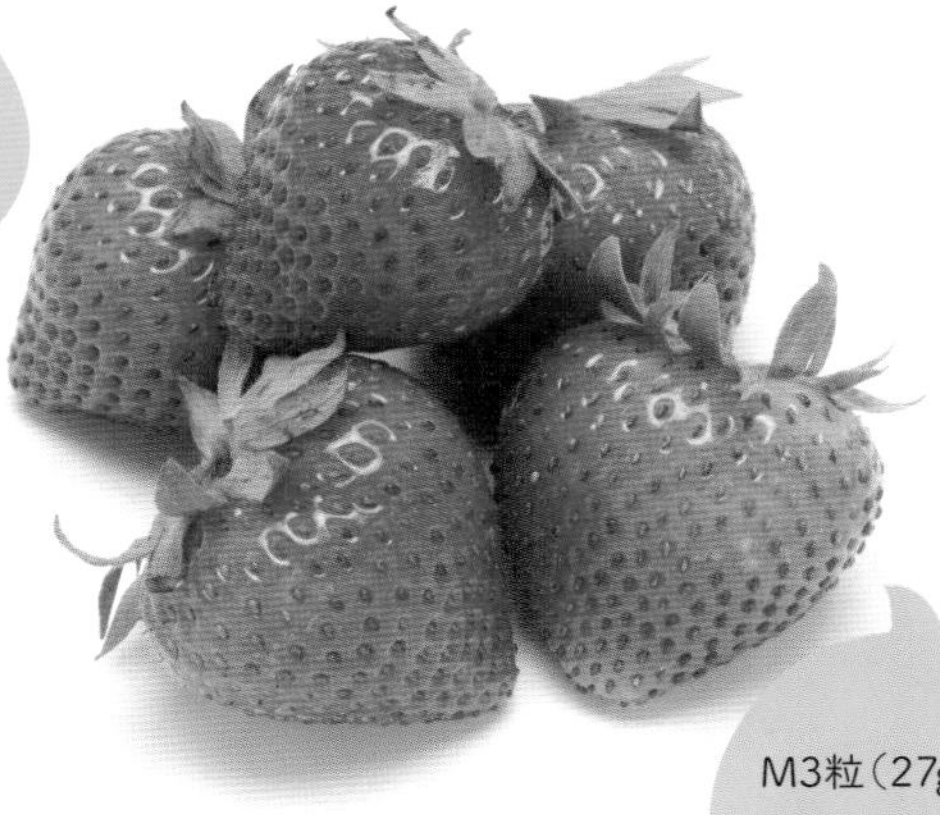

M3粒（27g）…………9 kcal

100g…………34 kcal

旬 12～4月（ハウス栽培）、5～6月（露地栽培）

選び方 ヘタの緑色がみずみずしく、ヘタ近くまで赤くてツヤとハリがあり、種が浮き出しているもの

保存方法 洗わずにパックの上からラップで覆い、冷蔵保存する

調理法

ビタミンCを生かせる生食がおすすめ

いちごはジャムやコンポートにしてもおいしいですが、豊富なビタミンCは水溶性で加熱にも弱い栄養素。ビタミンCの作用をそのまま生かすには、生で食べたり、スムージーにしたりするのがおすすめ。冷凍する場合は、ヘタを取って洗い、水気をよく除いてから冷凍用保存袋などに入れましょう。

豆知識

いちごの品種は増加中 ご当地ブランドも次々と

日本のいちごは約300種もあり、各地で品種改良が重ねられ、個性的な品種が続々と誕生しています。1粒100gを超える岐阜県の「美人姫」、光沢があり濃い紅色の千葉県の「真紅の美鈴」、大玉の白いいちごの佐賀県の「天使の実」など、ご当地ブランドとなるいちごも生み出されています。

代謝を向上させる
有機酸やミネラルを含む

梅干し

未熟な青梅は中毒を起こすことがあるので、実を生食することはなく、梅酒や梅干しなどに加工して利用されます。梅酒には青梅を、梅干しには熟したものが使われます。

梅干しにはクエン酸などの有機酸が多く含まれています。クエン酸はエネルギー代謝を活発にするほか、カルシウムや鉄などのミネラルの吸収を高める効果があります。ただし、減塩を考えて食べすぎないようにしましょう。

中1粒（可食部10g）……3 kcal
100g……30 kcal

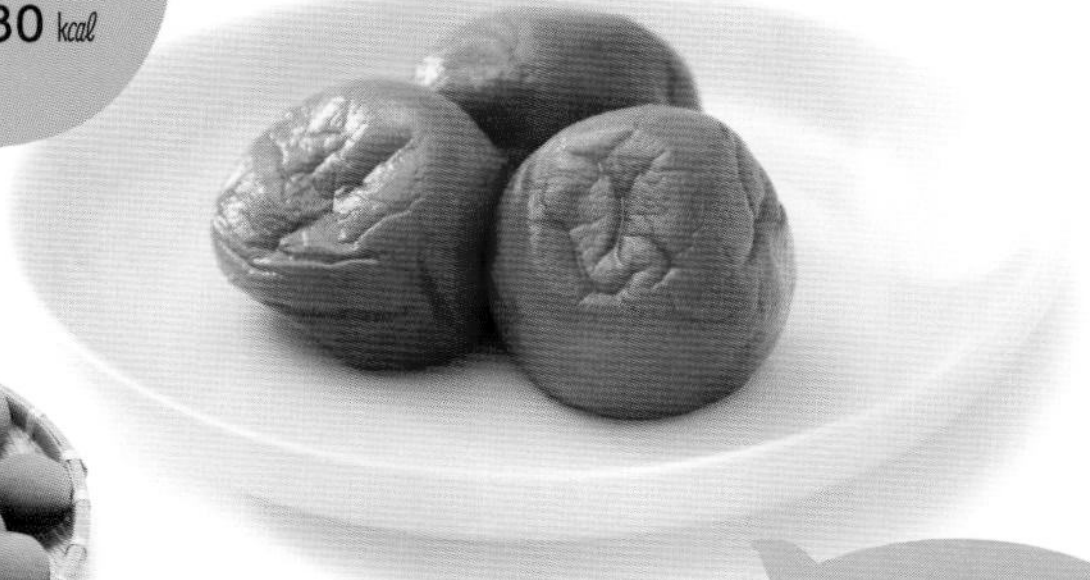

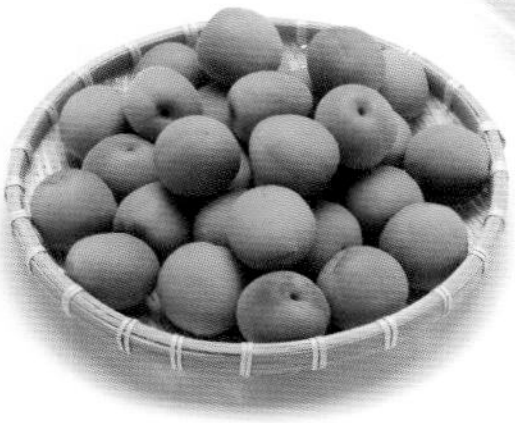

主な栄養成分
- ○ナトリウム
- ○鉄
- ○クエン酸
- ○コハク酸

旬 通年
選び方 天日干ししているものがおすすめ
保存方法 容器に入れて冷蔵か常温で保存

注目成分と作用

青梅の有害物質が梅干しで有効成分に

青梅にはアミグダリンという中毒のもとになる物質があり、生食することはできません。ところが、梅干しになる段階でアミグダリンは分解されベンズアルデヒドに。これは防腐作用や消炎作用のある芳香成分です。おにぎりやお弁当に梅干しを入れると、クエン酸の作用も加わり防腐効果が期待できます。

豆知識

しその色素成分と反応し赤い梅干しに

赤しそと一緒に漬けた梅干しは、きれいな赤い色をしています。これはしその色素成分であるシソニンが、酸を加えると赤く発色する性質をもっているから。シソニンと梅の有機酸（クエン酸やリンゴ酸）が反応するためです。シソニンには抗酸化作用があり健康効果が期待されています。

柿

みかん以上のビタミンCとピーマン並みのビタミンA

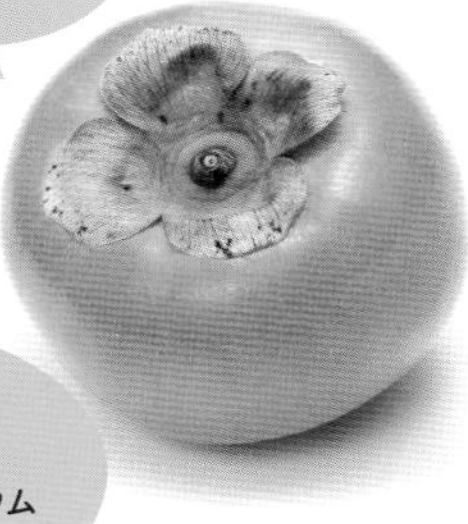

M1個（可食部182g）……109kcal
100g……60kcal

主な栄養成分
- ○ビタミンA
- ○ビタミンC ○カリウム
- ○β-クリプトキサンチン

ビタミンCが豊富で、かぜやインフルエンザなどの感染症予防につながります。また、β-クリプトキサンチンには抗がん作用があるといわれ、抗酸化作用が高いビタミンCとの相乗効果によるがん予防効果も期待されています。

豆知識

タンニンとカリウムで二日酔いに効く

柿に含まれている渋みのもとであるタンニンのアルコール分解作用と、カリウムの利尿作用が合わさり、二日酔いのもとになっている有害物質を効果的に排泄します。

旬 9〜11月
選び方 皮にツヤがありずっしり重いもの。ヘタの形がきれいで実にはりついているもの
保存方法 冷蔵保存がおすすめ。水で濡らしたキッチンペーパーをヘタの上にのせると良い

キウイフルーツ

美肌や、老化防止、高血圧の予防などに貢献

主な栄養成分
- ○葉酸
- ○ビタミンB_6
- ○ビタミンC
- ○カリウム

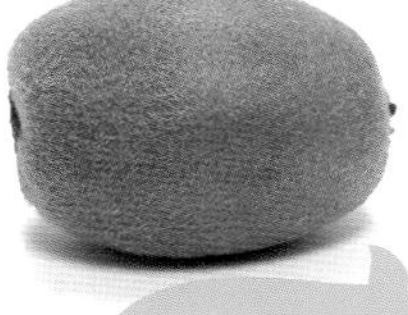

1個（可食部102g）……54kcal
100g……53kcal

果肉が緑色のグリーンキウイと黄色のゴールドキウイがあります。
抗酸化作用が高いビタミンCとビタミンEを豊富に含み、がん予防や感染症予防、美肌効果などが期待できます。また、葉酸や水溶性食物繊維のペクチンも多く含みます。

調理法

たんぱく質分解酵素を含み肉の軟化に役立つ

たんぱく質分解酵素のアクチニジンを含んでいます。特に皮に豊富で、かたい肉の上にのせておくと肉の軟化効果あり。キウイゼリーを作るとき、たんぱく質を含むゼラチンを使うと固まらなくなります。

旬 11月
選び方 皮にある茶色い産毛が生えそろっていてしわがないもの。香りと弾力が出てきたら食べごろ
保存方法 食べごろになったキウイは冷蔵庫へ。それ以外は冷暗所で常温保存または冷蔵保存する

グレープフルーツ

血液サラサラ&発がん抑制効果が期待される苦味成分

主な栄養成分
- ○パントテン酸
- ○ビタミンC
- ○クエン酸
- ○ナリンギン

1個（可食部315g）……120kcal
100g……38kcal

名前の由来はぶどうのように果実が鈴なりになることから。白色（または淡黄色）の果肉のほか、色素（リコペン）を含んだ赤、その中間などがあります。ビタミンCを豊富に含んでいるので美肌効果や免疫機能アップが期待できます。

注目成分と作用

苦味成分のナリンギンはマーマレードにしてとる

苦味成分であるナリンギンには、抗酸化力や免疫機能を高める作用があります。皮に多く含まれているので、低農薬のものを選びよく洗ってマーマレードにするのがおすすめ。

※ただし、降圧剤を飲んでいる人は薬剤師に相談を。

旬 4～5月
選び方 皮にハリがあってきれいな丸い形をしていて、ずっしりと重みがあるもの
保存方法 風通しのよい冷暗所に置く。冷蔵庫へ入れる場合は、ビニール袋などに入れ低温障害に注意する

すいか

食べてむくみ予防や老化防止、疲労回復に役立てて

M1/8個（可食部375g）……139kcal
100g……37kcal

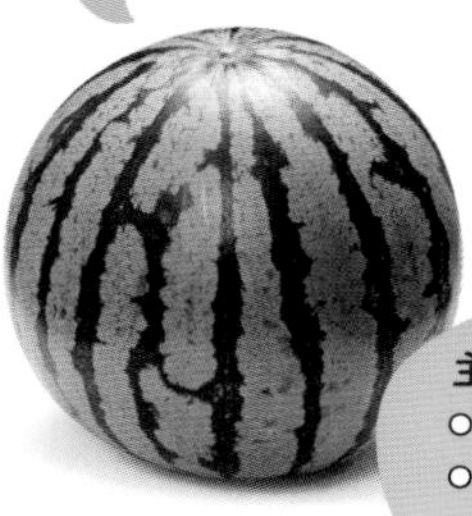

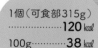

主な栄養成分
- ○ビタミンA
- ○ビタミンC
- ○カリウム　○シトルリン

すいかの果肉の赤い色はカロテノイドのリコペンで、黄色はβ-カロテン由来。どちらも抗酸化作用が高く、抗がん作用や動脈硬化対策、老化抑制作用が期待されています。カリウムが豊富で、利尿作用がありむくみを解消します。

調理法

シトルリンが多い白い皮はきゅうり感覚で利用

赤い果肉と皮の間の白い部分にはアミノ酸の一種のシトルリンが含まれています。血管を広げて血流を良くする効果があります。捨てずに、ぬか漬けやサラダにすると意外なおいしさが楽しめます。

旬 7～8月
選び方 縞模様がはっきりしているもの。カットすいかの場合は切り口が滑らかなものを選ぶ
保存方法 低温障害を起こしやすいので冷暗所で常温保存を。ただし、冷やしたほうが甘くなる

梨

さわやかな甘味が疲れを癒し 腸内環境を整える

梨には脂質やでんぷんの劣化を防ぐとされるソルビトールが含まれ、便秘解消や腸内環境を整える働きも期待されます。また、アスパラギン酸やクエン酸、リンゴ酸などを含み、疲労回復にも効果的といわれています。

M1個（可食部213g）……92kcal
100g……43kcal

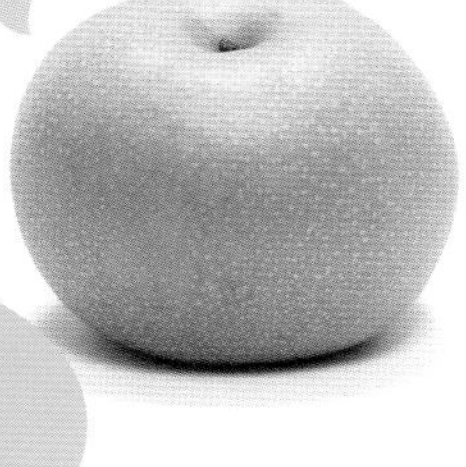

主な栄養成分
- ○食物繊維
- ○ナイアシン
- ○カリウム
- ○ソルビトール

旬 9〜10月
選び方 軸がしっかりとしていて重みがあるもの。皮にハリがあり、果肉に色むらがないもの
保存方法 冷気に長くあてると甘味が抜けやすいので、常温保存。冷蔵庫には食べる数時間〜1日前に入れる

豆知識

石細胞が少ない洋梨は滑らか食感

梨特有のシャキシャキとした食感は、リグニンとペントザンという成分によって生まれた石細胞という食物繊維のかたまり※1。洋梨には少ないため、滑らかでとろけるような食感になります。

※1 食物繊維ではないとする説もあります。

バナナ

スポーツ時のエネルギー源として好適

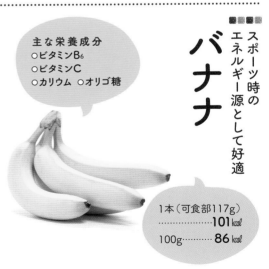

すぐエネルギーに変わる果糖やブドウ糖などとじわじわ変わるでんぷんの持続力とで、優れたエネルギー源とされるバナナ。オリゴ糖が多いので腸内環境改善に効果的です。また、カリウムも豊富に含み、むくみを解消する作用もあります。

主な栄養成分
- ○ビタミンB_6
- ○ビタミンC
- ○カリウム ○オリゴ糖

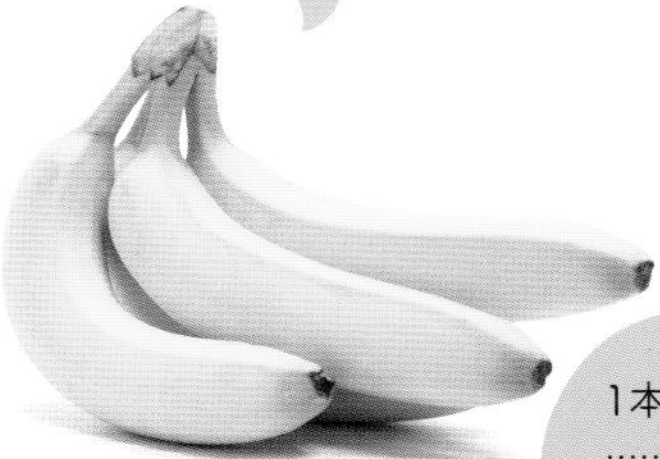

1本（可食部117g）……101kcal
100g……86kcal

旬 通年
選び方 軸の付け根がしっかりしていて、皮が均一に黄色く、すぐに食べないならシュガースポットの出ていないもの
保存方法 低温に弱いため、常温で保存する

調理法

バナナは熟すほど甘味がアップ

バナナが熟して甘味が増したころ、黄色い皮に黒っぽい斑点が出てきます。これはシュガースポットといい、消化が良くなって抗酸化力がアップしたサイン。牛乳や卵を加えたバナナドリンクもおいしい。

ぶどう

糖類で最も吸収されやすいブドウ糖など4種の糖が豊富

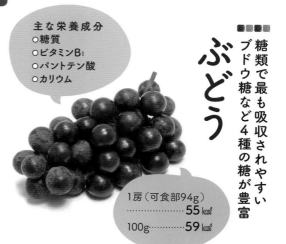

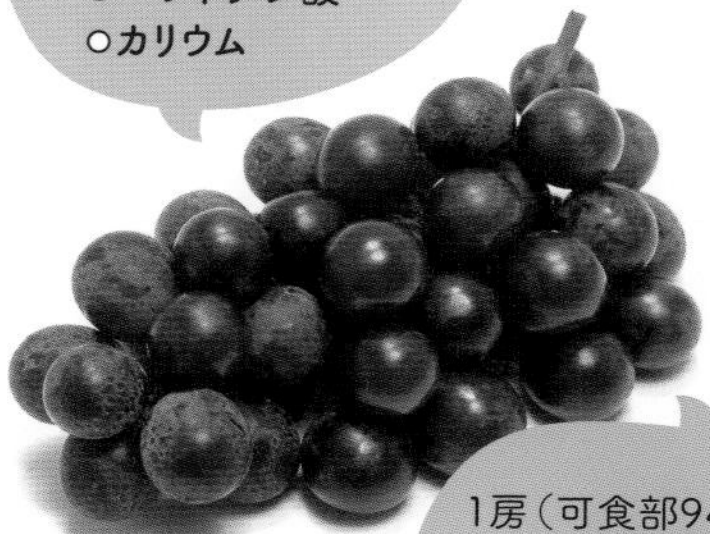

主な栄養成分
- 糖質
- ビタミンB_1
- パントテン酸
- カリウム

1房（可食部94g）……………55kcal
100g…………59kcal

ぶどうの糖分は素早くエネルギーに代謝されるので、即効性の疲労回復効果があります。赤い色はレスベラトロールというポリフェノールで、抗酸化作用により生活習慣病の予防効果がありますが、多く含まれるのは皮や種です。

旬 8〜10月
選び方 実が密につき、持ち上げても実が落ちないもの。皮にブルームという白い粉がついているもの
保存方法 冷やしすぎると甘味が抜けるので、冷蔵保存は2〜3日にとどめて

豆知識

干しぶどうなら皮のポリフェノールもとれる

ぶどうのポリフェノールは皮と種に集中して含まれています。干しぶどうは皮ごと食べられるうえに成分も濃縮され、カリウムやカルシウム、鉄などのミネラルも多く含みます。

ブルーベリー

豊富なビタミンや食物繊維も含む抗酸化力の高いフルーツ

10粒（10g）……5kcal
100g…………49kcal

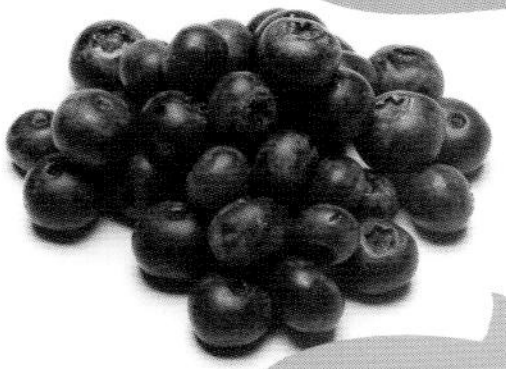

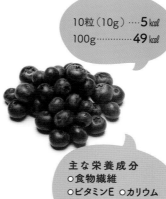

主な栄養成分
- 食物繊維
- ビタミンE
- カリウム
- アントシアニン

ポリフェノールの一種で抗酸化力に優れたアントシアニンが豊富なことで有名。栄養素ではビタミンEを豊富に含むので、抗酸化作用による動脈硬化予防効果が期待されます。また食物繊維の量は、果物の中ではトップクラスです。

旬 6〜7月
選び方 皮の色が黒色に近く、大粒で表面にブルームという白い粉がついているもの
保存方法 密閉容器に入れて冷蔵保存。冷やしすぎると甘味が抜けるので、3日以上食べないときは冷凍保存がおすすめ

調理法

ジャムのとろみのもとは食物繊維のペクチン

果物を煮詰めてジャムを作ると、ペクチンの働きで自然ととろみが出てきます。とろみがつかないときは、果物の糖度不足やpHが3.3以上の可能性が。砂糖かレモン汁を加えてみるとよいでしょう。

袋ごと食べて、抗酸化力の高い成分を余さずとりたい

みかん

通常、「みかん」と言えば温州《うんしゅう》みかんを指します。酸味と甘味のバランスがよく、皮がむきやすく、袋（じょうのう膜）ごと食べられます。

抗酸化力がとても高いカロテノイドのβ-クリプトキサンチンや、β-カロテンなどの抗酸化物質が豊富に含まれています。さらに香り成分のリモネンやテルペノイド、ビタミンCやEなど、抗がん作用が期待される成分が多く含まれるのも特徴です。

主な栄養成分
- ○ビタミンA
- ○ビタミンB_1
- ○ビタミンC
- ○カリウム

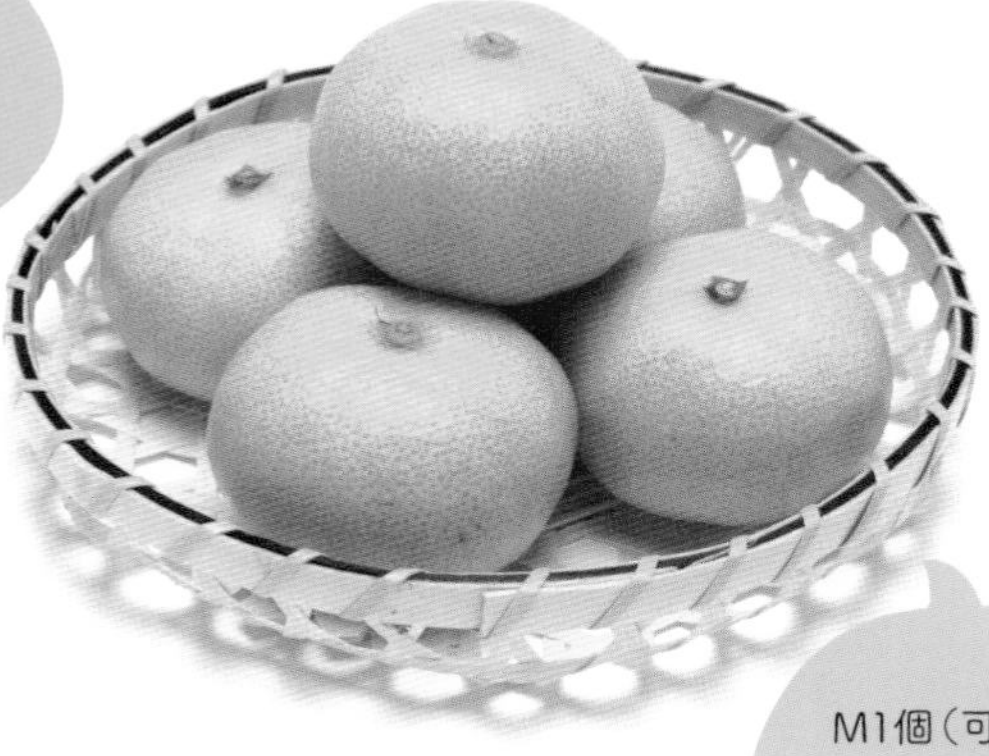

M1個（可食部88g）……40kcal
100g……46kcal

旬 11～1月
選び方 皮の色が鮮やかでふかふかせず、あまり大きすぎないもの
保存方法 風通しの良い冷暗所で保存する

注目成分と作用

ビタミンPを含む筋や食物繊維が多い袋も食べて

白い筋には、血管壁を強くして動脈硬化を予防したり、ビタミンCのリサイクルを助けたりするビタミン様物質（P.156）のビタミンPが多く含まれています。また薄皮は消化しづらいものの、ペクチンなどの食物繊維が多く整腸作用があるので、できれば捨てずに食べましょう。

豆知識

皮を乾燥させた「陳皮」はかぜの改善や血行促進に

みかんの皮を乾燥させた「陳皮《ちんぴ》」は、生薬としても有名。せきや痰などのかぜ症状の改善や血管を拡大させて血流を良くする効果、胃酸の分泌や腸の蠕動運動を促す効果、リラックス効果などがあるとされています。陳皮は七味唐辛子にも使われています。

神話や昔話に不老不死をもたらす果物として登場

もも

ももの品種には果肉が白くて甘味が強く、とろけるようにやわらかい白肉種、果肉は黄色でかたく酸味があり、主に缶詰にする黄肉種、ももを品種改良したネクタリンなどがあります。

　果糖が多く効率よくエネルギー源となるため、肉体疲労の回復に効果的です。余分なナトリウム（食塩）を排泄するカリウムも豊富に含んでいます。水溶性食物繊維のペクチンも多く、便秘の改善効果も期待されます。

M1個（可食部170g）
……………………68 kcal
100g……………40 kcal

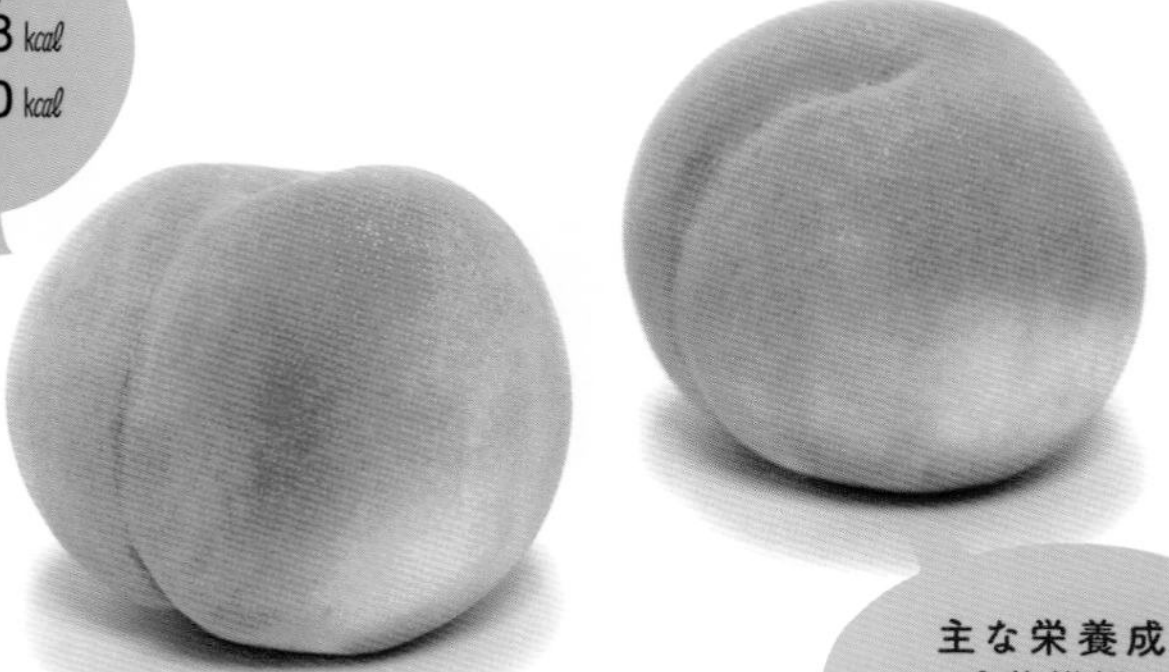

主な栄養成分
○食物繊維
○ビタミンE
○ナイアシン
○カリウム

旬 7～9月
選び方 ふっくらときれいな丸みがあり、全体的に皮の赤みが濃いもの
保存方法 熟す前に冷やすと追熱が進まないので、常温で保存し食べる2～3時間前に冷蔵庫に入れる

調理法

薄い塩水、レモン汁、砂糖水などで褐変を防ぐ

ももやりんごは切ってしばらくすると茶色くなります。これは果物に含まれるポリフェノール類に酵素が働いて起こる変化（褐変）です。褐変を止めるには、切ってから薄い塩水にくぐらせるか、レモン汁もしくは砂糖水（シロップ）をかけます。色止めをしても、早めに食べましょう。

豆知識

「仙人の果実」とされるももは老化予防の成分が豊富

昔から、ももは病気を防ぐ「仙人の果物」とよばれ不老不死のシンボルとされたことも。抗酸化ビタミンともいわれるビタミンEのほか、皮の近くには抗酸化作用の高いカテキンを含み、老化を予防するといわれています。また、カリウムには高血圧を予防する効果があります。

カリウム豊富なりんごで高血圧を予防
りんご

主な栄養成分
○ペクチン ○ビタミンE
○ナイアシン ○カリウム

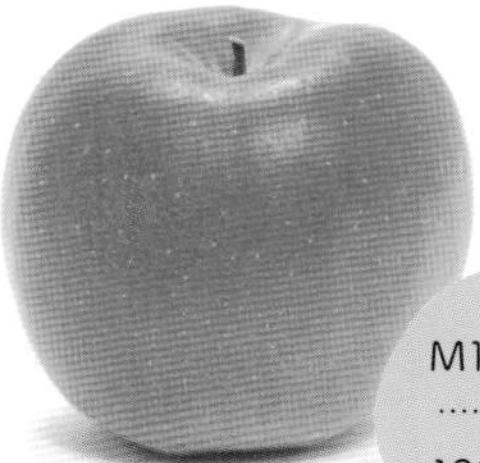

M1個（可食部238g）……136 kcal
100g……57 kcal

カリウムが多く、体内の過剰なナトリウムを排泄させて、高血圧を予防します。また、酸味のもとはクエン酸やリンゴ酸で、鉄の吸収やエネルギー代謝を助ける働きがあります。豊富に含まれるペクチンは、腸の働きを助けてくれます。

旬 9〜11月
選び方 皮にハリとツヤがあって赤味がお尻までまわっており、実がよく締まっているもの
保存方法 温度変化と乾燥に弱いので、湿度が高めの冷暗所で常温保存するかビニール袋に入れて冷蔵保存

豆知識

身体の老化を防ぐ「1日1個のりんごで医者いらず」

皮の赤い色素は、アントシアニン。抗酸化作用が高く、皮ごと食べれば老化抑制やがん予防効果が期待できます。水溶性食物繊維のペクチンも多く、老廃物の排泄を助けます。

ビタミンCや有機酸で血管や肌を健康に保つ
レモン

果汁大さじ1（15g）……4 kcal
100g（果汁）…26 kcal

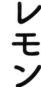

主な栄養成分
○葉酸 ○ビタミンC
○カリウム ○クエン酸

多くは輸入ものですが、近年は国産レモンの生産が増加しています。抗酸化作用のあるビタミンCや血管を丈夫にする働きがあるビタミンPを含有。果汁を飲み物のベースにするほか、酸味づけや香りづけなどに利用します。

旬 9〜1月
選び方 皮にハリがあり色むらがなく、ヘタが枯れていないもの。重みがあるもの
保存方法 常温だと数日、ビニール袋に入れて冷蔵保存すると1カ月ほどもつ

注目成分と作用

クエン酸の働きで鉄などを効率良く摂取

レモンをはじめ柑橘類などに多く含まれているクエン酸には、糖の代謝を助けたり、鉄やマグネシウムの吸収率をアップさせる働きがあります。クエン酸は天然の防腐剤としても活用されています。

少量で多くの高エネルギーになる
とりすぎには注意

植物油

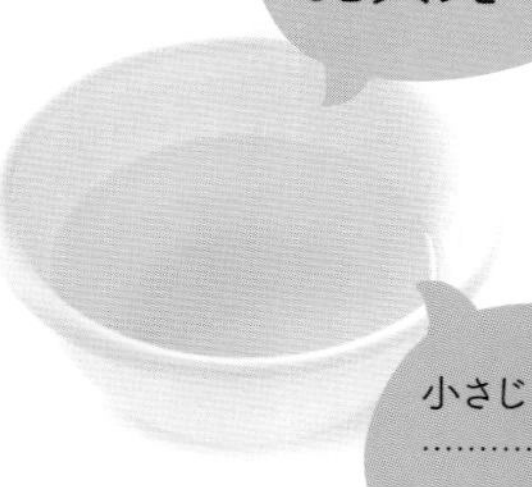

主な栄養成分
○脂質
○ビタミンE

小さじ1（4g）……37kcal
100g……921kcal

大豆や菜種、オリーブ、とうもろこし、紅花、ごまなどから採った油の総称。オレイン酸やリノール酸を多く含み、血中LDLコレステロール値を下げる働きがあります。カロテンやビタミンEなど油に溶けやすい成分の吸収を高めます。

旬 通年
選び方 製造日が新しいもの。低温圧搾タイプがおすすめ
保存方法 開封したり日光に当たると酸化が始まるので、冷暗所に保存し早めに使い切る

調理法

サラダ油と天ぷら油は植物油をブレンドしたもの

サラダ油と天ぷら油はどちらも独自の製法で各種の植物油をブレンドしたもの。サラダ油は低温でも結晶化しないように精製し、天ぷら油は加熱調理に向くように作られています。

代謝に欠かせない有機酸の働きで
血糖値の上昇抑制効果に期待

酢

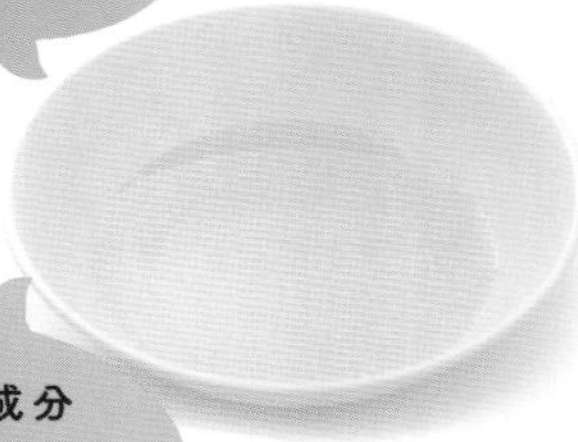

100g（穀物酢）……25kcal
100g（黒酢）……54kcal

主な栄養成分
○ビタミンB_{12}
○モリブデン
○酢酸　○クエン酸

小麦や米などから作る穀物酢、米から作った米酢、りんごなどが原料の果実酢、黒酢などがあります。クエン酸や酢酸《さくさん》などの有機酸を含み、食後の血糖値上昇の抑制に効果的です。酢にはごぼうやれんこんなどの切り口の変色を防ぐ働きも。

旬 通年
選び方 合成酢やアルコール酢、醸造酢などがあるので、料理や好みに合うものを
保存方法 開封したら冷暗所で保存。1カ月を目安にできるだけ早く使い切る

豆知識

長期熟成された黒酢はクセもあるがクエン酸も多い

黒酢は醸造酢の一種で、原材料は玄米と米麹、水のみ。それらを壺に入れ、屋外で1～3年間ゆっくり発酵・熟成させたものです。独特のクセもありますが栄養価が非常に高く、特にアミノ酸と有機酸が豊富です。

はちみつ

砂糖より甘味が強く
エネルギー量も低め

大さじ1（21g）……64 kcal
100g……303 kcal

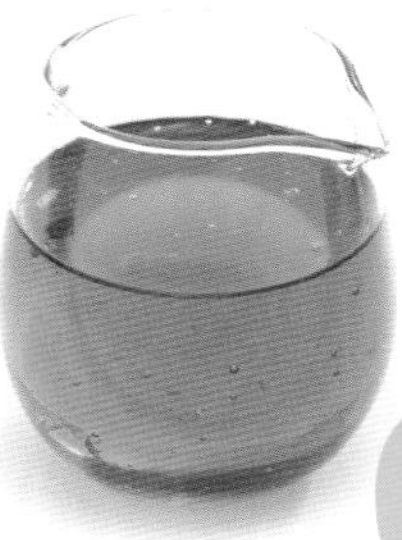

主な栄養成分
○糖質 ○カリウム
○亜鉛

消化吸収の良い果糖とブドウ糖が主成分なので、疲労を素早く回復させる働きがあります。このほか花やミツバチ由来のビタミンやミネラル、酵素なども含まれています。はちみつ小さじ1強と砂糖大さじ1はほぼ同じ甘さです。

旬 通年
選び方 加熱処理をしていないものほど、ミネラルが豊富
保存方法 密閉し、直射日光の当たらない場所で常温保存する

豆知識

1歳児未満の乳児にははちみつは厳禁

はちみつにはボツリヌス菌の芽胞が入っていることがあります。腸が未発達な乳児がはちみつを食べると「乳児ボツリヌス症」を起こす危険があり、命を落とす場合もあるので要注意です。

みそ

みそあえ、みそ漬け、みそマヨなど
使い方はいろいろ

主な栄養成分
○たんぱく質
○ビタミンE
○ビタミンB_2
○ナトリウム

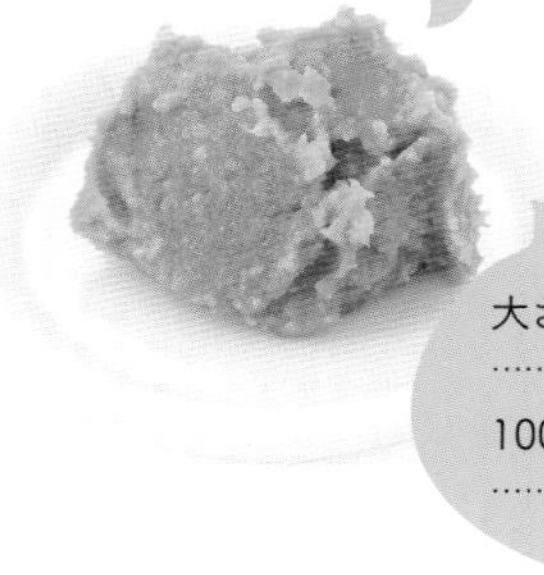

大さじ1（18g）……35 kcal
100g（淡色辛みそ）……192 kcal

蒸した大豆と米、麦などの穀物に麹と塩を加えて作る発酵食品です。必須アミノ酸をはじめ多種のアミノ酸をバランス良く含みます。大豆ペプチドなどが、発酵を経て大豆より吸収されやすくなっています。ただし食塩の摂取量には注意。

旬 通年
選び方 天然醸造で長期熟成のもののほうが、香りやうま味が強い
保存方法 表面を平らにしてしっかりラップをかけて、湿度の低い冷暗所か冷蔵庫で保存する

豆知識

代謝を上げる赤みそ ストレス軽減には白みそ

赤みそは大豆由来の栄養素が多く、ペプチドやメラノイジンなどは抗酸化作用があり、代謝を上げます。白みそに含まれるGABAは、脳の興奮を抑える神経伝達物質。ストレス軽減や安眠などの効果が期待されます。

抗酸化力の高いポリフェノールを多く含む

赤ワイン

主な栄養成分
- アルコール
- アントシアニン
- カテキン
- タンニン

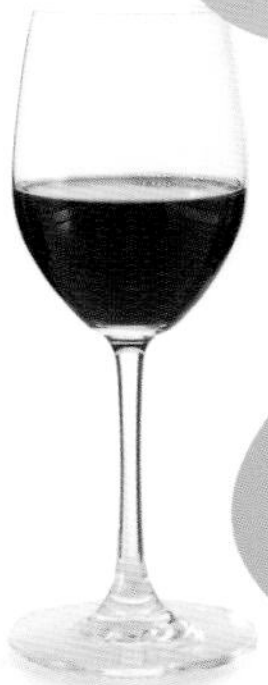

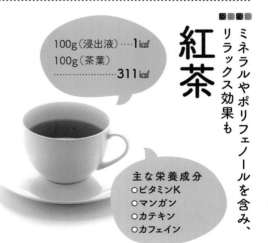

ワイングラス1杯（80g）……58kcal
100g……73kcal

赤ワインは果実や種、果皮も一緒につぶして発酵させるため、ぶどうの皮や種に含まれるポリフェノールや香り成分などの機能性成分が豊富。ただし、いくら体に良くても、飲みすぎては肥満や肝疾患の原因にもなるので要注意です。

注目成分と作用

多種類のポリフェノールを含む

タンニンやアントシアニン、カテキン、レスベラトロールなど数種類のポリフェノールを含みます。これらは抗酸化力が高く、動脈硬化や心疾患の予防に効果があります。

旬 通年
選び方 酸化防止剤などの添加が少ないものを選ぶ
保存方法 開封後は劣化してしまうので、きちんとふたをして、2～3日中に飲みきる

ミネラルやポリフェノールを含み、リラックス効果も

紅茶

100g（浸出液）……1kcal
100g（茶葉）……311kcal

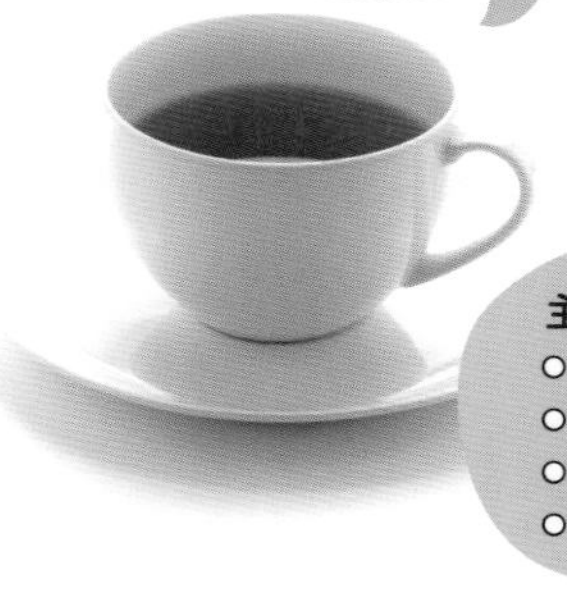

主な栄養成分
- ビタミンK
- マンガン
- カテキン
- カフェイン

茶葉を完全発酵させたものが紅茶。茶葉にはビタミンC以外のビタミンやミネラル、テアフラビンやテアルジンといったポリフェノールが含まれ、これらの効果が期待できます。またアミノ酸の一種のテアニンにはリラックス作用があります。

調理法

たっぷりの茶葉を蒸らすのがおいしい紅茶をいれるコツ

茶葉はティースプーン（約3g）で人数分＋1杯、湯は150mℓ×人数分が目安。蒸らし時間は3～4分またはパッケージの表示に合わせて。ティーバッグの場合は、揺らさず、皿などでふたをして蒸らして。

旬 通年
選び方 賞味期限を確認して。密封していないティーバッグは酸化しやすく風味が落ちやすい
保存方法 光を遮断するような密閉容器に入れ、なるべく早く飲みきる

覚醒作用をもつカフェインのほか
抗酸化成分も含む

コーヒー

100g（浸出液）……4kcal
100g（インスタントコーヒー）……288kcal

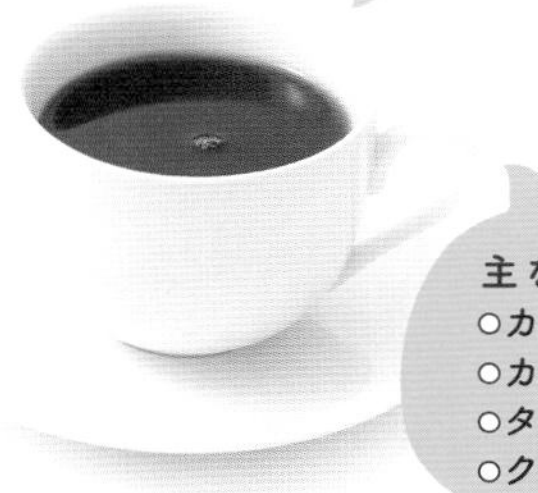

主な栄養成分
- ○カリウム
- ○カフェイン
- ○タンニン
- ○クロロゲン酸

カフェインには覚醒作用や興奮作用に加えて、アセトアルデヒドの分解を促す働きがあり、二日酔いの予防や症状軽減が期待できます。タンニンやクロロゲン酸など抗酸化成分も含み、香りによるリフレッシュ効果も注目されています。

注目成分と作用

多くの作用があるカフェイン 近年は健脳効果にも期待

カフェインは、緑茶（玉露）に次いでコーヒーに多く含まれ、利尿作用があります。さらに、脳の血液循環を良くしてアルツハイマーを防ぐ健脳効果も研究されています。

旬 通年
選び方 豆の大きさや濃さが均一でそろっているもの。焙煎から時間が経っていないもの
保存方法 密閉容器に入れて冷蔵保存。ひいた豆なら1～2週間、豆は1～2カ月が目安

茶葉が蓄えた栄養を
利用してリラックス

緑茶

主な栄養成分
- ○葉酸 ○ビタミンC
- ○カリウム
- ○マンガン

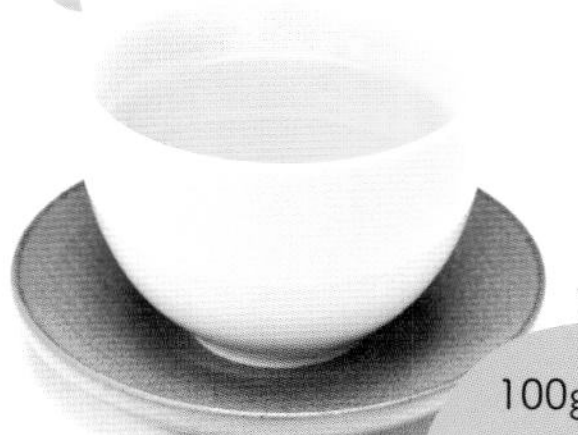

100g（浸出液）……2kcal
100g（煎茶、茶）……331kcal

茶葉を発酵させずに作るため、茶葉本来の栄養成分を残しているのが特徴。浸出液にはビタミンCやミネラル、カテキンやカフェインが含まれています。抹茶なら、茶葉に含まれるβ-カロテンやビタミンB群などがまるごととれます。

注目成分と作用

玉露などにも 紅茶と同様にテアニンが含まれる

光が当たると茶葉に含まれるテアニンがカテキンに変わるため、日光を遮って育てる玉露などのかぶせ茶にはテアニンが豊富。テアニンはうま味成分のひとつで、リラックス作用があります。

旬 5月（新茶）
選び方 煎茶は緑色が濃くてツヤがあり、かたく、香りがよいもの
保存方法 密閉容器に入れ、冷暗所で常温保存する

もっと知りたい
栄養のハナシ

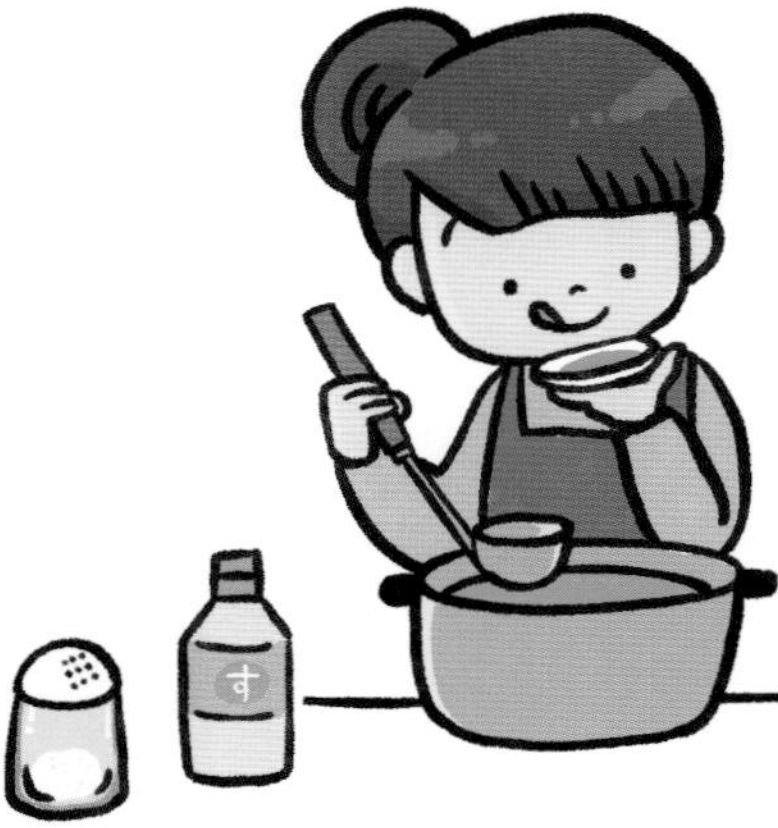

味つけの基本となる７つのタイプ

調味の割合を覚えておくと便利

おいしいと感じる味つけの基本は７つのタイプに分けられます。それぞれの調味の割合（材料の重量に対する割合）を覚えておくと、誰でも同じ味が再現できるし、どんな人数分でも応用できるのでとても便利です。

❶**汁物・焼き物タイプ**……食塩１％前後の調味。体液とほぼ同じ塩分濃度。そのせいか、おいしいと感じる人が多い。

❷**漬物タイプ**……食塩５～10％前後の調味。

❸**煮豆・デザートタイプ**……砂糖20％前後の調味。温度によって感じ方が異なるので、10～１２０％増減しても。

❹**煮物タイプ**……食塩１～２％前後、砂糖５％前後。塩味と甘味の割合によってさまざまな味の煮物になる。

❺**サラダ・酢の物タイプ**……食塩１％前後＋酢６％（＋砂糖３％）。

❻**炒め物、揚げ物タイプ**……食塩１％前後、油10％。

❼**白飯タイプ**……調味０％。材料の持ち味だけで料理になるもの。

塩分１％の味にするには、塩であれば材料１００ｇあたり１ｇ（小さじ⅙）を使います。しょうゆの場合は換算すると材料１００ｇあたり６ｇ（小さじ１）、みそであれば材料１００ｇあたり８ｇ（大さじ½）が塩分１％の味つけになります。

糖分１％の味にする場合は、砂糖であれば材料１００ｇあたり１ｇ（小さじ⅓）を使います。

資料：『調理のためのベーシックデータ』女子栄養大学出版部、『食事コーディネートのための主食・主菜・副菜料理成分表』群羊社

第5章

栄養成分で身体の不調を癒す

不快な症状や病気の中には、
栄養素の過不足が原因になったり、
食事で症状が改善されたり調子が整ったりするものも。
なかには食事制限が必要になるものもあります。

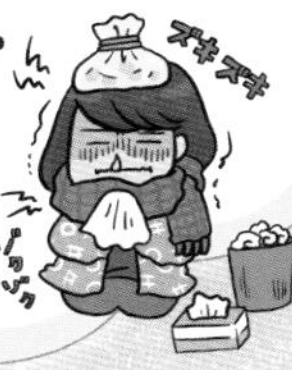

かぜ

栄養と睡眠を十分に、ビタミン類をしっかり摂取して

❖症状別食事のポイント❖

**免疫機能や抵抗力を高める
たんぱく質やビタミンA、B群、Cの補給を！**

発熱・悪寒

水分とエネルギー補給をしっかり。発熱で消耗しやすいビタミンB_1・B_2を摂取して。

鼻水・鼻づまり

発汗作用のあるねぎやしょうがが、温かい食べ物を。ビタミンAで粘膜を強化しましょう。

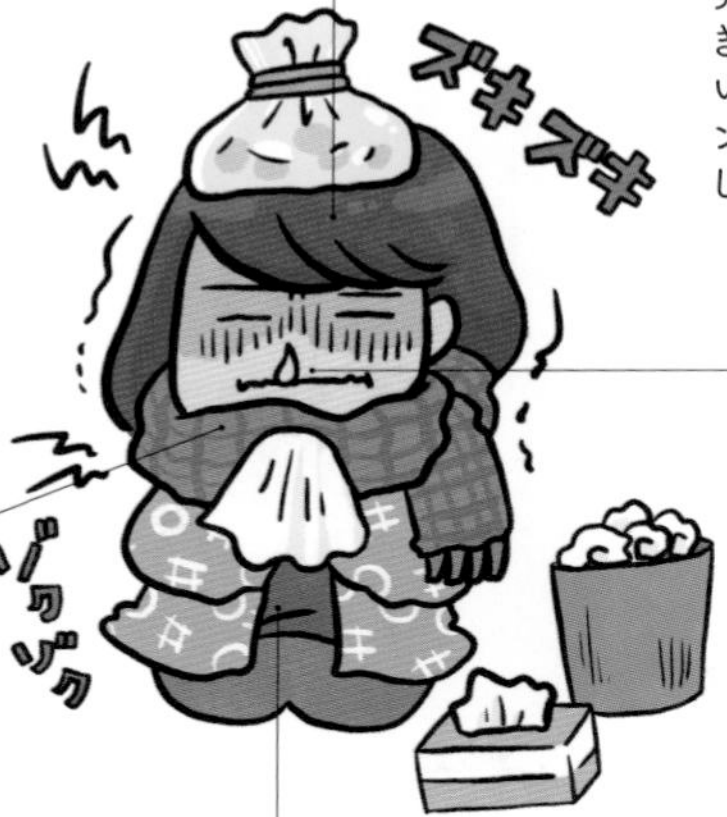

せき・のどの痛み

辛い、塩辛い、酸味が強い、熱いなどの刺激物は避けて。ビタミンCには、のどの粘膜の補修を助ける働きがあります。

下痢・吐き気

脂質や不溶性食物繊維は避け、消化の良いものを。下痢のときはスープなどで水分とミネラルを補給しましょう。

鼻やのどの炎症の総称 こじらす前に対処を

かぜとは正式な病名ではなく、鼻《び》腔《くう》、咽頭《いんとう》、喉頭《こうとう》などに引き起こされる炎症の総称です。かぜ症候群ともよばれます。症状としては、せき、のどの痛み、鼻水、発熱、頭痛、下痢などさまざまです。かぜの原因はほとんどがウイルスによるもので、そのうちインフルエンザウイルスによるかぜは流行性感冒といわれています。

適量のたんぱく質、低脂肪の食品を中心に、ビタミンA・B群・Cを補い、発汗で失う水分をしっかり補給します。胃腸機能が低下しているため、消化に負担のかかる脂質や不溶性食物繊維は避けましょう。

発熱

食事でしっかり水分とエネルギーを補給することが大切

❖献立のポイント❖

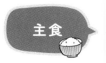

主食

ごはんは消化も良く、失ったエネルギーを効率良く補給できます。胃腸が弱っているときは、おかゆなどにしても。
牛乳をかけたシリアルなどは熱があるときも食べやすいでしょう。

副菜

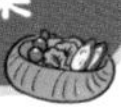

野菜がたっぷり入ったみそ汁やスープだと、食べやすく、失われたビタミンも補給できます。さっぱりしたあえ物でも。

主菜

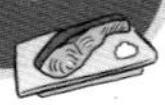

たんぱく質も熱によって消耗しますが、普段が健康なら1日ぐらいは無理をして食べる必要はありません。肉や魚は食欲に合わせて選ぶようにし、冷しゃぶにする、片栗粉をまぶしてさっとゆでるなどの調理の工夫でも、食べやすくなります。冷奴や卵は食べやすくておすすめです。

牛乳・乳製品

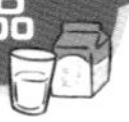

牛乳は気持ち良く感じる温度で。ヨーグルトやチーズは良質のたんぱく質を補給できます。

果物

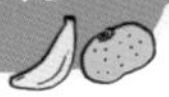

エネルギー源となる糖質とビタミンCが豊富な生の果物はぜひとりましょう。

大切な栄養素も発熱で消耗 食事でしっかり補って

人間の体温は通常36℃～37℃あたりに保たれています。しかし、ウイルスや細菌に感染すると、それらを死滅させようと急性の高熱が出ます。また、脳腫瘍《のうしゅよう》や脳出血、手術後、外傷後にも発熱が起こります。40℃未満のかぜの発熱の場合は、薬を使って無理に熱を下げず、熱で自然にウイルスを死滅させるのが良いともいわれます。ただし、発熱は水分とエネルギーを消費し体力を消耗させるため、食事で栄養素などをとることが大切です。

絶食後は、胃の負担を考えて消化の良いおかゆや白身魚などからに。

下痢

水分補給をして脱水を防ぎ、やわらかく調理したものを

❖献立のポイント❖

主食

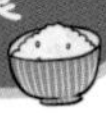

やわらかめのごはんがおすすめ。油の多い麺類やパンは腸に負担がかかるので控えめに。

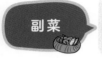

副菜

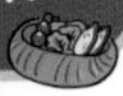

やわらかく調理したものにし、食物繊維が多いものや腸内で発酵しやすいもの（豆・さつまいも・栗など）は避けて。

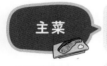

主菜

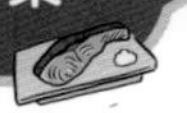

消化されやすい白身魚や豆腐、卵、脂質の少ない赤身肉をできるだけ油を使わずに調理しましょう。

牛乳・乳製品

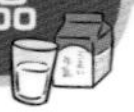

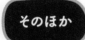

牛乳は熱しすぎないようにして少しずつ飲むようにします。ヨーグルトは整腸作用があるので、下痢のタイプによっては効果があります。

果物

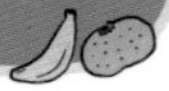

おなかを冷やす柿や梨、食物繊維の多いパイナップル、レーズンなどのドライフルーツは控えましょう。

そのほか

脱水予防のために水分をしっかり補給します。最初は湯冷ましから始めてみましょう。アルコールは腸に負担をかけるので、症状が落ち着くまで避けるのが原則です。

3週間以上続く場合は慢性 水分補給を忘れずに

軟便や水様便など、水分を80％以上含む便が1日に何度も排泄される状態を下痢といいます。急性の場合は、暴飲暴食や冷たいもののとりすぎ、食中毒やウイルス感染、アレルギーなどが主な原因です。慢性下痢とは軟便や水様便が3週間以上続く状態で、ストレスが原因の「過敏性腸症候群」や、血便が出る場合はクローン病や潰瘍性《かいようせい》大腸炎、大腸がんなどが疑われます。

食事は腸に負担をかけないことが前提です。さつまいもなど食物繊維が多くて腸内で発酵しやすい食品、刺激が強い食品や冷たいものは避けましょう。

便秘

食物繊維を適切にとると改善されることがあります

❖献立のポイント❖

主食

腸の蠕動《ぜんどう》運動が低下し、便が長時間大腸にとどまるタイプは、玄米や雑穀入りごはん、全粒粉パンや甘くないシリアルなどで食物繊維をとります。

副菜

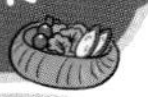

野菜や海藻、きのこ類をたっぷりとりましょう。

主菜

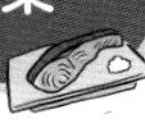

脂質のとりすぎに気を付けましょう。カツオなどの赤身の魚や豆腐などがおすすめ。

牛乳・乳製品

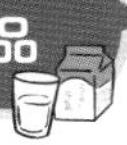

朝冷たい牛乳を飲むと腸の刺激になり、排便が促されます。

果物

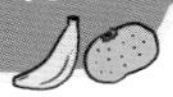

果物は食物繊維が豊富なので積極的にとりましょう。

大腸に緊張やけいれんが起こるタイプの便秘

ストレスなどが原因で腸管に過度の緊張やけいれんが起こり、便をうまく押し出せないタイプの便秘もあります。コロコロしたうさぎの糞のような便が特徴です。このタイプは食物繊維を控え、アルコールや香辛料なども避けましょう。

規則正しい食事や睡眠、排便習慣が重要

慢性便秘症診療ガイドラインでは、便秘を「本来体外に排出すべき糞便を十分量かつ快適に排出できない状態」と定義しています。つまり、週に3回程度の排便でも、すんなり出る場合は必ずしも便秘とはいえません。一方、毎日排便はあるけれど出しにくかったり残便感があったりした場合は便秘といえます。

便秘の改善は規則正しい食事や睡眠などの生活習慣が基本。また、便意を感じたら我慢せずに排便することも重要です。排便回数が週に3回未満や便がかたい場合、残便感などがある場合は、食物繊維を適切にとると解消されることがあります。

二日酔い

肝臓と胃腸の働きを高める成分をとり、飲み方にも気を付けましょう

❖二日酔いを防ぐ飲み方❖

おつまみを食べながら

胃がカラの状態で飲酒すると、アルコールも早く吸収されます。飲む前に何か食べたり、飲むときには必ずおつまみを食べるようにしましょう。おすすめのおつまみは次のとおりです。

ビールなら …シーフードサラダ、冷やしトマト、ポテトのチーズ焼き

日本酒なら …ほうれん草のごまあえ、きゅうりとわかめの酢の物、とろろいも

体調と相談しながら

体調が悪い日はアルコール分解能力も低下するので控えめに。夜遅くに飲むのも避けましょう。

アルコールを分解する食品を

アルコールの分解を促進するといわれるごまのセサミン。エネルギー量に気を付けてごまやごま油の料理を一緒にとりましょう。

分解能力を超えると二日酔いに 空腹での飲酒に注意

身体内に取り込まれたアルコールは肝臓で処理されますが、そのときにアセトアルデヒドという有害物質が産生されます。アセトアルデヒドは最終的には水と二酸化炭素に分解され身体外に排泄されますが、分解しきれないと身体内にとどまり、頭痛、嘔吐、胸焼け、発汗などの症状を引き起こします。これが翌日まで残ると二日酔いといいます。アルコール分解能力を超えた過度の飲酒が原因ですが、分解能力は体調にも左右されます。

二日酔いを防止するには飲みすぎないことが第一です。空腹の状態でアルコールを摂取すると、そうでない場合に比べ吸収時間は3分の1に短縮されます。飲む前に何かおなかに入れておき、おつまみも主菜1対副菜2を心がけ、水分をとりながら、ゆっくり飲むことが肝心です。

セサミン、タウリン、クルクミン… 有効成分を積極的に

飲酒時や二日酔いのときは、アルコールの分解を促進するセサミン、肝臓の機能を強化するタウリンやクルクミン、胃腸の粘膜を保護するビタミンAやペクチンを含んだ食品を積極的にとりましょう。ペクチンはオクラやなめこなどに含まれています。

飲酒の利尿作用で水分を失うため、水分をしっかり補給することも大切です。

❖肝機能を高める食品❖

タウリンの多い食品

肝機能の改善を高め、肝細胞の再生を促します。カキ、シジミ、ホタテ、タコ、イカなどの魚介類などに豊富。

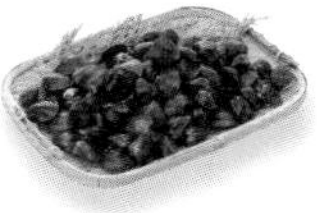

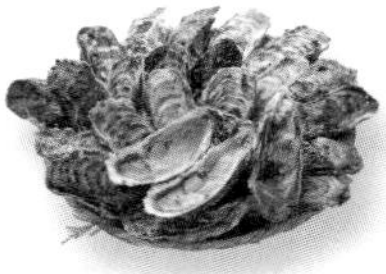

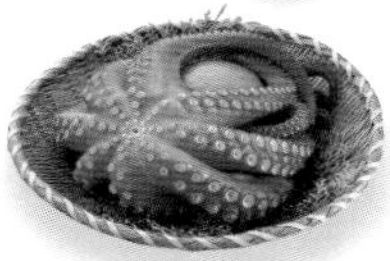

クルクミンの多い食品

肝機能の改善やアルコールの代謝を促進します。活性酸素を除去する働きもあります。ただし肝機能に問題がある人は、症状を悪化させるリスクがあるので避けましょう。ウコン、ウコン茶、カレー粉などに豊富。

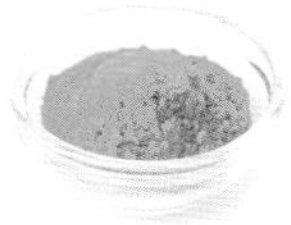

❖献立のポイント❖

主食

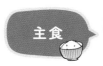

主食とアルコールの栄養素は異なるため、飲酒時も主食をとるようにします。飲酒後に反動で血糖値が下がってお腹がすくことがありますが、飲酒後のラーメンなどの食べすぎは極力避けましょう。

副菜

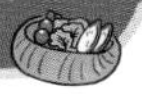

オクラやなめこなどペクチンが含まれた食品がおすすめです。胃腸の粘膜を守るビタミンAや解毒を助けるビタミンCを含む緑黄色野菜（トマト、小松菜、ブロッコリーなど）やいもなども意識してとるようにします。

主菜

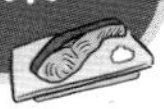

アルコールはビタミンB群を消耗するので、豚肉、赤身魚、豆腐などをとりましょう。疲れた肝臓をいやす、タウリンを含む魚介類もおすすめです。飲酒時はエネルギー量オーバーにならないよう、たんぱく質や脂質のとりすぎに注意します。

牛乳・乳製品

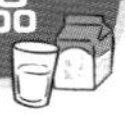

飲酒前に、胃の粘膜を保護する牛乳やチーズをとると二日酔い防止に役立ちます。ただしチーズは食塩や脂質が多いので量に注意。牛乳・乳製品で1日200㎉が目安です。

そのほか

飲酒中、飲酒後も水分をしっかり補給しましょう。血中のアセトアルデヒドの濃度を薄める意味からも、シジミ汁やカフェインを含むコーヒーをとるのもよいでしょう。

口内炎

ビタミンB群とA、Cをしっかり補給し、炎症を刺激しないように調理

ビタミンB_2不足は口内炎に直結

口内の粘膜や唇、口角《こうかく》に起こる炎症を総称して口内炎といいます。多くが丸くて白い潰瘍や水疱、ただれとして現れ、痛みや発熱、味覚障害を伴うことも。主に疲労や免疫機能の低下が原因と考えられる「アフタ性口内炎」、ウイルスや細菌が原因の「ウイルス性口内炎」、熱湯やかむなどの物理的刺激によって起こる「カタル性口内炎」などに分けられます。アレルギーやタバコのニコチンが原因のものもあります。

ビタミンB群が不足すると口内炎になることはよく知られています。なかでもB_2、B_6、ナイアシンは皮膚や粘膜の再生に関わっています。

こまめな歯磨きやうがいも有効な予防法

口内炎になったら、まずビタミンB群の補給に努めましょう。カツオ、マグロ、卵、納豆、レバー、きのこ類などに多く含まれています。免疫機能を高めるには、皮膚や粘膜の健康を維持するビタミンAとCが役立ちます。

悪化させないためには調理法も工夫を。やわらかく調理したり細かく刻んだりして炎症を傷つけないように。とろみのついた料理もおすすめです。濃い味つけや辛いもの、酸味の強いもの、熱いものは刺激を与えるため控えます。歯磨きやうがい薬を使ったうがいも、細菌やウイルスを消毒し有効です。

❖症状を緩和・予防する食事のポイント❖

ビタミンB群を摂取する

ビタミンB群は細胞の再生を促し、皮膚や粘膜の健康を保ちます。不足は口内炎に直結します。意識的に摂取するようにしましょう。

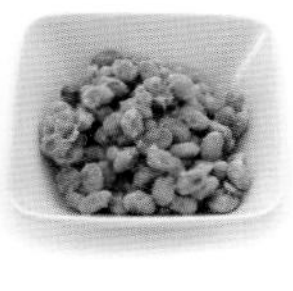

ビタミンAやCをとる

皮膚や粘膜を再生するビタミンA、コラーゲンの生成を促すビタミンCをとりましょう。ビタミンAは緑黄色野菜やレバー類に豊富です。

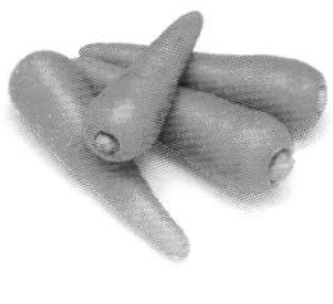

口内炎を刺激しない調理

炎症部位に刺激があたると、症状が長引いたり、悪化したりします。うす味の煮物や白あえ、豆腐のあんかけ、ゆでた魚などが食べやすいでしょう。食べ物が触れないよう、やわらかく調理することも大切です。

熱中症

暑さを避けてこまめな水分補給を。
日頃から体調管理を大切に

かかりやすい高齢者は より注意が必要

熱中症とは、高温多湿な環境のもと体内の水分・塩分バランスが崩れたり、体温調節機能がうまく働かなくなったりして引き起こされる不調の総称です。大量の発汗や筋肉痛、頭痛、吐き気、倦怠感《けんたいかん》などの症状が現れ、重症になると意識障害が起こります。

熱中症の死亡者の数は、真夏日(30℃以上)になると増加し、約8割が高齢者です。また、高齢者の半数以上は自宅で発症しています。若い世代も、屋外での作業中やスポーツをしているときに、熱中症にかかった例が多数報告されているので油断は禁物です。

暑さを避けて こまめな水分補給を

熱中症を予防するポイントは、暑さを避けることとこまめな水分補給です。屋外では帽子などで直射日光を避け、体調が悪くなったら、日陰や涼しい室内へ移動。室内ではエアコンを活用し、ときどき換気を。換気後は温度を再設定します。

水分補給は、のどが渇いたと感じる前に行うことが大切です。目安は1日あたり1・2ℓ。ペットボトル(500㎖)なら2・5本分、コップなら約6杯分です。起床後、入浴の前後など、あらかじめ決めておくと飲み忘れを防げます。大量に汗をかいた後は、経口補水液や塩分タブレットなどで塩分も補給を。

❖症状を緩和・予防する食事のポイント❖

朝食を抜かず 3食しっかり食べる

体に必要な栄養をとり、体調を整えましょう。特に朝食を食べないと塩分をとる機会が減ってしまうので、簡単なものでもとりましょう。みそ汁を飲むと水分・塩分の補給にもなります。

大汗をかいたら カリウムも必要

大量に汗をかくとカリウムが不足することがあります。トマトやきゅうり、すいかなど手軽に食べられる野菜や果物を献立に取り入れて。

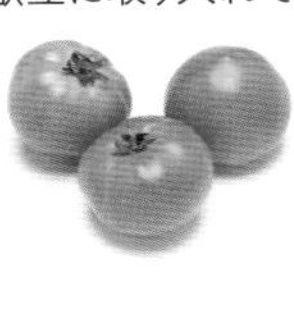

水分補給を欠かさずに

のどが渇いていなくても、こまめに水分をとるようにします。水、麦茶、ノンカフェイン飲料などを。運動後や汗をたくさんかいた後は塩分やミネラルも一緒に補います。

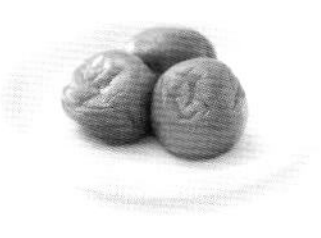

食物アレルギー

すべて除去せず「食べられる範囲」内で食事を楽しむ

❖主な原因食品と注意点❖

鶏卵

- ほとんどは卵白のたんぱく質が原因
- 加熱でアレルギーを起こす力が弱まる。生卵や半熟卵には注意
- 肉や魚などでたんぱく源を補えば、栄養面で問題はない

小麦

- しょうゆに利用される小麦は製造過程で小麦アレルゲンが消失するため問題はない
- 大麦やライ麦には交差抗原性※1があるため注意
- 米粉パンには小麦グルテンが使用されることが多いため気を付ける
- 加工食品のつなぎとして使われていることがある

エビ・カニなど甲殻類

- 甲殻類や軟体類、貝類にはそれぞれ交差抗原性があり、どれかにアレルギー反応を示すとほかにも示す場合がある
- 甲殻類のアレルギーは学童期以降、成人に多い

落花生

- ピーナッツとごま、クルミなどほかのナッツ類とは交差抗原性がない
- 加工食品に隠し味として使われていることがあるので注意したい

牛乳

- 加熱による変化があまりなく、具体的に「食べられる範囲」を考えることができる
- カルシウムが不足しやすくなるため、ほかの食品などから積極的にカルシウムを摂取する

大豆

- ほかの豆類は除去する必要がほとんどない
- しょうゆやみそは、製造過程で大豆アレルゲンの大部分が分解される
- 精製された大豆油にはたんぱく質が含まれていないため問題ない

そば

- そばのゆで汁を使うと混入の可能性がある
- 菓子にも使われていることがあるので注意

食品表示法では、必ずアレルギー表示される7品目（特定原材料）のほかに、表示が推奨されている（特定原材料に準ずるもの）が21品目（アーモンド、いくら、キウイフルーツ、クルミ、大豆、バナナ、やまいも、カシューナッツ、もも、ごま、さば、さけ、いか、鶏肉、リンゴ、まつたけ、あわび、オレンジ、牛肉、ゼラチン、豚肉）あります（P.88）。

※資料：厚生労働科学研究班「厚生労働科学研究班による食物アレルギーの栄養食事指導の手引き 2017」

重篤になるケースも バランスのとれた献立を

食物アレルギーとは、特定の食べ物を摂取すると身体が異物を排除しようとして症状を引き起こす免疫反応のひとつです。かゆみやはれ、腹痛や呼吸困難などが現れ、時にはアナフィラキシー症状といって全身の臓器に重篤な症状を引き起こす場合もあります。原因は食物に含まれるたんぱく質。上にあげたような原因食品があります。

アレルギーかどうかは、原因と考えられる食べ物を実際に食べたり、皮膚反応テストなどを行って診断されます。「食べられる範囲」がわかったら、医師や栄養士と相談しながら、献立を考えましょう。

※1 交差抗原性：アレルギーの原因物質の構造や性質に共通点があることによって、原因の食べ物以外の食べ物でもアレルギー症状が誘発されること。

月経前症候群（PMS）

カルシウムを積極的にとり、リラックスして過ごして

月経が始まる前に不快な症状が現れる

月経前症候群とは、月経前の3〜10日の間に情緒不安定、イライラ、抑うつ、睡眠障害、食欲不振・過食などの精神的な症状や、腹痛、頭痛、腰痛、むくみ、おなかや乳房の張りなどの身体的な症状が現れることを指します。毎月、月経前にこのような症状が現れるのに対し、月経が始まると症状が軽快するのが特徴です。

日本では月経のある女性の約70〜80％が月経前に何らかの症状があり、生活に困難を感じるほど強いPMSを示す女性の割合は5・4％程度といわれています。また、思春期の女性ではPMSがより多いという報告もあります。

気分転換することも症状の緩和につながる

PMSには、薬を使わない治療法と使う治療法があります。

薬を使わない場合は、まず、症状を記録して病状を把握するようにします。自分の不調のリズムを知って気分転換をはかりましょう。例えば音楽を聴いたり散歩をしたり、自分が心地よいと感じるセルフケアを探し、リラックスできる時間をつくるようにします。

また、カルシウムやマグネシウムを積極的にとり、カフェイン、アルコール、喫煙は控えましょう。

薬物療法には、排卵を抑える薬や本人の体質や症状に合う漢方薬、鎮痛剤などによる対症療法があります。

※資料：公益社団法人日本産科婦人科学会 HP

❖症状を緩和・予防する食事のポイント❖

カルシウムをとる

症状の予防や緩和のためにカルシウムを多く含む牛乳・乳製品、小魚、小松菜などの緑黄色野菜、カルシウムの吸収を助けるビタミンDをとりましょう。

マグネシウムをとる

マグネシウムも予防や緩和に効果があります。そば、玄米ごはん、カキ、キンメダイのほか、ほうれん草やひじきもマグネシウムが多い食品です。

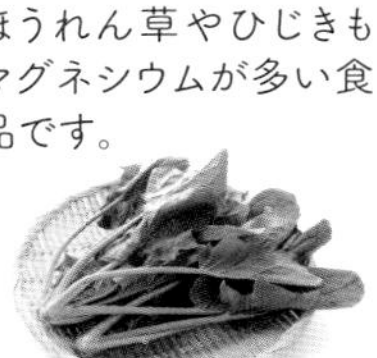

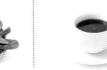

カフェインは控える

コーヒー、緑茶、紅茶、コーラ飲料にはカフェインが含まれているので控えめに。麦茶やハーブティーなどがおすすめです。

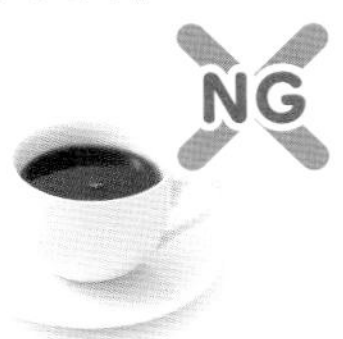

更年期障害

生活習慣病を防ぐ食事法と運動を合わせて、症状の緩和と予防を

ホルモンバランスが乱れ生活習慣病にもかかりやすい

閉経前後の5年間ずつを更年期とよび、日常生活に支障をきたすほど重い症状が現れる状態を更年期障害とよびます。更年期障害の症状は、のぼせ、めまい、動悸《どうき》などの「自律神経失調症状」、怒りっぽい、抑うつなどの「精神症状」、関節痛、皮膚の乾燥といった「そのほかの症状」に分類されます。いずれも女性ホルモンの一種エストロゲンの欠乏によるホルモンバランスの乱れが原因。エストロゲンにはカルシウムの吸収を助ける働きや、血中コレステロール値を正常化する働きがあります。そのため、更年期では骨量が減少し、生活習慣病のリスクも高まります。

栄養バランスのとれた食事でビタミンやカルシウムを

症状を少しでも緩和したり予防したりするには、女性ホルモンの分泌量のバランスを整えること。性ホルモンの分泌に関係するビタミンE、大豆イソフラボンも女性ホルモン様物質として注目されています。

また女性ホルモンの減少によって、肥満や骨粗鬆症《こつそしょうしょう》のリスクも高まります。摂取エネルギー量に気を付け、カルシウムなどをとりましょう。

なお、更年期障害は男性にも起こり、男性ホルモンの低下によって筋肉痛や疲労感、不安や不眠などが引き起こされます。ビタミンD・E、ナイアシンなどをとるとよいでしょう。

❖症状を緩和・予防する食事のポイント❖

カルシウムやビタミンDをとる

骨粗鬆症の予防のために、カルシウムやビタミンDをとりましょう。カルシウムは牛乳・乳製品、ビタミンDはサケ、きのこ類などが手軽。

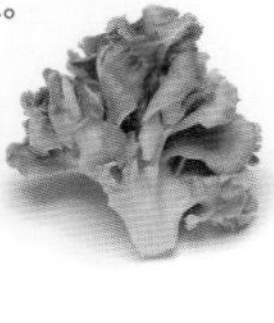

脂質や糖質は控えめに

生活習慣病の予防のために、糖質や脂質は控えめに。主食を玄米にする、主菜に大豆を使うなど、食物繊維を増やすほか、よくかむ食品を使い満足感を出す工夫も良いでしょう。ただしやせすぎると、骨粗鬆症のリスクが高まります。

バランスの良い食事を

さまざまな食品の相乗効果で神経伝達や免疫機能を高め、自律神経失調症やゆううつ感などの精神的な不調の緩和につながります。

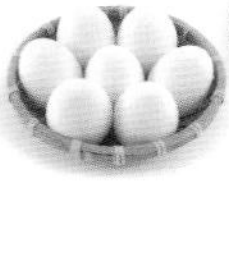

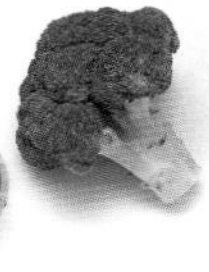

骨粗鬆症

栄養バランスを崩さずカルシウムをプラス。運動も併せて行いましょう

カルシウムは主に食品から1日700～800mgを

骨粗鬆症は、骨密度の低下と骨の構造の劣化などによって、もろく骨折しやすくなる病気です。血中のカルシウムが不足し、骨の中のカルシウムが溶け出して使われることで起こります。女性ホルモンの減少に伴う閉経後骨粗鬆症、加齢による老人性のほか、薬物や疾患によって起こる場合もあります。

食事療法では栄養をバランス良くとったうえで、カルシウムを意識的にとるようにします（P142）。日本骨粗鬆学会では、治療のためには1日700～800mgの摂取を推奨しています。適度な運動も丈夫な骨を作ります。

❖献立のポイント❖

主食

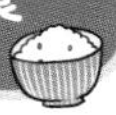

ごはんにじゃこを混ぜるなど、主食自体にカルシウムをプラスしても。オートミールや全粒粉も含有量が多くおすすめ。

副菜

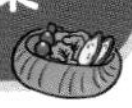

マグネシウム、ビタミンKが豊富な緑黄色野菜、ビタミンDの多いまいたけなどのきのこ類を積極的に。また、ひじきや切り干し大根を使った料理もおすすめ。ほうれん草などシュウ酸が多い葉野菜はゆでてシュウ酸を減らしましょう。

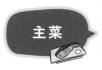

主菜

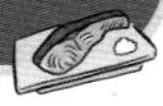

サケや小魚、大豆製品の料理がおすすめ。例えば、豚肉のしょうが焼きよりも麻婆豆腐のほうが、カルシウムが多くとれます。たんぱく質と食塩はとりすぎると逆効果になるので、適量をうす味で。

牛乳・乳製品

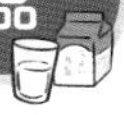

牛乳を調理に加えるなどの工夫をするのも良いでしょう。クリームシチューやグラタン、クラムチャウダー、ミルクスープ煮などに。

そのほか

加工食品やインスタント食品、スナック菓子などには、保存料にリンが含まれていることが多いので控えます。カフェインを含む飲み物やアルコールは利尿作用があるため、飲みすぎるとカルシウムが排出されやすくなるので注意して。

肥満・メタボリックシンドローム

食事の改善と運動をセットでエネルギーを消費

肥満が進むと重篤な病気に適正体重を保ちましょう

肥満とは、摂取したエネルギーを使い切れず、体脂肪が過剰に蓄積された状態をいいます。BMI25以上（P54）が肥満とされ、加えて高血圧や内臓脂肪が多い場合は「肥満症」と診断されます。メタボリックシンドローム（以下、メタボ）とは、ウエスト周囲径が男性85㎝・女性90㎝以上でかつ高血糖、脂質代謝異常、血圧高値のうち2つ以上が該当する場合。メタボがあり動脈硬化が進むと、脳梗塞《のうこうそく》や虚血性心疾患《きょけつせいしんしっかん》などに発展する可能性があります。

肥満を改善するには、消費エネルギー量を増やして脂肪をため込まないことです。

❖エネルギーコントロールの考え方❖

Step 1　標準体重を参考に、1カ月で減らしたい体重を決める

標準体重（kg）= 身長（m）× 身長（m）× 22

例：身長160cmの人の場合、1.6（m）× 1.6（m）× 22 = 56.32（kg）となり、この体重と現在の体重を比較して、減らしたい体重（目標）を決める

Step 2　1カ月間でコントロールするエネルギー量を計算する

体脂肪を1kg減らすには
約7,200㎉※1のコントロールが必要

※1 特定保健指導では、これをキリの良い数字にして約7,000㎉のコントロールが必要と指導されます。

例：1カ月で2kg減らしたいときは、7,200㎉ × 2 = 14,400㎉のコントロールが必要

Step 3　1日にコントロールするエネルギー量を計算する

1カ月に2kgなら、
14,400㎉ ÷ 30日 = 480㎉/日

Step 4　1日に減らすエネルギー量を、食事と運動でコントロールするエネルギー量に振り分ける

❖献立のポイント❖

主食

精製度が低い玄米や麦などの雑穀を使い、調味していないごはんやパンを。炒飯、焼きそば、菓子パンなど油脂や砂糖を使用したものは想像以上にエネルギーが高いので注意して。

副菜

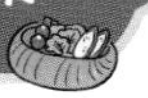

野菜や海藻類、いも類、きのこやこんにゃくなどを積極的にとりましょう。油を使う場合は少量で。さつまいも、かぼちゃ、じゃがいもなど糖質の多い野菜ばかりに偏らないように。

主菜

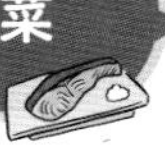

魚やイカ、エビ、鶏肉のささみ、大豆製品などがおすすめ。脂肪の多い肉、マグロのトロなどは避けるか量を減らして。油料理は1日2～3品にし、できるだけ揚げ物は週に1回未満に控えましょう。たんぱく質の不足に気を付けて。

果物

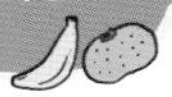

果物はビタミンやミネラル、食物繊維の補給源。間食には菓子より果物がおすすめです。

そのほか

砂糖が入った清涼飲料水は避け、水やお茶などエネルギー量のないものをとりましょう。

極端な食事制限は栄養失調症や低栄養を招きかねないので注意。筋肉を減少させないためにも運動とセットで行うことがポイント

❖食事のエネルギー量を減らすコツ❖

エネルギー量の低い食品を

☑ 肉類なら脂肪の少ない部位を。こんにゃく、海藻、きのこなど超低エネルギー量の食品も活用して。

調理法でエネルギー量をカット

☑ 揚げずにオイルスプレーして焼く、野菜はノンオイルの調味料や酢の物でとる、油で炒めず蒸したりホイル焼きにするなど。

油のいらない調理器具

☑ セラミックやテフロンなどでコーティングされたフライパンを利用すれば油を使わず調理が可能。オーブントースターを利用しても。

生活習慣をチェックする

☑ 腹八分を心がけ、ゆっくりよくかんで食べる。食事内容や摂取エネルギー量、体重、運動などの記録をつけ太らない生活習慣を心がける。

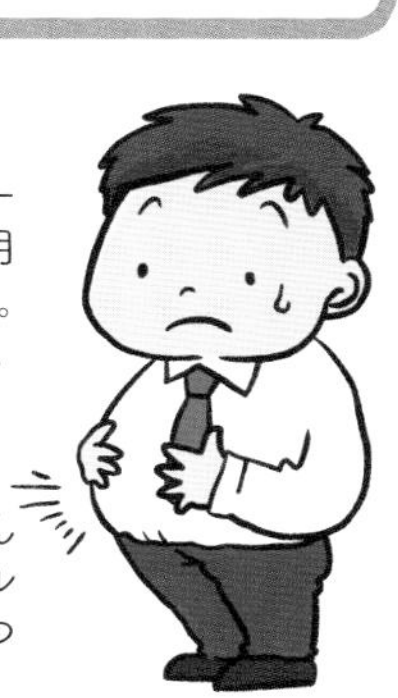

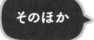

❖成人における高血圧の定義❖

	分類	収縮期血圧		拡張期血圧
	正常血圧	＜120	かつ	＜80
	正常高値血圧	120～129	かつ	＜80
	高値血圧	130～139	かつ／または	80～89
↑高血圧↓	Ⅰ度高血圧	140～159	かつ／または	90～99
↑高血圧↓	Ⅱ度高血圧	160～179	かつ／または	100～109
↑高血圧↓	Ⅲ度高血圧	≧180	かつ／または	≧110
↑高血圧↓	（孤立性）収縮期高血圧	≧140	かつ	＜90

上記は、「診察室血圧」の場合

資料：日本高血圧学会「高血圧治療ガイドライン2019」

生活習慣の見直しによる改善余地が大きい

日本人に特に多い病気が高血圧です。最高血圧が140㎜Hg以上、最低血圧が90㎜Hg以上の状態を指し、放っておくと動脈硬化を進行させ、脳卒中や心臓病、心筋梗塞《しんきんこうそく》や腎臓病などを引き起こします。

高血圧は原因がはっきりわからない本態性高血圧と、病気など原因が明らかな二次性高血圧とに分けられます。日本人の高血圧の90％が本態性高血圧で、遺伝や食塩の過剰摂取、肥満、運動不足などさまざまな要因が重なっています。

治療の基本は生活習慣を修正すること。「高血圧治療ガイドライン」では①食塩制限6g／日未満、②野菜・果物の積極的摂取※1、飽和脂肪酸・コレステロールの摂取を控える、多価不飽和脂肪酸や低脂肪乳製品の積極的摂取、③適正体重の維持※2、④運動※3、⑤節酒※4、⑥禁煙をポイントに挙げています。

食事の改善で13～14㎜Hg、減塩で5～6㎜Hg、運動で7～8㎜Hg、10㎏減量で15㎜Hg血圧が下がるといわれています。

うす味でもおいしくできるコツをつかんで

うす味でもおいしく食べるには、塩の代わりに酢やレモンを使う、だしのうま味を効かせる、スパイスやハーブを使う、揚げ物などは下味をつけず、仕上げに味をつけるなどの方法があります。

※１カリウム制限が必要な腎障害患者では、野菜・果物の積極的摂取は推奨しない。肥満や糖尿病患者などエネルギー制限が必要な患者における果物の摂取は80kcal/日程度にとどめる。　※２BMI（P.54）25未満　※３軽強度の有酸素運動（動的および静的筋肉負荷運動）を毎日30分、または180分/週以上行う。　※４エタノールとして男性20～30㎖/日以下、女性10～20㎖/日以下に制限する。

❖献立のポイント❖

主食

精白米に玄米、雑穀を混ぜると食物繊維などもとれるのでおすすめ。おにぎりや味つきごはん、ふりかけは避けて。パンや麺類は食塩を含むため控えめに。麺類の汁も残すようにしましょう。

副菜

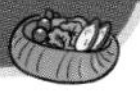

野菜、きのこ類、海藻は食塩を排泄してくれる食物繊維やカリウムが豊富なため、毎食たっぷりとりましょう。調味料を使いすぎないように注意して。旬の野菜やいもを取り入れ、できるだけ素材の味を楽しみましょう。漬物や佃煮は控えめに。

主菜

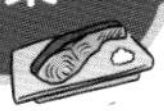

イワシやサバなど不飽和脂肪酸の多い魚、大豆製品を積極的にとりましょう。干物や練物は食塩が多いので注意して。肉の場合は加工品と脂肪の多い部位は避け、うす味で調理するようにします。

牛乳・乳製品

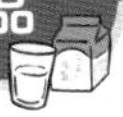

カルシウムが豊富に含まれているため、適量を毎日とりましょう。カルシウムにも血圧を下げる働きがあります。

果物

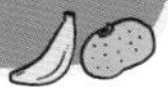

全般的に食塩を排泄するカリウムを含んでいます。エネルギー量のとりすぎには注意して、毎日とりましょう。いちごや柑橘類が比較的低エネルギー量です。

そのほか

純アルコール換算で、1日に男性は20～30g、女性は10～20gを超えないようにしましょう。

おすすめの食品

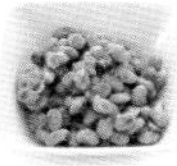

納豆

ネバネバ成分の素になる酵素ナットキナーゼには、血栓を溶かしやすくする働きがあるとされています。

ニラ

ニラの香り成分のアリシンには、血栓の予防効果が期待されています。アリシンはにんにくや玉ねぎにも含有。

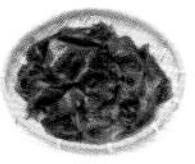

わかめ

海藻類はカリウムが豊富。余分なナトリウムの排出に効果があります。みそ汁やスープの具、酢の物などに。

レモン

薄味でもレモン汁を使うと酸味が加わり、物足りなさを補ってくれます。調味料として利用するとよいでしょう。

❖「糖尿病食事療法のための食品交換表」の配分例❖

	種類	ポイント	単位
表1	穀物（ごはん、パン、麺など）、いも、炭水化物の多い野菜と種実類、大豆を除く豆	炭水化物（糖質）を多く含む食品。未精製の穀物を積極的にとる。	9 （朝3、昼3、夜3など）
表2	果物 （アボカドは表5）	糖質（果糖やブドウ糖）を多く含む食品。ビタミンやミネラルも豊富。血糖値を上げないよう、とりすぎに注意する。	1 （間食としてとっても）
表3	魚介、肉、卵、チーズ、大豆・大豆製品	たんぱく質を多く含む食品。脂質の少ないものを選ぶ。大豆は良質のたんぱく源なので積極的にとりたい。	5 （朝1、昼2、夜2など）
表4	牛乳とチーズを除く乳製品（スキムミルク、ヨーグルト）	たんぱく質を多く含む食品。カルシウムの供給源にもなるが、脂質が含まれているため適量を守る。加糖された物に注意。	1.5 （間食としてとっても）
表5	油脂（ドレッシング、マヨネーズなど）、多脂性食品（アボカド、ばら肉、鶏皮など）、種実（ごま、アーモンドなど）	脂質を多く含む食品。少量でもエネルギー量が高いため、とりすぎに注意する。できるだけ植物性のものを。	1.5 （朝昼夕に分けて）
表6	野菜、きのこ、海藻、こんにゃく	ビタミン・ミネラル・食物繊維を多く含む食品。野菜は300g、そのうち3分の1以上は緑黄色野菜でとる。	1.2 （朝0.4、昼0.4、夜0.4など）

※1日20単位1600㎉の配分例。そのほかに調味料があり、1日の単位配分は0.8です。
資料：日本糖尿病学会編・著『糖尿病食事療法のための食品交換表　第7版』日本糖尿病協会・文光堂

高血糖の状態が慢性化すると糖尿病になる

食べ物に含まれる糖質は分解されてブドウ糖となり、エネルギー源として利用されます。血液中に含まれるブドウ糖を血糖といい、血液中の血糖濃度を表したものが血糖値です。血糖値は、健康な人は身体内のインスリンの働きで一定の範囲内にコントロールされていますが、インスリンがうまく機能しないと高血糖になります。

この高血糖の状態が慢性的に続いた状態が糖尿病です。糖尿病になると、口の渇き、多飲、多尿、体重減少などが見られ、進行すると網膜症《もうまくしょう》や腎症《じんしょう》、神経障害などの合併症を引き起こします。

❖献立のポイント❖

主食

適量をきちんと守り、外食の際には食べすぎに注意しましょう。白米に玄米や麦、雑穀を混ぜると血糖値の上昇が緩やかになります。ごはんよりパンのほうが血糖値が上がりやすいので、できるだけ控えて。

副菜

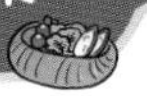

野菜やきのこ、海藻に含まれる食物繊維は血糖値の上昇を緩やかにしてくれるので、毎食必ず副菜から食べましょう。ただし、いも類、かぼちゃ、とうもろこしは糖質が多く血糖値が上がりやすいので食べすぎに注意して。油や砂糖を控えた調理法にしましょう。

主菜

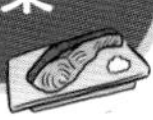

肉類は低脂肪、低エネルギー量の部位を選ぶようにします。魚類はサケ、ヒラメ、カツオなどはたんぱく質が多くとれます。サンマやブリは脂質が多くエネルギーが高いので、量を控えめにします。

果物

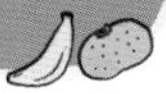

カリウムとビタミンCを多く含みますが、エネルギー量が多いため食べすぎないように。糖質の少ないいちごやかんきつ類をとりましょう。

そのほか

医師の許可があれば飲酒できますが、アルコールはインスリンを分泌する膵臓《すいぞう》に負担をかけます。検査値が改善するまではできるだけ控えて。

3食バランス良く同じ時間にきちんと食べることが大切

高血糖や糖尿病は、体質に加え、過食や運動不足などの生活習慣が誘因となります。治療の基本は食事療法と運動療法の2つです。

食事ではまず、1日の自分の適正摂取エネルギー量を守ることから始めましょう。各種の栄養素を過不足なく、3食のエネルギー量を均等に、毎日同じ時刻に食べるようにします。また食物繊維が多い食品を増やし、よくかんで食べましょう。

また「糖尿病食事療法のための食品交換表」を利用すると便利です。これは食品を6つのグループ（表1～6）と調味料に分け、80kcalを1単位とし、その重量を示したもの。医師から示された1日の摂取エネルギー量を、交換表に示された単位配分に基づき、3食の献立に振り分けて使います。

脂質異常症

食物繊維をしっかりとり、飽和脂肪酸などは控えめに

❖脂質異常症の診断基準❖

LDL コレステロール値が高い	140mg/dL以上	高LDLコレステロール血症
	120～139mg/dL	境界域高LDLコレステロール血症
HDLコレステロール値が低い	40mg/dL未満	低HDLコレステロール血症
中性脂肪（トリグリセライド）値が高い	150mg/dL以上	高トリグリセライド血症
non-HDL コレステロール※1値が高い	170mg/dL以上	高non-HDLコレステロール血症
	150～169mg/dL	境界域高non-HDLコレステロール血症

※空腹時採血の時の値。10時間以上の絶食を「空腹時」とし、水やお茶などのエネルギー量のない水分の摂取は可とします。
※1 総コレステロール値からHDLコレステロール値を引いた値。通常、LDLコレステロールよりも少し高い値になります。
資料：日本動脈硬化学会編「動脈硬化性疾患予防のための脂質異常症診療ガイド2018年版」

脂質異常症は動脈硬化の要因

血液中の脂質にはコレステロール、中性脂肪、リン脂質、遊離脂肪酸の4種類があり、このうちコレステロールと中性脂肪の値が脂質異常症の診断基準となります。コレステロールにはLDLコレステロールとHDLコレステロールとがあり、LDLは肝臓から全身の血管にコレステロールを運び、HDLは血管のコレステロールを回収します。LDLが多すぎたり、HDLが少なすぎたりすると動脈硬化を引き起こす可能性があります。

中性脂肪は貯蔵用エネルギーや内臓や骨のクッションとなる役割がありますが、多くなりすぎると肥満や脂肪肝を招き、動脈硬化の要因に。

脂質異常症は、LDLコレステロール値が高いタイプ、HDLコレステロール値が低いタイプ、中性脂肪値が高いタイプなど6種あります。日本動脈硬化学会の「脂質異常症診療ガイド」では食事療法についてLDLコレステロール値が高いタイプは飽和脂肪酸やコレステロール、トランス脂肪酸の摂取を減らし、食物繊維や植物ステロール※1の摂取を増やすことなどを求めています。中性脂肪値が高いタイプでは、糖質やアルコールの摂取を減らし、n-3系多価不飽和脂肪酸を多く含む魚類の摂取を増やします。

また、野菜や果物、未精製の穀類、海藻を積極的にとることや運動なども推奨されています。

※1 穀物や種実類、野菜、果物、植物油に含まれている成分。吸収率が低く、腸でのコレステロールの吸収を妨げる働きがあります。

献立のポイント

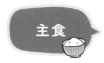

主食

減らしすぎると、かえって血中LDLコレステロール値や中性脂肪値が高くなることがあります。適量を意識しましょう。
食物繊維が多い玄米や全粒粉のパン・麺類、甘くないシリアルもおすすめです。

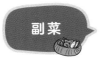

副菜

食物繊維はコレステロールを吸着して便から排泄する作用があるため、LDLコレステロール値を下げる効果が期待できます。海藻類やきのこをとりましょう。
またビタミンA・C・Eはコレステロールの酸化を防ぎ、動脈硬化を防ぎます。肉や魚などの2〜2.5倍の量を目安に積極的に食べ、低エネルギー量と満腹感を両立させましょう。

主菜

肉の脂身や鶏の皮は、高エネルギー量でコレステロールも多いので少量にとどめて。レバーもコレステロールが多い食品です。魚や大豆も、食べすぎれば体脂肪を増やす原因になりますが、食べる回数は肉より多くしましょう。

牛乳・乳製品

クリームは脂肪が多いので控えめに。チーズやヨーグルト、牛乳は良質のたんぱく質を含むので、適量を毎日とりましょう。

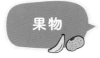

果物

食物繊維の供給源になるものの、糖質も多いので、1日200gを目安にしましょう。

そのほか

アルコールは体内での脂質合成を進めます。検査値がよくなるまでは禁酒するか、控えましょう。

おすすめの食品

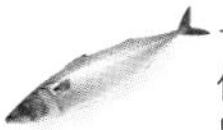

サバ

サバやイワシなどの青魚は、n-3系多価不飽和脂肪酸を多く含むので中性脂肪値の高い人に向いています。

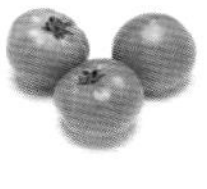

緑黄色野菜

ビタミンAや食物繊維を多く含む緑黄色野菜を。トマトやにんじんなどは手軽にとれるので常備しておくと便利。

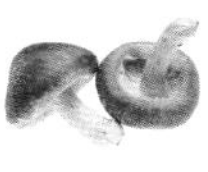

きのこ

きのこ類は食物繊維が豊富。汁物やつけ合わせに使ったり、野菜と組み合わせたりして上手にとりましょう。

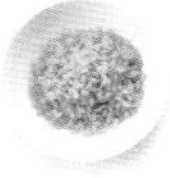

うるち米（玄米）

未精製の穀類は食物繊維を豊富に含んでいます。玄米に慣れるまでは精白米と混ぜてとると良いでしょう。

貧血

3食こまめに鉄を補給し、吸収率を高める献立づくりを

❖貧血対策でとりたい栄養素❖

ビタミンC
野菜、いも類、果物など

ビタミンB_6
魚介類全般、レバー、のりなど

ビタミンB_{12}
アサリ、シジミ、サンマ、アカガイ、レバーなど

葉酸
レバー、ウナギ、緑黄色野菜、のり、わかめなど

鉄
レバー、シジミ、小松菜、納豆など

銅
牛レバー、イカ、カニ、エビ、納豆、ココア、ごまなど

貧血の種類はさまざま ほかの疾患からくる貧血も

血液中の赤血球に含まれるヘモグロビン濃度が低下した状態を貧血といいます。赤血球は全身に酸素を運ぶ役割を担っているため、ヘモグロビンが減少すると酸素不足となり、めまいや頭痛、動悸や息切れなどさまざまな症状を引き起こします。

貧血には、栄養素の摂取不足が原因の「鉄欠乏性貧血」「巨《きょ》赤《せき》芽《が》球《きゅう》性《せい》貧血（ビタミンB_{12}、葉酸が不足）」のほか、外的な刺激などでヘモグロビンが流出する「溶血性貧血」、骨髄機能の低下による「再生不良性貧血」などがあります。また、ほかの疾患によってもたらされる二次性貧血もあります。

ヘム鉄と非ヘム鉄を バランス良く摂取しよう

貧血の7割以上を占めるのが、ヘモグロビンの原料である鉄の不足から起こる「鉄欠乏性貧血」です。月経や妊娠・出産などで鉄が失われやすい女性に多く、爪が反り返るといった症状が現れることもあります。

食事で大切なことは、鉄を補給することと、鉄の吸収を高める成分を含む食品を上手に組み合わせること。鉄にはヘム鉄と非ヘム鉄とがあり、ヘム鉄は肉や魚介類に、非ヘム鉄は野菜や穀物と卵、大豆製品に多く含まれています。非ヘム鉄よりもヘム鉄のほうが吸収率は高いのですが、肉や魚は脂質も多く含むことが多いので注意が必要です。

❖献立のポイント❖

主食

玄米のほうが精白米より鉄は豊富。オートミールやコーンフレークなどのシリアル類にも鉄が多く添加されているものがあります。

副菜

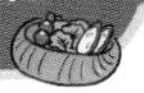

小松菜、春菊、パセリなど鉄の多い野菜を中心に、海藻などもとりましょう。切り干し大根やのりもおすすめです。

主菜

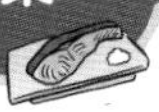

ヘモグロビンの本体であるたんぱく質を含むので、鉄が多いものを意識してとりましょう。
魚なら、カツオ、マグロ、アジなど。アサリやシジミ、カキなど、貝類も鉄を多く含みます。
肉なら牛赤身肉、豚もも肉など、脂肪の少ない部位を。レバーはコレステロールやビタミンAの過剰摂取に気を付けましょう。
大豆製品や卵も積極的にとりましょう。胃酸を分泌させると鉄の吸収が高まるため、香辛料を適度に使用するのもおすすめです。

牛乳・乳製品

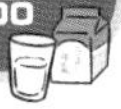

鉄を添加している牛乳やチーズもあるので、好みに合えば利用しても良いでしょう。

果物

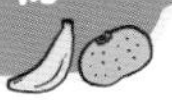

生の果物は非ヘム鉄の吸収を促すビタミンCが豊富なので積極的にとりましょう。

❖鉄を多く含む食品の例（100gあたり）❖

P.146も
併せて見よう

玄米
0.6mg

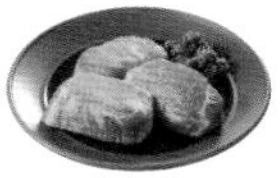

牛もも赤身肉
2.7mg

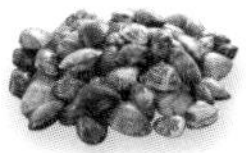

アサリ
3.8mg

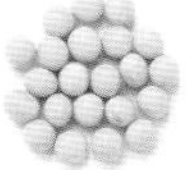

大豆（ゆで）
2.2mg

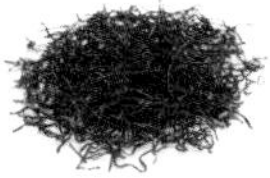

ひじき（ゆで）
0.3mg

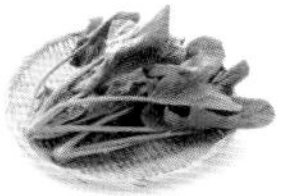

ほうれん草（ゆで）
0.9mg

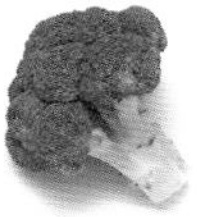

ブロッコリー（ゆで）
0.7mg

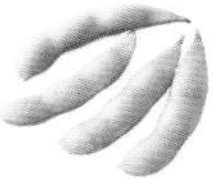

枝豆（ゆで）
2.5mg

尿酸値が高い・痛風

肥満を解消し、野菜や海藻で尿酸を排泄

❖食品100gあたりのプリン体含有量❖

極めて多い（300mg以上）	煮干し、かつおぶし、干ししいたけ、鶏レバー、マイワシ（干物）、アンコウ肝（酒蒸し）、いさき白子
多い（200～300mg）	豚レバー、牛レバー、カツオ、マイワシ、大正エビ、オキアミ、マアジ（干物）、サンマ（干物）など
少ない（50～100mg）	そば粉、豚肩ロース、豚ロース、牛ヒレ、牛肩ロース、ボンレスハム、ウナギ、タラバガニ、ボタンエビ、ホタテ、ほうれん草（葉）、カリフラワー、ブロッコリー、まいたけなど
極めて少ない（50mg以下）	玄米、精白米、小麦粉、鶏卵、豆腐、イクラ、もやし、オクラ、そら豆、なめこ、えのきたけ、牛乳、チーズ、焼きちくわ、板かまぼこなど

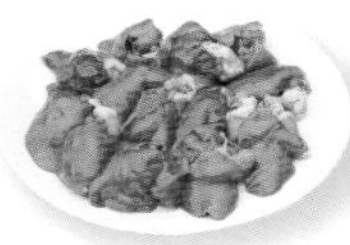
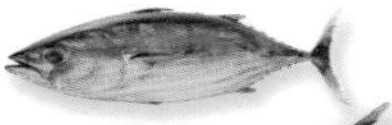
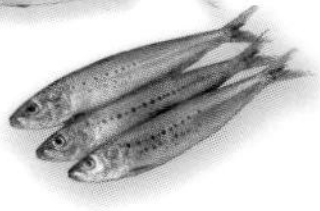
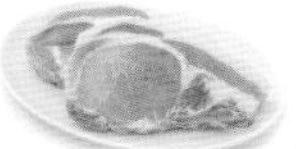
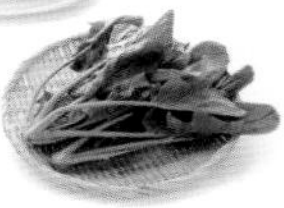
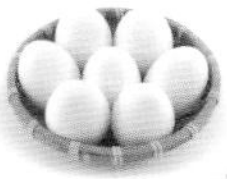
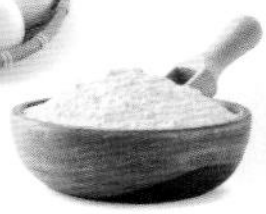

資料：公益財団法人痛風・尿酸財団 HP

放置すると慢性関節炎や腎不全に進行してしまう

痛風のもとになる尿酸は、簡単に言えば細胞の燃えかすのようなもの。身体や食品中の細胞核に含まれるプリン体という物質が、代謝されて尿酸になり尿から排泄されます。しかし、血液中の尿酸が増えると溶けきれなくなって結晶化し、痛みを感じるのが痛風発作です。予防のために、プリン体の摂取は1日400mg以下に抑えましょう。

痛風発作は2～3日で治まりますが、尿酸値が高いままだと慢性関節炎や尿路結石を招き、腎不全へ進行していきます。原因は、肉や脂質の多い食事や体重増加などで血中の尿酸が過剰になることにあります。

❖献立のポイント❖

主食

主食を減らしすぎると主菜を食べすぎてしまうため、適量を心がけて。ラーメンはスープにプリン体が多いので控えるか少量に。

副菜

食物繊維が多く、プリン体の吸収を妨げ排泄を促す野菜や海藻、きのこ類は主菜の2〜2.5倍を目安にたっぷりと。毎食必ず食べるようにしましょう。フライやソテーなどは避け、できるだけ油を使わない調理法で。

主菜

レバー類やカツオ、マイワシなどプリン体を多く含む食品は避け、肉や魚は1食60〜90gに抑えます。1日1食は卵や豆腐の料理に。納豆は意外とプリン体が多いため1日1パックにとどめましょう。

牛乳・乳製品

乳脂肪やたんぱく質のとりすぎは、尿酸値にとってもよくありません。適量を心がけて。

果物

果糖は体内での尿酸の合成を増やし、排泄を阻害するのでとりすぎないように。1日200gを目安にしましょう。

そのほか

ビールはプリン体を多く含んでいるうえに、アルコールそのものが尿酸の体内での合成量を増やし、排泄を滞らせます。また、アルコールには利尿作用があるため、飲酒後に軽い脱水を起こして発作を誘発することも。検査値がよくなるまでは控えましょう。

エネルギー量とアルコールを制限しストレスにも注意

尿酸値を下げる主な食事療法は「摂取エネルギー量の制限」と「アルコール飲料の制限」です。プリン体が多い食品を控えるとともに、主菜と副菜のバランスを意識することが必要です。肥満になると尿酸の排泄量が低下し、減量すると排泄量が多くなることが明らかなので、肥満の人はまず1カ月1〜2kgのペースで減量することを心がけましょう。

主菜が多いと尿が酸性に傾き尿酸が溶けづらくなるため、副菜で野菜や海藻などのアルカリ性食品を摂取すると、過剰な尿酸を排泄しやすくなります。糖分やアルコールを含まない飲料を多くとり尿量を増やすことも大切です。

ストレスも尿酸の合成に関わっているため、ストレスを溜め込まないことも重要です。

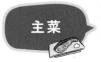

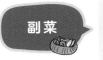

腎機能低下

各症状に合わせて綿密な食生活のプログラムを立てましょう

❖加工食品中に含まれる食塩量❖

食品名	分量	食塩量
食パン	6枚切り1枚（60g）	0.8g
ゆでうどん	1玉（220g）	0.7g
ロースハム	1枚（20g）	0.5g
ウィンナー	2本（30g）	0.6g
ツナ缶	1缶（70g）	0.6g
塩鮭	小1切れ（50g）	0.9g
ししゃも（生干し）	2尾（40g）	0.5g
はんぺん	1枚（70g）	1.0g
さつま揚げ	1枚（40g）	0.8g

慢性の場合は自覚症状がなく やがては腎不全に

腎臓は血液中の老廃物や毒素を尿中に排泄するほか、ホルモンの産生や血圧の調整などを行う重要な臓器です。腎臓の機能が低下すると、たんぱく尿や血尿、むくみ、高血圧、尿量の変化などが現れます。腎臓疾患には、急性・慢性糸球体腎炎《しきゅうたいじんえん》（急性・慢性腎炎）、ネフローゼ症候群、腎不全、腎結石、腎盂腎炎《じんうじんえん》などがあります。

腎不全とは、腎臓の働きが正常の30％以下に低下した状態です。急性の場合は治療で改善しますが、自覚症状のない慢性の場合は回復が困難といわれ、進行すると尿毒症、高カリウム血症、心不全、骨折などを招きます。

食塩やたんぱく質の量に注意 規則正しい食事を心がけて

腎臓病の食生活で最も重要なのは、3食規則正しく、適正エネルギー量をバランス良く食べることです。肥満や高血圧、糖尿病など各自の症状を考慮しながら、減塩と適量のたんぱく質摂取を心がけましょう。

食塩は腎機能が低下している場合、1日3g以上6g未満が適量です。たんぱく質が少ない「たんぱく質調整食品」なども市販されているので、そうした治療用特殊食品を利用しても良いでしょう。症状によってはカリウムにも気を付けます。肥満だけでも腎機能は低下するので、肥満の人は減量も兼ねた献立作成を行いましょう。

❖献立のポイント❖

主食

米や小麦にもたんぱく質が含まれているため、ごはんやパン、麺類は低たんぱく食の治療用特殊食品を使うと便利です。

副菜

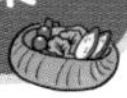

野菜、海藻やきのこ類をうす味で。しょうゆなど調味料は、かけるよりも必要なだけつけて。治療用特殊食品の油脂や調味料を活用しても良いでしょう。味つけを変えて2品以上用意すると飽きにくい献立に。高カリウム血症の人はじゃがいもや豆類は控えます。

主菜

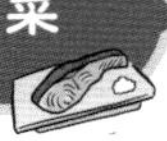

良質のたんぱく質の食材・部位を選ぶようにし、適量を守りましょう。低たんぱく食の治療用特殊食品を組み合わせれば、エネルギー量を減らさずバラエティに富んだ食事ができます。

牛乳・乳製品

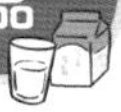

たんぱく質や、摂取量を抑えたいリンを多く含むのでとりすぎに注意します。

果物

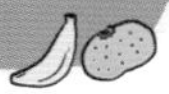

1日200gを目安にしましょう。高カリウム血症の人はカリウムの多いバナナやメロンなどは量を控えて。

そのほか

食塩の多い魚の練り製品や肉の加工品、また汁物や漬物はできるだけ控えるようにします。

おすすめの食品

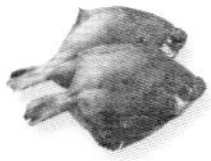

カレイ

良質のたんぱく質を含んでいます。唐揚げにすると摂取するエネルギー量を増やすことができます。

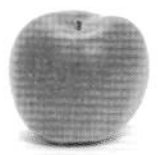

りんご

果物の中でも比較的カリウムが少ないという特徴があります。切ったら水にさらしてカリウムを減らしましょう。

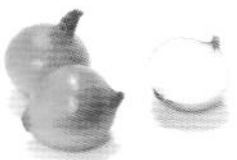

玉ねぎ

玉ねぎなどの根菜類は水にさらしてから調理すると、カリウムの量を減らすことができます。

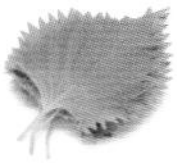

しそ

香りや辛味を利用すると減塩しても満足感のある味になります。しそ、しょうが、にんにくなどを活用しましょう。

胃炎、胃・十二指腸潰瘍

胃腸に負担をかけない食材選びと調理法を考えましょう

❖胃に負担をかけやすいもの❖

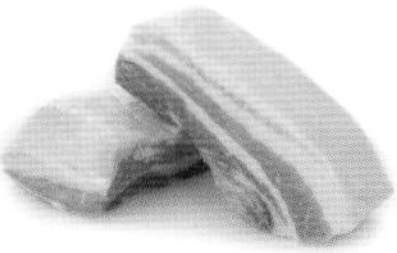

脂質の多いもの

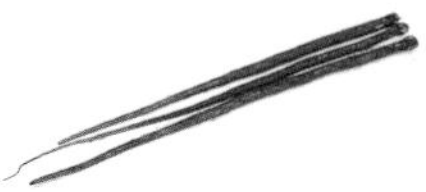

食物繊維（特に不溶性食物繊維が多いもの）

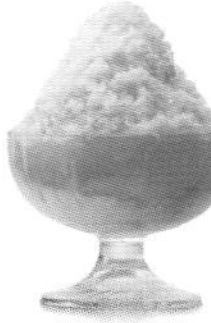

冷たすぎる、熱すぎるもの

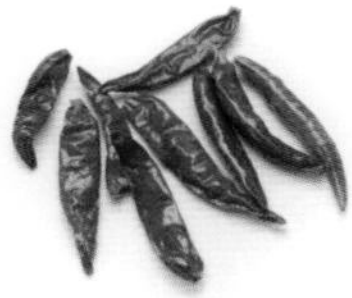

香辛料が多いもの

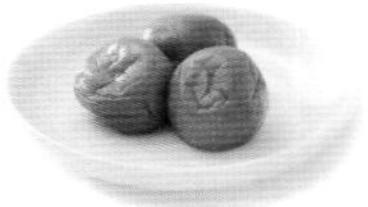

酸味や塩味などの濃い味つけ

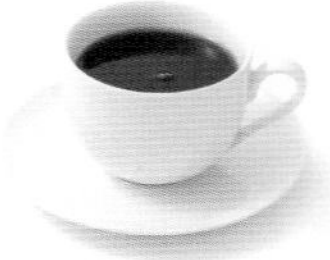

炭酸飲料やカフェイン飲料

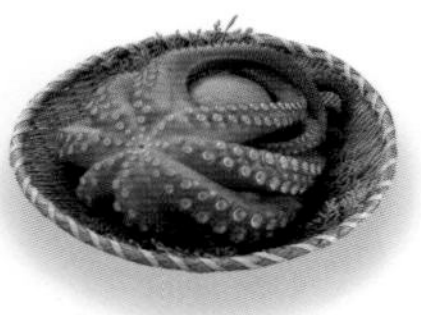

イカ、タコ、貝類などの消化しにくいもの

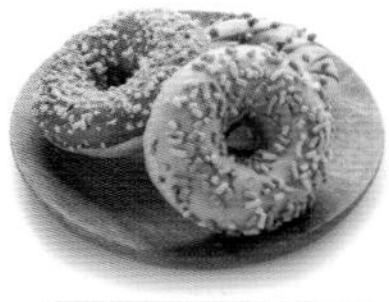

甘味の強いもの

喫煙やアルコール飲料

暴飲暴食やピロリ菌などが原因 粘膜や内壁が傷つき出血も

胃炎とは胃粘膜に炎症が起こり、上腹部痛や膨満感、食欲不振、嘔吐などの症状が見られる病気です。

急性と慢性とがあり、急性の場合は暴飲暴食、アルコール飲料や脂っこい料理のとりすぎ、ストレスなどが原因。慢性の場合はピロリ菌の感染が主な原因で、ほかに加齢や生活習慣、急性胃炎の反復などが関係します。

胃潰瘍・十二指腸潰瘍は粘膜の層や内壁が傷ついてえぐれたり、出血したりし、重症の場合は穴があくことがあります。胃潰瘍の場合は食後に、十二指腸潰瘍の場合は空腹時に痛みが見られ、ピロリ菌や薬剤の影響から起こると考えられています。

❖献立のポイント❖

主食

ごはんをやわらかめに炊いたものがおすすめ。症状が重い場合は、食物繊維の多い玄米、油脂が含まれているパンや麺類は控えます。パンを食べる場合はやわらかいものを選び、油脂や糖分が多いバターやジャムはつけすぎないように。

副菜

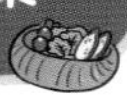

生野菜は胃を刺激するので、ゆでたり煮たりしてやわらかく調理しましょう。海藻やきのこ類も食物繊維が豊富なので控えるようにします。酸味のあるもの、味の濃いものなど調味料には気を付け、できるだけ薄めに味つけして。

主菜

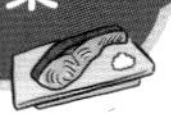

鶏のささ身や脂肪の少ない魚を選ぶようにし、油は使わずに調理しましょう。卵や豆腐もおすすめです。卵は生や固ゆでよりも半熟が消化に良く、豆腐は温めると胃にもやさしくて良いでしょう。イカやタコ、貝類は消化があまり良くありません。

牛乳・乳製品

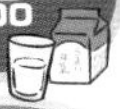

牛乳は温めて飲むようにします。チーズは消化が良くないので控えめに。

果物

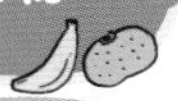

酸味の強いかんきつ類は避け、適量とりましょう。ドライフルーツは胃壁に負担がかかるため少量にとどめて。

そのほか

胃液過多の場合、香辛料やアルコールは症状が落ち着くまで控えます。

やわらかく調理しゆっくり食べ 消化の良い食事を心がけて

食事の基本は胃や十二指腸に負担をかけないことです。やわらかく調理したものをゆっくりよくかんで食べ、食後に30分程度の休息をもうけましょう。暴飲暴食は禁物ですが、エネルギー量を減らす必要はありません。負担がかかりやすいものはP256のとおりです。濃い味つけは控え、良質のたんぱく質を中心に献立を考えましょう。エネルギー源となる糖質とたんぱく質は意識してとります。

急性や症状が強いときは絶食し、回復に伴い、かゆ食、軟食、常食へと移行します。肉は脂質や肉エキスが胃に負担をかけるため避け、鶏のささ身や白身魚などを。酢やレモンなど酸味の強いもの、脂質の多いものなど胃の停滞時間が長くなるものは避けるようにします。

肝機能低下、脂肪肝

薬物を使用せず、食生活の改善だけでも早期に回復

症状が現れたら要注意 基本は食事で治療

肝臓は人体最大の臓器です。栄養素の貯蔵と合成・分解、胆汁《たんじゅう》の生成と分泌、解毒、止血因子の生成などいくつもの重要な役割を担っており、人体の化学工場ともよばれています。再生能力が強く、働きが損なわれても自覚症状がなかなか現れてこないのも特徴です。

肝臓の主な病気には肝炎《かんえん》、肝硬変《かんこうへん》、脂肪肝があり、進むと肝臓がんを引き起こすことがあります。肝炎には、ウイルス性のものと、薬やアルコールが原因の非ウイルス性とがあります。全身の倦怠感やかぜに似た症状が現れ、半年続く場合は慢性と診断され、薬物と食事で治療します。急

❖肝臓の状態CHECK！❖

- ☑食事の時間が不規則
- ☑1日2食しか食べない
- ☑早食い、まとめ食いのクセがある
- ☑油ものをよく食べる
- ☑清涼飲料水をよく飲む
- ☑菓子類をよく食べる
- ☑お酒をよく飲む

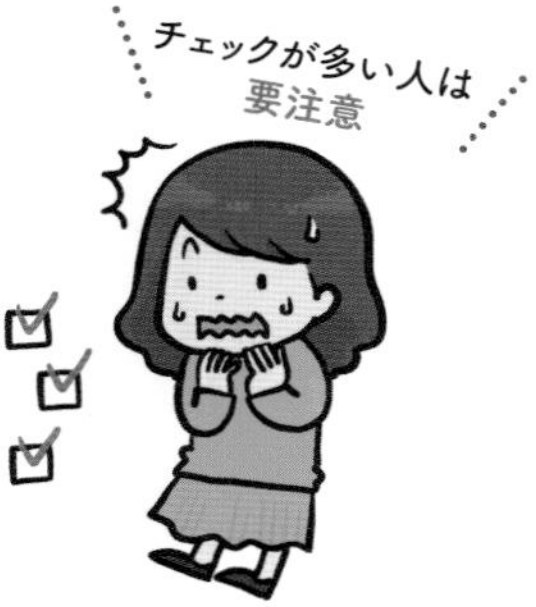

資料：公益社団法人日本栄養士会「栄養管理推進月間リーフレット 肝臓の働きと食事療法」

❖アルコールの分解量には個人差がある❖

肝臓がアルコールを分解する能力は、個人によって異なります。体重1kgあたり1時間で、純アルコールを約0.1g分解できるといわれ、次の計算式で求めることができます。

アルコール分解時間
＝〔お酒の容量（mℓ）×アルコール度数〕×〔0.8÷体重（kg）×0.1〕

体重70kgの人が缶ビール1本（350mℓ、アルコール度数5％）を飲んだ場合〔350×5〕×〔0.8÷70×0.1〕＝2となり、アルコールを分解するまで2時間かかることになります。肝臓の働きが低下するとアルコールの分解能力も低下しますので、普段から肝臓をいたわり、飲みすぎに気を付けましょう。

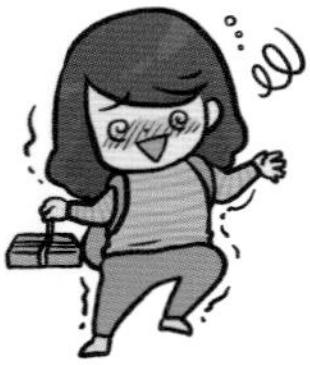

❖献立のポイント❖

主食

食欲不振が強い場合はおかゆや炊き込みごはんなどに。食塩制限がある場合は、パンや麺類は控えましょう。エネルギー制限をされているときは、精白米に雑穀を混ぜると腹持ちが良くなります。

副菜

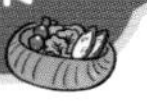

食物繊維やミネラル、ビタミンをきちんととるためにも、野菜やいも類、きのこ類、海藻は1日350g以上を目安にたっぷりとりましょう。野菜は加熱したほうがたくさんの量がいただけます。味つけは薄めにし、ドレッシングやタレもノンオイルのものを。

主菜

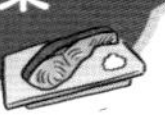

低脂肪、高たんぱくの食材を選びましょう。鶏のささ身、牛・豚の赤身肉、白身魚がおすすめです。大豆製品も良いですが、油分の多い厚揚げなどは控えます。調理にも油は使わないようにしましょう。

牛乳・乳製品

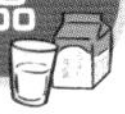

良質なたんぱく質の供給源ですが、脂肪が含まれているので適量を心がけて。

果物

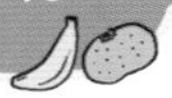

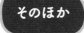

ビタミン、食物繊維がとれますが、1日200gを目安に、食べすぎには気を付けます。

そのほか

基本は禁酒です。食塩制限がある場合は汁物、漬物、加工食品などを控えめにしましょう。

性の場合の多くは食事療法で改善していきます。肝硬変とは、炎症を繰り返すことで肝細胞がかたく変性した状態。食事で改善することもありますが、症状によって薬物を併用したり、塩分や水分を制御することも。

飲酒しなくても脂肪肝に食事と運動で改善

脂肪肝とは肝臓に脂肪が過剰にたまった状態のことをいい、過食や肥満、アルコール飲料のとりすぎ、糖尿病が主な原因です。自覚症状はほとんどなく、放置すると肝炎や肝硬変、肝臓がんなどに進行します。日本人の場合は過食がトップで、飲酒歴がなくても肝炎や肝硬変になることがわかり、これを非アルコール性脂肪性肝疾患（NAFLD）とよびます。薬物は使用せず、食事療法と運動療法を用いて治します。適正エネルギー量を守り、脂質と嗜好品《しこうひん》を減らして禁酒を心がけます。

胆石・胆のう炎

脂質を抑え、3食必ず食べることが大切です

❖献立のポイント❖

主食

食物繊維は胆汁酸やコレステロールの吸収を阻害します。精白米に雑穀を混ぜたもの、玄米、全粒粉パンなど食物繊維が豊富なものを選びましょう。

副菜

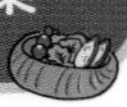

食物繊維の多い野菜、いも類、きのこ類、海藻は積極的にとります。消化が良いように加熱調理で。できるだけノンオイルを心がけましょう。

主菜

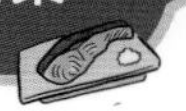

白身魚、大豆製品がおすすめです。肉は脂質の少ない種類・部位を選び、ゆでたり蒸したりして脂肪を落とす工夫を。レバー類、卵は控えめに。

果物

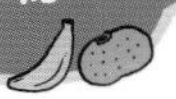

果物も食物繊維が豊富なので欠かさずとりましょう。ビタミンCは胆汁酸の分泌を促し、胆石ができるのを予防します。果糖が多いので、食べすぎに気を付けて。

そのほか

アルコールや、脂質の多い生クリーム、ナッツ類は症状が治まるまで控えましょう。

脂質をカットする調理法	
	●脂質の少ない食品を選ぶ ●肉の脂身や皮は取り除く ●揚げずに焼く、ノンフライヤーを使うなど ●湯通しして脂を落とす

症状改善には食物繊維を積極的に摂取

肝臓では脂肪やたんぱく質の消化を促す胆汁が作られます。胆汁は、胆管を通って胆のうに貯蔵され、食事をすると十二指腸に胆汁が送られます。胆石《たんせき》症とは、胆管や胆のうに胆汁の成分が固まった胆石（結石）が詰まって腹痛や発熱などを起こす病気です。胆のう炎とは胆のうに炎症が起きる病気で、多くの場合、胆石が詰まることで胆のうに胆汁が滞り、細菌に感染して発症します。

食事では、脂肪やコレステロールの摂取量を制限し、食物繊維を積極的にとります。空腹時間が長いと胆石ができやすくなるため3食きちんと食べましょう。

膵炎・膵臓疾患

症状に合わせ、膵臓を疲弊させない食事内容を

アルコールは禁止 急性は脂質とたんぱく質を制限

膵臓は食べ物を消化する膵液を分泌して十二指腸に送ったり、血糖値を調節するホルモンを作り血液に送り出す働きをしています。膵炎《すいえん》とは、膵臓自体が消化されて炎症が起こった状態をいい、急性では上腹部の激しい痛み、発熱、嘔吐などが見られます。慢性の場合、放置していると膵臓がかたく変性し、体重減少や糖尿病を招きます。

膵炎の主な原因はアルコール飲料の過剰摂取と胆石です。急性の場合、急性期は絶食。回復期には低脂肪で糖質中心の食事にします。慢性の代償期の場合、脂質は1日30g以下に。いずれも禁酒が原則です。

❖献立のポイント❖

主食

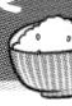

米をやわらかく炊いたものがおすすめ。パン、うどん、ラーメンなど脂質や食塩が含まれたものは避けます。

副菜

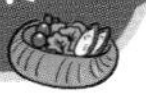

生野菜や油を使った調理は避けます。香辛料や濃い味つけも膵臓に負担がかかるので避けましょう。ほうれん草などの青菜のおひたしや根菜の煮物などがおすすめ。

主菜

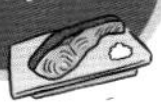

白身魚や良質の脂が含まれた青背魚、大豆製品を中心にとりましょう。肉は脂身や皮を取り除いて。

牛乳・乳製品

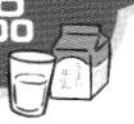

普通牛乳や濃厚牛乳は控え、低脂肪、無脂肪の牛乳やヨーグルトを。

果物

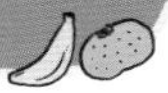

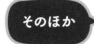

バナナ、りんごなど、食物繊維が豊富な果物を意識的にとるようにします。

そのほか

アルコールは禁止。コーヒー、紅茶、せん茶などのカフェインの入った飲み物や炭酸飲料も控えます。料理に油を使うときは、しそ油などのn-3系のものが良いでしょう。

動脈硬化

食物の栄養成分を利用して血流をスムーズに

❖献立のポイント❖

主食

食物繊維が豊富な玄米、また精白米に麦や雑穀を混ぜたもの、全粒粉のパンやシリアルがおすすめ。

副菜

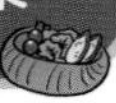

血中コレステロール値を下げる食物繊維や、食塩を排泄するカリウムが豊富な野菜、いも、海藻、きのこ類は積極的に食べましょう。調味料もノンオイルで。

主菜

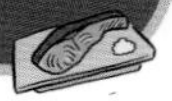

血栓を防ぐ不飽和脂肪酸の多い青背魚や大豆製品を中心に。肉の場合は脂身や皮は1日1回までに控えます。食塩の摂取量に気を付けましょう。

果物

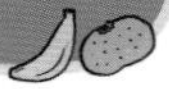

果物は1日200gを目安に、とりすぎには注意して。キウイフルーツ、ベリー類、柑橘類など糖質の量が少ないものがおすすめ。

そのほか

アルコール飲料は純アルコール量で20g/日以下にしましょう。多量の飲酒は避けて。

主な抗酸化成分	
	●ビタミンE（P.122） ●ビタミンC（P.134） ●ポリフェノール（P.157） ●カロテノイド（P.158）

危険因子を把握して生活習慣を改善

血液とともに酸素や栄養素を身体全体に運ぶ動脈。老化によって血管壁の弾力性や柔軟性が失われてかたくなり、コレステロールなどの脂質がたまると血行が悪くなり、血液が詰まりやすくなります。この状態を動脈硬化といい、進行すると心筋梗塞や脳梗塞などを引き起こします。

内臓脂肪型肥満をはじめ高血圧、脂質異常症、糖尿病、高尿酸血症、また喫煙、ストレス、運動不足が深く関わっており、危険因子を把握したうえで、食生活の改善と運動とで危険因子を取り除くことが治療の基本です。まず過食を抑え、摂取エネルギー量を適正にしましょう。

心不全

消化器の負担を軽減し、減塩や良質のたんぱく質をとる食生活を

さまざまな心疾患が引き金に症状によって食塩を制限

心不全とは心臓のポンプ機能が低下し、全身に血液を送れなくなったり、うっ血したりする状態をいいます。突然、発症する急性の心不全もありますが、多くは慢性心不全です。心筋梗塞や心臓弁膜症、高血圧や糖尿病などが要因となり、慢性の場合は感染症やストレス、暴飲暴食やかぜなどで発症することがあります。症状は呼吸困難、せき、むくみ、食欲不振、腹水、全身倦怠感などさまざまです。

食事は心臓や消化器官に負担がかからないことが基本です。1食の量は多すぎないようにし、むくみを改善するには食塩の制限が必要です。

献立のポイント

主食

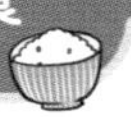

消化の良いごはんがベストです。やわらかく炊いたり、おかゆにしても。減塩のため麺類は避けて。

副菜

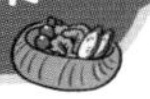

抗酸化成分が豊富な野菜を中心に。不溶性の食物繊維の多い野菜、きのこ類、海藻は消化に負担がかかるため控えめに。減塩のため漬物も避けます。

主菜

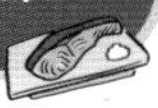

たんぱく質の目安は体重1kgあたり1g程度とされています。白身魚や鶏のささみ、赤身の肉など高たんぱく、低脂肪のものをとりましょう。油は使わず蒸す、煮る調理で。

果物

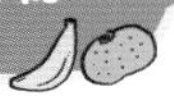

果物はカリウムが多く、ナトリウムが少ないので毎日とりましょう。

そのほか

アルコール、洋菓子、カフェイン入り飲料は控えます。カフェインは血管を拡張させる機能があるのでとりすぎると心臓に負担がかかります。

高齢者と心不全

高齢者の増加に伴い、心不全の患者が増えています。高齢者が心不全になると息苦しさからあまり動かなくなり、筋力が低下してフレイル（P.77）の状態になりがちです。心不全が軽症のうちから適切な処置をすることが重要です。

緑黄色野菜を中心とした和食の献立が理想です

❖がんと食事の関係❖

食塩

胃がんリスク UP（ほぼ確実）

いくら、塩辛、練りうになど食塩濃度の高い加工食品は胃がんのリスクを高めます。

アルコール

全がんのリスク UP（確実）

肝臓がんのリスク UP（確実）

大腸がんのリスク UP（確実）

食道がんのリスク UP（確実）

男性のがんの13％が、1日2合以上の飲酒習慣によるものと推定されています。

野菜・果物

食道がんのリスク DOWN（ほぼ確実）

胃がんのリスク DOWN（可能性あり）

肺がんのリスク（果物） DOWN（可能性あり）

口腔、咽頭、食道、胃の消化器系のがんと肺がんには野菜と果物が予防に効果を発揮します。ただし、穀物といも類は含みません。摂取量は野菜と果物を合わせて1日400gを目安に。

熱い飲食物

食道がんのリスク UP（ほぼ確実）

熱い状態で飲食物をとると、食道がんだけでなく口腔や食道の炎症も招きます。

資料：国立がん研究センターHP「日本人のためのがん予防法」

食習慣と喫煙でリスク上昇 脂質、食塩に注意

正常な細胞の遺伝子が傷つくとがん細胞が生じ、周囲の細胞を破壊したり、増殖したりして身体を蝕《むしば》んでいきます。がん発症の要因は食事と喫煙が主要と推定され、食事では脂質や食塩、アルコール飲料のとりすぎ、食物繊維の不足などが関係していると考えられています。また、活性酸素も大きく関わっているといわれています。

国立がん研究センターがまとめた「日本人のためのがん予防法」では、食事について次のように提案しています。「食事は偏らずにバランスよくとる、塩蔵食品・食塩の摂取は最小限にする、野菜や果物が不足しな

❖デザイナーフーズピラミッド❖

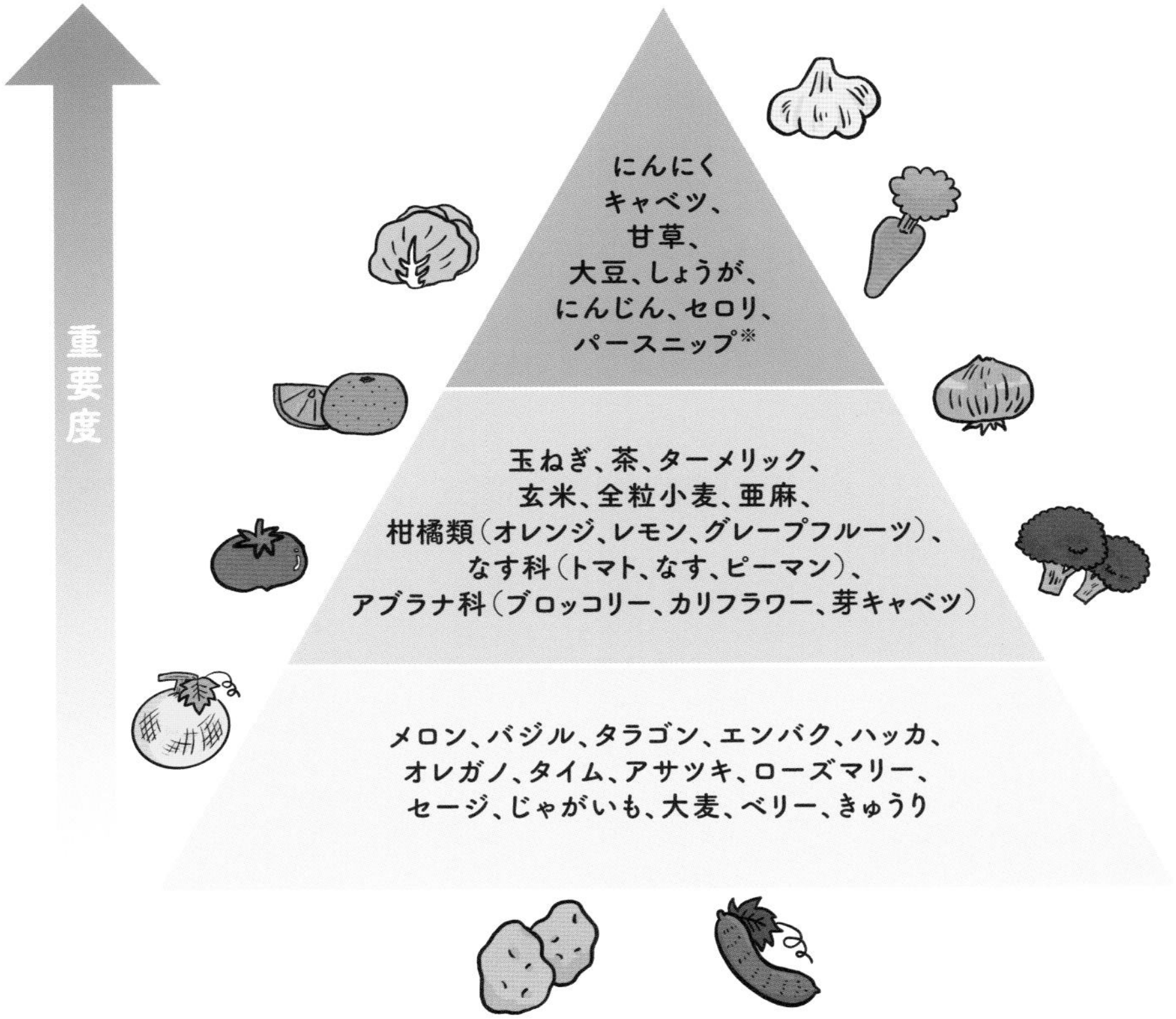
重要度
にんにく
キャベツ、
甘草、
大豆、しょうが、
にんじん、セロリ、
パースニップ※
玉ねぎ、茶、ターメリック、
玄米、全粒小麦、亜麻、
柑橘類(オレンジ、レモン、グレープフルーツ)、
なす科(トマト、なす、ピーマン)、
アブラナ科(ブロッコリー、カリフラワー、芽キャベツ)
メロン、バジル、タラゴン、エンバク、ハッカ、
オレガノ、タイム、アサツキ、ローズマリー、
セージ、じゃがいも、大麦、ベリー、きゅうり

いようにする、飲食物を熱い状態でとらない、飲酒は節度のある範囲でする」。

食品のがん抑制効果に注目したピラミッド

また、アメリカ国立がん研究所では、食品がもっているがん抑制作用のある成分に着目し、がんの予防効果のある食品約40種類をピックアップして、「デザイナーフーズピラミッド」を作成しました。デザイナーフーズピラミッドでは、上位にいくほどがんの予防効果が高くなります。

予防効果が期待される抗酸化力の高いビタミンA・C・Eを含む緑黄色野菜や果物、植物性油脂を含む食品を積極にとり入れ、肉や濃い味つけを控えましょう。

がんのリスクを減らすには、体重増加を抑えて適正な体重を保つことや、歩行などの有酸素運動をすることなども有効とされています。

※ にんじんに似たセリ科の根菜。